4 EDITION

근거이론

Basics of Qualitative Research

Techniques and Procedures for Developing Grounded Theory

Juliet Corbin, Anselm Strauss 공저
김미영 정승은 차지영 강지숙 권유림 김윤주 박금주 서금숙 공역

현문사

저자 서문

나의 지적인 근간에서 볼 때 핵심은 아마도-전문적 지식이 없는 사람이 생각하기에-사회 현상 세계가 이해할 수 없이 복잡하다는 것이다. 나의 삶은 복잡성으로 인해 상당히 매료되었고 당황스럽기도 하였다. 그 복잡성의 일부를 어떻게 풀고 어떻게 정돈할 수 있는가? 복잡성에 의해 실망하거나 패배하지 않을 수 있는가? 어떻게 하면 복잡성을 고도로 단순화 하여 그것에 대한 해석을 왜곡하거나 회피하지 않을 수 있는가? 물론 이것은 오래된 문제이다. 즉 추상적 개념(이론)은 불가피하게 단순화된다. 그러나 깊게 이해하고 정돈하기 위해 어떤 정도의 추상적 개념은 필요하다. 개념화와 왜곡 간의 균형을 유지할 수 있는 방법은 무엇인가(Strauss, 1993, p.12)?

≪근거이론의 단계(Basics of Grounded Theory)≫는 1990년 초판이 출간된 이후로 오랜 길을 걸어 왔다. Anselm Strauss와 내가 이 책의 초판을 준비한 것은 일차적으로 우리가 가르치는 학생들을 위한 것이었다. 우리는 학생들 이외에 많은 대중들에게 관심을 받을 것이라고 생각한 적이 없다. 그러나 4판을 출간하는 지금, 나는 초기의 편집을 돌아보고 이 책이 깊이와 넓이에 있어서 얼마나 많이 성장했는가를 알고 놀라움을 금할 수 없다.

기초의 기본은 출간될 때마다 똑같이 남아 있다. 몇십 년 동안 각 장들은 확대되고 축소되었으며, 합쳐지기도 하고 나누어지기도 하였다. 이 모든 것은 이 책을 더 쉽게 읽게 하려는 노력이었다. 이번 4판에서도 초보 근거이론가들이 더 이해하기 쉽게 만들려고 노력하였다. 나는 모든 장을 면밀히 검토하고 각 장마다 새로운 제목으로 재조직하였다. 각 장의 부분은 주요 개념을 더 명확히 하기 위해 다시 집필하였다. 각 장에서는 맥락과 통합을 위해 부가적으로 사례를 제공함으로써 자료 분석에 필요한 주요 분석 포인트를 설명하였다. 3판에서 더 깊이가 있다고 판단되는 일부 장들은 더 세분하여 독자들이 더 쉽게 파악할 수 있도록 하였다. 2장과 3장, 4장에서는 윤리에 대한 부분을 새롭게 적용하였다. 4~11장에는 이전 학생들과 동료들로부터 얻은 간략한 글쓰기를 포함한 '내부자 통찰력'을 새롭게 추가하여 독자들에게 선택적인 견해를 제공하였다. 이 책에서는 분석을 강조하고 있다. 그러나 이는 모든 것을 포함한다는 의미는 아니다. 그런 이유로 1부 각 장의 마지막과 글쓰기 장에 추천 자료를 제시하였으며, 이 책에서 부족할 수 있는 인터뷰와 같은 영역을 채울 수 있다.

이 책은 각 파트에 대한 간략한 소개와 함께 1부, 2부, 3부로 분류되어 있다. 이 책의 1부에서 제공되는 자료는 배경과 필수적인 절차를 포함하고 근거이론을 구축하는 데 필요한 단계를 강조한다. 2부는 자료를 어떻게 실제적인 자료에 적용할 것인가를 제시하여 독자가 초기의 자료 수집부터 통합에 이르기까지의 과정을 따를 수 있도록 한다. 3부는 특성상 실제적이다. 여기에는 연구와 전공 논문, 학위 논문을 쓰고 각각에 대한 윤곽을 어떻게 그릴 것인가에 대한 발표를 하도록 제안한다. 또한 자신뿐 아니라 다른 사람의 근거이론의 질을 어떻게 평가할 것인가를 논의하는 장이 있고, 이론을 연구와 교육, 실무에 적용하기 위한 간략한 새로운 섹션이 있다. 마지막 장은 학생들의 질의응답으로 충실하게 구성하였다. 나는 독자들이 이 책의 1부, 2부, 3부를 분리하여 읽지 않도록 명확하게 하고 싶다. 이 책의 1부에 있는 자료는 2부와 함께 사용되며 독자는 절차에 대한 논의와 이런 절차를 적용하는 예시를 왔다 갔다 하며 볼 수 있다. 독자는 3부에서 다른 학생들이 제안한 질문이나 그들이 생각하는 질문에 대한 답변을 찾을 수 있다.

이 책의 1부는 1장에서 11장을 포함한다. 1장은 Strauss의 근거이론에 대한 접근을 소개한다. 2장에서는 이전 1장의 일부를 단독으로 구성하여 방법론에 대한 철학적 배경을 제시한다. 3장은 근거이론 연구 프로젝트를 시작할 때 실제적으로 고려해야 할 생명윤리위원회(IRB)의 요청과 관련한 부가적인 섹션이다. 4장은 분석의 관점을 소개하고 그러한 특성에 대해 논의한다. 5장은 분석의 중심으로 들어가며 분석을 하는 동안 절차와 기술을 제시한다. 다음 6장과 7장은 3판과 다르게 정리하였으며 이 책에서 고려해야 할 평가자들의 제안을 반영하였다. 6장은 5장에 이어 메모와 도표를 다루고 7장에서는 근거이론에 특수한 자료 수집의 형태인 이론적 표본추출에 대해 논의한다. 8장과 9장은 이전에는 하나의 장이었지만 8장에서는 맥락에 따라 주요 개념의 중요성을 설명하고 9장에서는 이론을 구축할 때 과정을 분석으로 연계하여 강조함으로써 분리시켜 설명하고 있다. 10장은 이론 구축의 마지막 단계로 통합에 대해 논의한다. 1부에서는 새로운 장인 11장으로 결론을 내리는데 여기에서는 질적 연구에서 컴퓨터 자료 분석 프로그램 사용에 대해 간략하게 소개한다.

2부에서는 인터뷰, 기록, 역사적 자료 등 다양한 유형의 자료를 포함하여 다룰 것이다. 각 장은 전판에 비해 조금씩 줄였으며, 다양한 분석 측면에 초점을 두었다. 12장에서 강조한 것은 개념 확인이나 개방코딩에 대한 것이다. 13장 내용은 개념의 정교화이며, 14장에서는 축코딩의 형태로 맥락을 고려한 자료 분석에 초점을 두었다. 15장은 과정을 분석으로 어떻게 접목시키는가를 설명하며, 16장은 통합을 제시한다. 독자는 저자가 교육 목적을 위해 분석을 주요 요소로 쪼개었다는 것을 알게 될 것이다. 나는 분석이 주요 요소로 쪼갠 것보다 훨씬 더 복잡하다는 것을 인정하는데 사람들의 사고 과정이 더 복잡하기 때문이다. 분석이 자료로 쪼개짐에 따라 관련성을 알게 되며, 사람들은 분석을 하는 동안 개념을 묘사하면서 속성과 차원을 확인하게 된다. 분석 과정 전반에 걸쳐 통합을 위해 노력하고 있다. 초보자는 분석 과정을 통해 자신이 분석한 것에 이름을 부여하고 약간 체계적이면서 동시에 분석에 대한 유연성을 가진다.

연구는 다른 사람에게 비평을 받고 이용이 될 때까지는 완성된 것이 아니다. 3부는 평가와 출판에 관련한 실제적인 문제를 다룬다. 17장에서는 학위 논문과 전공 논문을 준비하고 결과를 글쓰기하거나 발표를 하는 데 필요한 의견을 제시한다. 18장은 근거이론가에 의해 이용될 수 있는 기준을 제시하여 그들 자신의 연구와 논문, 학위논문 심의위원회, 기금 기관, 근거이론 연구의 질을 평가한다. 또한 이 장은 이론을 연구와 교육, 실무에 적용하려는 새로운 섹션이다. 19장은 근거이론에 대한 학생과 다른 연구진들이 제시한 질문에 대한 답변이다. 우리는 이 섹션이 이 책에 적합한 결론을 제시하기를 바란다.

무엇보다 이 책은 Anselm Strauss에 대한 감사를 표하며, 그가 남긴 공적을 기린다. 그에 대한 글을 쓰는 것은 영광이고 기쁨이며, 이 책의 곳곳에는 그에 대한 기억이 남아 있다.

Juliet Corbin

감사의 글

4판을 마무리하는 오랜 기간 동안 남편 Dick이 나에게 보내준 지원과 격려에 감사를 전한다. 또한 Vicki Knight가 4판을 시작하도록 돕고 마무리하도록 지원해 준 것에 감사드린다. Vicki의 조교인 Yvonne McDuffee는 모든 상세한 내용을 추적하며 막대한 도움을 주었기에 그녀의 모든 노력에 또한 감사한다. Megan Markanich의 우수하고 신속한 원고 편집에 경이로움을 보낸다. 더불어 이번 4판을 평가해준 사람들의 코멘트와 제안에도 감사드린다. 도와주신 분들의 이름은 다음과 같다.

- Kathryn Pole, University of Texas at Arlington
- Mahesh S. Raisinghni, Texas Woman's University
- Jeanne E. Bitterman, Columbia University
- Lisa Gale Van Brackle, Hunter College, City University of New York
- Ismael Muvingi, Nova Southeastern University
- Danya Keene, Yale School of Public Health
- Stacey L. Connaughton, Purdue University

마지막으로 '내부자 통찰력'을 통해 도움을 준 나의 동료와 이전 학생들에게 감사함을 표한다. 그들이 이 책에 포함되는 것을 환영한다.

역자 서문

1990년에 초판 출간된 ≪근거이론의 단계(Basics of Grounded Theory)≫를 번역 출간하여 현재 4판에 이르기까지 어느덧 25년여의 시간이 흘렀다. 본 역자들은 근거이론 연구를 수행하는 동안 때로는 원서를 읽고 때로는 직접 번역에 가담해 오면서 새로운 편집본이 출간될 때마다 '이번에는 어떤 내용이 담겨 있을까?'라는 설렘을 가지며 지켜본 것이 사실이다. 역자는 이번 4판을 접하면서 각 장마다 독자들에게 특히 강조하여 전달하고 싶은 내용이 부가된 것을 보고 이번에도 Corbin 박사의 특별한 정성과 열망을 느낄 수 있었다. 무엇보다 Corbin 박사의 문체는 시간의 깊이만큼이나 화려해졌으며, 역자는 이번에도 이러한 내용의 의미를 정확하게 전달해야 한다는 번역자로서의 한계와 부담을 절실히 느꼈다. 이번 4판에서는 각각의 단어와 문장에 정성을 다하고 충실하다는 느낌 그 자체가 감동이었다. 이렇듯 평생을 근거이론에 몸담아 온 Corbin 박사의 근거이론 4판을 번역하게 된 것을 영광스럽고 기쁘게 생각한다.

이번 4판 1부에서는 근거이론 구축에 필요한 단계를, 2부는 자료 수집부터 통합에 이르는 과정을, 3부는 실제적인 내용을 제시하고 있다. '윤리'와 '내부자 통찰력'은 새로 삽입되었으며, 마지막은 질의응답을 통해 궁금한 부분을 명확히 전달하고 있다. 역자는 이번 근거이론 4판이 처음 근거이론을 연구하는 독자들에게 근거이론의 폭넓으면서도 분명한 길잡이 역할을 할 수 있을 것이라고 확신한다. 또한 실무에 있는 많은 간호사들도 꼭 읽어보았으면 한다. 그러한 이유로는 근거이론이 자료에 기반한 실체이론을 목적으로 하며, 이러한 특징은 해당 분야에 관심을 가진 비전문가도 두루 손쉽게 이해할 수 있고 다양한 일상 상황에 적용할 수 있도록 충분히 일반적으로 설명되었기 때문이다. 무엇보다 근거이론 연구를 많이 수행한 연구자들도 이번 4판을 꼭 읽어 보았으면 하는 바람이다. 이는 1967년에 창시된 근거이론이 지내온 여정에 동참하여 색다른 깊이를 느낄 수 있을 것이기 때문이다.

끝으로 이 책의 출판은 세심하게 편집해 주신 현문사 관계자 여러분의 노고가 아니었다면 가능하지 않았을 것이다. 다시 한번 이 책이 나오기까지 도움을 주신 유해영 사장님과 현문사 출판사 모든 분들께 진심으로 감사의 말씀을 드린다.

2019년 7월

역자 일동

차 례

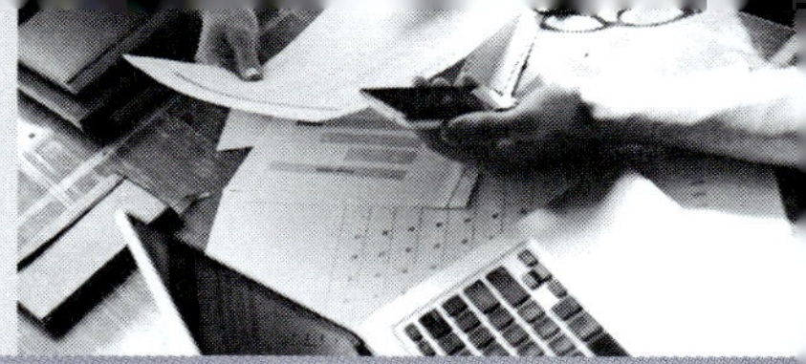

PART • 1

Anselm Strauss의 근거이론에 대한 소개

1부에 해당하는 첫 11개의 장은 개념적인 설명을 목적으로 기술하였다. 그것은 방법을 설명하는 것이 아니라 분석을 위한 배경을 제공하고 책의 전반적인 분위기를 설정하는 것을 의미한다. 나는 이 책의 독자들이 이 연구방법을 시도하기 전에 이 방법에 대해서 알고 있는 것이 중요하다고 생각한다. 초보 연구자들은 매우 독단적이고 엄격한 접근법을 취하여 연구를 진행하는 경우가 종종 있기 때문이다. 초보 연구자들은 무엇을 하고 왜 하고 있는지를 이해하지 못하기 때문에 구조화 하고 싶어 한다. 그들은 모든 단계별로 공식을 세우려고 한다. 그러나 질적 연구는 분석에 대한 많은 구조를 가지고 있거나 엄격한 접근을 의미하는 것이 아니다. 질적 연구는 해석적이고 매우 역동적이며 자유로운 과정이며, 연구자가 하고자 하는 연구에 대한 기본을 이해하지 못한다면 이러한 분석의 측면을 상실하게 된다. 이러한 연구는 피상적인 면만을 보여주고, 질적 연구의 역동적인 면을 부여하는 인간 행동에 대한 새로운 통찰력을 제공하지 못한다.

이 책은 첫 장부터 시작하여 마지막 장까지 순서대로 읽어야 하는 책이 아니다. 필요에 따라 장을 앞뒤로 넘나들며 유연성을 활용하여 읽을 것을 권한다. 이 책의 독자는 자신에게 가장 적합한 방식으로 장을 정렬할 수도 있다. 예를 들어 분석 및 분석 전략에 대해 추상적으로 기술되어 있는 4장과 5장을 공부한 후, 12장과 13장으로 넘어가서 개방코딩(12장) 및 개념을 개발하고 연결하는 코딩(13장)에 대해 공부할 수 있다. 맥락에 대한 추상적인 개념이 설명된 8장을 공부한 후, 14장으로 이동하여 연구가 진행되는 동안 맥락이 어떻게 분석되는지 공부할 수도 있다. 나는 내 나름의 논리를 가지고 장을 정리하였으나 독자는 또 다른 논리로 이 책에 접근할 수 있다.

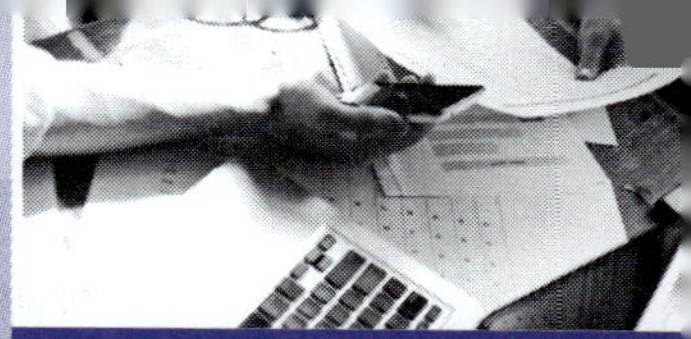

CHAPTER 1

영감과 배경

Inspiration and Background

의심, 신념, 생각, 개념과 같은 용어로 지정된 것이 객관적인 의미를 가지고 공개적으로 입증되려면, 행동으로 자리를 잡고 기술되어야 하며, 그 속에서 유기체와 환경이 함께 작용하고 서로 상호작용을 한다(Dewey, 1938, p.32).

표 1.1 핵심 용어

근거이론(Grounded theory): Glaser와 Strauss (1967)에 의해 개발된 질적인 방법론으로, 목적은 자료에 근거한 이론을 구축하는 것이다. 이 책에서 설명된 근거이론 연구방법은 Strauss의 접근방법이다.

방법론(Methodology): 사회현상을 사고하고 연구하는 방식

방법(Methods): 자료를 모으고 분석하기 위한 기술과 과정

질적 연구(Qualitative research): 연구자 또는 공동연구자들이 자료를 수집하고 해석하는 연구의 형태로, 참여자와 참여자가 제공하는 자료만큼 연구자가 연구과정의 일부가 되는 연구의 형태

개요

Coleridge와 Kublai Khan처럼 나는 꿈에서 깨어났지만 그것이 완전한 꿈이 아니라 단지 시초에 불과했을 때부터 나는 그 단어들을 심사숙고하였고, 그 단어들이 여기에 있다.

—Anselm Strauss

3판에서는 앞의 인용구와 뒤이은 단락들이 장의 끝부분에 위치해 있었다. 고심 끝에 4판에서는 이 부분이 2판에서와 같이 장의 시작 부분에 속해 있어야 한다고 생각했다. Anselm Strauss가 했던 말과 함께 이 책을 시작하는 것보다 더 좋은 방법은 없는 것 같다. 그가 세상을 떠난 지 10년이 넘었으나 그의 방법을 따르다 보면 마치 그가 살아있는 것 같다.

사람들이 연구를 하는 이유는 통찰과 이해를 통해 어느 정도 변화를 가져올 것이라는 희망을

가지고 있기 때문이다. 그러나 연구를 꿈꾸는 것만으로는 부족하다. 이러한 희망이 실제가 되어 결실을 맺어야만 한다. 이 장은 독자가 연구의 꿈을 이룰 수 있는 방법론을 소개한다. 우리는 이 방법론이 완벽하지 않다는 것을 알고 있다. 그러나 전 세계적으로 40년 넘게 수많은 학생들이 성공적으로 사용해온 검증된 방법이다. 우리는 근거이론에 관심이 있는 세계 곳곳의 사람들을 만나 가르치고 훈련시키기를 원하지만 이것은 불가능하기에 이 책을 저술하였다. 모든 훌륭한 선생님들과 마찬가지로 우리의 목적은 연구에 대한 애정을 자극하고, 자료 분석에 대한 견고한 토대를 제공하는 것이다.

유의사항

본 장을 읽을 때 다음 사항에 유의해야 한다.

- 질적 연구에 대해 기술한다.
- 질적 연구의 한 형태로서 근거이론에 대해 소개한다.
- 학생들에게 근거이론에 대해 추천할 내용을 제시한다.
- 이론 구축이 왜 중요한지에 대해 설명한다.
- 이론과 기술을 구별한다.
- 근거이론 연구와 관련된 윤리를 소개한다.

질적 연구

이 글은 질적 연구의 광범위한 맥락 속에서 근거이론의 위치에 대한 언급으로 시작하고자 한다. 이 부분은 다음 내용을 제시한다.

- 질적 연구에 대한 기술
- 연구자가 양적 방법이 아닌 질적 방법을 선택한 이유에 대한 설명
- 질적 연구자의 특징에 대한 요약

질적 연구에 대한 기술

질적 연구는 연구자와 공동연구자들이 자료를 수집하고 해석하는 연구의 형태로, 연구자는 참여자와 참여자가 제공하는 자료만큼 연구과정의 일부가 된다. 질적 연구는 개방적이고 유연한 설계를 사용하며 이러한 이유로 양적 연구에서 매우 중요하게 여기는 엄격성과는 다른 측면이 있다. 질적 연구에는 그 자체의 목적과 구조를 가진 많은 다른 방법들이 있다(Creswell, 2013). 이 장의 마지막에 제시하는 참고문헌을 참고하길 바란다. 이 책은 근거이론이라는 질적

연구방법에 초점을 두고 있다.

연구자가 양적 방법이 아닌 질적 방법을 선택한 이유에 대한 설명

연구자들은 왜 양적 방법이 아닌 질적 방법을 선택하는가? 다음은 가장 자주 제시되는 이유들이다.

- 참여자의 내적인 경험을 탐색하기 위해
- 의미가 어떻게 형성되고 변화해 나가는지 탐색하기 위해
- 아직 잘 알려지지 않은 연구 분야를 탐색하기 위해
- 추후 양적 연구를 통해 검증될 수 있는 관련 개념을 발견하기 위해
- 현상을 연구하기 위한 총체적이고 포괄적인 접근방식을 취하기 위해

그러나 사람들이 질적 연구를 선택하는 데는 또 다른 이유가 있다. 열성적인 질적 연구자들은 자신의 연구질문을 특정한 틀에 가두는 경향이 있는데, 그러한 방식만이 연구질문에 대답할 수 있는 유일한 방법이기 때문이다. 또한 질적 연구자는 정량적 연구방법의 구조화된 설계와는 대조적인 질적 연구방법의 유동적이고, 진화적이며, 역동적인 특성에 이끌리기 때문이다. 또한 이들은 예상 밖의 사건을 즐기고 발견한다. 통계는 물론 흥미롭지만, 질적 연구는 연구자들의 흥미를 끌어당기는 인간의 반응에 대해 더 많은 것을 배울 수 있는 무한한 가능성이 있다. 질적 연구자는 참여자와 연계되어 참여자의 관점에서 세계를 바라볼 수 있기를 원한다. 더 나아가 질적 연구자는 언어에 흥미를 가지고, 무질서해 보이는 것 속에서 질서를 발견하고, 복잡한 관계성 내에서 사고하기를 즐긴다. 질적 연구자에게 연구를 수행하는 것은 자신의 전부를 연구과정으로 끌어들이는 하나의 도전인 셈이다. 양적 연구를 부정하는 것이 아니다. 사실 모든 연구자들은 언어에 대한 호기심과 사회를 좋은 방향으로 이끌고 정의를 실현할 수 있는 방법을 찾아내려는 신념을 가지고 있다. 질적 연구가 그러한 방법이라는 점에서는 의심의 여지가 없다. 연구자가 질적 연구방법에 한 번 발을 들여놓으면 이러한 형태의 연구를 계속할 기회를 가진다.

질적 연구자의 특징에 대한 요약

시간이 지나면서 질적 연구자들은 다음과 같은 특징이 있다는 사실을 발견하였다. 또한 이는 이러한 연구방법에 관심을 갖게 하는 특징이기도 하다.

- 인간주의적 성향
- 호기심
- 창의력과 상상력
- 논리적인 감각
- 다양성뿐만 아니라 규칙성을 인지하는 능력
- 위험을 감수하는 의지
- 모호성을 가지고 살아가는 능력
- 현장에서 문제를 해결하려는 능력
- 자신을 연구도구로서 수용함
- 자신을 신뢰하고 도출된 결과에서 가치를 찾는 능력

근거이론방법론

근거이론은 자료에 근거한 이론을 구축하기 위한 목적을 가지고 Glaser와 Strauss (1967)에 의해 개발된 질적 연구의 한 형태이다. 이 방법은 두 명의 사회학자에 의해 개발되었으나, 이 방법은 사회과학으로만 국한되지 않는다. 이는 다음과 같은 이유로 다양한 학문 분야에 적용 가능하다. 질적 연구는 일반적인 개념을 식별하고, 알려진 것 이상으로 도달하는 이론적 설명을 개발하며, 다양한 경험과 현상에 대한 새로운 통찰력을 제공한다. 여기서는 다음의 내용을 설명한다.

- 근거이론방법론의 간략한 역사
- 근거이론방법론의 고유한 특징
- 자료 유형
- 자료 분석

근거이론방법론의 간략한 역사

Strauss는 시카고대학교에서 박사학위를 받은 후 여러 강의를 맡았다. 1950년대 그는 UCSF (University of California, San Francisco)에서 간호학 박사학위 프로그램을 맡도록 초청받았다. UCSF에 와서 그는 현장조사방법을 활용하여 죽음 및 죽어감을 연구하기 위한 연구기금을 신청하고 수령하게 되었다. 그는 Jeanne Quint Benoliel이라는 간호사의 도움을 받아 연구를 수행하였다. 컬럼비아대학교에서 박사학위를 받은 Barney Glaser도 공동연구자로 참여하게 되었다. Glaser의 배경은 양적 연구였으며, 그의 전문적 지식은 연구팀에 또 다른 차원을 부가하게 되었다. 죽어감에 대한 연구결과는 <Awareness of Dying>(Glaser & Strauss, 1965)에서 보고되었다.

Glaser와 Strauss는 함께 연구를 수행하는 동안 다양하고도 상호보완적인 접근방식으로 그들의 사회학적 배경을 결합한 방법론을 개발하였다. 이 방법론은 근거이론이라는 이름으로 알려지게 되었다. 이는 ≪The Discovery of Grounded Theory≫(Glaser & Strauss, 1967)라는 제목으로 출판되었다.

≪The Discovery of Grounded Theory≫ 출간은 혁신적이었다. Glaser와 Strauss가 소위 탁상공론화(armchair theorizing)에 반하여, 실제 자료를 바탕으로 파생, 개발, 통합된 이론을 구축할 필요성을 강조하였다. 또한 이 책은 자료를 분석하는 유연한 절차를 제공하고 있다.

Glaser와 Strauss는 평생 동안 사적인 관계는 계속 유지했지만, 죽음과 죽어감에 대한 연구는 그들이 공동으로 수행한 유일한 연구 프로젝트였다. 그 연구 후 몇 년간 Glaser는 UCSF의 박사과정 학생에게 근거이론에 대하여 강의했으나 결국 그는 그 학교를 떠났다. Strauss는 UCSF에서 질적 연구방법을 계속 강의하였다.

Strauss는 동료들과 근거이론 연구를 협력하여 수행하면서 시간이 지남에 따라 자신만의 스타일을 개발하게 되었다. Glaser과 Strauss에 의해 개발된 방법론에서 출발했지만 Glaser는 분석을 할 때 자신만의 기술이나 방법에 대해 생각하는 방식을 가졌던 것은 아니다. 여기에 대해서는 2장에서 좀 더 논의될 것이다. 분석에 대한 접근방법은 Strauss의 <Qualitative Analysis for Social Scientists>(1987)에서 처음으로 밝혀졌다.

Glaser와 Strauss 간의 차이가 중요한 것이 아니다. 우리가 기억해야 할 중요한 사실은 죽음과 죽어감 연구에서 Glaser와 Strauss의 운명적인 만남과 협력이 없었다면 오늘날 근거이론이라는 방법론은 세상에 나오지 못했을 것이라는 점이다.

근거이론방법론의 고유한 특징

이론개발이라는 강조점은 잠시 뒤로 하고, 근거이론이 가지는 특성이 무엇인지에 대한 답은 다른 질적 연구와 달리 간단하다. 첫째, 이론으로 구축된 개념은 연구과정에서 수집된 자료로부터 도출되었으며 연구를 시작하기 전에는 선택되지 않았다. 이 점이 바로 이론에 근거하고 방법론에도 이름을 붙이게 된 이유인 것이다. 둘째, 근거이론에서 자료 수집과 분석은 상호관련되어 있다. 초기 자료를 수집한 후 연구자는 자료를 분석하고, 분석에서 도출된 개념이 후속 자료 수집의 기초를 형성한다. 자료 수집과 분석은 연구과정 전반에 걸쳐 지속적으로 순환한다.

자료 유형

근거이론에서 자료는 다양한 방식으로 수집되며, 가장 흔한 유형은 인터뷰와 관찰이다. 그러나 자료 수집은 이러한 형태로만 국한되지 않는다. 비디오, 저널, 일기, 그림, 내부 문서, 메모, 회고록, 인터넷 게시물, 역사기록물 등 모든 형태의 기록물, 관찰물, 녹음이나 녹취된 자료가 사용될 수 있다.

자료 분석

자료 유형에 관계없이 자료는 지속적인 비교라는 과정을 통해 분석된다. 지속적인 비교에서 자료는 유사점과 차이점을 비교하여 다룰 수 있는 부분으로 나누어진다. 본질적으로 유사한 자료(개념적으로 유사한 것을 의미하며 동일한 조치 혹은 사건의 반복을 의미하지 않음)는 동일한 개념적 제목 하에 함께 묶인다. 추가 분석을 통해 개념은 범주(혹은 주제)로 묶여진다. 각각의 범주는 속성과 차원으로 개발되고 결국 서로 다른 범주가 핵심범주로 통합된다. 핵심범주는 연구의 주요 주제로 확인된 것을 설명하는 몇 개의 단어로 기술된다. 종합하면 핵심범주와 범주는 이론의 구조를 제공한다. 각 범주의 속성과 차원은 이론적 구조의 세부적인 내용을 제공한다. 연구과정에 대한 충분한 설명은 다음 장에 계속될 것이다.

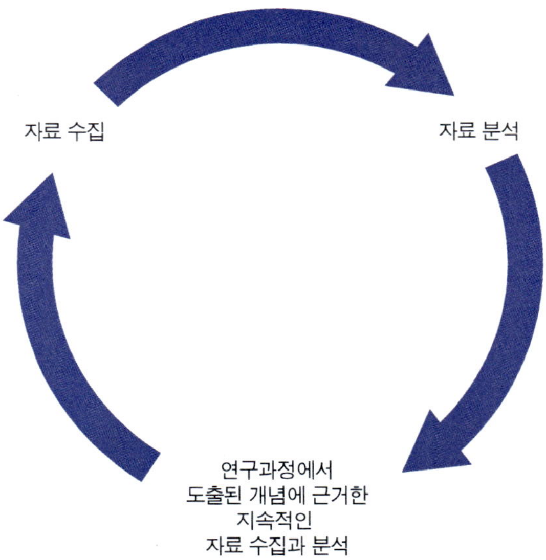

도표 1.1 자료 수집과 분석 간의 상호관계

학생들의 근거이론에 대한 평가

모든 연구자가 이론개발이나 질적 연구방법에 매력을 느끼는 것은 아니다. 일부 연구자들은 근거이론에 대해서 들어본 적이 있을 것이고 또는 더 공부하고 싶기도 하겠지만, 많은 연구자들에게 근거이론이란 잘 알려지지 않은 실체이다. 아마도 근거이론방법을 시도해보고 싶었으나 더 많은 정보가 필요했기 때문일 것이다. 더 많은 정보를 얻기 위한 좋은 방법은 이 연구방법을 사용한 다른 학생의 경험을 읽는 것이다. 다음은 근거이론에 대한 학생들의 의견과 우리가 느낀 질적 연구에 관심있는 학생들의 특징이다.

- 학생들은 정신적인 도전을 즐긴다.
- 학생들은 개방적이고 유연하다.
- 학생들은 자신의 연구가 학계를 넘어서기를 바란다.
- 학생들은 연구에 완전히 빠져 있다.

학생들은 정신적인 도전을 즐긴다

우리가 경험한 것은 우리가 가르치거나 상담했던 학생을 통해 얻은 것이다. 그러므로 우리는 이 방법을 사용한 모든 사람들에게 적용할 수는 없다. 그러나 우리와 함께 공부한 학생들로부터 다음과 같은 사실을 발견하였다. 그들은 이론을 구성하는 정신적 도전을 즐기기 때문에 이 방법을 선택하는 경향이 있다. 그들은 자료를 분석할 때 자신의 경험을 끌어들이는 것을 두려워하지 않고, 개인적인 경험을 사용하는 위험에 대해 경고하는 '객관성'의 보수적인 시각을 거부하였다. 그 학생들은 새로운 지식이 밝혀지면 자신들의 아이디어를 잠정적이고 수정가능하며 부정할 수 있는 것으로 여긴다. 분석을 할 때 우리에게 훈련된 연구자들은 유연해지는 경향이 있다. 세미나 및 일시적인 연구팀에서 강화된 특성으로서 비평에 개방적이며 그룹토의에서 주고받는 다양한 논의에서 제시하는 아이디어를 즐긴다. 예를 들어 아래 진술을 고려해보았으면 한다(이 진술은 이전 판의 일부였으나 많은 질적 연구자가 생각하고 일하는 방식의 예시이므로 여기에서 반복한다).

나는 한 달에 한 번 만나는 글쓰기 모임에 2년 동안 참여하였다. 우리는 진행 중인 작업을 돌려보며 작업에 대한 비평을 하는데, 때때로 개략적인 결점 분석이 도움이 되기도 한다. 최근에 이전 구성원이 돌아와서, 다른 지역에서 유사한 모임을 시작하려 했으나 성공하지 못했던 경험에 대해 이야기를 해주었다. 그 모임에 참여했던 사람들은 우리와 비슷한 과정을 따랐다. 그러나

비판에 매우 가혹하였고 진정한 협동이라기보다는 경쟁적인 발언에 초점을 두었다. 우리 집단은 우리가 왜 성공적이었는지 분석하려고 노력하였고, 우리 4명은 근거이론(세미나)을 통해 우리가 겪은 것들이 관련이 있다고 깨달았다. 그것은 우리가 분석적인 초점을 공유하고 있기 때문이 아니라 서로 매우 다르기 때문이었다. 놀라운 것은 우리가 협동적이고 지지적인 방식으로 함께 작업하면서 배운다는 것이었다(Strauss, 1987, pp.303~304, L. Star에서 재인용).

학생들은 개방적이고 유연하다

우리가 학생들에게 바라는 가장 중요한 두 가지 특성은 자료 수집 및 분석에 대한 접근방식에 있어 우연한 발견과 유연성에 개방적이어야 한다는 것이다. 근거이론 연구는 구조화된 설계가 부족하기 때문에 초보 연구자는 처음부터 어떻게 진행해야 하는지 파악하기가 쉽지 않다. 특히 구조화된 설계가 있는 양적 연구 훈련을 받는 사람은 더욱 그러하다. 그들은 자료의 의미와 관련하여 상당한 정도의 모호성을 가지고 살아야 한다는 것을 배워야 한다. 연구가 시작될 방향을 처음에는 알지 못할 수도 있다. 연구자는 개념 개발을 위해 자료 수집의 유형과 장소를 변경하면서 자료가 이끄는 바를 기꺼이 따라야 한다. 세미나에서는 학생들이 다양한 의미의 다양한 자료에 개방적으로 접근할 수 있도록 가르친다. 우리는 해석에 오류를 만드는 것이 얼마나 쉬운 지에 관해 조언하고 너무 빨리 의미에 관한 결론에 뛰어드는 것을 경계하도록 가르친다. 우리는 학생들에게 충분한 양의 자료를 수집하기 전에 핵심범주를 결정하라는 압박에 저항하도록 강조한다. 우리는 이론을 세우는 것이란 신중하고 섬세한 과정이며 연구자는 정확한 이론을 개발하기 위해 시간을 투자해야 한다고 가르친다. 또한 그들은 이론 구축에 있어 자신의 역할에 대해 자기성찰해야 한다. 무엇보다도 우리는 학생이 개발된 이론에 대해 회의적이어야 한다고 가르친다. 자료와의 적극적인 상호작용을 통해 근거가 마련되지 않는 한 성급한 이론 개발의 유혹에 빠져서는 안 될 것이다.

학생들은 자신의 연구가 학계를 넘어서기를 바란다

대부분의 연구자들과 마찬가지로, 학생들은 연구가 학문영역과 비학문영역 모두에 관련성이 있다고 생각한다. 이는 질적 연구자들이 사람들의 말과 행동을 진지하게 받아들이기 때문이다. 어느 연구자가 "지식인이 된다는 것은 사람들의 삶에서 배제되지 말아야 하며, 사람들이 세계 내 존재하는 것과 존재에 대해 생각한 것에 직접적으로 연계될 수 있다(Fisher, 1991, p.8)."고 표현한 것처럼 말이다.

학생들은 연구에 완전히 빠져 있다

거의 불가피하게, 질적 연구에 훈련된 연구자들은 항상 "전 생애 동안 전진하지는 못했지만" 완전히 "연구에 빠져 있었다(A Clarke, personal communication, 1990년 3월 21일자)".

연구과정에 완전히 빠져서 몰두하는 데 따르는 좀 더 발전된 감각과 정서에 대한 내용은 다른 학생이 작성한 다음 설명에 나타나 있다. 학생이 기술하고 있는 것은 연구 세미나 중 하나에서 자료를 제시하였을 때 일어나는 상호작용의 본질이다. 그녀는 문화적 차이로 인해 수업에 참여한 사람들이 자신의 자료를 잘못 이해하지 않을까 우려하였다. 그러나 그녀는 문화적 차이가 오히려 자료를 민감하게 바라볼 수 있게 했다는 것을 알았다. 그녀가 언급한 것은 근거이론방법을 훈련받은 학생들의 특성과 자료를 보는 시각에 대한 우리의 주장을 뒷받침하였으므로 오랫동안 이러한 경험을 인용하고 있다. 그 학생은 공중보건에 대해 훈련을 받았으며 Sioux 인디언 보호구역에서 3~4년 동안 일하면서 몰두한 질문은 다음과 같았다. "건강에 대한 이 사람들의 기본 개념은 무엇인가? 그들의 개념과 우리의 개념과는 어떤 차이가 있는가?" 다음은 수업에서 상호작용의 본질에 대한 자신의 인식에 대해 학생이 강사에게 남긴 메모의 일부이다.

> *이러한 우려와 두려움(수업에서 서양문화권이 아닌 비교문화 자료를 잘못 이해할 수 있다는 생각)을 두 시간짜리 세션에서 체계적으로 그리고 조심스럽게 떨쳐버리게 되었습니다. 나는 매우 신중하게 관찰하고 사람들이 말한 것과 자료를 통해 어떤 생각과 이미지를 갖게 되는지 열심히 경청했습니다. 그리고 추가적인 정보가 필요할 때 신중하게 질문하였고, 어떤 중요한 추가 정보를 얻기 전에 성급하게 결론에 도달하지 않도록 주의하였습니다. 학생들은 자료의 풍부함을 신중하게 찾고, 중요한 문제를 골라내고, 서로를 상대로 한 많은 의미에서 몇 가지 가능한 해석을 지적하면서 더 많은 의미를 갖게 되었습니다. 나는 이 분석가들에게서 확인한 것과 내가 일하면서 듣고 보며 느낀 것이 서로 적합하다는 사실에 상당히 기뻤습니다. 이 세션의 진실하고 신중한 측면 모두는 상호작용주의 인식론의 정립과 질적 연구의 개념적, 분석적 틀이라는 교육학적 방식에 의해 유지되고 있습니다(Strauss, 1987, p.304, K. Jurich에서 재인용).*

근거이론은 중요한 방법론이다

다른 모든 질적 연구방법이 가능한데, 왜 근거이론을 선택하는가? 근거이론은 결국 이론개발 방법인가? 다음과 같은 이유로 근거이론방법론은 매우 중요하다. 여기에서는 이 부분을 설명하고자 한다.

- 근거이론은 설명을 제공한다.
- 왜 근거이론방법을 선택하는가?

근거이론은 설명을 제공한다

사람들은 존재한 이래로 그들의 경험을 이해하려고 노력해 왔다. 사람은 왜 어떤 특정한 일이 일어나는지 알고 싶어한다. 그리고 인간에 대한 가장 오래된 기록으로부터 우리는 사건에 대한 많은 설명이나 이론이 있다는 것을 배웠다. 그들의 설명과 이론의 대부분은 미신에 기인한 것으로서 근본적으로 입증할 수 없는 추측이었다. 수년 동안 축적된 과학적 사실들로 인해 우리는 미신에 의존하는 것에서 자유로워졌다. 그러나 인간은 여전히 사건이 발생하는 이유에 대한 설명을 원하고 있다. 그리고 오늘날 우리는 이론에서 해답을 찾는다. 근거이론방법론으로 얻은 지식을 통해 사람들은 상황을 설명하고 변화시키고 행동을 취할 수 있다. 또한 새로운 지식을 습득하면서 근거이론을 개정하고 발전시킬 수 있다.

왜 근거이론방법론을 선택하는가?

연구자가 왜 다른 형태의 기술적 혹은 이론 구축 질적 연구가 아닌 근거이론방법을 선택하는가? 근거이론방법론은 오랫동안 사용되어 왔으며 자료로부터 이론을 구축하기 위한 검증된 절차를 제공한다. 이 절차를 통해 연구자는 다양한 각도에서 주제와 관련 행동을 검토하여 포괄적인 설명을 개발할 수 있다. 이 절차를 통해 오래된 문제에 대한 새로운 통찰력을 얻거나 조사가 필요한 새로운 영역을 연구할 수 있다. 이 절차는 행동의 기초가 되는 신념과 의미를 밝히고, 행동의 합리적이고 비합리적인 측면을 조사하고, 행동과 상호작용을 통해 사람들이 사건에 어떻게 반응하고 문제를 처리하는지, 어떻게 논리와 감정이 결합되는지를 보여줄 수 있다. 이 책에서 설명한 절차를 사용하여 개발된 이론은 향후 정량적 측정을 사용하여 연구할 수 있는 강력한 토대를 제공한다. 이러한 절차는 문화적으로 민감한 소규모 집단 혹은 개인뿐만 아니라 대규모 조직 및 사회에 적용 가능함이 입증되었다. 또한 보다 일반적인 이론뿐만 아니라 실질적인 이론을 개발하기 위해 근거이론방법을 사용할 수 있다. 특히 이론구축을 목표로 한 방법론은 비판이 있기도 하나, 근거이론의 절차가 분명히 작동한다는 것을 부인할 수는 없다. 그러므로 오랜 세월에 걸쳐 구축된 이론적 지식체를 살펴보아야만 한다.

기술과 이론의 차이점

학생들은 종종 기술과 이론을 구별하는 데 어려움을 겪는다. 그들은 근거이론과 같은 방법론을 사용할 수 있으며 실제로는 그렇지 않으나 이론을 발전시켰다고 생각한다. 4장에서는 이 차이점을 보다 깊이 있게 설명하고 있다. 그러나 이 섹션에서는 다음 두 개념 간의 차이점을 소개한다.

- 기술
- 이론

기술

간단히 말해서, 기술은 사건이나 발생한 일에 대해 설명하고 이론은 사건이나 이것이 발생하는 이유에 대한 설명을 제공한다. 기술의 좋은 예는 몇몇 소설과 직설적인 저널리즘이다. 기술은 자세한 배경 정보를 제공하고 사건에 대해 알려주며 해당 사건을 경험하는 방식을 설명한다. 기술적 질적 연구는 통찰력 있고 관련성이 있으며 또한 지식 개발에 있어 중요한 역할을 한다. 기술과 질적 연구가 모두 개념에 기반을 두고 있기 때문에 기술적 질적 연구와 이론의 차이는 때로는 혼란스럽다. 둘 다 추상적인 아이디어를 인간의 이해 수준으로 가져오기 위해 참여자의 언어를 사용한다. 그러나 충분하고 상세한 기술(thick description)은 개념을 제공하고 흥미로운 이야기를 들려주지만 이론은 아니다.

이론

이론이 기술적 질적 연구와 다른 점은 무엇보다 중요한 구조로서, 일어난 이유를 설명하는 구조 또는 틀이다. 구조의 맨 위에는 이 이론이 무엇을 의미하는지를 설명하는 용어가 있다. 예를 들어, 만성질환이 있는 임산부에 대한 Corbin (1987)의 연구는 건강관리팀과 함께 일하는 여성들이 고위험 임신과 관련된 복합적인 위험성을 최소화하고 건강한 아기를 출산할 수 있는 기회를 최대화하기 위해 어떻게 행동했는지 설명하기 위해 보호 관리라는 용어를 사용했다. 이 이론은 여성의 두려움을 이야기해주고 그들이 임신의 여러 단계에서 한 행동을 설명할 뿐만 아니라, 임신 기간 동안 여성들이 지각할 수 있는 다양한 수준의 위험을 파악하기 위해 어떻게 해왔는지에 대해서도 설명해주고 있다. 그런 다음 위험수준에 따라 그리고 다양한 옵션을 고려한 후, 임신 결과에 따른 이러한 위험을 최소화하기 위한 전략과 전술을 활용해왔다는 것도 알게 해주었다. 이 연구는 다양한 위험 조건 하에서 여성들이 긍정적인 결과를 확보하는 데 필수적인 역할을 했다는 것을 설명하였다.

일단 이론적 구조가 주어지면 기술은 세부사항을 채워서 이론 개발에 참여한다. 예를 들어, 보호 관리에 대한 나의 이론에는 여성이 위험 수준에 대한 정의에 도달하기 위해 수집한 정보 유형에 대한 기술이 있다. 또한 여성이 해야 할 일에 대한 결정을 내릴 때 균형을 맞추는 다양한 요소에 대한 기술이 있다. 임신관리, 만성질환 및 두려움을 관리하기 위해 여성이 선택한 다양한 전략에 대한 설명이 있다. 또한 여성의 임신기간 동안 다양한 위험단계에서 파트너와 건강관리팀 간의 여러 관계유형에 대해 설명하고 있다.

이론은 본질적으로 개념을 기술하는 방식으로 시작된다. 개념은 그 속성과 차원의 관점에서 주요 개념(범주 또는 테마라고도 함)에 대한 기술로 진화한다. 그러나 여기서 이론의 다른 부분이 나타난다. 잘 개발된 범주 외에도, 범주들 사이에는 서로 연계가 있어야 하고, 우리가 '핵심범주'라고 부르는 더 추상적인 개념이 있어야 한다. 핵심범주는 몇 가지 단어로 구성된 연구의 주요 주제 또는 본질이며, 다른 모든 범주와 개념을 통합하여 왜 그리고 어떻게 발생하는지에 대한 이론적 설명을 형성할 수 있다. 자료에서 도출될 수 있는 유일한 설명은 아니지만 논리적이고 타당한 설명을 제공한다. 근거이론방법이 설계된 방식으로 사용되고 연구자가 통합의 최종 단계를 수행하면 이론을 개발할 가능성이 있다.

윤리

연구자와 참여자 간의 경계를 모호하게 하는 연구 접근방식에서 윤리는 핵심 쟁점이 된다. 우리는 윤리적으로 고려해야 할 3가지 주요 영역을 우리의 관점에서 바라본다. 윤리를 다음에 적용해보자.

- 참여자
- 연구
- 연구자

참여자

연구자와 참여자는 자주 대면하기 때문에 연구자는 동의를 얻고 기밀 유지 및 상호신뢰 분위기 조성을 위한 조치를 취해야 한다. 또한 참여자는 자발적으로 참여해야 한다. 참여자의 신념체계와 가치는 연구자의 가치관과 크게 다를 수 있다. 그럼에도 불구하고, 참여자는 존엄한 존재로 참여한 시간에 대해 존중을 받아야 한다. 연구자는 자료를 수집하기 위해 있는 것이고 판단을 하기 위해 있는 것이 아니라는 점을 명심해야 한다.

연구

연구에 관해서, 연구자는 몇 가지 윤리적 책임이 있다. 첫째, 완전한 방법을 사용해야 한다. 물론 연구방법을 적용할 때 유연성이 있다. 즉, 연구 상황의 요구를 충족시키기 위해 절차를 변경해야 할 때가 있다. 그러나 연구자는 어떤 부분이 적합한지에 따라 방법론의 일부만 고르고 나머지 부분을 남겨 둘 수는 없다. 방법론의 다른 부분은 함께 작동하기 위한 것이므로 최상의 결과를 내기 위해 전체적으로 취해야 한다.

둘째, 연구 프로젝트에 참여할 때 항상 시간과 경제적 제약이 있으나, 연구자는 참여자와 연구과정에 책임을 가지고 연구를 수행해야 한다. 즉, 자료를 수집하고 분석할 때 성급하게 서두르는 것은 좋지 않다.

셋째, 참여자와 전문가들에게 연구결과를 발표할 책임이 있다. 참여자들은 자신이 제공한 정보가 직접적으로 도움을 줄 수는 없어도 남을 도와줄 가능성이 있다는 점에 대해 이해하고 연구를 위해 자신의 시간을 제공하였다. 연구결과를 출판하지 않는 것은 연구자와 참여자가 제공한 정보가 다른 사람에게 도움이 된다는 암묵적인 교섭이 유지되지 않았음을 나타낸다. 또한 연구자는 자신의 전문영역에서 지식기반의 확장에 기여할 책임이 있다. 전문직은 지식의 기초 없이 존재하거나 성장할 수 없다. 시간이 지나도 전문성이 계속 유지될 수 있는 것은 새로운 지식의 지속적인 생성 덕분이다.

연구자

모든 전문가들이 연구자가 되기를 원하지는 않는다. 어떤 이들은 훌륭한 교사 또는 실무자가 되기를 원한다. 종종 직업적으로 승진을 하거나 전문가적 존경과 인정을 받기 위해 연구를 하고 출판하도록 근무환경에서 강요받고 있다고 느껴지기도 한다. 연구를 할 때 윤리적인 것을 결코 가볍게 다루어서는 안된다. 사람들은 그들이 해야만 하기 때문에 연구를 하는 것이 아니라 원하기 때문에 해야 한다. 개인의 전문적인 직업생활에서 의문이 생기면 연구를 통해서만 이에 대한 답을 찾을 수 있는 것이다.

일단 연구 프로젝트가 수행되면 연구자는 자기 자신, 참여자 및 직업에 대해 자신이 할 수 있는 가장 좋은 수준의 연구를 수행할 윤리적 책임을 가진다. 연구를 하는 것은 성장의 기회이다. 연구를 통해 이해를 넓히고 결코 마주치지 않을 사람들이나 상황에 대한 통찰력을 얻을 수 있다. 동시에 집중적인 인터뷰나 관찰을 하는 것은 감정적인 상황에서 특히 위험할 수 있다. 연구자는 참여자들의 이야기에 대하여 정서적인 감동을 줄 수는 없다. 윤리적 관점에서 볼 때 연구자가 압도당하거나 감정적으로 복잡해지기 시작하면, 연구자 자신을 돌보는 기간 동안 연구를 제쳐두게 된다. 연구자는 신체적으로나 감정적으로 소진되거나 비판적 사고능력을 상실한 경우 참여자 또는 연구에 대한 정의를 구현할 수 없게 된다. 연구과정을 일지로 작성하는 것은 연구자에게 도움이 되는 방법이다. 자신을 비판적으로 바라보고 연구의 스트레스를 풀어주는 역할을 할 수도 있다.

핵심 요약

질적 연구를 선택하는 데에는 여러 가지 이유가 있지만 가장 중요한 것은 이미 알려진 것 이상으로 나아가 참여자들의 세계에 들어서고 그들의 관점에서 세계를 바라보고, 그렇게 함으로써 새로운 발견으로 경험적 지식의 발전에 기여할 수 있다는 점이다. 질적 연구자는 호기심이 있고 창조적이어야 하며 자신의 본능을 신뢰하는 것을 두려워해서는 안 된다. 질적 연구를 하는 데는 여러 가지 스타일과 접근법이 있지만 이 책의 초점은 근거이론, 특히 Strauss의 근거이론에 대한 접근법에 있다.

근거이론은 자료로부터 이론을 구성하는 것을 목표로 하는 질적 연구방법론이다. 기술과 이론 간에는 유사점이 있지만, 이론은 그 범주와 개념이 핵심범주에 통합되어 무엇이 왜 그리고 어떻게 발생하는지에 대한 이론적 설명을 제공하는 구조를 형성한다는 점에서 기술과 다르다. 여러 질적 연구방법 중에서 근거이론이 고유한 이유는 자료 수집 및 분석에 대한 접근방식 때문이다. 연구자는 미리 확인된 개념 목록에서 연구를 시작하지 않는다. 개념은 분석하는 동안 자료에서 파생된다. 분석은 바로 첫 번째 자료 수집으로 시작된다. 초기 분석에서 파생된 개념은 후속 자료의 수집을 가이드한다. 각 자료 수집 다음에는 분석이 이어진다. 연구자가 잘 통합되고 치밀한 이론을 구성할 때까지 분석에 이어지는 자료 수집 과정이 계속된다.

질적 연구에서 연구자와 참여자 간의 경계는 자료 수집 및 분석 과정에서 불분명해지는 경우가 많다. 이 긴밀한 접촉은 참여자, 연구 및 연구자와 관련하여 윤리적인 문제를 야기할 수 있다.

사고, 글쓰기, 그룹 토의를 위한 활동

1. 질적 연구의 어떤 점이 당신을 매료시켰는지 한두 문단으로 작성해본다. 자신의 개인적인 특성이 좋은 질적 연구를 할 수 있는 능력을 어떻게 향상시킬 것이라고 생각하는지 설명한다.
2. 훌륭한 질적 연구자의 자질에 대해 토론하고, 적절한 멘토링 및 교수 학습을 통해 이러한 자질을 어떻게 육성할 수 있는지에 대해 토론해본다.
3. 자신의 해당분야 저널을 검색하고 근거이론방법론에 속하는 한두 개의 연구논문을 선택한다. 방법론적 과정에 중점을 둔다. 연구자가 그 과정을 어떻게 설명했는가? 당신은 연

구자가 실제로 이론을 발전시켰다고 생각하는가? 또는 연구결과가 기술 수준에 남아 있었는가? 이에 대해 설명해본다.

4. 수업 시간에 질적 연구자의 윤리적 과제라고 생각한 것에 대해 토론해본다. 연구경험일지를 작성한다면, 어떤 종류의 것이 해당되겠는가?

질적 연구에 대한 읽을 내용과 대안적 관점

질적 연구방법 소개

Barbour, R. (2014). *Introducing qualitative research: A student's guide* (2nd ed.). Thousand Oaks, CA: Sage.

Creswell, J. A. (2013). *Qualitative inquiry and research design: Choosing among five approaches* (3rd ed.). Thousand Oaks, CA: Sage.

Flick, U. (2014). *An introduction to qualitative research* (5th ed.). Thousand Oaks, CA: Sage.

Mayan, M. J. (2009). *Essentials of qualitative inquiry.* Walnut Creek, CA: Left Coast Press.

Mills, J., & Birk, M. (2014). *Qualitative methodology: A practical guide*. Thousand Oaks, CA: Sage.

Richards, L., & Morse, J. M. (2013). *Readme first for a user's guide to qualitative research methods* (3rd ed.). Thousand Oaks, CA: Sage.

Rossman, C. B. (2012). *Learning in the field: An introduction to qualitative research.* Thousand Oaks, CA: Sage.

Somekh, B., & Lewin, C. (Eds.) (2011). *Theory and methods in social research* (2nd ed.). Thousand Oaks, CA: Sage.

새롭고 다양한 질적 연구방법

Gubrium A., & Harper, K. (2013). *Participatory visual and digital methods*. Walnut Creek, CA: West Coast Press.

Leavy, P. (2013). *Fiction as research practice.* Walnut Creek, CA: West Coast Press.

Norris, J., Sawyer, R. D., & Lund, D. (Eds.). (2012). *Duoethnography*. Walnut Creek, CA: West Coast Press.

Pelto, P. J. (2013). *Applied ethnography: Guidelines for field research*. Walnut Creek, CA: West Coast Press.

윤리

Long, T., & Johnson, M. (2007). *Research ethics in the real world*. Edinburgh, UK: Elsevier.

Van Den Hoonaard, W. C., & Van Den Hoonaard, D. K. (2013). *Essentials of thinking ethically in qualitative research*. Walnut Creek, CA: West Coast Press.

다양한 문화를 연구하기 위한 근거이론 활용 사례

Escado'n, S. (2006). Mexican American intergenerational caregiving model. *Western Journal of Nursing Research, 28*(5), 364-585.

Huang, X.-Y., Lin, M.-J., Yang, T.-Y., & Sun, F.-K. (2009). Hospital-based home care for people with severe mental illness in Taiwan: A substantive grounded theory. *Journal of Clinical Nursing, 18,* 2956-2968.

Legault, A., & Ducharme, F. (2009). Advocating for a parent with dementia in a long-term facility. *Journal of Family Nursing, 15*(2), 198-219.

Saiki-Craighill, S. (2001). The grieving process of Japanese mothers who have lost a child to cancer, part II: Establishing a new relationship from memories. *Journal of Pediatric Oncology Nursing, 18*(6), 268-275.

Schoot, T., Proot, I., Meulen, R. T., & De Witte, L. (2005). Actual interaction and client centeredness in home care. *Clinical Nursing Research, 14*(4), 370-393.

이론의 좋은 예가 되는 논문

Pryor, J., Walker, A., & Worrall-Carter, L. (2009). Opting in and opting out: A grounded theory of nursing's contribution to inpatient rehabilitation. *Clinical Rehabilitation, 23,* 1124-1135.

Schoot, T., Proot, I., Meulen, R. T., & De Witte, L. (2005). Actual interaction and client centeredness in home care. *Clinical Nursing Research, 14*(4), 370-393.

Vandall-Walker, V., & Clark, A. M. (2011). It starts with access! A grounded theory of family members working to get through critical illness. *Journal of Family Nursing, 17*(2), 148-181.

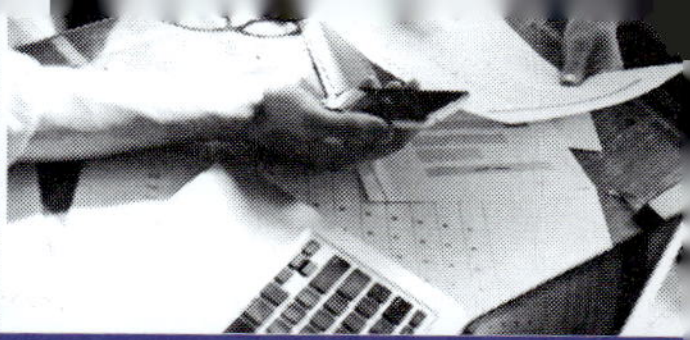

CHAPTER 2

이론적 배경

Theoretical Foundations

앞서 다룬 최근 철학의 마지막 단계인 실용주의가 발달하기 시작하면서 행동 그 자체와 행동에 대한 생각의 관계는 관심범위에서 벗어나게 된다. 당신이 '행동주의'라고 말하는 것은 심리학 유형 중에서 실용적인 철학에 대한 자극의 큰 부분을 차지한다. 물론 거기에는 몇 가지 근원이 있다. 그러나 실용주의는 주요 근원 중 하나이다(Mead, 1938/1956, p.404).

표 2.1 핵심 용어

가정(Assumptions): 방법론 이상의 공리(axioms)를 다루는 것

상호작용주의(Interactionism): "상호작용주의자는 상징을 사용하고 해석하여 서로 의사소통 할 뿐만 아니라 자신의 느낀 바를 창안하고 유지하며, 자아감각을 창조하고, 우리가 특정의 현실로 경험하는 것을 창조하고 유지할 수 있는 방법을 연구한다(http://sociology.about.com/od/I_Index/g/Interactionist-Perspective.htm)."

방법론(Methodology): 사회 현상에 대해 생각하고 연구하는 방법

방법(Methods): 자료 수집 및 분석을 위한 기술 및 절차

실용주의(Pragmatism): "Peirce와 William James가 창안한 미국의 철학운동으로 개념의 의미는 그들의 실제적인 관련성에서 추구되어야 한다는 주장을 특징으로 하고 있으며, 사상의 기능은 행동을 유도하는 것이고, 어떤 사상이 진리를 갖고 있는지 아닌지는 사상 그 자체에 의하는 것이 아니라 그 사상을 만들어 낸 행위의 결과에 의해서 결정된다(http://www.merriam-webster.com/dictionary/pragmatism)."

세계관(Worldview): 세계를 바라보는 신념과 태도

근거이론방법론에 대한 여러 가지 접근방식이 있지만(Morse et al., 2009) 이 책에서는 Strauss의 근거이론 접근방식을 기술하고 있다. 이 방법의 인식론은 시카고 학파의 상호작용주의의 전통과 John Dewey와 George Herbert Mead (1978, 1979a, 1979b, Strauss, 1991)가 계승한 실용주의 철학을 모두 포함하는 두 단계의 진화로 이루어져왔다. Strauss의 접근방식을 이해하려면 접근방식의 근간이 되는 철학에 대해 알아야 한다. 이 방법론을 사용하기 위해 Strauss의 세계관이나 가정을 공유할 필요는 없다. 그러나 Strauss가 왜 이러한 형태의 방법론을 취했는지 그 이유를 알고자 하는 사람들을 위해 해당 내용은 다음 장에서 설명하였다.

유의사항

본 장을 읽을 때 다음 사항에 유의해야 한다.
- 실용주의와 지식의 철학
- 세계관: Dewey와 Mead의 조합
- 존재론: 세계에 대한 가정
- 근거이론방법론에 대한 최근 동향

실용주의와 지식의 철학

상호작용주의 또는 실용주의에 익숙하지 않은 독자들을 위해 지식과 관련하여 철학의 중요한 점에 대해 간략히 살펴본다. 이 점은 Strauss의 근거이론에 대한 이해와 관련이 있다. 중요한 점은 다음과 같은 주제로 분류하였다.

- 지식 창출
- 문제 상황과 반영적인 질문 간의 관계
- 사고와 과정의 시간적 측면
- 앎과 문화의 관계
- 탐구에 필수적인 경험
- 지식의 축적적인 속성
- 행동의 기초로서 지식의 유용성

지식 창출

영향력 있는 실용주의 저술은 주로 Dewey (1917, 1922, 1929, 1938)와 Mead (1932/1959, 1934/1962, 1936/1972, 1938/1956)에 의해 20세기 초반에 발표되었다. 이 글은 혁신적인 지식 철학을 제시하며 Strauss의 방법론에 대한 틀로 쉽게 인식할 수 있다. Dewey와 Mead는 행동과 상호작용을 통해 지식이 창출되었다고 가정했다. Dewey (1929)는 "생각이란 무엇이 어떤 것인지에 대한 설명이 아니라 수반될 행동에 대한 기술이다(p.138)"라고 정의하였다. 부연 설명하자면, 자기 성찰적인 존재의 행동과 상호작용을 통해 지식이 생겨나는 것이다.

문제 상황과 반영적인 질문 간의 관계

일반적으로 행동은 자동적으로 또는 습관적으로 행동할 수 없는 문제 상황에 의해 촉진된다.

Dewey (1929)에 따르면, "모든 반영적인 질문은 문제 상황에서부터 시작되며 그러한 상황은 그 상황 자체로는 해결될 수 없다(p.189)". Mead (1938/1972)는 "반영적 사고는 확인된 행동을 계속하기 위해 가설을 세우고 이를 수행하는 방식으로 테스트할 때 일어난다(p.79)"고 말했다. 행동하는 사람의 바로 전의 관심사는 문제의 해결이다. 그 문제의 해답은 불확실하며, 잠정적인 해답이 제시하는 추가 행동에 의해서 판단될 수 있다. Dewey (1929)에 따르면 "일반적으로 생각하는 아이디어의 테스트는 아이디어가 이끌어가는 행위의 결과에서 발견된다. 즉, 존재하게 된 새로운 배열에 있다(p.136)".

사고와 과정의 시간적 측면

사고활동은 매우 빠르고 자연스럽게 일어나는 시간적인 측면을 가지고 있다. 계획된 행동의 끝은 실제로 취해진 모든 행동에 영향을 미치며 행동하는 주체가 행동의 영향성을 재평가함에 따라 중도에 종종 변경된다. 과거의 기억이나 회상은 직접적으로나 간접적으로 행동으로 이어진다. Dewey (1929)는 "추론과 판단을 포함하는 반영적 사고는 반영적이지 않은 즉각적인 지식에서 밝혀진 바와 같이 선행 실체에 대한 테스트를 가지고 있어 완전히 독창적인 것은 아니다(p.109)"라고 말했다. 이러한 행동의 시간적인 속성 때문에 실용주의자들은 과정에 관심을 가지게 되었다. Dewey (1929)가 지적한 것처럼, "우리는 미래로 진행 중인 세상에 살고 있기 때문에, 과거와의 연계성은 그다지 자주 나타나지 않는다(p.40)".

앎과 문화의 관계

실용주의자들은 당시 유행했던 사람과 집단(또는 공동체)의 이중성에 참여하지 않았다. 그래서 새로운 지식을 발견하거나 창조하는 주체가 팀이나 조직이 아닌 개인이라도 그 시대의 문화적 관점과 신념으로 사회화될 수 있었다. "조사도, 가장 추상적인 형태인 상징의 조합들도 그들이 살고, 움직이고, 존재하는 문화적 매트릭스에서 벗어날 수 없다(Dewey, 1938, p.20)". 그래서 실용주의자들은 집단지식의 축적을 믿었다(오늘날에는 이 점이 명백하지만, 여전히 인식론자들은 개별 지식인들에게 의심할 여지없이 우선권을 부여하려고 한다).

이 가정에서 실용주의자들은 자연과학(주로 생물학)을 모델로 면밀하게 살펴보고 있었다. 실용주의자들은 동료(사회)가 경험적으로 확인할 때까지 새로운 지식이 잠정적이라고 믿었다. Mead (1917)의 저서 중 ≪과학적 방법과 개인 사상가≫의 마지막 요약문단은 다음 문장으로 끝이 난다.

이런 과정에는 어떤 새로운 가설에 대한 타당한 실험을 통해 경험의 구조를 결정하는 과정(즉, 통제된 탐구)이 있고, 문제와 그 해결을 위한 가설을 구성하는 과정이 있다. 개인은 자신의 충분한 특수성을 갖고 기능할 수 있으나 사회와의 유기적인 관계 속에서 책임을 진다(Mead, 1917, p.227).

탐구에 필수적인 경험

탐구에 참여한 사람의 경험은 연구 및 관련 사고과정에 매우 중요하다. Dewey (1929)는 다음과 같이 언급하였다.

사실, 우리는 모든 단계에서 아이디어와 의미가 소중하게 여겨지며 지속적으로 생성되고 사용되는 인간 경험의 가능성을 가지고 있다. 그러나 그것들은 경험 자체의 과정과 통합될 것이며, 현실을 넘어선 외부 원천으로부터는 가져오지 않을 것이다(Dewey, 1929, p.138).

지식의 축적적인 속성

타당성이라고 불리는 것에는 여전히 의문이 남아 있으며, 철학자들이 진리라고 부르는 것에도 마찬가지이다. 또한 실용주의자들은 그 열렬히 지속되는 논쟁에서 중점적으로 관심을 받아 왔다. 이러한 답변에 대한 결론으로 "수행의 관점에서 아이디어의 본질을 정의하고 이러한 작업의 결과로 아이디어의 유효성을 검증하면 구체적인 경험 범위 내에서 연계성이 확립된다(Dewey, 1929, p.114)." 그들은 관점을 구현하는 행위를 강조하는 데 주의를 기울이고 있다. 따라서 '실체'에 대해 발견한 것은 어떤 사건에 대한 궁극적인 결론이나 탐색에 관여하는 지식인의 관점과 분리될 수 없다. 이 실용주의적 입장은 현대의 포스트모더니즘과 같은 급진적인 상대주의로 이어지지 않는다. 급진적인 상대주의는 어떠한 버전이나 해석이 증명될 수 없기에 주어진 어떤 것에 대해서도 확실하지 않기 때문이다. 대신 실용주의자들은 과학자들이 연습하는 것과 마찬가지로 몇 가지 중요한 가정을 해야 한다. 하나는 지금 모두가 알고 있는 진리일지라도 결국에는 부분적으로 또는 완전히 잘못된 것으로 판단될 수도 있다는 것이다. 또 다른 가정은 그러한 조건에도 불구하고 지식 축적은 신기루가 아니라는 것이다. 세상은 편평하지도 않고 은하수도 우주의 중심이 아니다. 모든 이론적 실제적 함의와 함께, 전기를 발견한 것도 무시할 수도 없다. 어떤 사람들은 진화론이나 구형 지구를 믿지 않을 수도 있지만, 이러한 것들도 모두 축적된 신념들의 일부이다. 아마도 사회와 인간활동에 대한 지식은 덜 축적이 되지만, 실용주의자와 사회과학자들은 일부 사회적 지식이 확실히 축적되어 사회의 진화를 위한 기초를 제공한다고 믿고 있다.

행동의 기초로서 지식의 유용성

인식론에 대한 실용주의의 마지막 입장은 지식이 실무 혹은 실무에서 발생하는 사건들에 유용하다는 것이다. 실용주의자들은 지식과 일상생활의 행동 사이에서 심한 격차 혹은 거짓 이원론을 가정할 필요성이 없다고 생각했다. Dewey는 1929년 다음과 같이 언급하였다.

> *우리의 논의는 대부분 지식의 분석을 입증하기 위한 것이다. 그러나 주제는 지식과 행동의 관계이다. 지식의 결론에 대한 최종적인 의미는 그것이 실행되도록 변화된 아이디어에 있다 (p. 245).*

사실 지식과 행동은 서로 연관되어 있다. 지식은 유용한 행동으로 이어지고 행동은 문제를 생각하고 해결하며 새로운 지식으로 전환한다. 끊임없이 변화하는 세계에서 하나의 우연성을 창출하는 이 연습과 탐구의 상호작용은 계속되고 있다. 이것은 과학자가 자료와 이론 사이에서 상호작용하는 것과 철학적으로 동일한 의미이다. 이것이 실용주의자들이 일상적으로 일어나는 상식적인 사고와 체계적으로 통제된 과학적 유형 사이에 단호하고도 신속한 경계를 갖추지 않은 이유이다. 특히 조직 행동에 대한 견해는 매우 신중하게 계획되고 평가된다.

실용을 넘어서

실용주의자들은 단지 연습이나 실용에 관심이 없었다. 그들은 미학과 윤리, 언어와 의미, 그리고 똑같이 추상화된 다른 사상과 같은 문제를 다루었다. Mead (1938/1972)는 "실용주의는 심미적 경험에 비해 간단하지 않다. 그것은 다른 모든 인간 활동과 마찬가지로 인정받고, 자신의 문제, 감사의 문제에 직면하고 반성에 의해 해결하는 활동이다."라고 말하였다(p. 98).

요약

Strauss는 교육기간 동안 실용주의와 상호작용에 깊은 인상을 받았지만 이러한 철학을 세계관으로 구체화하는 것은 그의 학문적 생애 동안 이루어지지 않았다. 그의 가르침에서 수년간 볼 수 있었지만 실제로 그의 세계관과 방법에 대한 접근법은 그의 죽음 전 ≪행동의 연속적 순열(Continual Permutations of Action)≫(Strauss, 1993)이라는 책이 출판될 때까지 완전히 표현되지 않았다.

여기서 분명한 점은 Glaser와 Strauss (1967)가 ≪근거이론의 발견(The Discovery of Grounded Theory)≫이라는 책을 썼을 때 그들은 실용주의 또는 상호작용주의와 같은 이론적 토대에 기초한 방법론을 공식화하는 관점에서 생각하지 않고 있었다는 것이다. 그러나 이러한 철학은 Strauss에 깊게 뿌리내렸고 시간이 지남에 따라 그는 세계에 대한 생각과 분석을 향한 자신의 접근방법에 대해 스스로를 나타냈다. 그의 연구, 가르침, 저서에서 Strauss는 새로운 방법이나 원래의 근거이론에서 분리된 부분을 개발하려 하지 않았다. 그의 연구는 ≪근거이론의 발견≫ 저서에서 제시한 비교분석, 질문하기, 이론적 표본추출, 개념의 정리와 통합에 의한 포화 등 기본절차를 사용하였다.

세계관: Dewey와 Mead의 조합

수년 동안 실용주의와 상호작용주의의 철학은 그의 교수법, 동료들과의 토론 및 연구활동과 관련된 Strauss의 경험과 융합되어 연구수행에 대한 그의 접근방식을 발견한 세계관으로 이어졌다. 이 부분에서는 그 세계관을 소개하고자 한다.

Strauss의 세계관은 무엇인지 아래의 요약된 한 인용문에서 알 수 있다.

> *우리는 거대한 유동성에 의해 두드러진 우주에 직면하고 있다. 우주는 가만히 서 있을 수 없다. 우주는 분열, 조각, 소멸과 출현, 응급, 그리고 합체의 반사 이미지이다. 우주는 엄격하게 결정된 것이 없는 곳이다. 우주의 현상은 자연적인 분석을 통해 부분적으로 결정되어야 하며, 여기에는 인간의 삶을 형성하는 구조를 구축하는 데 참여하는 사람들의 현상이 포함되어 있다 (Strauss, 1993, p.19).*

어떤 종류의 이론이 이전에 주어진 인용에서 가정된 세계관의 본질에 맞을 수 있을까? 그것은 사건과 행동에 내재된 복잡성과 애매함을 포착하는 이론이어야만 한다. 즉 상황의 변화뿐만 아니라 영구성을 보여주는 이론, 행동과 상호작용이 오늘날 일상적인 일일 수 있으나, 내일이 되면 문제가 될 수도 있다는 것을 설명해주는 이론, 질문에 대한 대답이 오늘은 답변이나 궁극적으로는 내일의 질문이 될 수도 있는 이론 등을 의미한다.

존재론: 세계에 대한 가정

우리의 방법론을 이용하는 대부분의 연구자(그리고 확실히 그 절차만을 사용한 사람들)는 이 책에서 제시한 가정에 대해 반영하지 않았을 것이다. 방법은 시간과 연습에 따라 발전하지만 또 다른 영향력이 있다. 연구자는 자신의 많은 측면을 연구과정에서 제공한다. 때로는 무의식적으로 자료를 해석하는 방법에 들어가기도 한다.

우리는 이후에 펼쳐지는 분석에 대한 Strauss의 접근법과 이 책에서 설명하는 연구전략에 대한 일련의 가정들을 하는데, 그 가정이 그의 분석법에 어떻게 영향을 미치는지 인식하기 위해서이다. 예를 들어 만일의 사태의 불가피함, 과정의 중요성, 현상의 복잡함에 대한 가정은 상황에 따라 행동을 찾고 시간경과에 따른 행동과 상호작용을 관찰하고 일상적으로 뿐만 아니라 문제가 되는 행동과 상호작용을 조사하여 이들이 어떻게 관련되는지 더 잘 이해하도록 이끌어가게 된다.

Strauss가 자료를 해석한 방법에 근거한 가정

다음의 가정에서 언급하는 대부분은 실용주의와 상호작용주의 철학에서 파생되었다. 독자가 이 책에 더 익숙해지려면 이 버전의 방법론에 대한 가정의 관련성을 쉽게 파악해야 한다. 여기서 가정의 일부를 재현한다. 가정에 대한 심층적인 토론은 Strauss (1993)를 참조하기 바란다.

여기서 지적하고자 하는 한 가지 사실은 근거이론이 종종 감정을 고려하지 않은 것에 대해 비판을 받는데 이것은 반드시 사실이 아니라는 것이다. 가정 10가지를 살펴보면 거기에는 감정이 있다. 그것은 단지 행동과 분리되어 보이지 않을 뿐이다.

가정 1. 외부 세계는 상징적인 표현으로 '상징적 세계'이다. 외부와 내부 세계는 상호작용을 통해 창조되고 재창조된다. 효과상 내적, 외적 세계를 구분하지 않는다(Blumer, 1969).

가정 2. 어린 시절과 전 생애 동안, 인간은 사실상 모든 행동과 상호작용에 다양한 방식으로 관여하는 자아를 개발한다(Mead, 1959).

가정 3. 의미(상징)는 상호작용의 측면이며 의미의 체계 내에 다른 것과 관련이 있다. 상호작용은 새로운 의미를 생성하며, 또한 오래된 의미를 바꾸고 유지한다(Mead, 1934/1962).

가정 4. 행동은 상호작용—과거, 현재, 그리고 상상력이 있는 미래에 둘러싸여 있다. 그러므로 행동은 의미를 수반하고 의미의 체계 내에 위치한다. 행동은 상호작용과 관련하여 더 많은 의미를 생성한다(Mead, 1934/1962).

가정 5. 우연성은 행동의 과정 동안 일어난다. 우연성은 기간, 간격, 심지어 의도에 있어서 변화를 일으킬 수 있으며, 상호작용의 구조와 과정을 바꿀 수 있다(Mead, 1959).

가정 6. 행동은 다양한 기간 동안 행위과정을 포함하기 때문에 일시성을 수반하게 된다. 행동의 일시적인 측면에 대한 다양한 행위자의 해석은 행위자 각자의 견해에 따라 다를 수 있다. 이런 해석은 행동이 진행하면서 변할 수 있다(Mead, 1959).

가정 7. 상호작용 과정은 견해를 공유하는 데서부터 일어나며, 만약 공유가 이루어지지 않은 상태에서 행동과 상호작용이 진행된 견해의 경우 협상이 이루어져야 한다(Blumer, 1969).

가정 8. 명백하고 분명한 행동은 반성적인 상호작용에 의해 진행되고 수반되고 계승될 수 있다. 이런 행동은 자신 혹은 다른 사람의 행동일 수 있다. 특히 중요한 것은 많은 행동에 미래에 대한 고려가 포함된다는 것이다(Dewey, 1929). 작용–상호작용 과정을 따라 수행된 평가는 부분적 혹은 심지어 전반적인 재구성에 영향을 미칠 수 있다(Dewey, 1929).

가정 9. 행동은 반드시 합리적이지는 않다. 대부분이 '비합리적'이다. 그러나 합리적인 행동은 다른 행위자에 의해 그렇지 않은 것으로 잘못 인지될 수 있다(Dewey, 1929).

가정 10. 행동은 정서적 측면을 갖는다. 정서를 행동과 구분하고, 행동을 수행하는 실체로 인지하는 것은 행동의 이런 측면을 구체화하는 것이다. 우리에게 이중성은 없다. 사람은 정서와 행동을 구분할 수 없다. 그들은 사건의 똑같은 흐름 즉, 하나가 다른 것을 이끄는 부분이다(Dewey, 1929).

가정 11. 수단–목적 분석적 틀은 작용과 상호작용을 이해하는 데 항상 적합한 것은 아니다. 상식이나 조사되지 않은 사회과학적 틀이 인간 행위를 해석하는 데 훨씬 간단하다(Strauss, 1993).

가정 12. 행위자의 견해와 그들의 상호작용에 영향을 미치는 주요 조건은 사회세계와 하부세계에 있는 구성원들이다. 동시대적인 사회에서 구성원들은 종종 복잡하고, 서로 중복되고, 대조적이고, 모순적이다. 그리고 다른 상호작용의 관계가 항상 명백하지 않다(Strauss, 1993).

가정 13. 작용과 상호작용 사이의 유용한 기본적인 차이가 일상적인 것과 문제 있는 것 간에 존재한다. 문제 있는 상호작용은 '사고'를 포함하고, 하나의 상호작용 이상을 포함할 때 '토의'의 형식을 취한다. 문제 있는 행동의 중요한 측면은–이슈에 대한 불일치 혹은 해결 같은 '논쟁'의 가능성이다. 즉 활동무대(arena)가 형성되어 미래의 행동 과정에 영향을 미칠 것이다(Dewey, 1929; Strauss, 1993).

근거이론방법론에 대한 최근 동향

근거이론방법론은 현대의 사고를 무시하지 않고 받아들인다. 그러나 Strauss의 방법론을 제시하기 위해, 그가 이전에 행한 방법론을 폐기할 수도 없다. 실용주의와 상호작용주의, 그리고 그들로부터 흘러나온 가정들이 이 방법론의 토대를 마련했음에도 불구하고, 동시대의 사상 또한 약간의 영향을 미쳤다는 것은 의심의 여지가 없다. 이 부분에서는 방법론에 대한 저자의 생각에 영향을 미쳤던 현대의 철학적 동향과 사상들을 간단히 살펴보고 Strauss의 방법론을 살펴볼 것이다. 이 부분에서는 다음의 주제를 다룬다.

- 영향
- 분석에 대한 기술과 수행 간의 차이
- 실재의 본질
- 이론은 구성이다.
- 개념은 지식의 기초이다.
- 지식의 실제 적용
- 자기성찰의 필요성

영향

≪SAGE의 질적 연구 핸드북≫(Denzin & Lincoln, 1994)이 출판됨에 따라 질적 연구자들은 질적 연구에서 일어나는 진화에 대해 심각하게 인식하게 되었다. 시간이 지남에 따라 일부 연구자들은 질적 연구를 수행하는 보다 전통적인 접근방식에서 벗어나게 되었다. 저자를 포함한 다른 연구자들은 과거의 좋은 점을 고수하려고 노력하는 동시에 방법을 업데이트하거나 현대적인 사고방식에 맞게 업데이트된 방식으로 제시해야 할 필요성을 느끼게 되었다. 대부분의 사람들처럼 저자는 과거와 현재 모두를 선택했고, 내가 누구이며 무엇에 기초한 어떤 사람인지 나열식으로 기술하는 것을 거부하였다.

저자가 현대여성주의자, 건축가, 포스트모더니스트의 저술에 어느 정도 영향을 받은 것은 의심의 여지가 없다. 특히 Clarke (2005)와 Charmaz (2006)의 작품과 그들이 포스트모더니스트와 후기 구조주의 패러다임을 기초이론방법론에 적용한 방식에 대해서는 경의를 표한다. 따라서 Denzin (1994, p.512)의 도전을 통해 해석적 방법을 포스트모던 감성의 영역으로 더 깊숙이 나아가게 했다. 이 섹션에서는 분석에 대한 내 접근방식이 질적 연구의 최근 방향에 어떻게 영향을 받았는지 설명하고, 분석을 수행하는 데 있어 Strauss의 기본 접근방식을 대부분 유지한다. 실용주의와 상호작용주의에 기초한 가정과 현대의 사고에서 발견할 수 있는 이론들이 상호작용을 통해 어떻게 구성되는지에 있어서 큰 차이가 없다고 여겨지고 있다.

분석에 대한 기술과 수행 간의 차이

이 장을 읽는 독자는 이것이 분석에 대한 기본 서적임을 기억해야 한다. 그것은 매우 복잡한 과정이고 질적인 연구를 시작하는 것으로 이해할 수 있는 시도이다. 저자는 표현하거나 설명하는 개인의 능력을 뛰어 넘는 분석을 할 때 어떤 일이 발생하는지 충분히 잘 알고 있다. 기술을 하면서 무언가가 손실되는 것이다. 나는 Denzin (1998)이 “해석은 형식화 될 수 없는 예술이다

(p.338)."라고 말한 것에 동의한다. 그럼에도 불구하고 방법론을 공식화하지 않으면 어떠한 방식으로 방법론을 가르쳐 미래 세대, 특히 다른 질적 연구자과 함께 공부할 수 있는 혜택을 얻지 못하는 사람들에게 전달할 수 있을 것인가? 나는 이 책이 특정한 방법론에 관한 것에는 조금 부족하지만 사람들에게 자료에 대해 자의식적이고 체계적으로 생각하는 법을 가르치는 것에 대해 더 많이 다루고 있다고 말하고 싶다.

나는 방법론의 기술과 절차가 어떤 지침이 아닌 분석을 돕는 도구라는 것을 강조하고 싶다. 연구자는 정성 분석의 유동적이고 역동적인 성격이 상실된다는 일련의 코딩 절차를 따르는 데 너무 집착해서는 안된다. 사고과정과 마찬가지로 분석과정은 자료와의 상호작용을 통해 얻은 통찰력에 의해 편안하고 유연하게 주도되어야 한다. 컴퓨터 프로그램을 추가할 수도 있는 절차나 전적으로 의지하는 구조가 되어서는 안된다.

실재의 본질

나는 발견되기를 기다리는 그 어떤 실재도 없다는 것을 알고 있다(Greetz, 1973). 그러나 나는 보름달, 전쟁 또는 건물에 부딪히는 비행기와 같은 어떤 외적인 사건이 존재한다고 생각한다. Schwandt (1998)는 "하나의 개념과 아이디어가 발견되는 것이 아니라 창조되고, 이 창조된 것이 실제 세계의 어떤 것과 연관된다(p.237)"고 명시했다. 그러나 우리 연구에서 문제가 되는 것은 사건 그 자체가 아니다. 중요한 것은 다음에 이어지는 작용–상호작용에서 입증된 바와 같이 사건에 주어진 의미이다. 개인은 성별, 시간, 장소, 문화적, 정치적, 종교적, 직업적 배경에 따라 자신의 전기 또는 경험에 비추어 사건을 경험하고 의미를 부여한다. 이런 진술의 타당성을 보기 위해서는 텔레비전을 켜고 대통령 연설과 같은 사건을 토론하는 사람들의 말을 들어보아야 한다. 특히 정치가 관련되어 있다면, 많은 담론과 갈등이 있으며, 말한 내용의 의미에 대해서도 완전한 합의는 거의 없다. 시청자가 보고 듣는 것은 분명한 합의가 없는 동일한 주제에 대해 다양한 견해가 있다는 것이다. 텔레비전에서 보고 듣는 내용은 듣는 사람의 개인적인 역사와 전기에 기반한 개인의 해석을 통해 걸러지며 매우 복잡한 그림들을 얻게 된다. 연구자가 결코 완벽하게 이해하거나 재구성하기 어려운 그림일 수도 있다.

이론은 구성이다

나는 "개념과 이론은 연구자와 참여자가 자신의 경험과 삶에 대해 설명하고 이해하려고 노력하며, 참여자의 이야기를 통해 연구자가 구성한 것이다."라는 구성주의자들의 견해에 동의한다. 이러한 여러 구성 중에서 분석가는 지식이라고 하는 것을 구성한다. Schwandt (1998)는 다음과 같이 말했다.

색다른 시각으로 볼 때, 만약 우리가 마음은 지식구축에 능동적이라고 믿는다면 우리 모두는 구성주의자들이다. 우리 대부분은 '앎'이라는 것은 수동적이 아니라–마음에 대한 감각 자료의 단순한 인상을 남긴–능동적이라는 것에 동의한다. 마음은 이런 인상을 갖고 어떤 것을 행하며 적어도 개념에 대한 최소한의 추상성의 형태를 갖는다. 이런 면에서 구성주의는 인간이 그것을 구성하는 것만큼 지식을 찾거나 발견하지 않는 것을 의미한다. 우리는 경험을 상식적인 것으로 만들기 위하여 개념, 모델, 틀을 발명하며, 더 나아가 새로운 경험에 비추어 지속적으로 이런 구축을 테스트하고 수정한다(p. 237).

연구를 읽는 독자는 자료에 대한 독자적인 해석을 하지만, 이것이 구성과 재구성이라는 사실이 연구결과의 관련성이나 그로부터 얻을 수 있는 통찰력을 부인하지는 않는다. 우리는 공통의 의미가 담론을 통해 도달되는 공통된 문화를 공유한다고 믿는다. 또한 Strauss는 항상 분석을 대화형 프로세스로 보았다. 대화식은 연구자와 자료 간에 이루어지는 대화이다. 연구자에게 개념은 연구자가 자료의 의미를 해석하고 자료에 부여한 이름이다.

개념은 지식의 기초이다

새로운 경험에 비추어볼 때 지식이 끊임없이 진화하고 있음에도 불구하고, 분석작업은 '결과'에 관해 이야기할 때 일정 수준의 개념적 언어를 필요로 한다. 개념적 언어가 없으면 토론, 갈등, 협상 또는 지식 기반의 실무 발전을 위한 기반은 없다. 우리는 잘 개발된 지식체와 경험을 행동의 기초로 삼지 않고 일을 하는 실무진들과는 실무를 발전해 나가기가 어렵다. 지식은 세상을 완벽하게 비추지는 못하지만 이해하는 데는 도움이 된다. 당신이 만약 중환자실에 있는 환자라면, 지나가는 사람들 중 아무나 들어와서 당신을 돌봐주기를 원하는가? 아니면 이론적 원칙을 독단적으로 적용해서는 안 되지만 상황을 충족시키기 위해 재평가하고 조정해야 한다는 것을 이해하는 간호사를 원하는가? 그러므로 나는 계속해서 개념의 힘을 믿고 그들의 사용을 옹호할 것이다.

지식의 실제 적용

나는 실용적이어서 나의 연구를 통해 성취하기를 원한다. 간호학 배경에서 보면 나는 실무를 가이드할 지식을 개발하기 원한다. 페미니즘 연구(Oleson, 1998)의 사회 정의 목표를 유지하면서 나의 실용주의와 상호작용주의(Hughes, 1971; Park, 1967; Thomas, 1966)적 성향을 이용하고 사회변화를 야기하여 사람들의 삶을 더 좋게 만들고 싶다.

자기성찰의 필요성

나는 우리가 하는 분석과 연구로부터 우리가 누구인가를 분리하지 못한다고 이야기하는 페미니스트들의 주장에 동의한다. 그러므로 우리가 연구과정에서 어떻게 영향을 미치는지, 그리고 그것이 우리에게 어떤 영향을 미치는지에 대해 자기반성해야 한다. Hamberg와 Johansson (1999)은 자기성찰을 위해 무엇을 했는지 설명했으며, 나 또한 이것을 수행하려고 노력했다.

> *이런 성찰적 분석을 위해 우리는 코드가 된 인터뷰를 반복적으로 읽어서 긴장, 모순, 갈등적인 근거를 나타내는 부분을 조사해야 하며, 합당하고 합법적인 해석을 찾으려고 노력할 때 논의해온 인터뷰 내용을 다시 읽어야 한다. 또한 메모한 내용을 통해 인터뷰 동안과 후에 즉각적인 반응을 기억하면, 코딩을 비교할 때 우리의 논의를 회상할 수 있다(p.458).*

나는 이 책의 두 번째 부분에서 설명한 베트남에 대한 소규모 연구 프로젝트를 하면서 내가 작성한 메모에서 이 연구가 어떻게 영향을 미치는지 기록하기 위해 노력했다는 것을 분명하게 제시하였다. 실제로, 나는 종종 혼란스러워서 내 경험과 감정을 기술해야 한다는 강한 필요성을 느꼈다. 나는 내가 듣고 읽은 이야기가 진실인지 확인하였다. 나는 완전히 몰입하였다. 그러나 나는 또한 조사자로서의 나의 역할과 참여자의 이야기를 말할 필요성에 관심을 가졌다. 나는 확실히 나의 참여자를 도구처럼 이용하고 싶지 않았기 때문에 그들에게 연구내용을 읽을 기회를 주었고, 자신이 포함된 장을 읽고 관여할 기회를 제공했다. 나는 인터뷰가 방법론 책에서 사용될 것임을 설명하였고 그들은 동의하였다. 나는 또한 윤리적인 측면을 염려했고, 그들의 언어가 인쇄물로 출판되는 것에 동의하였다는 점을 확인시켰다. 그들의 언어는 매우 생생하여 전쟁에 참여한 적이 없는 여성인 나보다 훨씬 더 이야기를 잘 전달하였다.

실용주의와 상호작용주의와 관련된 윤리

실용주의와 상호작용주의 철학은 연구 수행에 대한 구체적인 윤리적 가이드라인을 제공하지 않지만, 이러한 철학에 기반한 방법론은 자동적으로 윤리적 고려사항으로 연결된다. 예를 들어, 개인이 사려깊고 목적이 있으며 문제를 해결하기 위해 행동을 취한다는 상호작용주의의 관점은 참여자와 그들이 가치, 존엄, 존경 및 기밀을 제공하는 자료를 다루는 것의 중요성을 지적한다. 지식이 상호작용을 통해 파생된다는 개념은 참여자뿐만 아니라 연구자가 연구과정에서 수행하는 역할을 인정할 필요성을 제기한다. 또한 사람들이 자신의 삶에서 일어나는 사건과 문제에 부여하는 의미에 대한 개혁을 중요시한다. 그렇게 하면 참여자에게서 나온 개혁은 참여자들이 속한 사람에게 적절하고 받아들여질 가능성이 커진다.

핵심 요약

Strauss는 이론의 가치와 지식개발의 중요성을 믿었다. Glaser와 함께 그는 근거이론이라고 알려진 방법을 개발했다(Glaser & Strauss, 1967). 분석을 할 때, 그는 자신만의 사고스타일과 자료를 가지고 작업을 하였다. Glaser와 Strauss는 교육과 철학적 배경뿐만 아니라 다양한 삶과 연구경험을 가지고 있었기 때문에 이것은 예상된 것이었다. Strauss의 철학적 배경은 실용주의와 상호작용주의에 뿌리를 두고 있다. 근거이론이 처음 개발되었을 때 그는 이러한 용어들을 생각하지는 않았지만, 시간이 지남에 따라 이러한 철학은 사고방식에 점점 더 집중하게 되었다. 그들은 세계관을 형성하고, 분석에 대한 그의 접근방식을 알게 되었고, 결국 방법론적 함의를 지닌 일련의 가정으로 표현되었다.

가정의 방법론적 함의는 다음과 같이 요약될 수 있다. 세상은 복잡한 곳이다. 사건이 발생하는 이유에 대해 간략하게 설명할 수 없다. 오히려 사건은 복잡하고 자주 예기치 않은 방식으로 함께 작용하고 상호작용하는 여러 요소의 결과이다. 뒤따라오는 작용과 상호작용은 종종 예측할 수 없고, 변경될 수 있으며, 그 사건에 주어진 의미에 기초한다. 사람들의 반응이 다양하기 때문에 사건에 대한 여러 시각을 얻고 분석계획에 변화를 가져오는 것이 중요하다. 또한 인간의 반응을 이해하기 위해서는 개인적이고 더 큰 사회적, 심리적, 정치적, 시간적, 경제적 및 문화적 맥락에 위치해야 한다. 문맥상의 요인이나 조건이 작용과 상호작용을 결정하지는 않지만 사건이 발생하는 이유를 설명하고 특정 상황에서 행동하는 능력을 촉진하거나 제한하는 요소에 대한 통찰력을 제공한다. 과정은 조건의 변화에 대응하여 취해진 작용 및 상호작용의 적응적인 변화를 나타낸다. 따라서 분석에 필수적이다. 그러나 과정은 홀로 존재하지 않는다. 이론을 가지려면, 작용과 상호작용에서 일어나는 적응적인 변화는 상황에 주어진 조건과 의미에 연결되어야 한다. 작용과 상호작용이 분석에 대한 Strauss 접근법의 중심에 서기는 하지만, 그의 접근방식은 감정이 결여되어 있지는 않다. 감정은 사건에 배정된 의미를 입력하고 작용과 상호작용을 통해 문제와 사건에 대한 반응에 영향을 미치는 문맥적 요소의 일부이다.

이론적 지식은 시간과 장소와 관련이 있으며 시간 경과에 따른 변화에 발맞춰 업데이트 되어야 한다. 그러나 변화의 개념이 이론적 설명의 필요성을 부정하는 것은 아니다. 이론은 사람들이 정보를 수집하고, 의미를 부여하며, 주변에서 일어나는 일에 대해 이해할 수 있게 한다. 그 의미에 기초하여, 개인이나 집단은 문제를 관리하고 원하는 목표를 달성하기 위한 합리적인 행동계획을 수립할 수 있다.

이론구축의 중요한 고려사항은 연구자가 철학, 경험, 전문적 배경 및 관심분야에서 연구과정으로 가져오려는 것이다. 이러한 요소는 주제선택, 분석접근법 및 강조점에 영향을 준다. 따라서 자료에 기반을 두어 구축된 최종 이론은 참여자와 연구자 모두를 대표한다. 다른 연구자는 동일한 자료를 취할 수 있으며 자료에 다른 강조를 두어 다른 이론을 구성할 수 있다. 그러나 이것은 이론의 타당성을 부정하지 않는다. 가장 중요한 것은 이론이 만들어지는 것이 무엇이든 근거가 있으며 인간행동에 대한 또 다른 통찰력과 이해를 제공한다는 점이다. 시간이 지남에 따라 지식의 축적이 가장 중요하며, 이론 전문가와 일반인이 주변에서 무슨 일이 일어나고 있는지 설명하면 할수록 삶을 형성하는 능력이 높아진다.

사고, 글쓰기, 그룹 토의를 위한 활동

1. 당신이 공부한 철학에 대해 생각해본다. 어느 것이 가장 인상적이었으며, 철학을 통해 얻은 것은 무엇인가?
2. 세상에 관한 개인의 철학이나 신념이 연구방법의 선택과 분석에 어떻게 영향을 미칠 수 있다고 생각하는지 한두 단락으로 적어본다.
3. (a) 연구참여자의 치료, (b) 자료 수집 및 처리방법, (c) 연구프로세스 수행방법 및 결과보고방법에 대한 실용주의의 윤리적 함의에 대해 토론해본다.

추천 자료

대안적 관점

Bryant, A. (2009). Grounded theory and pragmatism: The curious case of Anselm Strauss. *Forum: Qualitative Social Research, 10*(3), article 2. Retrieved from http://www.qualitative-research.net/index.php/fqs/article/view/1358/2850

Chamberlain-Salaun, J., Mills, J., & Usher, K. (2013). Linking symbolic interactionism and grounded theory methods in a research design. From Corbin and Strauss' Assumptions to Action. *SAGE Open, 3*(3). Retrieved from http://sgo.sagepub.com/content/3/3/2158244013505757.full

Denzin, N. K., & Lincoln, Y. S. (2011). *The SAGE handbook of qualitative inquiry* (4th ed.). Thousand Oaks, CA: Sage.

Plumber, M., & Young, L. E. (2009). Grounded theory and feminist inquiry: Revitalizing links to the past. *Western Journal of Nursing Research, 32*(3), 305 - 321.

Willis, J. W. (2007). *Foundations of qualitative research: Interpretive and critical approaches.* Thousand Oaks, CA: Sage.

실용주의와 상징적 상호작용주의와 관련한 더 많은 정보

Reynolds, L. T., & Herman-Kinney, N. H. (2003). *Handbook of symbolic interactionism.* Lanham, MD: AltaMira Press.

독일어 추천서

Mey, G., & Mruck, J. (2007). *Grounded theory reader.* Netherlands: VS Verlag.

Strübing, J. (2014). *Grounded theory: Zur sozialtheoretischen und epistemologischen Fundierung eines pragmatistischen Forschungsstils* (Rev. and enlarged ed.). Wiesbaden, Germany: VS Verlag für Sozialwissenschaften.

Strauss의 관점에 대한 추천서

Strauss, A. S. (1993). *Continual permutations of action.* New York: Aldine de Gruyter.

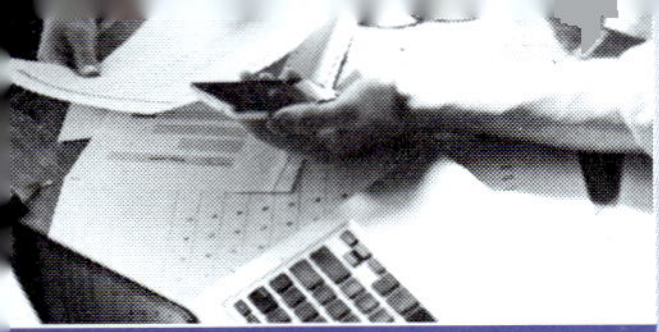

CHAPTER 3

실제적인 고려사항

Practical Considerations for Getting Started

당신은 의사소통으로 교화 혹은 환대하기 위해, 우아함 혹은 즐거운 초월의 순간을 유지하기 위해, 실제 혹은 상상의 사건을 생생하게 만들기 위해 극도로 노력해야 한다. 그러나 이런 것은 우연히 일어나지 않는다. 그것은 인내와 신념, 노력에 달려 있다. 그러므로 당신은 서둘러서 시작하는 것이 좋을 것이다(Lamott, 1994, p.7).

표 3.1 핵심 용어

비기술적 문헌(Nontechnical literature): 일차자료로써 혹은 인터뷰와 참여관찰을 보충하기 위해 이용될 수 있는 전기, 일기, 문서, 기억, 원고, 기록, 보고서, 카탈로그 및 기타 자료들
연구문제(Research problem): 일반적인 이슈 혹은 연구의 초점
연구질문(Research question): 연구에 의해 설명되는 특정한 질문. 질문은 프로젝트의 경계를 설정하고 자료 수집과 분석을 위해 이용될 방법을 제시한다.
기술적 문헌(Technical literature): 연구결과의 보고, 전문적인 학문 분야 작품에 특징적인 이론적 혹은 철학적 자료

이 책의 중점은 분석이다. 그러나 분석을 시작하기 전에 먼저 주제, 문제점 및 일부 자료가 있어야 한다. 이 장에서는 연구를 시작하기 전에 고려해야 할 실용적인 문제에 대한 개요를 제시한다. 그러나 이 장은 분석에 대한 책으로서 깊이 있는 모든 주제를 다룰 수 있는 충분한 공간이 없기 때문에 모든 것을 포함하고 있지는 않다. 이 주제들을 구체적으로 다룬 많은 책들이 있는데, 그 중 일부는 장 끝에 추천 자료로 소개하였다.

유의사항

본 장을 읽을 때 다음 사항에 유의해야 한다.

- 연구문제
- 연구질문
- 자료 수집
- 자료 수집 시작 전 중요한 고려사항
- 세계관, 편견 및 가정
- 문헌
- 이론적 틀

연구문제

질적 연구를 하는 데 있어서 가장 어려운 점 중 하나는 연구문제를 선택하는 것이다. 연구자가 당분간 참여하므로 올바른 주제를 선택하는 것은 질적 연구에서 특히 중요하다. 이 결정을 내릴 때가 되면 연구자는 다음과 같은 생각을 하게 된다.

- 조언자 또는 멘토
- 기술적, 비기술적 문헌
- 개인적, 전문적 경험
- 시범 프로젝트

조언자 또는 멘토

연구문제에 도달하는 한 가지 방법은 연구를 수행하는 교수의 조언을 요청하는 것이다. 교수는 종종 연구 프로젝트를 진행하고 있으며 대학원생들이 프로젝트의 일부를 수행하는 것을 환영하는 편이다. 이러한 연구문제 출처는 수행 가능하고 관련 있는 연구문제에 참여할 가능성을 높이는 경향이 있다. 더 잘 숙련된 연구자는 특정 실체영역에서 해야 할 일을 이미 알고 있다. 반면에 이러한 방법은 학생에게 가장 흥미롭지 않은 선택을 하게 할 수도 있다. 궁극적으로 최종선택은 연구자의 호기심을 자극하는 것이어야 한다.

조언자 또는 멘토의 조언에 대한 변이

조언자 또는 멘토가 조언한 연구문제 원천에 대한 변이는 '그렇고 그런 것'에 대한 조사가 유용하고 흥미로울 것이라는 전문가 혹은 동료의 발언을 따르는 것이다. 이것은 종종 연구자가 그 실체적인 영역에 대해 약간 흥미로운 성향을 가지는 경우 더 좋은 연구문제의 원천이 된다. 예를 들어, "운동하는 여성이 자신의 몸을 더 편안하게 인식하는 경향이 있음을 알게 되었다"라는 멘토의 발언에 대해 운동을 하는 여성에 대해 연구자적 관심이 생길 수 있다. 넓고 열린 진술은 모든 종류의 질문으로 이어질 수 있다. 여성의 신체와 운동 이미지는 어떻게 형성되고 있는가? 학교 운동, 건강신념, 매체, 문화적 태도 등은 여성의 운동 의도에 어떤 영향을 미치는가? 규칙적으로 운동하는 여성이 어떤 과정을 거쳐 그들의 신체와 힘, 한계성을 알게 되는가? 여성이 가장 많이 하고자 하는 운동 활동의 범위는 무엇인가? 왜 다른 활동이 아니라 이 활동을 하는가? 운동을 하는 여성과 운동을 하지 않는 여성 간에는 자신의 신체를 경험하는 정도에 차이가 있는가? 운동을 하는 여성의 신체 경험은 삶의 다른 측면을 어떻게 설명하는가?

기금

조언자나 멘토에 의해 부여된 문제에 대한 또 다른 변이는 어떤 주제에 대한 연구에 자금이 이용되고 있는지 여부에 있다. 사실상 교수진은 자금을 인용할 수 있는 방향으로 학생들을 지도할 수 있다. 종종 특수하게 요구되는 문제영역이 있듯이 이것은 상당히 합법적인 제안이다.

기술적, 비기술적 문헌

문헌은 연구에 대한 자극이 될 수 있다. 때때로 그것은 상당히 탐색되지 않은 영역을 지적하거나 추후 발전의 필요성이 있는 주제를 제시한다. 또는 다른 축적된 연구와 결과물 중에 모순이나 모호성이 있는 경우가 있다. 그 차이는 어떤 불확실성을 풀기 위해 도움이 될 연구에 대한 필요성을 제시한다. 대안적으로 연구자에게 한 주제에 대해 읽을 것을 제안하는데 과거에는 새로운 접근을 갖고 잘 연구하였지만 이전의 문제를 해결할 필요가 있다고 제시한다. 문제영역에 대한 어떤 것과 그것과 관련된 현상이 모호하게 남아 있다. 만약 발견이 안되거나 잘 알지 못하는 사람은 이해를 재구축하기 위해 그것을 이용할 수 있다. 또한 문헌을 읽는 동안 연구자는 자신의 경험과 일치가 안 되는 결과를 만날 수 있으며 최종적으로 읽는 것은 주제에 대한 호기심을 단순히 자극할 수 있다. 주제가 잠정적인 경우 연구자가 "그렇다면 어떻게 될까?"에 대한 질문을 하며, 거기에는 어떤 대답이 있는 것이 아니고 문제영역만 있다는 것을 발견한다.

개인적, 전문적 경험

개인적, 전문적 경험은 다음 방향에 도움이 되기도 한다. 사람은 이혼을 겪을 수 있고, 다른 사람들의 이혼 경험에 대해 궁금해 할 수 있다. 혹은 어떤 사람은 자신의 직업이나 직장에서 문제를 경험할 수 있다. 전문적 경험은 자주 전문직 혹은 자신의 실무 특성이 효과성, 효율성,

인간성, 평등성 측면에서 부족함이 있다는 판단을 하게 한다. 그래서 좋은 연구는 이런 상황을 교정하는 데 도움이 된다고 믿는다. 일부 전문요원은 혁신적인 야망에 의해 동기화되기 때문에 더 높은 정도를 추구하기 위해 학교로 돌아온다. 그들이 선택한 연구문제는 그 동기에 기반한다. 전문적 혹은 개인적인 경험을 통해 연구문제를 선택하는 것은 제시된 경로나 문헌을 따르는 것보다 더 위험해보일 수 있다. 물론 반드시 그런 것은 아니다. 연구자의 잠정적인 경험으로서의 기준은 또 다른 더 추상적인 원천이라기보다 성공적인 연구의 더 가치 있는 척도일 수 있다.

시범 프로젝트

연구자는 대규모 조직에서 작업이 이루어지는 방법과 같은 일반 영역에 관심을 가질 수 있지만 해당 영역에서 무엇을 공부해야 하는지 구체적으로 알지 못한다. 문제영역을 개선하는 좋은 방법은 사전에 몇 가지 면담이나 관찰을 통해 조직 내에서 일하는 사람들에게 그들의 가장 큰 관심사나 문제점을 묻는 것이다. 그 지역에 있는 사람들에게 중요하거나 문제가 되는 것에 주의를 기울이는 것은 모든 연구 프로젝트의 주요사항이라 할 수 있다.

연구질문

모든 연구는 탐구를 가이드하기 위한 질문을 필요로 한다. 그러나 질적 연구에서의 질문은 양적 연구의 질문과 다른 경향이 있다. 이 주제는 아래와 같은 내용을 포함한다.

- 문제 정의하기
- 연구질문 구성하기
- 제안서 작성하기
- 기타 관련 사항

문제 정의하기

연구자가 연구질문을 하는 방식은 연구에서 사용되는 방법을 상당부분 결정하기 때문에 중요하다. 연구질문의 또 다른 중요한 측면은 연구 대상의 경계를 설정하는 데 도움이 되기 때문이다. 연구자가 시간이 많이 소요되고 연구에 기여하지 않는 비생산적인 문제에 의해 정신이 산만해지는 것을 방지한다.

여기에서 다음과 같은 딜레마가 나타난다: 연구자는 문제영역과 거기서 제기되는 질문으로 인해 질적 분석을 선택하는가? 아니면 연구에 전념하는 질적 연구자가 이 방법에 적합한 질문을 형성하는가? Pierce (1995)가 제시했듯이 연구접근을 결정하는 의식적 혹은 무의식적 과정이 있는가? 이 명제에 대한 답은 명확하지 않기 때문에 대답을 하는 것이 어렵다. 비록 기본 전제는 연구질문이 방법을 기술하지만 우리는 질적 연구나 양적 연구 중 어느 하나에 더욱 마음이 가는 경향이 있다는 것이다. 예를 들어 문제영역에서 질적 또는 양적 방법을 사용할 수 있다고 제시하더라도, 헌신적인 질적 연구자는 질문이 가장 관심있는 접근이기 때문에 질적 방법을 사용하여 프로젝트를 수행할 수 있는 방식으로 질문을 구성하는 경향이 있다. 우리가 이 점을 자세히 설명할 이유는 없다. 우리는 단지 일부 문제가 분명히 다른 문제에 대한 연구의 한 형태를 명확하게 제시하고 연구자는 그 문제에 대해 진실해야 한다고 강조하고 싶다. 그러나 동시에 연구자는 자신과 연구 선호도에 충실해야 한다. 예를 들어, 연구자가 흡연을 중단하는 두 가지 교육 중재 중 어느 것이 가장 좋은 결과를 가져오는지 알고 싶다면 정량적 연구가 더 나은 선택일 수 있다. 그러나 사람들이 담배가 건강에 해로울 수 있음을 알고 있음에도 불구하고 계속 흡연하는 이유를 알고 싶다면 질적 연구가 이 질문에 대한 답을 찾는 더 좋은 방법일 수 있다.

연구질문 구성하기

질적 연구에서의 질문은 어떤 것인가? 질문은 양적 연구의 질문과 어떻게 그리고 왜 다른가? 질적 연구는 본질적으로 탐색적이다. 질적 연구는 검증하기보다 탐색적이고 더 많은 가설을 생성한다. 그러므로 연구자가 주제를 깊이 있게 탐색하기 위해서는 충분한 유용성과 자유가 보장되는 연구질문의 틀을 가질 필요가 있다. 또한 질적 방법의 이용을 강조하는 것은 주어진 현상에 포함되어 있는 모든 개념이 확인되지 않았다는 가정하에 있다. 혹은 충분히 개발되지 않았거나 충분히 이해되지 않았으며, 주제에 대한 이해를 높이는 데 더 많은 탐색이 필요하다는 것이다.

질적 연구에서의 연구질문이 광범위한 경향이 있지만 무제한적인 가능성을 높일 만큼 광범위하지는 않다. 질문의 목적은 탐색될 수 있는 자료로서 사람, 조직, 집단, 조사 중인 지역사회에 중요한 이슈와 문제를 안내한다.

질적 연구에서의 연구질문은 연구될 주제 영역을 확인하는 진술이고, 독자에게 연구자가 관심이 있는 특별한 주제가 무엇인가에 대해 알려준다. 질적 연구 질문의 예는 다음과 같다. '만성질환이 있는 임신 여성이 긍정적인 임신 결과를 얻기 위해 그들의 임신과 생활을 어떻게 관리하는가?' 이 질문은 양적 연구를 위해서는 너무 일반적이고 특수하지 않은 것으로 고려되지만 질적 연구를 위해서는 완벽하게 좋은 질문이다. 이러한 질문을 통해 독자는 이 연구는 만성질환을 앓고 있으며 임신한 여성을 연구할 것이라고 파악할 것이다. 이 연구는 여성의 관점에서 그러한 임신과 관련된 문제의 관리, 즉 문제에 대한 여성의 인식과 이를 처리하기 위해 무엇을 하는지에 대해 탐구할 것이다. 이 연구의 가정은 '참여자가 아기를 갖기를 원하며 아기가 건강하다는 것을 확인하는 데 필요한 탐색을 할 것'이다. 그러나 가정에도 불구하고, 어떤 이론적인 연구에서도 연구자는 열린 마음을 가져야 하고 가정에 대한 모순에 개방적이어야 한다.

제안서 작성하기

질적 연구 프로젝트를 위한 제안서를 쓰는 것은 정량적 연구와 동일한 형식을 따른다. 각 영역 아래에 있는 정보가 질적인 과정과 관련이 있을 것이다. 그 특징은 연구 문제, 연구의 잠재적 중요성에 대한 설명, 연구 질문의 서술, 문헌의 간략한 검토, 제안된 방법론의 개요, 자료 수집 과정, 분석방법 및 예상 수행 일정이다. 이 장의 마지막 부분에는 제안서 작성 과정에 대한 몇 가지 제안 사항이 나와 있다.

기타 관련 사항

근거이론 연구에서 연구질문에 대한 몇 가지 다른 측면이 있다. 근거이론 연구는 개인에 국한될 필요가 없다. 조사는 가족, 조직, 산업체 등 다른 충실한 라인에 초점을 둘 수 있다. 여기에는 상호작용적이고 조직적인 연구에 포함될 몇 가지 선택된 질문이 있다. Shuval과 Mizrahi (2004)는 조직적 구조의 경계선과 배열의 역동에 대한 연구에서 다음과 같은 질문을 통해 투과성의 본질을 물었다.

> *조직적 · 인지적 경계는 서로 어떤 관련이 있는가? 생의학자들은 경쟁자의 침입을 왜 허용하는가? 양자택일의 실무진들은 임상과 병원 구조의 사회적 지리학적 공간에 어떻게 '적합'하게 하는가? 수용이나 거부의 어떤 기전이 실무 환경에서 가시화되는가(p.680)?*

3세대 가족에 대한 전기물 연구에서 Rosenthal과 Volter (1998)는 다음과 같은 질문을 하였다.

> *가족의 3세대는 가족과 어떻게 살아가는가? 1세대의 과거는 어떤 영향을 미치며 그것을 다루는 방식은 그들의 삶에 어떤 영향을 미치는가(p.297)?*

자료 수집

자료 없는 연구란 없다. 이 부분에서는 자료 수집과 관련된 다음의 주제를 다룬다.

- 연구일지
- 자료의 원천
- 인터뷰
- 관찰

연구일지

연구프로젝트가 시작될 때 연구자는 연구 저널이나 일기를 작성하여 연구 과정에서 현존하는 모든 활동과 앞으로의 계획을 기록하는 것이 중요하다. 여기에는 미팅약속, 논쟁 요약, 제안서 작성, 문제, 날짜, 위원회 및 검토위원회에 관한 중요한 정보, 조사 과정에서 내린 결정 및 각각의 이유가 포함된다. 이것은 6장에서 논의되는 메모와는 별개이다. 연구일지는 연구자가 자신의 편견과 가정뿐만 아니라 특정한 결정을 내리고 통찰력을 얻는 이유에 대해서도 더 자각적으로 인식할 수 있게 해준다. 연구를 하는 것의 흥미로운 점은 우리가 결과에 영향을 미치는 정도와 마찬가지로 연구 과정에 얼마나 많은 영향을 받았는지를 발견했다는 것이다. 타인의 언어를 듣는 기술과 민감성은 사람을 인터뷰하고 이야기를 들으면서 성장하게 한다. 일지나 저널을 지속적으로 작성하면 연구자는 연구 과정이 진화하고 연구가 진행됨에 따라 발생할 수 있는 변화를 기록할 수 있다.

각 자료 수집 세션 후에 일지 또는 저널에 몇 단어를 적어 두어야 한다. 그렇지 않으면 중요한 정보를 잊어버릴 수 있다. 연구자는 일어날 수 있는 문제에 대한 표시법과 이를 처리하는 방법을 적어 두어야 한다. 일지 또는 저널에는 특히 민감한 주제가 논의되는 경우 참여자의 반응뿐만 아니라 자료 수집 중 연구자 반응에 관한 메모가 포함되어야 한다. 이 장 뒷부분의 '세계관, 편견, 가정'에서 일지에 대해 더 많이 언급될 것이다.

자료의 원천

질적 연구의 덕목 중 하나는 자료의 많은 대체자원이 있다는 것이다. 연구자는 인터뷰, 관찰, 비디오, 문서, 그림, 일기, 기록물, 신문, 전기물, 역사적 기록, 전기물 등을 이용할 수 있다. 연구자는 연구문제에 따라 이런 자원을 단독 혹은 종합적으로 이용할 수 있다. 또한 연구자는 인터뷰와 관찰을 결합한 다음 인터뷰에 문서 또는 비디오를 추가할 수 있다. 이 책의 초점은 분석에 관한 것이므로 다양한 자료 수집 방법에 대해서는 자세하게 설명하지 않을 것이다. 대신,

논의를 몇 가지 주요 사항으로 제한한다. 여기서는 인터뷰와 관찰에 초점을 맞출 것이다. 이는 이것이 근거이론과 다른 형태의 질적 연구에서 가장 많이 수집되는 자료 수집 방식이기 때문이다. 12장부터는 회고록이 어떻게 자료의 원천이 될 수 있는지 설명할 것이다.

많은 요인들이 자료 분석에 기여하지만 가장 중요한 요인 중 하나는 사람이 분석하고 있는 자료의 질이다. 사람들은 때때로 현장으로 가서 특별한 훈련이나 준비 없이 인터뷰나 관찰을 수행할 수 있다고 생각한다. 그러나 이런 경우 종종 그들은 정보가 부족하고 자료가 불충분하여 실망하게 된다. 인터뷰와 관찰은 훈련을 필요로 하는 기술이다.

인터뷰

기본적으로 구조화되지 않은 인터뷰, 반구조화된 인터뷰 및 구조화된 인터뷰라는 세 가지 유형이 있다. 모두 다 질적 연구에 사용되지만 일부는 근거이론 목적에 적합한 것이 있다.

비구조적 인터뷰

우리의 경험에 따르면 구조화되지 않은 인터뷰–사전에 구조화된 인터뷰 가이드(Corbin & Morse, 2003)에 따라 수행되지 않은 인터뷰–는 이론 구축을 위한 가장 풍부한 자료를 제공한다. 참여자는 자신에게 관련된 이슈 및 문제에 대해 더 자유롭게 이야기 할 수 있다. 구조화되지 않은 인터뷰를 통해 참여자는 인터뷰 과정을 보다 잘 제어할 수 있다. 참여자들은 어떤 주제에 대해, 어떤 페이스로, 어떤 순서로, 어떤 깊이로 말할 것인지를 결정할 수 있다. 또한 구조화되지 않은 인터뷰를 통해 연구자들은 이론 전개에 관련된 개념과 추가 설명이 필요한 개념에 대해 동일하거나 다른 참여자와 후속 인터뷰를 하는 동안 후속 조치를 제공한다.

구조화되지 않은 인터뷰를 하는 것은 쉽지 않다. 열린 마음과 열린 의제로 경청하고 연구자 측에서는 지나친 예민함이나 당황스러움으로 참여자의 자유로운 정보 흐름을 방해하지 않는 것이 관행이다. 구조화되지 않은 인터뷰를 계속 진행할 수 있는 방법이 있다. 예를 들어 연구자는 다음과 같은 질문을 할 수 있다.

> *암에 대한 당신의 경험에 대해 이야기해 줄 수 있습니까? 난 당신의 입으로 그 이야기를 듣기를 원합니다. 당신은 이야기를 끝난 후에 내게 추후 질문을 할 수 있고, 명확하지 않은 것이 있다면 제가 당신에게 질문을 할 것입니다. 그러나 우선은 자유롭게 이야기하겠습니다.*

비구조적 인터뷰 형식을 이용하는 것은 연구자가 인터뷰 과정에 영향력을 미치지 않는다는 것이 아니다. 연구자는 연구되어야 하는 주요 주제를 정한다. 연구자는 인터뷰 대상자의 언어적 반응뿐만 아니라 비언어적 반응을 주목하지 않을 수 없다. 참여자들은 연구자의 반응에 따라 말하거나 행동하는 것을 바꿀 수 있다. 따라서 연구자는 인터뷰 세션에 미치는 영향을 알고 있어야만 한다. 이야기가 완전히 무관한 주제로 옮겨지면 연구자는 참여자에게 주제로 다시 돌아가게 할 수 있다. 그러나 연구자는 왜 참여자가 주제를 전환하였는지를 신중하게 평가해야 한다. 연구자가 처음에는 관련이 없다고 생각하는 것이 향후 분석을 통해 관련이 있는 것으로 확인되거나 논의거리가 될 수 있다. 예를 들어 만성질환을 앓는 커플을 인터뷰하기 위해 처음에 집에 도착했을 때 참여자들이 나에게 가족사진을 보여주거나 직장, 취미에 대해 이야기하고 싶어 한다는 것을 알았다. 처음에는 그런 이유를 이해하지 못했다. 그러나 더 많은 자료를 조사한 결과 참여자들이 자신의 질병이나 상태 그 이상을 이야기하려고 했다는 것을 알았다. 참여자들은 주제를 계속 논의하기 위해 인터뷰하는 동안 때로 고통스럽거나 당혹스럽다고 생각한다. 이때는 잠시 인터뷰를 철회해야 하며, 연구자의 민감성이 작용하는 시점이다. 사려깊은 연구자는 참여자에게 필요한 시간을 허용하도록 배려할 것이다. 나중에 언제든지 주제로 돌아가거나 추가질문을 할 수 있다.

이전에 지적한 점을 강조하기 위해, Mishler (1986)는 인터뷰를 연구자와 인터뷰를 받는 사람 간의 담화 형태라고 보았다. 그는 "질문하고 대답을 하는 것은 말의 방식이며 문화적으로 공유되고 신념, 경험, 느낌, 의도를 어떻게 설명하고 이해하는가에 대한 묵인된 가정이다(Mishler, 1986, p.7)."라고 말한다. 그는 인터뷰는 요구하는 질문에 대해 잠깐 휴식을 취하며 의미를 찾으려는 얼굴표정과 다른 언어적, 비언어적 의사소통을 어떻게 그려내는가에 대한 설명을 하는 것이라고 말한다.

반구조적 인터뷰

일부 연구자는 각 인터뷰에서 다루는 개념에 대해 일관성을 유지할 수 있다는 측면에서 반구조적 인터뷰를 선호한다. 반구조적 인터뷰에서는 연구를 시작하기 전에 문헌이나 실습에 근거한 몇 가지 주제가 선택된다. 그러나 주제가 제시되는 시기와 방법은 구조화되지 않는다. 많은 연구자들은 특히나 참여자가 지나치게 말을 하지 않는 경우라면 다시 주제목록을 제시하는 것이 더 편하다고 생각한다.

반구조적 인터뷰에서는 각 인터뷰에서 동일한 주제가 다루어진다. 목록에 있는 질문이 다루어지면 참여자는 토론과 관련이 있다고 느낄 수 있는 다른 것을 면담에 자유롭게 추가할 수 있다. 또한 연구자들은 특정 지점을 명확하게 하거나 주제를 더 깊이 파고들기 위해 추가질문을 할 수 있다. 이러한 형태의 인터뷰는 참여자들과 관련된 이슈와 문제가 다루어지는지 또는 이전 인터뷰의 분석과정에서 도출된 개념이 뒷받침되는지를 확신하기 어렵게 만든다. 때로는 참여자들이 중요하게 생각하는 것을 추가하기도 하지만, 연구자들이 그것에 대해 질문하지 않았기 때문에 참여자들은 연구자가 그 주제에 관심이 있다고 생각하지 않는다.

구조적 인터뷰

구조적 인터뷰는 인터뷰 가이드를 사용하여 수행된 인터뷰이다. 각 참여자는 동일한 질문을 받는다. 구조적 인터뷰는 일관성을 제공하지만 다음의 몇 가지 이유로 근거이론연구에서 효율성이 떨어지는 인터뷰 방법이 되기도 한다. 첫째, 구조적 인터뷰를 통해서는 이전 인터뷰 분석을 기반으로 자료를 수집 중에 조정할 수 있는 기능이 누락되어 있다. 이러한 유연성은 이론구축에 필수적이다. 두 번째, 구조적 인터뷰는 참여자의 인터뷰 과정을 많이 제어한다. 이것은 다루는 주제가 연구자가 중요하다고 생각한 것이고 참여자에게 중요한 문제가 이슈는 아니기 때문이다. 이것은 참여자들의 관심사와 문제에 대한 이론을 근거로 한다는 근거이론의 본질에 반하는 것이다. 참여자들은 보통 질문에만 응답하는 경향이 있으며 다른 주제를 제기하는 것을 수줍어하거나 꺼릴 수 있다.

인터뷰 이슈

초보 연구자에게 인터뷰의 가장 어려운 측면 중 하나는 인터뷰 시 침묵에 직면하는 것이다. 질적 연구 초보자는 인터뷰를 재조정하거나 참여자의 사고과정을 깨뜨리는 질문이나 의견으로 뛰어드는 경향이 있다. 독일의 두 전기물 연구자인 Riemann (2003)과 Schutze (1992a, 1992b)는 침묵을 설명하는 인터뷰와 분석을 개발해 왔다. 침묵은 인터뷰의 중요한 측면으로 간주되며 가능한 의미를 파악하기 위해 분석되고 있다.

질적 연구자는 인터뷰에 동의하였지만 인터뷰를 시작하면 거의 말을 하지 않는 사람을 만나게 되는 경우가 자주 있다. 이런 경우는 인터뷰 대상자가 불편함을 느끼고 있거나 인터뷰에 참여하기 위해서 약간의 자극이 필요하기 때문일 것이다. 이런 일이 발생했을 때는 몇 가지 예비 질문을 하는 것이 좋다. 몇 가지 질문을 하거나 관심 있는 것에 대해 이야기하는 것은 참여자들을 편안하게 만든다. 그것은 그들에게 방향감각을 주며, 신뢰관계 형성에 도움이 되고, 응답자가 자신감 있게 말할 수 있게 한다. 그들은 주제나 이슈에 대해 충분히 생각하지 않았을 수도 있으며, 인터뷰를 시작하거나 주제를 계속 진행하기 위해서 잠깐 생각할 시간이 필요하기도 하다. 일부 주제는 많은 감정을 떠올리게 하고, 참여자는 평정을 얻기 위해 잠시 침묵해야 한다. 숙련된 인터뷰 진행자는 언제 인터뷰를 중단할지, 언제 다시 시작할지 가이드한다. 참여자들이 인터뷰 진행자는 판단을 하는 사람이 아니라 들어주는 사람이라는 것을 깨닫게 되면 개인적인 얘기들을 더 하게 될 것이고, 자신감이 생기게 될 것이다.

대부분은 녹음되는 것에 신경을 쓰지 않지만, 녹음기가 꺼지자마자 가장 흥미로운 정보를 제공하기도 한다. 이런 일이 흔히 있는데 인터뷰가 끝날 즈음에 '폭로'하는 이유는 인터뷰 과정이 참여자에게 그 전에 이야기하지 않았던 이슈를 심층적으로 이야기할 기회를 제공하기 때문이다. 이것은 참여자들 자신의 행동에 대한 부가적인 통찰력을 제시해 줄 수 있다. 더 개연성 있는 또 다른 이유로는 많은 사람들이 녹음기가 켜져 있을 때 '민감한 정보'라는 것을 밝히는 데 불편함을 느낀다는 것이다. 참여자들은 인터뷰 제공자가 자료를 이용하는 것은 꺼리지 않는다. 그러나 음성 인식이 가능할 것이라는 생각이 그 테이프가 필사 후 폐기될 것이라는 확신에도 불구하고 그들을 불편하게 만든다는 것이다. 나는 녹음기 이외에도 항상 연필과 종이를 가지고 다니기 때문에 부가 정보를 기록해도 되는지 허락을 요청한다. 인터뷰 대상자는 항상 동의를 한다. 그 당시 메모를 쓸 수 없다면 인터뷰 진행자는 인터뷰 장소를 벗어나자마자 가능한 빨리 회상하여 내용을 적어 두어야 한다.

관찰

인터뷰보다 현장조사가 더 어렵고 확실히 시간이 많이 걸린다. 아마도 이것이 질적 연구자가 인터뷰를 가장 자주 사용하는 이유일 것이다. 일부 연구자들은 현장조사를 인류학자들에게 해당되는 특별한 것으로 생각한다. 이국적인 장소에서 행해져야 하는 연구방법도 있다. 그러나 관찰은 멀거나 가까운 것과 관계없이 자료 수집의 유용한 수단이다. 관찰을 하는 것이 일반적으로 인터뷰보다 시간이 많이 걸리지만 질적 연구자에게 제공하는 정보가 많으므로 인터뷰를 보완하거나 추가 자료 수집 수단으로 고려되어야 한다.

관찰을 해야 하는 이유

관찰을 해야 하는 중요한 이유는 사람들이 어떤 일을 하고 있다고 말하지만 실제로는 다른 일을 하고 있는 경우가 드물지 않기 때문이다. 이것을 알 수 있는 유일한 방법은 관찰이다. Strauss는 정신보건기관을 연구하는 동안 자료를 수집할 때 자신과 공동연구자가 발견한 흥미 있는 이야기를 전했다. 그들은 인터뷰의 일환으로 정신과 의사에게 치료 철학에 대해 질문하였다. 후에 그들은 치료 부서에서 관찰을 수행하였다. 그들이 발견한 사실은 종종 정신과 의사가 표현한 치료철학과 실제 치료계획 사이의 불일치가 있다는 것이었다. 이 사실에 직면했을 때 정신과 의사는 다음과 같이 대답했다. "당신은 우리의 치료방법이 아니라 치료철학에 대해서 물었습니다. 우리는 이 환자에게 효과가 있는 것을 근거로 치료합니다"(Strauss, Schatzman, Bucher, Ehrlich, & Sabshin, 1964).

관찰을 하는 또 다른 이유는 사람들이 자신과 타인의 상호작용 중에 일어나는 일들의 미묘함을 항상 깨닫지는 못하며, 늘 명료하게 말할 수 있는 것은 아니기 때문이다. 관찰을 통해 연구자는 자신이 볼 수 있는 현장의 중심에 자리를 잡을 뿐만 아니라 진행 상황을 알 수 있다. Patton (2002)은 "창조적인 현장조사는 무슨 일이 일어나고 있는지 경험하고 이해하기 위해 자신의 모든 부분을 이용하는 것을 의미한다. 창조적인 통찰력은 연구가 이루어지고 있는 배경에서 직접적으로 연루되어 나온다"고 진술하였다(p.302).

관찰할 때의 이슈

관찰에는 잠재적인 결함이 있다. 연구자는 관찰에 근거한 작용–상호작용에 대한 의미를 부여할 수 있지만, 참여자와 함께 그 의미를 확인하지 않는 한 연구자의 해석이 올바르지 않을 수 있다. 따라서 관찰을 면담과 결합하거나 참여자와 해석을 검증할 수 있도록 가능성을 열어두는 것은 유익하다. Patton (2002)은 다음과 같이 말하였다.

> *비언어적 행동은 특히 횡문화적으로 쉽게 오해를 받는다. 그러므로 가능하고 적절할 때마다 의미 있는 비언어적 행동으로 보이는 것을 관찰하기 위해 비언어적 행위가 진정으로 의미하는 것을 직접적으로 발견하도록 노력해야 한다(p.291).*

관찰을 시작할 때 사회현상에는 많은 일들이 일어나므로 어디에서 어떻게 시작해야 하는지 알기가 어렵다. 많은 질적 연구자들이 관찰가이드를 사용하지만, 관찰가이드를 고수하는 것은 관찰을 너무 구조화하여 발견을 어렵게 하기 때문에 근거이론 연구에서 권장하지 않는다. 따라서 근거이론 연구를 어떻게 진행하는지 아는 것은 중요하다. 연구자는 한발 물러서서 현상이 펼쳐지기 전에 관찰을 시작할 수 있다. 어떤 상황에서 일어나고 있는 모든 일들을 포착하는 것은 불가능하기 때문에 관찰자는 일상적인 활동, 개인의 존재, 활동의 속도와 타이밍, 상호작용 등 관찰 중인 영역을 설명하는 몇 가지 기록에서부터 시작할 수 있다. 동시에 연구자는 어떤 이유로든 흥미로워 보이는 사건에 대해 주의깊게 관찰할 것이므로 더 자세히 조사할 수 있다. 중요한 사건이 발생하면 연구자는 무슨 일이 일어나고 있는지, 누가 어디서 무엇을 말하고 행했는지, 결과는 어땠는지에 대해 자세하게 메모할 수 있다. 연구자는 그 사건과 관련된 질문에 대해 후속 조치를 취할 수 있으며 상황에서 일어난 일을 설명하는 개념을 한두 가지 제시할 수도 있다. 이 개념은 나중에 같거나 다른 환경에서 미래의 관측에 이어질 수 있다.

우리의 관점에서 인터뷰나 관찰을 할 때 명심해야 할 중요한 점은 개념이 연구 과정을 주도한다는 것이다. 이러한 개념은 어디서 비롯된 것인가? 병원 단위 간호관리자의 역할과 기능에 대해 관찰한 연구의 예를 들어 보겠다(미발표 연구). 나는 첫 현장 세션으로 하루를 준비하는 수간호사와의 만남으로 시작하였고, 하루 종일 간호사를 따라 다니면서 간호사의 일반적인 일과에 대한 자세한 메모를 작성했다. 또한, 간호사가 직면한 일상적이지 않은 사건이나 문제 상황에 중점을 두고 작업과 상호작용에 대한 자세한 메모를 작성하였다. 나중에 나는 수간호사에게 그날 어떤 일이 일어났는지 설명해달라고 요청하면서 연구자로서 할 수 있는 오해를 정정하거나 교정하였다. 다음날 Strauss와 만났다. 전날의 현장노트를 분석하였다. 분석 세션에서 파생된 개념과 질문을 통해 다음 관찰 세트를 만들 때 확인해야 할 부분이 생겼다. 또한 새로운 개념을 나타낼 수 있는 여러 가지 사건에 대해서도 주의를 기울였다.

자료 수집 시작 전 중요한 고려사항

이 부분에서는 다음의 내용을 설명한다.

- 위원회 및 기관윤리위원회
- 인터뷰 및 관찰가이드
- 사전 동의
- 기밀유지 및 익명성
- 연구자의 책임

위원회 및 기관윤리위원회

연구자는 연구위원회 또는 기관윤리검토위원회에 제안서를 제출하기 전에 자료 수집을 시작할 수 없다. 다음 내용은 검토를 위해 연구프로토콜을 기관윤리위원회(IRB)에 제출하는 것이다. IRB는 대개 프로토콜과 동의서에 무엇이 포함되어야 하는지를 설명하는 표준 양식을 가지고 있다. 또한 인터뷰와 관찰 가이드의 사본과 동의서 사본을 요구한다. 예를 들어, 필자가 만성질환을 앓고 있는 임산부에 대한 연구를 박사 과정의 일환으로 수행할 때, 나는 먼저 박사학위위원회에 연구 제안서를 제출하였다. 제안서가 수락되면, 나는 계속 전진할 준비가 된 것이다. 나는 두 대학에 연구 프로토콜을 제출하도록 요구받았으며, 한 곳은 내 모교였고, 다른 한 곳은 내가 일했던 곳이었다. 그리고 필요한 정보를 완성하고 대학위원회에 제출했다. 프로토콜에는 연구 제목, 연구 질문, 연구 설계 및 방법, 목표 대상자수, 자료 수집이 어떻게 진행되는지에 대한 설명, 포함될 참여자의 제안된 수 및 유형, 참여자에게 제공할 재정적 보상에 대한 정보, 자료가 어떻게 처리되고 참여자의 권리가 어떻게 보호되는지에 대한 설명, 연구자의 자격 및 감독, 자료 수집을 위해 제안된 사이트, 면접 안내서 및 동의서 사본, 데이터 수집 중 발생할 수 있는 문제를 처리할 방법, 참여자에게 발생할 수 있는 위험에 대한 설명, 전화번호, 그리고 필요한 경우 참여자 돌봄을 위한 소개 등이 포함된다. 일단 프로토콜이 검토되고 요청된 변경이 이루어지며 허락이 되면 제안된 자료 수집 사이트에 가서 IRB의 검토를 위해 프로토콜을 제시하였다. 나는 두 곳의 병원에서 자료를 수집하기를 원하였으므로 각 병원의 IRB에 프로토콜을 제시해야 했다. IRB위원회는 보통 한 달에 한 번 열린다. IRB 승인을 받은 후, 나는 자료 수집의 승인을 받은 클리닉에 갔고, 필요한 모든 허락을 받았음을 알리기 위해 책임자와 다른 관련 직원들에게 연구제안서를 제출하였다. 또한 연구 참여자를 모집하는 데 협력을 얻고자 했다. 직원들은 대개 잠정적인 참여자들에게 먼저 접근하여 나의 연구에 대해 간략히 설명하고, 그들이 나에게 이야기하는 데 관심이 있는지 물었다. 내 연구에 대한 설명을 듣고자 하는 사람들에게 참여와 시간 참여에 있어서 기대되는 바가 무엇인지, 연구가 지속될 기간, 그리고 내 역할에 관해 깊이 있는 설명을 제공하였다. 참여자들에게 참여에 대한 재정적 보상이 없다고 알려준 다음 그들에게 이 기회를 거절하거나 참여할 수 있는 선택권을 제공하였다. 우리는 증인의 입회하에 동의서 양식에 서명하였고, 관련 전화번호와 함께 참여자에게 사본을 제공하였다. 참여자는 언제든지 철회하고자 할 때는 불이익에 대한 위험 없이 철회할 수 있는 권리가 있다는 설명을 들었다. 그러한 과정을 거쳤을 때 비로소 자료를 수집할 수 있었다.

인터뷰 및 관찰가이드

대부분의 위원회와 IRB는 근거이론 연구에서도 인터뷰 또는 관찰가이드를 요구한다. 이것은 문제가 되지 않는다. 대부분의 연구자들은 그들이 연구하거나 경험하고 싶은 분야와 관련된 문헌에 충분히 익숙하며 인터뷰 또는 관찰가이드를 작성할 수 있다. 이런 가이드는 인터뷰 또는 관찰을 위한 소개 역할을 한다. 그러나 가이드는 근거이론 연구에서 인터뷰를 구성하는 데 이용되어서는 안된다. IRB에서 요구되는 연구 프로토콜에 포함시켜야 할 중요한 것은 인터뷰 또는 관찰 가이드에서 다루지 않을 수도 있는 주요 주제를 참여자가 자유롭게 제기할 수 있도록 해야 한다는 것이다. 주제가 민감한 경우, 연구자는 자료가 출판물에 사용될 가능성이 있음을 참여자들에게 상기시키고 주제를 변경할 기회를 제공할 것이다. 그럼에도 불구하고 익명성은 보호된다. 참여자가 연구자에게 녹음기를 끄도록 요청하면 꺼야 한다. 참여자가 마음이 바뀌어 자료를 사용하기를 원하지 않으면 연구자는 인터뷰 후 언제라도 참여자의 요청에 따라 자료를 삭제할 의무가 있다.

사전 동의

연구자는 사람들이 연구 참여자가 되는 것에 동의했다고 완전히 확신할 수 없다. 연구자가 할 수 있는 일은 잠정적인 참여자가 연구에 참여할 의향이 있는지 물어보는 것이며, 그 이후에는 언어적 비언어적 반응에 민감해져야 한다. 동의서를 읽고 연구에 대한 설명을 들었을 때 잠정적인 참여자의 일부가 망설인다면 참여자가 참여하기를 원한다는 사실을 확신할 수 없다는 표시일 수 있다. 잠정적인 참여자에게 기밀 유지에 관한 확신이나 연구에 대한 추가 설명이 필요할 수 있다. 그러나 추가 정보를 제공한 후에도 여전히 꺼리는 경우, 참여자에서 제외하고 참여 부족으로 인해 현재 또는 나중에 영향을 미치지 않을 것이라는 확신을 주어야 한다.

개인이나 단체가 참여하기로 합의하면 잠정적인 참여자는 연구자용 사본과 참여자용 사본 동의서에 각각 서명해야 한다. 동시에 참여자는 연구에 참여하겠다고 서면으로 동의했다 하더라도 자신의 직업이나 건강관리에 영향을 미치지 않고 연구 과정에서 언제든지 어떤 경우이든 간에 연구 참여를 철회할 수 있는 권리가 보장되어야 한다. 인터뷰 또는 관찰 과정에서 예기치 못하거나 곤란한 사건이 발생하는 경우, 연구 과정에서 참여자에게 연구의 성격과 연구에 동의하거나 거절할 권리를 다시 알릴 필요가 있다. 연구자는 참여자를 불편하거나 두렵게 하는 어떤 일이 발생하면 인터뷰나 관찰을 지속할 수 없다고 생각할 수 있다. 그러나 항상 적절한 판단을 하고 본능을 신뢰해야 한다. 연구자는 참여자들에게 그들이 말하거나 행동하는 것이 기밀로 유지될 것이라고 설명해야 한다. 모든 식별 정보는 필사 및 현장노트에서 제거되며, 녹음을 한 경우 전사(transcription)가 완료되면 녹음이 지워지거나 삭제된다는 것을 설명한다.

기밀유지 및 익명성

참여자의 익명성 및 기밀유지는 연구 수행의 중요한 측면이다. 익명성 및 기밀성을 보호하는 데는 여러 가지 기술이 있다. 이러한 기술은 자료 수집 및 윤리 관련 서적에서 자세히 논의된다(이 장의 마지막 부분에 있는 추천 자료 참조). 대부분의 기관에는 기밀유지 및 익명성 보호를 보장하는 IRB와 위원회가 있다.

연구자의 책임

연구자가 취할 단계는 학교 및/또는 IRB에 제출된 연구 계획서에 자세히 나와 있다. 프로토콜에 명시된 절차를 수행하는 것은 연구자의 책임이다.

또한 연구자는 참여자가 연구 과정 전반에 걸쳐 대우받기를 원하는 방식으로 그들을 대우할 책임이 있다. 연구자가 안전한 규칙을 좋아할 것이라고 생각하지 않는다면 참여자도 아마 안전한 규칙을 좋아하지 않을 것이다. 또 다른 요지에서 보면, 사람들은 자신의 목소리를 들을 수 있는 권리가 있다. 때때로 연구자는 특정 행동에 대한 개인적인 편견, 참여자의 신원이 드러날지 모른다는 두려움, 당혹스러울 수 있다는 두려움 때문에 인터뷰 또는 보고된 것을 보거나 듣는 것을 불편하거나 어색하게 느끼는 경우가 있다. 그러나 참여자들은 대개 매우 개인적인 내용이라 할지라도 이야기하기를 원하기 때문에 연구 조사에 참여하는 데 동의한다. 그러나 참여자가 인터뷰 또는 관찰에서 말한 내용을 삭제하기를 요청한 경우 연구자는 그렇게 해야 할 의무가 있다.

기밀유지가 가장 중요하지만 연구자가 참여자나 다른 사람들에게 잠재적으로 해가 되는 관찰이나 인터뷰 중 무언가(남용 등)를 목격하거나 듣는 경우, 해당 연구자는 해당 행위에 대해 당국에 보고해야 할 의무가 있다. 그러나 마약 중독이나 성매매와 같은 불법적인 행동을 하는 사람들을 연구할 때는 예외가 되며, 이 경우에도 사람의 생명이 위험한 경우 연구자는 적절한 당국에 통보할 의무가 있다. 참여자의 기밀 유지는 자료를 수집할 때뿐만 아니라 나중에 결과를 작성할 때도 중요하다. Lofland, Snow, Anderson과 Lofland (2006)는 다음과 같이 말했다.

> *현장연구자는 존경심을 가지고 자신이 연구한 것에 의무를 가져야 하는데 그 중의 하나는 '비밀유지의 보장'을 통해 익명성을 보장하는 것이다—즉 진짜 이름, 장소 등이 연구 보고에서 이용되지 않을 것이며 가명으로 대치될 것이라는 전제(p.51).*

예외가 있다. 일부 참여자는 구체적으로 자신의 이름을 사용하도록 요청하고, 서면 동의를 하게 되어 연구자가 그렇게 진행할 수 있다. 그러나 Strauss와 나는 보통 참여자에게 번호나 가명을 지정하고 다른 사람이 참여자의 신원을 인식할 가능성이 있다고 생각하면 상황을 위장하려고 한다.

우리가 이야기하고자 하는 또 하나의 요점은 연구자가 허락 또는 동의 없이 조직에서 문서를 파기할 수 없다. 일부 문서에는 해당 정보가 공개될 경우 관련된 사람이나 기관에 해를 끼칠 수 있는 기밀 정보가 포함되어 있다. 때때로 정보는 잠재적인 경쟁 때문에 독점적이며 공유를 해서는 안된다.

세계관, 편견 및 가정

모든 연구자는 연구 과정에 대한 세계관, 편견 및 가정을 가지고 있다. 이는 연구하기 위해 선택한 주제에서부터 논문과 저서가 쓰여지는 대상에 이르기까지 연구의 모든 측면에 영향을 준다. 이것은 논쟁의 여지가 없는 사실이다. 따라서 항상 유해한지, 그것에 대해 무엇을 할 수 있는지와 같은 질문을 한다.

이 절에서는 다음을 설명한다.

- 연구자 편견과 가정

- 세계관, 편견, 가정의 침투를 통제하기 위한 전략
- 의견 차이

연구자 편견과 가정

2장에서 우리는 Strauss의 실용주의와 상호작용주의에 관한 배경이 그의 세계관과 가정, 분석에 대한 접근 시 어떻게 드러나는지를 설명하였다. 이것은 방법론에 구축되어 있다. 연구자는 이 지식에 근거하여 방법을 수락하거나 거부할 수 있다. 방법론에 구축된 세계관, 편견 및 가정과 더불어 각 연구자는 이러한 특성을 연구 과정에 적용한다. 이것은 모든 측면에서 반드시 나쁜 것은 아니다. 특히 연구 문제를 선택하고, 연구 질문을 설정하고, 작성할 대상을 선택하는 경우에 그렇다. 연구자가 교육 분야에 있는 경우 연구자가 기여하고자 하는 영역이기 때문에 연구자는 당연히 자신의 분야와 관련된 문제를 연구하기를 원할 것이다. 사회학자, 심리학자, 간호사 및 의사는 물론 의사소통 분야, 공학 분야 등에서 일하는 사람도 마찬가지이다.

세계관, 편견 및 가정이 가장 큰 영향을 미칠 수 있는 영역은 분석에 관한 것이다. 그 영향은 자료에 주어진 의미, 그 의미를 나타내는 개념, 요구되는 질문 및 만들어진 비교에서 비롯된다. 당연히, 간호사로서, 나는 이 관점에서 분석에 접근할 것이다. 이것은 선택의 분야 내에서 결과를 유지하기 때문에 좋을 수 있다. 그러나 또한 단점이 있다. 예를 들어, 만성질환을 지닌 임산부에 대한 연구를 수행할 때 필자의 분석에 따르면 현장에서 이루어지는 대부분의 작용-상호작용은 임신 과정에서 높거나 낮은 위험의 개념을 중심으로 이루어졌다. 그래서 필자는 자료를 패턴으로 정리하고 여성의 행동과 위험 수준과의 상호작용을 조정하려고 노력했다. 그러나 내가 발견한 것은 작용과 상호작용이 항상 위험 수준과 일치하지는 않는다는 것이다. 나는 자료를 다시 연구했다. 마침내 나는 여성의 위험 수준에 대한 인식보다는 여성의 위험 범주에 여성들을 배정한다는 결론을 내렸다. 이 통찰력을 얻은 후에는 위험 수준에 대한 여성의 정의를 살펴보고 그들이 취한 작용-상호작용이 일치한다는 사실을 발견했다. 나는 여성들이 보건의료팀과 같은 정의를 가질 것이라는 가정을 했다. 나의 새로운 통찰력은 모든 가정들이 활짝 열리게 했다.

세계관, 편견, 가정의 침투를 통제하기 위한 전략

일지쓰기

연구자가 할 수 있는 첫 번째 일은 인식하고 있는 것이다. 연구자들은 자신의 편견을 최대한으로 알 수는 없지만, 자아의 다양한 측면을 접하고 이것이 어떻게 연구프로젝트에 영향을 미치는지 생각해 볼 수 있다. 이것이 일지의 가장 유용한 지점이다. 일지에서 연구자는 프로젝트

초기에 왜 이 문제를 연구하기로 결정했는지 묻고 답할 수 있다. 자료를 수집하는 동안 연구자는 무엇을 말하고 행했는지에 대한 반응을 확인할 수 있다. 인터뷰하는 동안 참여자와 연구자가 상호작용할 수 있는 상호영향력에 대해 알아두는 것이 중요하다. 연구자는 언어적, 비언어적 반응을 토대로 참여자의 말이나 행동에 영향을 줄 수 있다. 참여자들은 연구자에게 반응하여, 그들의 말과 행동에 대해 화가 나거나, 슬프거나, 행복하거나 불편함을 느낄 수 있다. 일지는 연구자가 이것을 적어둘 수 있는 장소이다. 분석도 마찬가지이다. 연구자들은 분석결과를 메모에 기록하는 것이 중요할 뿐만 아니라, 자료에 대한 자신의 반응을 기록하고 자료에 부여한 의미, 사용하는 개념 및 그들이 묻는 질문 유형을 확인하는 것도 중요하다. 여기에 한 가지 추가할 점은 여러 책임 사이에서 압도되고, 피곤하며, 고통스러운 감정은 자료에 대한 연구자의 반응에 영향을 미칠 수 있다는 점이며, 이것에 대한 생각이 일지에 포함되어야 한다. 연구를 마무리하고 글을 쓸 때 일지에 쓰여진 모든 것을 축적하는 것이 도움이 될 수 있다. 연구자는 편견과 가정의 징조를 확인하고 특히 제한사항을 논의하고 연구에 대해 글을 쓸 때 이를 기록할 수 있다. 때로는 책의 기사나 장이 작성자의 경험을 자세히 기술하고 편견을 인정하고 침입을 제한하기 위한 조치를 취할 수 있다.

방법의 사용

근거이론방법론은 견제와 균형을 가지고 있으며, 비록 편견의 침투를 제거하거나 가정을 부정하지는 않지만, 통제할 수는 있다. 유용한 방법의 첫 번째 측면은 자료가 유사점과 차이점뿐만 아니라 일관성을 위해 자료와 일치되는 연구 전체에서 지속적으로 비교되는 것이다. 연구자는 그들이 의미와 개념을 부여하는 방법을 확인할 수 있다. 그런 다음 연구자가 자료에 대해 확인할 수 있는 질문이 있다. 개방코딩 중에 요청되는 가능한 의미에 대한 질문이 많을수록 연구자는 의미를 부여하고 삽입되는 자료를 확인할 때 많은 분석 옵션을 고려해야 한다. 은유를 사용하는 것과 같은 다른 분석전략(5장 참조)은 자료를 거꾸로 뒤집어 연구자가 새로운 방식으로 자료를 생각할 때 도움이 되는지 질문하는 것이다. 이는 항상 도움이 된다. 붉은 깃발 흔들기는 연구자들에게 가능한 가정의 침투에 대해 상기시키는 또 다른 방법이다.

요약하면, 세계관, 편견 및 가정의 침투는 근거이론이나 다른 어떤 질적 연구를 할 때 완전히 배제될 수 없다. 그러나 침투는 자기 인식을 높이는 연구저널을 유지하고 가능한 의미로 자료와 일치할 수 있는 다양한 분석 옵션을 연구자에게 제공하는 연구전략의 체계적 적용을 통해 어느 정도 제어될 수 있다. Chesney (2001)는 다음과 같이 언급하였다.

나는 자아에 대한 자서전적인 분석을 지지하며 여성의 문화기술지적 언어로부터 단독 혹은 경쟁적인 측면으로서가 아니라 연구과정에 대한 투명성의 측면을 지지한다. 정직하게 공개적으로 반성하기는 나에게 어떤 통합성을 간직하게 도와주고, 통찰력 및 자기 인식을 개발하게 도와주며, 어떤 자신감을 갖게 한다(p.131).

의견 차이

연구자가 자기인식을 유지하는 데 중요성을 두는 정도와 편견과 가정의 침투를 제거하기 위한 전략을 구현하는 정도는 다양하다. 각 연구자는 일지를 보관하고 감정과 생각을 기록하는 데 얼마나 많은 시간과 노력을 기울여야 하는지를 생각해야 한다. 그러나 개인에 대한 통찰력을 가진 사람의 능력에 대한 논쟁은 여전히 있다. Cutcliff (2003)는 연구 시 드러나는 것이 대부분 심층적인 의식수준에서 일어나기 때문에 우리가 연구에서 자신에게 얼마나 완벽하게 설명할 수 있을지 의문을 제기하였다. 그럼에도 불구하고 Finaly (2002)가 말한 바와 같이, 성찰은 아래의 목록을 수행하기에 여전히 가치가 있는 도구이다.

- 연구자의 위치, 견해, 그리고 존재의 영향을 조사한다.
- 개인의 반응과 대인관계의 역학을 조사하여 풍부한 통찰력을 기른다.
- 보다 급진적인 의식이 개방되어 있어 다른 사람에게 영향을 미친다.
- 연구 과정, 방법, 결과를 평가한다.
- 연구결정에 대한 방법론적인 일지를 제공함으로써 연구통합성에 대한 대중의 평가를 가능하게 한다.

이 책의 12~16장에 나오는 베트남전쟁 참전용사에 대한 연구프로젝트를 수행할 때, 나는 매우 자연스럽고 필요한 과정이라는 자기성찰을 발견했다. 자기성찰은 카타르시스적이었고, 내가 자료 수집과 분석을 어떻게 편향되게 하고 있는지 알게 해주었다. 메모에 쓴 내용을 검토하고 생각할 때 일부는 내 응답자가 말한 개념화보다 자료에 대한 정서적 반응이 더 반영된 것으로 나타났다. 나는 그 메모를 다시 썼지만 내가 어떻게 자료 수집과 분석에 들어가는지를 확실히 볼 수 있었다. 모든 것이 나쁜 것은 아니다. 그것을 인식하는 것이 중요하다는 것이다. Wicker (1985)의 '개념적 틀에서 벗어나기'에 대한 훌륭한 토론을 참조하기 바란다.

문헌

연구자들은 전문적, 학문적 문헌을 통해 상당한 배경 탐색을 시작한다. 그들은 이 배경을 조사하기 위해 연구를 하면서도 또 단순히 분야를 '유지하기 위해' 문헌을 조사한다. 연구 동안 분석가는 종종 전기물, 회고록, 원고, 보고서, 혹은 조사 중인 영역에서 적절한 기타 자료들을 종종 발견한다. 이런 경우 문헌은 분석을 제한하기보다 강화하는 데 문헌을 어떻게 사용할 수 있는지 의문이 발생한다. 우선 독자들은 조사영역에 있는 모든 문헌을 미리 검토할 필요가 없다는 것을 확신할 수 있다. 자료로부터 파생된 개념과 연구와의 관련성이 무엇인지 근거이론 연구를 시작하기 전에 알 수는 없다. 또한 연구자는 본인이 억압되어 있고 심지어 문헌에 너무 몰두되어 숨이 막히는 상태를 원하지 않는다. 학생이 공부하고자 하는 주제와 동일한 주제를 다루는 연구나 이론을 접할 때 크게 고민되는 것은 드문 일이 아니며 주제를 철저히 다루는 것으로 보인다. 학생은 추가 연구를 통해 새로운 지식을 얻을 수 있는지 궁금해 한다. 각 연구가 다소 다르므로 새로운 지식이 계속 드러날 것이다. Becker (1986)가 "문헌을 이용해야 한다. 문헌이 당신을 이용하게 하지 말아야 한다(p.149)."라고 말한 것은 좋은 지적인 것이다.

다음은 근거이론 논의와 관련한 두 가지 종류의 문헌이다.

- 기술적 문헌
- 비기술적 문헌

기술적 문헌

이 책에서 기술적 문헌은 이론 또는 철학적인 논문 같은 연구보고서와 전문적, 학술적 문헌 등의 다양한 정보를 나타낸다. 다음 목록은 포괄적인 것은 아니지만 기술적 문헌을 사용하는 방법을 설명한다.

- 비교하기
- 민감성 향상하기
- 설명자료 제공하기
- 초기 관찰 및 인터뷰 질문 제공하기
- 분석적 질문 자극하기
- 결과 확인하기

비교하기

문헌에서 파생된 개념은 개념 라인과 특성 및 차원 수준에서 비교가 이루어지고 자료 자체로 처리되지 않는 한 자료 내와 자료 간 비교를 위한 원천을 제공할 수 있다. 자료에서 파생된 개념이 문헌에서 나타난 개념과 비슷하거나 반대인 경우 연구자는 두 개념의 유사점과 차이점에 대해 모두 조사할 수 있다. 예를 들어 연구자가 직장에서 사고로 배우자를 잃은 후 대처방안에 대해 연구하고 있다고 가정해 보자. 이 경우 문제가 되는 것은 갑작스런 상실의 속성이다. 연구자는 장기간의 질병과 같이 예견되는 죽음에 대처하는 것과 같은 다른 조건에서의 대처의 예를 문헌에서 조사할 수 있다. 그런 다음 연구자는 갑작스러움과 예견됨의 두 가지 상황-대처의 유사점과 차이점을 비교한다. 이 유형의 비교를 하는 것은 이전에는 간과했을지도 모르는 자료에 민감하게 반응하도록 연구자를 돕는다.

민감성 향상하기

관련 문헌과의 친숙함은 자료의 차이에 민감도를 높일 수 있다. 연구자는 이 분야를 개념의 전체적인 목록으로 다루기를 원하지 않지만 어떤 것은 문헌에서 반복적으로 나타나고 또한 자료에서도 나타나며, 따라서 중요성을 나타내기도 한다. 그러므로 연구자가 "이런 개념은 진실로 자료로부터 유도되었는가?" 혹은 "그 자료에 친숙하기 때문에 이런 개념을 부가하는가?" 등 민감성이 언제 일어나는지 묻는 것은 중요하게 작용한다. 예를 들어 간호학과 심리학 전공 학생들은 이런 개념과 전문적으로 관련성이 있기 때문에 '대처'라는 단어로 모든 것을 명명하는 것은 이상한 일이 아니다. 그러나 '대처'는 이런 특별한 연구에 무엇이 진행되고 있는지 서술하기에 최선의 용어가 아닐 수 있다. 분석가는 '고정된 틀을 벗어나서' 배울 필요가 있고 전문적으로 '대처'와 같이 지나치게 이용되고 있는 개념에서 벗어나야 한다. 그러나 개념이 진정으로 관련이 있다면 개념이 어떻게 문헌의 개념과 유사하고 다른가에 대해 질문해야 한다.

설명자료 제공하기

출판된 기술 자료가 연구자에게 유용할 때가 있다. 거의 해석이 없는 기술적인 글쓰기는 종종 개념을 보여준다. 그러한 문헌을 읽는 것은 다른 목적을 위해 수집된 현장노트를 읽는 것과 거의 유사하다. 대체로 해석되지 않은 결과는 사고를 자극하고 분석가에게 자신의 자료에 더욱 민감하게 할 수 있다. 또한 연구자가 참여자들에게 질문할 수 있는 인터뷰 질문을 제시할 수 있다. 다른 연구에서 파생된 주제나 개념은 연구자가 계속 개념을 발전시키거나 확장한다는 의미에서 연구자의 현 조사와 관련이 있을 수 있다. 그러나 앞서 말한 것을 되풀이하기 위해 연구자는 단순히 이전 연구나 다른 연구자의 연구에서 차용하는 것이 아니라 연구에서 개념이 취하는 형태를 확인하는 데 매우 신중해야 한다.

초기 관찰 및 인터뷰 질문 제공하기

프로젝트를 시작하기 전에 연구자는 초기 관찰과 인터뷰 질문을 형성하기 위해 문헌을 이용할 수 있다. 특히 반구조적 인터뷰를 수행하려는 경우 유용하다. 문헌에서 파생된 질문은 조사 대상 개념 목록을 제공하여 기관윤리위원회의 심의 시 유용할 수도 있다. 첫 인터뷰나 관찰 후 연구자는 자료 분석을 통해 도출된 질문과 개념에 기초하여 질문을 조정할 수 있다. 새로운 개념이 자료에서 파생되지만 원래의 질문이나 주제영역은 연구의 전반적인 의도를 나타내며 윤리 및 논문심의위원회에 중요한 연구자의 전문적인 지식을 입증한다.

분석적 질문 자극하기

기술적 문헌은 분석 과정 동안 질문을 자극하기 위해 이용될 수 있다. 예를 들어 연구자의 연구결과와 문헌에서 보고된 결과 간의 불일치가 있을 때, 그 차이점은 연구자를 학문적으로 자료를 더 깊게 탐구하도록 하며 차이점을 확인하고, 가설을 확인하며, 가정을 점검하도록 유도한다.

결과 확인하기

연구자가 자료 수집과 분석의 마무리 단계나 글쓰기 단계에 있을 때 결과를 확인하기 위해 문헌이 이용될 수 있고 반대로 결과가 문헌 어디에서 맞지 않으며 단순하게 혹은 부분적으로 현상을 설명하는지 확인할 수 있다. 문헌을 글로 나타내는 것은 학문을 제시할 뿐 아니라 그 분야의 지식을 확대, 타당, 정제화하도록 허용한다. 자신의 주제를 연구하는 데 완전하게 수행한 연구자는 비록 출판된 문헌과 일치하지 않더라도 자신의 발견에 대해 불안감을 느껴서는 안 된다. 그런 차이는 새로운 발견을 유도할 수도 있다.

비기술적 문헌

비기술적 문헌은 편지, 서적, 일기, 보고서, 비디오테이프, 회고록, 신문, 카탈로그, 메모(과학적인 것 또는 기타) 등 다양한 자료로 구성된다. 비기술적 문헌은 이러한 모든 목적을 위해 사용될 수 있다. 또한 다음과 같은 용도로 사용한다.

- 기본적인 자료
- 보충적인 자료

기본적인 자료

비기술적인 문헌은 일차적인 자료로 사용될 수 있다. 특히 조사가 역사적 또는 전기적인 성격의 것이라면 역사적인 문헌, 편지, 회고록 및 전기의 진위를 인증하고 결정하는 것이 종종 어렵기 때문에 다양한 문서를 검토하고 가능하면 인터뷰 및 관찰을 통해 자료를 교차점검하는 것이 매우 중요하다. 분석에 대한 12장에서는 회고록과 역사문서를 어떻게 기본적인 자료로 사용했는지 설명하고 있다.

보충적인 자료

비기술적 문헌은 인터뷰와 관찰을 보충하기 위해 이용될 수 있다. 예를 들어 조직과 조직 구조에 대해 어떻게 기능하는지(관찰이나 인터뷰로 즉시 가시화 되지 않는 것) 보고서나 서신, 내부적 메모를 연구함으로써 많은 것을 배울 수 있다.

이론적 틀

이 장을 끝내기 전에 이론적 틀을 사용하는 것에 대해 조금 다루고자 한다. 이론적 틀은 많은 다른 유형의 질적 연구에서 사용하기에 적절하지만, 근거이론 연구에서는 권장되지 않는다. 근거이론을 하는 목적은 이론적인 설명 틀을 개발하는 것이므로 '연구자가 왜 이 연구를 시작하려고 하는가' 하는 방법론적 모순이 생길 수 있다. 그러나 일단 분석이 완료되면 연구자들은 그 이론의 유사점과 차이점에 대한 기존의 이론과 비교하고 보다 큰 전문지식 체계 안에서 그 이론을 찾을 수 있게 된다. 이전에 주어진 설명은 이론적인 틀을 사용하지 않는 이유에 대해 위원회에게 보충 설명할 때 사용할 수 있다.

일부 질적 연구보고서, 특히 근거이론 연구에서조차 이론적 틀이나 철학에 대한 언급이 있다는 것을 기억해 두자. 다음은 이들이 어떻게 사용되는지에 대해 간략히 설명한다.

- 방법론 또는 접근의 선택 정당화
- 연구프로그램의 구축
- 대안적인 설명 제공

방법론 또는 접근의 선택 정당화

이론적 틀을 사용하는 데 대한 약간 다양한 견해는 연구자들이 마르크스주의자, 페미니스트 또는 상호작용주의적 철학을 가지고 연구할 때 일어난다. 저널을 열람하는 것은 질적 연구자가 특정 방법론에 대한 선택을 정당화하기 위해 철학을 사용하는 경우가 많음을 보여준다. 예를 들어, Cannaerts, Dierckx de Casterlé와 Grypdonck (2004)는 '고식적 치료'의 본질을 연구하기 위한 방법론으로서 근거이론의 선택을 설명하기 위해 상징적 상호작용주의 철학을 사용했다. Reid (2004)는 <배척의 상처(The wounds of exclusion)>라는 전공논문의 서두에서 자신을 페미니스트 행위연구(action research)를 수행하는 페미니스트로 언급하였다. 그녀는 이 말의 의미를 설명하면서 다음과 같이 말했다. "나는 나의 비판적인 분석과 책임감 있는 권력 사용에 대해 스스로 책임을 지려고 시도하였다(p.6)."

연구프로그램의 구축

연구자가 이전 연구에서 개발된 실체 이론을 확장하는 데 흥미가 있다면 이전 이론을 사용하여 통찰력, 방향, 초기 개념집합을 제공하여 새로운 개념을 개발하고 기존 개념을 확장하기 위한 출발점으로 사용할 수 있다. 그러나 연구자는 이전에 개발된 이론이 새로운 자료에 적합하지 않을 수 있으며 가져온 개념이 적합하지 않다는 사실을 발견할 가능성을 열어두어야 한다. 이러한 가능성을 열어두는 것은 자신의 연구프로그램을 연구하는 숙련된 연구자에게도 필수적이다. 예를 들어 Glaser, Strauss와 Benoliel의 죽음에 대한 연구에서 유도된 '자각(awareness)'의 개념이 ≪죽음의 자각≫이라는 책(Glaser & Strauss, 1965)에서 보고되었다는 것을 염두에 두자. 자각에 대한 다양한 관점은 다양한 상호작용을 하는 사람들(전문요원, 가족, 그리고 죽어가는 사람)이 환자의 죽음에 대한 정보를 어떻게 관리하는가를 설명하기 위해 이용되었다. '정보관리(information management)'의 중간범위 이론을 개발하는 데 관심이 있는 연구자는 Glaser와 Strauss에 의해 서술된 '자각'으로 시작할 수 있고 이러한 정보는 부부간의 부정이나 간첩활동과 관련한 연구의 토대로 이용될 수 있다. 새로운 범주가 발견될 가능성도 있고 이전 범주가 더 정교해질 수도 있다. 서로 다른 인구를 조사하는 추가 연구 프로젝트를 통해 인식의 개념을 정보 관리와 같은 더 큰 추상적인 개념으로 끌어올 수 있다. 일반적인 이론의 개발, 점검 및 연결에 관한 논의는 Strauss (1995)의 <일반이론에 대한 본질과 발전에 대한 노트(Notes on the Nature and Development of General Theories)>를 참조하면 된다.

근거이론 연구로부터 개발된 이론적 틀은 탐구해야 할 개념과 연구 질문을 제시하고 연구결과 틀을 구성함으로써 추후 정량적 연구를 유도하는 데 이용될 수 있다. 예를 들어, Vanhook (2007)은 Corbin과 Strauss (1991a, 1991b)가 질적 연구로 도출한 개념을 이용하여 여성의 뇌졸중에 대한 양적 연구를 유도하였다. 이 개념은 그녀가 선택한 측정 도구에 포함되어 연구를 위한 구조를 제공한다. 각 도구는 회복의 구성요소인 신체 회복과 재활, 손실에 대한 심리적 적응 및 생애주기 동안 재적응을 측정하기 위해 선택되었다.

대안적인 설명 제공

자료로부터 개발될 수 있는 이론이 단 하나만 존재하는 것은 아니다. 서로 다른 세계관을 가진 연구자들, 또는 동일한 연구자도 대안적인 이론적 설명을 제시할 수 있다. 예를 들어, 집에서 만성질환을 관리하는 부부에 대한 Corbin과 Strauss (Corbin & Strauss, 1988)의 인터뷰는 처음에는 만성질환을 안정적으로 유지하고, 위기를 예방하고, 장애를 가지고 살아가는 '끝없는 일과 보살핌'의 관점에서 분석되었다. 이러한 자료는 협동, 논쟁 또는 별거와 같은 질병 관리와 관련하여 부부간에 이루어지는 다양한 상호작용 형태의 관점에서 분석되거나 또는 전기적 관점에서 분석될 수도 있다. 파트너가 심각한 만성질환 상태에 처했을 때 각 개인과 부부의 생애가 변화되는 방식일 것이다.

하나의 이론에서도 적합하지 않은 사례가 있다는 것을 지적하는 것은 중요하다. 일반적으로 이러한 사례는 규범에 머무르지 않고 개념의 극단적 범위를 나타내어 제시될 수 있다. 개념의 하나 또는 다른 극단을 나타내는 사례의 경우, 연구자는 보충적인 설명을 제공할 수 있다. 또는 연구자가 돌아가서 자신의 이론을 재고찰하고 더 잘 맞는 대안 체계를 생각해낼 필요가 있다.

핵심 요약

이 장에서는 여러 가지 주제를 다루었다. 각 장은 연구 조사를 시작하는 것과 관련된다. 주제에는 연구문제, 연구질문, 자료 수집, 자료 수집 전 중요한 고려사항, 세계관, 편견 및 가정, 문헌고찰, 이론적 틀 등이 포함된다.

조사에 적합한 주제를 선택하는 것은 매우 중요하다. 올바른 주제란 무엇인가? 그것은 현장에 가치 있고 새로운 지식을 제공할 잠재력을 가진 것이다. 연구문제에는 여러 출처가 있다. 교수나 동료가 문제를 제기할 수도 있다. 그것은 문헌이나 연구자의 경험에서 파생될 수도 있다. 문제의 원인이 무엇이든 관계없이 연구자는 잠시 동안 그 주제와 함께 살아가야 하기 때문에 주제에 대한 열의가 있는 것이 중요하다. 연구문제도 중요하다. 연구질문은 연구 중에 다루어야 할 주제를 지정하고 연구자가 집중하여 주제에서 너무 멀리 벗어나지 않도록 도와준다. 근거이론 연구의 연구질문은 종종 광범위하고 개방적이다. 분석 중에 새로운 질문이 제기되면 연구자는 종종 연구 초기에 예상치 못했던 방향으로 이끌어가게 된다.

근거이론 연구에는 여러 유형의 자료가 사용될 수 있다. 회고록, 문서, 영화, 신문 및 역사 자료를 포함하여 거의 모든 것을 자료로 사용할 수 있다. 또한 동일한 연구에서 여러 유형의 데이터가 사용될 수 있다. 가장 자주 사용되는 자료 유형은 인터뷰와 관찰이다. 분석은 자료가 잘 수집되었을 때 유용하다. 근거이론 연구에서는 비구조적 인터뷰와 관찰이 선호된다. 그 이유는 참여자들이 자신에게 가장 중요한 문제와 문제를 토론하고 상당한 깊이로 주제를 다룰 수 있는 기회를 제공하기 때문이다. 반구조적 인터뷰와 관찰이 때때로 사용되지만 비구조적 인터뷰에서 수집될 수 있는 범위와 깊이를 제공하지 않는다. 반구조적 인터뷰가 실시되면, 인터뷰가 끝날 때 참여자에게 중요한 주제를 추가로 얘기할 시간을 할당해야 한다. 체계적인 인터뷰 가이드는 설문조사에 유용하지만 근거이론 연구에는 권장되지 않는다.

자아인식을 유지하는 것은 연구과정에서 연구자의 직접적인 참여로 인해 근거이론이나 다른 형태의 질적 연구를 할 때 중요한 고려사항이다. 가정, 가치관, 관점, 경험 및 전문적 배경은 연구자가 연구과정의 각 단계에서, 특히 자료 수집 및 분석 중에 결정을 내리게 한다. 연구과정을 편견과 가정의 침투로부터 완전히 자유롭게 하는 것은 불가능하지만 최소화하는 방법이 있다. 우선 할 일은 편견과 가정이 존재한다는 것을 인정하는 것이다. 연구일지를 지속적으로 작성하는 것은 연구자가 일종의 자기 분석을 수행할 수 있는 자료 수집 및 분석 중에 반응을 기록하는 데 좋은 방법이다. 편견과 가정의 침투를 제한하기 위한 또 다른 전략은 근거이론의 분석 전략을 사용하는 것이다. 일부는 자료를 열린 사고로 보게 하고 자료에 있을 수 있는 모든 가능한 의미를 알 수 있도록 설계되었다. 지속적인 비교를 사용하면 연구자는 새로 들어오는 자료에 대해 부여된 의미를 확인하고 또 재확인할 수 있다.

연구자는 자신의 전문 분야 및 관심 분야와 관련된 문헌에 대한 어느 정도의 지식을 가지고 연구과정에 참여한다. 연구 프로젝트를 계획할 때 이 지식을 낮추는 것은 불가능하다. 중요한 것은 문헌을 탐색하는 시기와 방법은 분석을 저해하는 것이 아니라 증진시키는 것이라는 점이다. 조사 중인 주제에 대해 너무 많은 지식을 가짐으로써 해석을 편향시키고 새로운 개념을 발견하지 못하게 할 수 있다. 또한, 개념은 분석 중에 자료로부터 파생되기 때문에, 연구자는 연구를 시작하기 전에 이론이 가장 중요하다고 생각하는 개념을 알 수 없다. 연구자는 일단 이론이 구성되면 문헌을 철저하게 검색하고 자신의 개념을 비교하여 문헌의 개념과 대조할 수 있다.

그러나 연구제안서와 기관윤리위원회 위원은 문헌에 대한 지식과 인터뷰 또는 관찰 가이드를 요구한다. 기술적 문헌은 초기 질문과 개념을 제공할 수 있으며 연구 자체에서 이론적 표본추출을 위한 아이디어를 제공할 수 있다. 비기술적인 문헌은 비교를 위한 1차적이고 보충적인 자료로써, 그리고 일반적인 이론을 개발하기 위한 기초로써 사용될 수 있다. 연구자가 기억해야 할 중요한 점은 기술적 문헌이 연구자와 자료 간에 놓여 있다면 연구에서의 창의성을 저해할 수 있다는 것이다. 그러나 비교 목적으로 사용된다면 자료로부터 개념의 특성과 차원을 식별할 수 있는 능력을 향상시킬 수 있다.

이론적 틀은 때때로 질적 연구에 사용되기는 하지만, 근거이론 연구의 전체 목적은 이론을 구성하기 위한 것이기 때문에, 근거이론 연구에서의 이론적 틀의 사용은 권장되지 않는다. 상징적 상호작용주의, 페미니즘 및 마르크스주의와 같은 광범위한 시각이 사용될 때, 그들은 특정한 방법론의 사용에 대한 정당화로서 또는 구조 분석보다는 연구에 대한 지침적인 접근으로서 더 많이 사용되는 경향이 있다. 또한 실체이론에서 중간범위의 이론을 개발하는 데 관심이 있는 연구자는 이전에 개발된 이론을 여러 그룹에 걸쳐 핵심 개념을 탐구하기 위한 이론적 기반으로 사용하여 이론의 깊이, 폭 및 추상 수준을 높일 수 있다.

사고, 글쓰기, 그룹 토의를 위한 활동

1. 연구 주제를 위해 문제의 원천을 설명하는 단락을 작성한다. 주제가 없다면 이 책에 제공된 정보를 토대로 주제를 찾을 수 있는 방법을 설명해본다.
2. 당신의 연구 주제를 선택하여 두 가지 질문을 한다. 하나는 질적, 다른 하나는 양적 연구 질문이다. 그리고 나서 연구질문이 어떻게 서로 다른 자료 수집과 분석을 이끌어 나가는지를 설명해본다.
3. 기술적 문헌이 어떻게 질적 연구과정을 향상시키거나 방해할 수 있는지 토론해본다.
4. 자신의 분야에서 연구 저널을 정독하고, 정성적 연구가 이론적 또는 개념적 틀을 어떻게 활용하는지 주목한다. 토론을 위해 그룹에 몇 가지 예를 제시한다.
5. 학문 분야에서 비롯된 가능한 관점, 편향 및 가정에 대해 토론하고 이것이 연구과정에 어떻게 영향을 미칠 수 있는지 조사한다. 연구일지를 보관하는 것이 어떻게 자기 인식을 높일 수 있는지, 연구에의 침투를 제한하는 방법들에 대해 토론해본다.

추천 자료

연구제안서 작성

Denicolo, P., & Becker, L. (2012). *Developing research proposals*. Thousand Oaks, CA: Sage. Design

설계

Maxwell, J. A. (2013). *Qualitative research design: An interactive approach* (3rd ed.). Thousand Oaks, CA: Sage.

인터뷰

Brinkmann, S. (2014). *Interviews: Learning the craft of qualitative research* (3rd ed.). Thousand Oaks, CA: Sage.

Salmons, J., Vision2Lead, Inc., & Capella University. (2014). *Qualitative online interviews: Strategies, design, and skills* (2nd ed.). Thousand Oaks, CA: Sage. Fieldwork

현장조사

Lofland, J., Snow, D., Anderson, L., & Lofland, L. (2006). *Analyzing social settings* (4th ed.). Belmont, CA: Wadsworth.

Rossman, G. B., & Rallis, S. F. (2012). *An introduction to qualitative research* (3rd ed.) Thousand Oaks, CA: Sage.

가정과 편견

Wicker, A. (1985). Getting out of our conceptual ruts: Strategies for expanding conceptual frameworks. *American Psychologists, 40*(10), 1094 – 1103.

윤리

Hammersley, M., & Trainou, A. (2012). *Ethics in qualitative research*. Thousand Oaks, CA: Sage.

Lynn, L. R., & Goldsmith R. E. (2013). *Case studies for ethics in academic research in the social sciences*. Thousand Oaks, CA: Sage.

Sieber, J. E., & Tolich, M. B. (2013). *Planning ethically responsible research*. Thousand Oaks, CA: Sage.

CHAPTER

4 분석을 위한 준비

Prelude to Analysis

과학적 발견을 알고 나면 과학자를 유명하게 만드는 위대하고 원대한 발견이 매우 단순하고 명백히 쉬운 관찰을 통해 이루어졌다는 것을 알게 된다. 돌이켜 보면 우리는 그 발견의 중요성을 이미 알고 있다. 원래 발견은 본질적인 중요성을 갖지 않는다. 발견은 다른 지식과 연계를 하고, 확대된 지식을 유도하도록 이용함으로써 그 중요성을 제시한다(Beveridge, 1963, p.141).

표 4.1 핵심 용어

분석 도구(Analytic tools): 분석가의 자료 해석을 돕는 정신적 전략. 지속적인 비교는 분석 도구의 한 예이다.
코딩(Coding): 의미를 나타내는 개념을 표시한 것
개념(Concepts): 해석된 의미를 나타내기 위해 분석가가 사용하는 단어
차원(Dimensions): 사용된 단어 속성이 다를 수 있는 범위. 차이를 설명하고 근거이론에 힘을 실어주기 때문에 근거이론에서 중요한 개념이다.
"올바른 느낌"("Feels right"): 연구자가 자료에 몰입한 후 해석한 의미가 참여자들이 단어, 행동 및 감정을 통해 전달하려는 것을 반영한다고 어느 정도 확신을 갖는 것을 의미한다.
메모(Memos): 분석 기록. 제6장을 참조하시오.
미시적 분석(Microanalysis): 한 개념에 대하여 상세하게 코딩하고 속성 및 차원을 찾는 것
속성(Properties): 개념을 정의하고, 구체화하며, 다른 개념과 구별하게 하는 개념의 특성 또는 특징
질적 분석(Qualitative analysis): 자료를 해석하고 의미를 나타내는 개념을 부가할 때 진행되는 사고과정

연구자는 자료를 영원히 수집할 수는 없다. 조만간에 중요성을 부여하기 위해 자료를 처리하는 무언가를 수행해야 한다. 그 무언가가 분석이다.

그렇다면 질적 분석 또는 코딩은 무엇인가? 코딩과 분석은 종종 같은 의미로 사용된다.

그러나 차이점이 있다. 어떤 사람은 코딩에 대해 자료를 먼저 조사하고 그 자료를 나타내는 개념을 표시하는 것으로 생각한다. 최종 결과물은 코드 목록이다. 그러한 개념을 표시하게 되기까지의 사고과정에 대한 기록은 없다. 그래서 그 해석을 하게 된 근거가 무엇인지에 대한 질문은 남아 있다. 분석은 그 개념과 자료에 의미를 부여하는 사고과정 모두를 의미한다. 분석은

탐색적이며 자료의 가능한 여러 가지 의미를 고려한 다음 하나의 가능한 의미에 도달하기 전에 떠오르는 생각을 기록하는 것이다. 그러한 사고과정은 메모의 형태로 기록된다. 메모는 분석을 역동적이고 발전하는 과정으로 만든다. 의미는 새로운 자료와의 비교에 의해 부여되고 재부여된다.

분석가는 의미에 도달하기 위해 브레인스토밍을 하고, 비교하며, 다른 생각을 시도해 보고, 일부 해석을 제거하며, 다른 해석을 확대하여 마침내 하나의 해석에 도달한다. 다음의 예를 통해 이런 분석과정을 살펴보자. Strauss 박사 친구 중에 조각가가 있었는데 그는 워크숍에 우리를 초대하였다. 그 곳에서 우리는 창의성에 대한 의견을 나누었다. 워크숍에는 다양한 형태와 모양의 금속 종류가 있었으며, 그는 어떻게 작업하는지 설명을 하였다. 먼저 그는 다양한 금속을 연구하여 금속 안에 어떤 가능성을 갖고 있는지 자신의 상상력을 펼쳐 파악한다. 그가 마음속에 비전을 갖게 되면 그는 비전대로 시도를 한다. 완성한 조각품이 미적으로 맞지 않게 되면 그 조각품은 분해되고, 그 조각품이 제대로 보이고 '올바른 느낌'을 가질 때까지 그 과정을 반복한다. 이런 과정은 분석과 동일하다. 물론, 조각품이나 이론은 재료나 자료라는 동일한 그룹에서 만들어 질 수 없다. 분석가는 최종적으로 구축된 개념과 이론이 올바르게 느껴져야 한다. 이는 분석하는 동안 다른 개념들을 시도해봐야 도달될 수 있다. 또 다른 분석가는 다른 이론에 도달할 수도 있다. 다른 조각가들처럼, 동일한 재료 작업을 할지라도 다른 결과가 나올 수 있다.

유의사항

본 장을 읽을 때 다음 사항에 유의해야 한다.

- 연구의 목적
- 질적 분석의 본질
- 분석 시 분석 도구의 이용
- 근거이론 분석의 논리
- 윤리

연구의 목적

질적 연구를 수행하면 나오는 세 가지 주요 결과는 기술, 개념적 순서, 이론이다. 근거이론의 목적은 이론을 구축하는 것이다. 그러므로 이 책에서는 이론 구축을 강조한다. 그러나 모든 질적 연구자가 이론 구축에 관심을 가지는 것은 아니다. 어떤 사람은 사실에 입각한 기술이나 '개념적 순서'라고 불리는 것에 관심을 더 가지고 있다. 기술과 개념적 순서, 이론 중에 어떤 것을 선택하느냐 하는 것은 훈련, 기술, 시간, 질적 연구 방법 유형과 연구의 목적에 따라 다르다. 초보 연구자는 종종 차이점을 구별하는 데 어려움을 겪기 때문에 이 장에서는 기술, 개념적 순서, 이론에 대해 다룰 것이다.

- 기술
- 개념적 순서
- 이론

기술

사람들은 일상적인 대화에서 흔히 사물, 사람, 장면, 사건, 행동, 감정, 기분 및 열망을 기술한다. 일반인뿐만 아니라, 저널리스트, 소설가, 기술자, 여행자 및 비소설 작가도 그렇게 기술한다. 기술은 사물, 사람, 장소에 대한 생각을 전하기 위해 일상 어휘를 사용한다. 예를 들어 이런 말을 들어 보았을 것이다. "이른 아침 그 거리는 조용했고, 나는 내 새 자동차를 타고 텅 빈 거리를 질주하고 싶었다." 평범한 단어가 그 포인트를 설명하지 못하거나 더 다채로운 표현이 필요할 때 기술은 직유와 은유를 사용한다(Lakoff & Johnson, 1981). Márquez (1993)가 기술한 다음과 같은 장면을 생각해보자. "8월 초 눈부신 아침이었다. 전쟁 후 어느 여름 일요일 빛이 매일의 계시와 같았고, 그 거대한 배가 불구자의 힘든 호흡과 함께 투명하고 잔잔한 물 위로 조금씩 다가왔다(p.117)." 심상이 다채롭고 선명하며, 독자는 그 장면을 쉽게 떠올릴 수 있다.

기술은 의사소통의 일부이다

사람은 말 그대로 기술하는 능력이 없으면 의사소통을 할 수 없다. 기술은 무슨 일이 일어나고 있는지, 어떤 모습이 보이는지, 사람들이 무엇을 하고 말하는지를 전달하기 위해 필요하다. Gabriel Garcia Marsquez와 Gustave Flaubert와 같은 위대한 작가들은 이것을 알고 있으며, 설명을 상세하고 선명하게 하여 독자가 실제로 장면을 보고, 맛보고, 냄새를 맡고, 들을 수 있도록 노력한다. 조금 부족한 이야기나 작문 기술을 가진 우리조차도 우리 주변의 모험, 생각, 감정을 다른 사람들과 공유하기 위해 기술을 이용한다.

기술은 객관적이지 않다

기술은 객관적으로 보일 수 있지만 그렇지 않다. 기본적인 기술에도 목적(목적이 없다면 왜 기술하는가?), 관객(기술한 것을 누가 보거나 들을 것인가?), 관찰자의 선택적인 견해가 내재되어 있다(Wolcott, 1994). 예를 들면, 경찰 보고서는 범죄 또는 조사문제에 초점을 둔다. 확실히 개인적, 정치적 편견과 관점에 관한 문제이기는 하지만 그 보고서는 비교적 직설적이고 주로 상사와 다른 이해관계자들에게 읽혀지기 위한 것이다. 보도 가치가 있는 범죄사건에 대한 언론인들의 설명은 보다 다채롭다. 후자는 개인적, 정치적, 또는 조직적 태도를 반영하는 경향이 있고, 신문 독자들에게 정보를 제공하고 전달하기 위함이다.

기술은 선택적이다

간단하게 말하자면 작가가 기술한 세부사항은 일반적으로 의식적으로 또는 무의식적으로 보았거나, 들었거나, 또는 중요하다고 생각했던 것에 근거하여 구성된다. 기술은 종종 신빙성을 주고 이미지를 묘사하기 위한 것이지만, 설득하고, 확신을 주고, 표현하고, 열정을 자극하기 위해 사용된다. 기술적인 단어는 공개와 비공개 방식으로 도덕적 판단을 드러낼 수 있다. 이는 문장만이 아니라 개혁에 초점을 둔 노골적인 내용이나 심각한 내용에서와 같이 책 전체에 해당될 수 있다. 심지어 경찰이나 언론인과 같은 사람이 기술한 객관적인 보고서에서도 자신의 그러한 태도와 감정을 의식하지 않은 채로 심한 편견과 도덕적 판단을 반영할 수 있다. 심미적 판단 역시 기술을 통해 전달된다. 즉 "젊은 소프라노의 목소리는 고음 영역에서 가끔씩 조금 흔들리기는 했지만 섬세하고, 경쾌했고, 대체적으로 그 특징을 잘 전달했다. 그녀는 오페라의 미래다." 때때로 심미적이고 도덕적인 것이 포함된다. 예를 들어 비평가와 청중의 초기 인상파 그림에 대한 부정적인 반응을 생각해보자. 후에 그 그림들은 전 세계 박물관 방문객과 예술 수집가들이 가장 좋아하는 작품이 되었으며 경매에서 가격이 치솟아 현 소유자에게 수백만 달러를 안겨주었다.

더 큰 추상적 개념을 위한 토대로서의 기술

기술이 보다 추상적인 해석의 토대임을 이해하는 것은 중요하다. 기술은 적어도 내재적으로는 개념을 포함한다. 최고 수준의 추상과학에서도 사전설명 혹은 부가설명 없이는 과학적 가설과 이론적 또는 실험 활동이 있을 수 없다. 정확하게 말하면 기술은 이론이 아니지만, 이론화의 토대를 이룬다.

기술적 연구의 예

Chaiyawat와 Jezewski (2006)는 '학령기 아동의 두려움에 대한 인식'에 관하여 기술적 연구를 수행했다.

이 연구는 3학년에서 6학년에 재학 중인 13명의 아동이 그들의 관점에서 두려움을 어떻게 묘사하는지를 조사했다. 근거이론의 틀 안에서 내용 분석을 사용하여 자료를 분석하였다. 연구결과는 두려움에 대한 여러 문화적 측면을 제시하였다. 가장 공통적으로 느끼는 두려움은 추악함과 폭력에 대한 두려움이었다. 그 외에도 홀로 있는 것, 어둠 속에 있는 것, 피를 보는 것, 혼령이나 귀신의 형체에 대해 듣거나 보는 것, 죽음과 죽음에 노출되는 것에 대한 두려움도 있었다. 추악함에 대한 두려움은 악어, 뱀, 바퀴벌레와 같은 파충류에 대한 두려움이었다. 대부분의 아이들이 유령에 대한 두려움을 나타냈지만, 그런 두려움은 못생긴 얼굴을 가진 유령들하고만 관련이 있었다. 폭력과 관련하여, 자동차 사고는 TV의 화재 및 폭력과 함께 두려움의 주요 원인이었다. 두려운 반응은 신체적, 정신적, 행동적인 것으로 분류되었다. 아이들은 두려움을 해결하기 위해 가장 일반적인 전략인 회피전략을 개발했다. 아이들은 돌아서서, 눈을 감고, 눈을 가리고, 도망쳤다. 보호받고 안전한 상태에서 아이들의 두려움은 줄어들었다. 또 다른 대처 전략은 스스로 또는 다른 아이들에 의해 산만하게 되어 두려움으로부터 벗어나는 것이었다.

이 연구가 흥미로운 사실을 제시했지만 그다지 복잡하지는 않다는 점에 주목해보자. 이 연구결과는 두려움 반응, 두려움의 유형, 두려움 대처 전략이라는 세 가지 주제를 제시한다. 각 주제에는 많은 기술적인 정보가 있다. 그러나 태국 아이들에게 그러한 두려움이 왜 존재하는지에 대해 연관 지어서 설명 또는 이론화하지 않거나, 두려움이 어떻게 왜 생기고 시간이 지남에 따라 변하고, 어떤 전략이 그런 상황에서 두려움을 가장 잘 감소시키는지 설명하지 않는다. 결과를 이끄는 핵심적인 설명적 개념이 없다.

개념적 순서

기술은 우리가 개념적 순서라고 부르는 것의 토대이기도 하다. 개념적 순서는 속성 및 차원에 따라 자료를 개별 범주(때로는 등급)로 조직한 다음 해당 범주를 밝히기 위해 기술을 활용하는 것을 의미한다. 대부분의 사회과학분석은 개념적 순서에 다양성이 있고 많은 유형이 있다. 연구자는 유형이나 단계와 같은 분류 체계에 따라 자료를 구성하여 자료를 이해하려고 한다. 그 과정에서 항목은 자료를 통해 식별되고 다양한 일반적인 속성 및 차원에 따라 정의된다. Michelin Guide와 같은 레스토랑 등급을 생각해보자. 레스토랑은 품질, 취향, 설명, 분위기, 가치, 다양하게 구비된 와인 목록과 같은 특징을 바탕으로 0~3개의 별 등급으로 매겨지게 된다. 레스토랑이 각 속성에 따라 차원적으로 어떻게 다른가 하는 것은 좀 더 일반적인 평가의 기준이 된다. 레스토랑의 평점은 평가자의 선호도에 의해 영향을 받으며, 반드시 일반 대중의 취향을 반영하지는 않는다. 그러나 Michelin Guide에서 별 세 개, 두 개, 심지어 한 개라도 별 등급을 받는 것은 매우 권위 있는 것이며 레스토랑의 성공을 보장한다. 연구자는 평점을 제시할 때, 그 등급을 설명하기 위해 당연히 다양한 자료를 포함한다. 개념적 순서를 논의하는 주된 이유는 이런 유형의 분석이 속성과 차원의 개발을 거치는 이론화에 전제조건이 되기 때문이다.

아마도 개념적 순서는 측정의 형태로 대부분의 연구자들에게 알려져 있지만 개념적 순서의 예는 없다. 이전의 연구 결과를 개념적으로 배열하려면 그 연구의 주요 주제 중에 가장 중요한 것을 가장 앞에 두고, 각 주제에 해당하는 구체적인 기술적 개념을 포함시킨 후 응답자에게 이를 평가하도록 할 수 있다. 예를 들면 두려움의 유형에 따라 유령, 사망, 혈액 등과 같은 두려움의 대상을 나열하고 아이들에게 각자 두려워하는 정도에 따라 1에서 5까지 평가하도록 할 수 있다. 두려움 대처 전략도 같은 방법으로, 귀신 형상을 봤을 때 가장 많이 사용하는 전략은 무엇인가에 대한 질문을 하고 1에서 5점 척도를 사용할 수 있다.

이론

이론이란 무엇을 의미하는가? 이론은 속성과 차원에 따라 체계적으로 개발된 일련의 잘 개발된 범주(주제, 개념)이며, 하나의 현상을 설명하는 이론적 틀을 형성하기 위해 관계 진술을 통해 상호 연관된 것이다(Hage, 1972, p.34). 이론의 응집력은 연구자가 다른 개념보다 더 추상적인 개념(핵심 개념)을 지정할 때 발생한다. 핵심적인 추상적 개념은 그 이론이 무엇에 관한 것인지에 대해 한두 단어로 요약되고, 관련된 다른 개념을 통합하는 의미를 제시한다. 핵심 개념을 중심으로 개념을 통합하는 단계는 마지막으로 기술 또는 개념적 순서를 이론 수준으로 높이는 것이다.

이론은 관련성이 있다

최근 몇 년 동안, 이론 개발은 관심에서 멀어져 삶의 경험과 내러티브 이야기로 대체된 것으로 보인다. 모든 것이 하나의 분명한 이론이나 이론적인 설명적 틀이 될 수 있는 것은 아니다.

그러나 이론은 현상을 설명하고 후속 연구에 대한 개념 및 가설을 제공하기 위한 토대로 남아 있다. 단지 이야기만 있고 이론이 없는 세상이 있다면 사람들은 의아해 할 것이다. 우리는 아마도 달을 탐사하거나 컴퓨터를 개발하거나, 유리로 집을 짓지 못했을 것이다. 연구자는 연구 중인 문제와 시간, 관심 및 동기에 가장 적합한 연구방법을 선택해야 한다.

이론화는 개념을 정의하고 구분하는 것을 포함한다

이론은 해석적이고, 원 자료를 다양한 수준의 개념으로 응축하는 것뿐만 아니라 속성과 차원(기술 수준)에 따라 개념을 개발하는 것이다. 그러나 이론 구축은 거기서 끝나지 않는다. 이론의 가장 중요한 특징은 (a) 참여자가 인지한 주요 문제, 사건, 조사 중인 문제 영역을 정의하고, (b) 작용–상호작용을 위한 잠재적인 맥락을 설명하며, (c) 작용과 상호작용을 주어진 문제, 현안, 또는 사건의 의미와 관련지어 이 작용과 상호작용이 상황의 변화에 따라 어떻게 변할 수 있는지 설명하고, (d) 결과 또는 성과를 작용과 상호작용에 연관시킴으로써 개념 간의 관계를 보여주는 것이다. 이론 구축을 위해서는 다양한 각도 또는 관점에서 아이디어를 충분히 탐구하고 검토하는 것이 필요하다. 연구 활동은 연구자가 비교하고, 결정하고, 연구의 전 과정에서 발생하는 많은 질문에 답을 하는 것이다. 이론화의 중심에는 연구자와 자료 간의 상호작용이 존재하며, 그 상호작용을 통해 개념이 확인되고, 속성과 차원에 따라 개발되며, 모든 범주 간의 관계를 나타내는 진술을 통해 핵심범주로 통합된다.

이론의 다양한 수준

이론은 실체적이고, 중간 범위를 가지며, 형식적일 수 있다(Glaser & Strauss, 1967, pp.32-34). 게이가 의사에게 어떻게 성 정체성을 공개-비공개적으로 다루는가에 대한 연구로부터 파생된 정보관리 이론은 실체 이론의 한 예이다. 첫 번째 연구에서 파생된 광범위한 정보관리 개념은 잠재적 구매자들의 자동차 선택에 영향을 미치는 자동차 딜러들에 의한 공개 및 비공개 연구에 사용될 수 있다. 자동차 딜러와 같은 다른 환경에서의 정보관리를 연구하면 더 많은 개념을 추가할 것이며, 더 나아가 원래 개념을 개발하고 확장하며 잠재적으로는 핵심범주의 추상성을 증가시킴으로써 그 이론을 중범위 이론으로 끌어올린다. 만약 한 연구자가 정보관리에 대한 중범위 이론을 받아들여 핵 군축을 협상하는 두 나라 간의 공개 및 비공개 정책에 대해 연구하고 그 연구결과에 따라 더 많은 개념을 추가하고 추상화 수준을 더 높인다면, 그 연구자는 이미 좀 더 일반적인 이론을 개발하고 있는 것이다. 다시 말해, 포말 이론은 그룹이나 장소에 대해 덜 한정적이고, 더 광범위하며, 밀도가 더 높고, 더 넓은 범위의 사회적 우려와 문제를 이해하는 데 이용될 수 있다. 이는 다양한 유형의 상황에서 정보관리와 같은 광범위한 개념을 조사함으로써 실체 이론이 포말 이론이 되고, 보다 광범위한 적용 가능성을 가진다.

이론 개발 연구의 예

Zoffmann과 Kirkevold (2005)는 덴마크 대학병원에서 혈당조절이 잘 안 되는 11명의 당뇨환자와 담당 의료진의 상호작용을 조사하는 근거이론 연구를 수행했다. 연구자들은 본 연구의 핵심범주를 '삶과 질병을 분리하는 것'으로 확인하였다. 의료진과 환자 간의 관계는 단절이나 갈등이었다. 두 그룹 모두 혈당 수치를 향상시키는 목표를 공유했지만 질병과 치료법의 우선순위와 삶에 얼마나 많은 우선순위를 부여하느냐에 관한 문제를 해결하는 데 있어서 의료진들은 다른 우선순위를 부여하였다. 연구자들은 당뇨병 조절 상담 동안에 사용되는 서로 다른 상호작용 접근법을 발견했고, 그것이 갈등의 본질을 결정하는 상호작용이라고 설명하였다. 의료진이 치료법 준수를 기대하는 접근방식을 취할 때 갈등은 지속되는 것으로 보고되었다. 의료진들이 실패가 예상되는 접근방식을 취했을 때 갈등이 더욱 두드러지고 관계가 악화되었다. 그러나 상호 관심이 예상되는 접근방식일 때는 갈등이 감소되거나 해결되었다.

연구자들은 실체 이론 혹은 주제 중심 이론을 개발하였다. 그들은 갈등의 본질에 의료진과 환자의 관계가 끊어지고 갈등하는 특징이 있음을 확인했다. 그러므로 '삶과 질병을 분리하는 것'은 두 그룹 간에 발생하는 갈등을 설명한다. 왜냐하면 각 그룹은 삶의 정상화와 질병 관리에 대해 서로 다른 우선순위를 두기 때문이다. 연구자들은 의료진이 사용하는 상호작용의 세 가지 유형을 밝히고, 상호작용의 본질과 그 결과 간의 관계를 보여주었다. 즉, 연구자들은 혈당 수치 관리와 관련하여 의료진과 환자 간의 상호작용의 본질이 갈등이 지속되거나 증가, 감소하는 상황으로 이어진다고 이론화하였다. 그들은 갈등이 중심이 되는 현상을 설명하기 위해 '삶과 질병을 분리하는 것'이라는 개념을 사용하여 이 모든 것을 결합시켰다.

질적 분석의 본질

앞서 설명한 바와 같이 우리는 분석이나 코딩이 문서를 검토하고 자료를 부각시키기 위해 각 행의 끝에 개념을 표시하는 것 이상이라고 생각한다. 자료에 레이블을 붙이는 일련의 정신적 활동이 있다. 물론 자료에서 개념을 추론하는 모든 연구자들은 인지하거나 인지하지 못할 수도 있는 어떤 종류의 해석 과정을 거친다. 우리는 해석이 결코 가볍게 받아들여져서는 안 되는 매우 복잡한 과정이며 해석에 도달하는 과정이 가능한 한 의식적인 것이어야 한다고 생각한다. 다음 장에서는 분석이 무엇인지 설명하려고 한다. 이러한 배경지식을 가지고 있으면 보다 의식적인 분석 수행이 쉬울 것이다. 일부 학생들은 이러한 내용을 너무 추상적으로 생각할 수 있다. 그런 학생들은 이 내용을 건너뛰고 분석전략에 대한 내용으로 바로 넘어갈 수 있다. 이 장은 선택사항이다. 그러나 우리는 이 장이 중요하다고 생각한다. 경험이 많은 연구자는 분석을 보완할 수 있고, 초보 연구자는 더 많은 책을 읽고 분석 경험을 쌓은 후에 다시 볼 수 있다.

분석을 기술하는 한 가지 방법은 분석의 속성에 있다. 다음 장에서는 다양한 분석의 속성을 나열하고 심층적으로 논의할 것이다. 다음은 분석의 속성에 대한 항목이다.

- 분석은 예술이자 과학이다.
- 분석은 해석을 포함한다.
- 분석가는 의미의 해석가이고 전달자이다.
- 하나 이상의 이론이 자료로부터 도출될 수 있다.
- 개념은 분석의 토대를 형성한다.
- 분석에는 다양한 수준이 있다.
- 분석은 과정이다.
- 분석은 첫 번째 자료 수집으로 시작한다.
- 초기 분석은 생성적이다.
- 맥락을 설명하는 것은 분석의 중요한 측면이다.
- 분석가는 분석 도구를 활용하여 분석을 수행한다.

분석은 예술이자 과학이다

분석은 예술이자 과학이다(Patton, 2002). 예술적 측면은 분석적인 문제를 해결하기 위한 절차적인 문제와 연구자에게 올바른 이론을 제시하는 논리적이고 설명적인 이론을 만들어 내는 과정과 관련이 있다. 예술적 측면을 분석하기 위해, 연구자는 그들의 절차를 사용하는 과정에서 유연성을 유지해야만 한다. 그리고 틀에서 벗어나 자신의 본능을 믿고 위험을 감수하는 법을 배워야 한다. Strauss 박사는 분석가들이 짚(원 자료)을 금(이론)으로 변환시킬 수 있어야 한다고 말하곤 했다. 연구의 예술적 측면은 모든 형태의 연구를 초월하고 있으며, 어떤 중요한 연구가 예술적 측면 없이 수행될 수 있을지 의문이다. Beveridge (1963)는 이렇게 설명했다.

> *새로운 지식은 조사 중에 발생하는 예기치 못한 관찰이나 우연한 사건에 기인하는 경우가 많다… 단서를 해석하고 그 의의를 인식하는 것은 고정관념, 상상력, 과학적 취향, 그리고 모든 설명되지 않은 발견을 고려하는 습관을 필요로 한다(p.147).*

분석 기법

분석 기법은 어떤 아이디어를 추구하고, 그 아이디어를 얼마나 발전시켜야 하는지, 언제 그 아이디어를 버려야 하는지, 그리고 개념화와 설명 간에 균형을 유지하는 방법은 무엇인지를 알아야 한다.

질적 연구가 하나의 예술이지만, 생산성 연구라고 부르는 과학적 부분도 있어야 한다. Sandelowski (1994)는 다음과 같이 말했다.

> *질적 연구에서 예술을 찬양하는 것은 무정부주의도 아니고 무지도 아니다. 질적 연구자는 거친 급습을 화려하게 만들 수 없지만 가짜는 아니다. 또한 질적 연구자는 질적 연구에 수반되는 다양한 연구 전략의 논리와 미학에 대해 무지한 것도 아니다(p.58).*

분석의 과학

질적 연구의 과학적 측면은 실험적 설계와 가설 테스트의 전통적인 의미에서 보면 '과학'이 아니다. 과학은 자료로부터 해석을 '접지(grounding)'하는 데서 온다. 해석은 제멋대로의 추측이 아니다. 해석은 자료에 기반을 두고 있으며 항상 세밀하게 조사를 하고 추가 자료에 대해 타당성을 입증받았다(Blumer, 1969, pp.25–26, Glaser & Strauss, 1967). 우리가 타당성이라는 용어를 사용할 때, 양적 의미에서 가설을 테스트한다는 것을 의미하지 않는다. 여기에서 타당성은 참여자와의 해석 및 실제 조사 과정 동안 자료를 확인하고 입력된 자료와 모순되는 해석을 변경하거나 삭제하는 데 더 많이 사용된다. 이러한 방식으로, 모든 체계와 마찬가지로 완벽하지 않지만 견제와 균형 체계가 분석 과정에서 구축된다.

균형

모든 질적 분석에서는 예술과 과학 간에 균형이 있어야 한다. 결과가 구축된 것이기는 하지만, 전통적인 이야기나 즐거움을 추구하는 야화의 '소설'이 아니다. Sandelowski (1994)가 언급한 것처럼, 상상의 나래를 펼칠 수는 없다. 그렇다고 질적 연구가 통제된 실험과학은 아니다. 예술에서 과학에 이르기까지 얼마나 다양한 분석이 이루어지는가 하는 것은 연구자의 철학과 질적 연구방법에 달려있다.

분석은 해석을 포함한다

분석은 신중하게 고려한 후에 해석하는 것을 포함한다(Blumer, 1969). 해석은 개념의 형태로 원 자료에 의미를 부여하는 것을 의미한다. 해석은 참여자의 말과 행동에 내포된 의미에 대한 연구자의 이해를 의미한다. Denzin (1998)은 다음과 같이 말했다.

> *해석은 사건, 대상, 경험 또는 시험의 여러 의미를 설명하는 생산적인 과정이다. 해석은 변형이다. 해석은 경험에 빛을 비춘다. 해석은 버터가 정제될 때처럼 문장, 대상, 또는 경험의 일부에서 얻을 수 있는 의미를 부여하고 다듬는다(p.322).*

Denzin (1998)은 거기서 멈추지 않고 이렇게 말했다. "상상해 보세요, 의미는 본문에 있는 것이 아닙니다. 또한 해석은 경험을 선행하지 않습니다. 의미, 해석, 표현은 서로 깊이 얽혀 있습니다(p.322)."

해석에 대한 우려

분석을 할 때, "내가 자료를 정확하게 해석하고 있는가?" "내가 자료에 충실하고 있는가?"라는 질문이 항상 존재한다. 당연히 연구자들은 최선을 다하기를 원한다. 심지어 경험이 풍부한 연구자조차도 때로 자료에 접근할 때 불안감을 느낀다. 그러나 질적 연구나 분석을 두려워 할 필요는 없다. 질적 분석은 자연스러운 사고방식에 기초한다. Schatzman (1986)의 말을 인용하면 다음과 같다. "연구에서 기초를 이루는 것은 분석이 언어와 함께 그리고 거의 끊임없는 경험을 통해 사회생활의 초기에 학습된 자연스러운 사고과정이라는 주장이다(p.1)." 매일 우리는 자신과 다른 사람들의 행동을 해석하고 있다. 자료를 분석하는 것과 유일한 차이점은 자료를 분석할 때 우리는 보다 성실하게 절차를 준수하고 보다 정확한 해석을 목표로 한다는 것이다.

해석, 정확하지는 않지만 가치가 있다

해석은 자료의 정확한 복제가 아니라 그 자료에 대해 분석가가 이해한 것이지만, 그렇다고 그 결과가 소설을 의미하지는 않는다. 해석은 정확한 과학이 아니며, 결코 그렇게 될 수도 없다. 그러나 해석이라는 그 사실 자체가 무의미하거나 무용하다고 할 정도로 결함이 있음을 의미하지 않는다. 질적 연구를 하는 것은 여전히 중요한 노력이다. 질적 연구는 마음을 열어 주고, 또 다른 삶을 경험할 수 있게 해 주며, 우리가 이해할 수 없는 것에 대한 설명을 해줄 수 있다. 연구가 참여자나 다른 사람들의 삶을 변화하게 하거나 개선할 수 있는 것처럼, 연구 과정을 수행하는 것은 연구자의 삶도 변화시킬 수 있다. 질적 연구는 나의 간호 수행을 변화시켰다. 나는 건강관리의 권위자로서 역할에서 벗어나, 환자와 함께 간호하는 중재자 또는 협력자의 역할을 하게 되었다. 질적 연구를 통해서 환자들이 자신의 질병, 몸의 반응, 문제 등 자신을 통제하도록 계획된 치료법에 대해 더 많이 알고 있다는 것을 배웠다. 그러므로 간호를 계획할 때, 환자의 의견을 고려해야 한다.

분석은 끝나지 않는다

한 가지 추가 사항이 있다. 연구자가 연구에 얼마나 몰두하든 간에 분석은 결코 끝나지 않는다. 연구자는 항상 자료에 대해 생각하고 있기 때문에 지속적으로 몰입을 통해 새로운 통찰력이 생기면 해석을 확대, 수정 및 재해석 할 수 있다. 이러한 수정은 질적인 과정의 일부이다. Denzin과 Lincoln (1998)이 2장 질적 자료의 수집과 해석의 소개 부분에서 언급했듯이 "분석, 평가, 해석의 과정은 끝나지 않으며 기계적이지 않다고 주장하면서, 2장에서 해석과 평가의 기술과 전략을 탐색한다. 분석, 평가, 해석의 과정은 항상 진행되고 있으며, 부상하고, 예측할 수 없으며, 끝나지 않는다(pp.275 - 276)."

분석가는 의미의 해석가이고 전달자이다

분석가는 자료를 해석할 때, 다른 사람들의 말과 행동을 개념의 형태로 변환한다. 분석가는 다른 사람들을 위해 목소리를 내고, 참여자와 관객을 위한 중개자 역할을 한다. 모든 언어 번역가가 알고 있듯이 의미를 확인하는 것은 쉽지 않다. 단어는 언어와 상황의 변화에 따라 다른 의미를 가질 수 있다. 나는 이런 것을 경험을 통해 배웠다. 나는 외국에서 가르치는 동안 번역가들과 한 번 이상 함께 일했다. 2개 국어에 능통한 학생들은 어김없이 통역가의 말을 듣고 웃는다. 왜냐하면 직접 번역한 것이 내가 의도한 바가 아닌 다른 내용을 전달하기 때문이다. 학생들은 번역한 것이 너무 형편없어 일반 독자들이 얼마나 많은 내용을 이해했는지 확신할 수 없다고 말한다. 통역에는 무언가가 빠져있다. 학생들이 책이나 발표의 번역이 "별로 좋지 않다"고 말하는 것을 들으면 실망스럽지만, 그것은 연구를 통해 참여자의 말을 삶에 전하고자 하는 우리 모두에게 교훈을 준다. 해석이 정확한 것은 아니며 때로는 조금 벗어난 경우도 있다. 또한 일부 통역가는 다른 통역가보다 더 낫기도 하다. 질적 분석은 정확한 과학이 아니기 때문에 해석이 100% 정확하지는 않다.

하나 이상의 이론이 자료로부터 도출될 수 있다

질적 자료는 본질적으로 풍부하고 가능성이 많기 때문에 자료로부터 하나의 이론만 구축될 수 있다고 말할 수 없다. 참여자들이 주제에 대하여 말하기는 하지만 그들은 분석가가 해석하는 관점이나 시각을 결정하지는 않는다. 같은 자료를 가지고도 분석가들은 다른 분석적 초점이나 다른 관점을 가지고 자료를 분석하기 때문에 서로 다른 결론에 도달할 수 있다. 뿐만 아니라, 같은 분석가라 하더라도 시기가 달라지면 같은 자료를 다르게 볼 것이다. 즉, 자료는 분석가들에게 다른 방식으로 의미를 전달한다. 예를 들면, 만성질환을 가진 사람들과의 인터뷰는 질환 관리, 정체성과 자신, 고통의 관점에서 분석될 수 있다. 누군가가 이러한 관점을 가진 연구자에 의해 수행된 인터뷰를 분석할 때, 특히 비구조적 인터뷰인 경우, 그 인터뷰는 본질적으로 크게 다르지 않다는 것을 알게 된다. 다른 점은 그 분석가가 자료를 보는 프리즘이다. 만성질환에 관한 자료에서 찾을 수 있는 관리, 정체성, 고통은 모두 타당한 해석이다. 이러한 해석들은 만성질환에 대한 관점이 조금씩은 다를 수 있고, 이러한 다양한 관점이 합쳐져서 현상을 좀 더 전체적으로 이해하는 데 도움을 준다.

개념은 분석의 토대를 형성한다

분석을 할 때, 분석가는 원 자료를 개념으로 변환한다. 원 자료를 상징하는 개념은 분석가가 자료에서 참여자가 전달한 의미에 기반을 둔다. 원 자료 대신에 개념을 사용하는 이유는 분석가가 한 주제 아래 유사한 자료를 묶어서 자료의 양을 줄일 수 있게 해주기 때문이다. 게다가, 개념은 이론 구조를 형성하는 벽돌이다. 개념은 우리가 의사소통하는 방식이다. 즉 개념은 언어의 일부이고, 개념 내에 개인적 의미뿐만 아니라 문화적 의미를 포함한다.

분석에는 다양한 수준이 있다

분석은 피상적인 것에서 심층적인 것까지 범위가 다양하다. 피상적인 분석은 자료의 보이는 부분을 훑는 경향이 있다. 피상적인 분석은 생각을 시도하지 않고, 새로운 이해를 제시하지도 않는다. 심층 분석은 자료의 숨겨진 부분을 파고들어 가능한 모든 의미를 탐색한다. 심층 분석은 속성과 차원의 변이에 따라 개념을 개발한다. 심층 분석은 주제에 깊이 들어가기 때문에 새롭고 광범위한 지식을 생성할 수 있다. 물론 이러한 유형의 분석을 수행하는 데 많은 시간과 노력이 필요하다. 본 저자들은 심층 분석을 하는 데 시간을 투자하도록 편향되어 있지만, 연구자들이 프로젝트를 수행할 때 다른 수준의 동기, 우선순위, 훈련, 방향 및 사용가능한 자원을 가지고 있음을 안다. 또한 많은 질적 연구자들에게는 그들을 지도할 훈련된 멘토가 부족하다. 이런 연구자들은 종종 어떻게 진행해야 할지 불확실하고, 자신감이 부족하며, 종종 '좋은' 분석을 구성하는 것이 무엇인지조차 모른다. 그들은 가이드북과 답을 찾아 마침내 독자적으로 수행할 수 있게 되지만 종종 의도하거나 할 수 있는 것보다는 덜 만족스러울 수 있다. 일부 연구에서도 상세한 분석을 요구하지 않는다. 약간의 질적 분석을 필요로 하는 양적 연구에 몇 가지 질문이 추가될 수 있기는 하다. 그런 연구에서는 주요 주제에 대한 요약만으로도 충분할 수 있다. 다른 한편으로 분석이 너무 지나치게 상세한 경우, 연구 결과를 읽는 것이 지루할 수 있다.

분석은 과정이다

분석은 연구 전반에 걸쳐 일어나는 과정이다. 연구자는 지속적으로 개념을 업데이트하고, 수정하고, 새로운 개념을 추가하고, 새로운 속성 및 차원을 확인하고, 개념 간의 새로운 관계를 확인한다. 이것이 바로 질적 분석이 의미하는 것이다. 이론은 통찰력이 발달함에 따라 성장하고, 통찰력은 자료에 더 깊이 몰입하면서 성장한다. 분석과 재분석은 영원히 지속될 수 있으므로, 연구자는 모든 연구에 한계가 있다는 것을 받아들이면서 언제 포기해야 할지를 결정해야 한다.

분석은 첫 번째 자료 수집으로 시작한다

초보연구자는 종종 "언제 분석을 시작하는 것이 좋을까요?"라고 질문한다. 근거이론에서는 첫 번째 인터뷰나 관찰을 마친 후에 시작하는 것이 이상적이며, 연구과정 전반에 걸쳐 지속된다(Glaser & Strauss, 1967; Strauss, 1987). 자료 수집과 분석에 대한 통합적인 접근은 연구자가 관련 있는 개념을 확인하고, 개념을 타당화하며, 속성과 영역에 따라 좀 더 충분하게 탐색하게 한다. 이전 자료 분석에 근거하여 자료를 수집하는 것을 이론적 표본추출이라고 한다. 이론적 표본추출은 심층적이고 광범위한 이론을 구성하는 데 필수적이다. 7장에서 이론적 표본추출에 대하여 좀 더 설명할 것이다.

모든 자료를 한 번에 수집하는 것의 위험

근거이론에서 매번 자료 수집 시 분석이 함께 이루어지는 것이 이상적이지만 항상 가능한 것은 아니다. 때때로 연구자는 자료를 수집하기 위해 먼 거리를 이동하여 한 명과의 자료를 수집한 후에 또 다른 자료를 수집해야 한다. 또는 공교롭게도 이전 자료를 분석하기 전에 예정된 인터뷰를 수행해야 할 시간이 되기도 한다. 그러나 가능한 자료 수집과 분석을 함께 해야 한다. 이전 자료를 분석하기 전에 더 많은 자료를 수집하는 것은 두 가지 위험을 안고 있다. 첫 번째, 연구자가 개념을 충분히 발전시키는 데 필요한 자료를 더 알아보거나 수집할 수 없기 때문에 이론적 표본추출이 어렵거나 불가능할 수 있다. 둘째, 연구자는 분석해야 하는 많은 양의 자료를 보고 버겁다고 생각할 수 있다. 자료 분석과 자료 수집을 통합함으로써 어디로 가야하고 다음은 무엇을 해야 할지에 대한 감을 잡을 수 있다. 이는 연구자가 연구과정을 훤히 알 수 있게 한다.

초기 분석은 생성적이다

처음에 분석은 브레인스토밍처럼 개방적이고 자유롭다. 일부 연구자들은 초기분석의 개방적이고 생성적인 특성을 이해하기 어렵고, 특히 양적 접근의 엄격성에 젖어 있는 연구자들은 이해하기가 쉽지 않다. 초보 질적 연구자들은 브레인스토밍과 가능한 의미를 찾는 것이 자료에 '뭔가를 넣고 있는' 것을 의미하는 것이 아닌지 종종 염려한다. 초보 연구자들이 깨닫지 못하는 것은 자료의 의미에 대한 결론으로 쉽게 넘어갈 수 있다는 것이다. 모든 가능한 의미를 고려하기 위한 시간을 투자하는 것은 연구자가 초기 배제를 피하고, 자신의 가정을 더 잘 인지하며, 이런 가정이 어떻게 해석에 녹아 들어가는지 더 잘 알게 하도록 도움을 준다.

맥락을 설명하는 것은 분석의 중요한 측면이다

자료를 수집하고 분석할 때, 어떤 일이 발생하는 맥락이나 조건을 설명하는 것은 자료를 뒷받침하는 '정확한' 개념을 떠올리는 것만큼이나 중요하다고 할 수 있다. 맥락은 개념을 근거로 할 뿐만 아니라 의미를 왜곡하거나 오해의 소지를 최소화한다. 영화 제작자와 소설가는 사건, 단어나 그림을 맥락에서 끄집어내어 다른 맥락으로 삽입하여 정치적 혹은 사회적인 진술을 만든다. 그들은 창의적인 비전에 따라 이야기를 형성하는 데 적합하다고 생각할 때, 등장인물과 사건을 뒤집고, 꼬고, 더하고, 빼고, 혹은 꾸밀 수 있다. 그러나 연구자는 그런 방식으로 작업하지 않는다. 연구자는 가능한 자료에 충실해야 한다.

분석가는 분석 도구를 활용하여 분석을 수행한다

분석 도구는 연구자들이 분석을 할 때 사용하는 지적(mental) 전략이다. 끊임없이 비교하고 자료에 대해 질문하는 것이 그러한 도구의 예이다. 모든 분석가들은 의식하고 있건 아니건 분석하는 동안 지적 전략을 사용한다. 오렌지를 사기 위해 상점에 갔는데 서로 다른 종류의 오렌지가 두 개의 박스에 나누어져 있는 것을 발견했다고 생각해보자. 이것이 분석의 한 형태이다. 구매자는 상품의 사이즈, 색상, 품질, 가격을 기준으로 오렌지를 살피고, 가치를 판단한 후, 의도한 목적에 가장 적합한 오렌지를 구입한다. 이 책에서 우리는 일상생활에 이용하는 동일한 유형의 전략을 이용하며, 단지 좀 더 남의 시선을 의식하고 체계적으로 이용하도록 하기 위해 노력한다. 우리가 보여주는 분석 전략은 우리 자신의 일부를 포함한다. 다른 분석전략들은 다른 분석가로부터 따 온 것이다. 5장에서 이러한 기술을 살펴볼 것이다.

전략의 선택

분석가들이 사용하는 전략은 연구자의 훈련, 경험, 기술에 따라 선택한다. 분석가는 자료를 다루는 데 점점 더 익숙해지면서, 수년에 걸쳐 발전한 전략을 확대하여 사용한다. 분석가는 현재 수행하는 분석 작업에 적합하도록 하면서 가장 편하게 느끼는 전략을 사용해야 한다.

미시적 분석

이 책의 1998년 판에서 우리는 소위 '미시적 분석'이라고 하는 개방적인 코딩의 한 형태에 대해서 언급했다. 자료를 분석하고 의미를 나타내는 개념을 기술할 때, 우리는 코드를 부호화하거나 생성한다. 학생들이 흔히 하는 질문 중의 하나는 "미시적 분석은 다른 종류의 코딩이나 분석과 어떻게 다른가?"이다. 미시적 분석은 개방적이고 상세하며 탐색적인 코딩의 한 형태이다. 이는 특정 자료에 초점을 맞추고 그 의미를 더 깊이 탐색하고 속성과 차원에 따라 개념을 개발하기 위해 고안되었다. 미시적 분석은 분석가가 자료의 의미를 파악하고 그러한 의미를 반영하는 개념을 찾으려 할 때 분석의 초기 탐색단계에서 사용될 가능성이 높다. 미시적 분석은 매우 가치있는 도구이다. 마치 자료를 가까이 훑어보기 위해 고성능 현미경을 사용하는 것과 같다. 본 저자들도 종종 미시적 분석을 통해 연구 프로젝트를 시작하는데, Strauss는 세미나에서 미시적 분석을 많이 사용했다. 미시적 분석에서는 우리가 가능성을 만들어 내고 있고, 동시에 그러한 가능성을 자료와 비교하여 검토하고 있으며 부적절한 것으로 입증된 것은 버리고 필요한 대로 해석을 수정한다(미시적 분석의 간단한 예는 이후에 제시되는 '수업' 박스에서 발췌한 것을 참조하시오). 이 장에서는 다음과 같은 주제를 다룰 것이다.

- 미시적 분석의 가치
- 미시적 분석에 대한 오해
- 미시적 분석은 보다 일반적인 분석을 보완한다.
- 미시적 분석의 예

미시적 분석의 가치

우리는 왜 미시적 분석을 높게 평가할까? 그 이유는 어떤 것을 다르게 생각할 수 있게 하기 때문이다. Einstein과 Darwin을 생각해보자. 그들은 그 당시 일반적인 상식에 어긋나는 결론에 도달할 수 있었다. 왜냐하면 그들은 세심한 관찰자였고 관찰한 것에 대해 개방적이고 탐구적인 마음을 지니고 있었기 때문이다.

Blumer (1969)는 미시적 분석에 대해 조금은 다르지만 아주 잘 설명하였다.

> *경험적 사회 세계에 어떻게 접근하고 깊이 파고들 것인가? 이는 주어진 부분에 접근하여 그것을 보는 것만큼 간단한 문제가 아니다. 그것은 조심스럽고 정직한 조사, 창의적이지만 훈련된 상상력, 풍부한 학습력과 융통성을 요구하며, 무엇을 찾고 있는지에 대해 숙고하고, 지속적으로 시험하며, 그 부분에 대한 관점과 이미지를 재구성할 준비가 되어 있어야 한다(p. 40).*

미시적 분석에 대한 오해

대부분의 사람들은 미시적 분석이 실제 분석을 통해 확인된 경우, 가치 있는 분석 도구라는 점에 동의하지만, 프로젝트 전반에 걸쳐 미시적 분석을 사용하는 것에 대한 오해는 여전히 남아 있다. 프로젝트 전반에 걸쳐 미시적 분석을 사용하는 것은 어려운 일이며, 분석은 결코 끝나지 않을 것이다. 실제로 미시적 분석은 주로 프로젝트의 초반에 선택적으로 사용된다. 그 목적은 자료를 공개하여 아이디어를 생성하고, 연구자가 자료에 깊이 파고들게 하며, 관련성이 있지만 의미가 애매한 자료 조각에 집중하게 하는 것이다. 또한 연구자가 자신의 틀을 벗어나 생각하도록 하기 때문에 배제를 예방하는 데 도움이 된다. 미시적 분석은 시간이 오래 걸리고 연습이 필요하다. 그러나 그 결과는 상당하다. 종종 내 남편이 말한 이야기가 떠오른다. 엔지니어링 매니저로 일하면서 제품 라인에 문제가 발생하면 엔지니어를 보내 문제를 찾는다. 엔지니어들은 종종 상황을 면밀히 관찰하거나 분석하지 않고 문제가 '이것 아니면 저것'에 의한 것이라고 추측한다. 엔지니어들이 이런 식으로 행동할 때마다 남편이 물었다. "하지만 이것이 문제라고 당신은 어떻게 아나요? 문제를 연구하고, 당신의 가정을 확인하거나 부정할 수 있는 모든 자료를 수집하였나요?" 일반적으로 대답은 "아니오"이다. 남편은 기술자를 현장으로 보내서 그들이 현미경으로 문제를 연구하고 필요한 모든 세부사항을 파악할 때까지 돌아오지 말라고 말했다. 자료를 연구하는 것은 처음에는 시간이 많이 걸리지만 연구자가 분석을 진행하기 위한 견고한 토대를 갖고 있으므로 나중에 시간을 절약할 수 있다.

미시적 분석은 보다 일반적인 분석을 보완한다

미시적 분석은 좀 더 일반적인 분석을 보완하고 보충한다. 미시적 분석은 세부사항을 검토하는 반면 일반적인 분석 단계는 "모든 자료가 우리에게 무엇을 말하고 있습니까?"와 같이 광범위한 관점에서 자료를 되돌아보게 한다. 일반적인 분석은 특히 스스로 확신이 없는 초보 연구자가 하기 쉽다. 우리의 방법은 미시적 분석과 일반적 분석이 함께 사용되지만, 일부 연구자는 일반적인 분석을 더 선호한다. 특히 주제를 전체적으로 확인하는 데 관심이 있고 개념개발에 관련된 세부사항에 관심이 없는 경우 더욱 그렇다. 그러나 일반적인 분석을 수행할 때에도 여전히 해석을 해야 한다. 모든 가능한 해석은 결론에 도달하기 전에 자료와 비교하여 검토해야 한다. 보다 일반적인 분석을 통해 분석의 깊이가 줄고 결론에 쉽게 도달할 수 있다. 다시 말하면, 미시적 분석이나 일반적 분석에 대한 이용이 너무 적거나 많다는 것이 아니라 각각의 사용 시기와 방법을 알고 균형을 이루어야 한다는 것이다.

미시적 분석의 예

다음은 1990년대 초에 시행된 수업의 예이다. 이 수업은 Strauss 박사의 지도 하에 미시적 분석을 하고 있다(개방코딩의 구체적인 예는 Strauss, 1987, pp.82 – 108 참조).

수업

다음 장으로 넘어가기 전에 수업시간에 배운 미시적 분석의 간단한 예를 들어 보겠습니다. 이 시간에 매우 흥미로운 점은 하나의 작은 자료에서 얼마나 많은 가능성이 생성되는가 하는 것과 단어가 사용되거나 해석되는 방식에 따라 종종 다른 의미를 취한다는 것입니다. 또한 다양한 해석이 자료에 대한 심도있는 탐색을 어떻게 유도하고 비교 분석을 야기하는지에 대해서도 주목해야 합니다.

현장노트 인용문:
나는 진단을 들었을 때 무서웠어요. 공포스러웠죠. 임신 초기에 모든 것이 잘 되고 있었고 저는 괜찮았어요. 입덧이 없고 기운도 넘쳤죠. 그러던 어느 날 제가 당뇨병이 있다는 말을 들었어요. 이번이 제 첫 번째 아기라 정말 충격적이었어요. 저의 주된 걱정은 아기예요. 아기가 걱정돼요. 아기가 정말 갖고 싶어요. 이 아이를 갖기 위해 너무 오래 기다려서 어떤 것도 잘못되는 것을 원치 않아서 너무 무서워요.

수업토의 및 코멘트
T = 선생님
S = 학생들

T: 첫 번째 단어인 때(when)에 초점을 맞춰 생각해보자. 때는 무슨 의미일까?
S: 시간을 나타내는 것 같아요. 한 시점, 불확실하게는 어떤 때, 과거.
T: 글쎄, "그가 전화를 할 거니까, 전화가 울리면 내가 받을게"에서와 같이 미래의 어떤 때를 의미할 수도 있겠구나.
S: 또한 상황을 나타내요. 뭔가 어쩔 수 없이 질문을 하는 일이 생기는 그런 상황이요.
T: 그럼 그 단어가 때가 아니라 언제든지(whenever)라고 생각해보자. 그렇다면 어떤 의미일까?
S: 그렇다면 언제든지는 반복되는 시간을 의미해요. 즉, 일어나고 있는 일의 패턴이 있음을 의미하죠.
T: 이건 다른 종류의 상황이야. 어떤 사건이나 사건들 때문에 따라오는 것이지.
T: 하지만 때 대신에 누군가 "그 때"라고 했다고 생각해보면?

(계속)

S: 아, 그렇다면 좀 더 오래전으로 거슬러 올라가서 이야기를 하는 것을 의미할 수 있겠네요.

T: 그렇지, 지금까지 우리는 한 단어와 다른 다양한 의미들에 대해 자세히 들여다 보았어. 자, 그럼 때의 속성은 무엇일까?

S: 갑작스러운 일일 수 있어요. 아니면 갑작스럽지 않은… 아니면 예상하지 못한 (또는 예상한)… 아니면 다른 사람이 아닌 상대방만 알아차린 사건들 또는 다른 사람만 알아차린 사건들… 아니면 중요하지 않거나 매우 중요할 수도 있구요.

T: 우리는 때가 많은 속성을 가지고 있다고 할 수 있지. 속성은 끝이 없고, 그 중 일부만이 여러분의 연구와 자료에 관련될 수 있어. 그렇지만 내 질문이 여러분에게 속성과 차원을 어떻게 보게 하는지에 주목해야 해. 자, 이 문구를 생각해보자. '나는 진단을 들었습니다.' 여기에서 첫 단어인 나는 어떤 의미일까?

S: 진단을 들은 또는 진단을 받은 우리, 또는 그들, 부모일 수 있겠죠. 이것이 변화를 만들어 냈겠군요.

T: 어떤 상황에서 아이들, 부모, 환자에게 말을 할까? 그리고 이로 인해 어떤 다른 결과가 발생할까? 자, 그럼 동사인 '들었다'는 어때?

S: 아, 진단이 기록될 수도 있어요. 또는 엑스레이(환자가 결핵을 진단 받았거나 고관절이 골절되었을 경우)와 같이 환자에게 보여 줄 수도 있어요.

T: 아마도 각각의 경우에 일어날 수 있는 다른 조건들이 있을 것이고 그들의 경고도 다르겠지. TB는 재밌구나, 왜냐하면 진단은 종종 듣는 사람의 회의론적 인식이 동반되거든. 그래서 의사는 엑스레이를 보여주지. 물론 환자가 해석할 수 없기 때문에 그 진단을 받아들이거나 거부할 수 있어. 우리는 지금 진단의 정당성에 대해 이야기하고 있어. 진단의 정당성이라… 방법론적으로 진단의 다양한 속성에 대한 질문이 생기지. 뭐가 있을까?

S: 학생들이 이름 붙인 속성 목록의 일부를 보면 '만들기 어려운', '잘 알려지지 않은 또는 잘 알려진', '암과 같은 상징적인, 혹은 특별히 상징적이지 않은', '중요한(자신에게, 타인에게, 의사에게, 모두에게)', '예상한 또는 예상하지 못한', '안좋은 상황이 예상되거나 초초하게 기다린 날들이 지속될 때 걱정스러운 또는 안심이 되는', '쉽게 믿는' 등이 있어요.

T: 그러면, 진단을 알릴 때 흥미로운 이론적 질문과 그 질문에 대한 구조적 문제가 있을 건데, 누가(그리고 왜)? (잘 아는 가정 주치의, 낯선 전문가, 그 병원의 수련의, 또는 여러분이 만약 아이고 여러분의 어머니라면?) 어떻게(그리고 왜 이런 식으로)? 응급실에서 갑작스럽게 담당 수련의가 한 엄마에게 "당신의 아이가 사망했습니다." 라고 말하는 것과 문을 두드리고 들어온 검시관이 사망을 전하는 것과 다른 점을 생각해 보렴. 병원에서 누군가가 밤에 사망하면 간호사는 대개 전화로 알리지 않고, 상황이 안 좋아졌다고 암시를 주고, 배우자나 친척이 도착할 때까지 기다려서 의사가 사망선언을 할 수 있게 하지. 언제? 적절한 간격을 둔 후에, 곧바로, 또는 아이 아빠가 도착했을 때. 그래서 둘 다 그들의 아이 죽음에 대해 들을 수 있도록, 여기에 다른 친척에게 죽음을 알리는 부모나 배우자도 포함되어 있다면 나중에, 때로는 몇 시간 후에 그들이 어떻게 할지, 직접 얼굴을 보고 말할 건지, 전화로 할 건지 등에 대한 질문을 해.

그런 종류의 질문은 인터뷰에서 묻는 질문도 만들어 낼 수 있을까? 그렇다. 확실히 기술적 질문을 만들어 낼 수 있다.

T: 자, 그 다음 문장에서 "모든 것이 잘 되고 있다."라는 말에 주목해 보자. 아마도 이 말은 실제 임산부들이 반복적으로 사용하는 개념, 구절일 수 있어. 그래서 임산부들에게 중요한 상황을 나타내고, 그래서 연구자인 우리에게도 중요하지. 우리는 분석과 관련될 수도 있으니 이런 점을 기록해야 해… 이 구절이 무슨 뜻일까?

S: 글쎄요, 일시적인 현상, 무언가의 과정을 보여주는 것 같아요… 그리고 과정이 예상되요. 정상 과정(과정에서 벗어나는 것도 포함해서)… 즉 그들이 그 의미가 맞는지 아닌지를 평가하는 거죠.

(계속)

T: 맞아, 그렇지만 기준(속성)이 있어야 한다는 의미지. 사실 그녀는 이 문장 뒤에 이름을 붙여. 그렇지만 이 과정에서 그녀 자신을 다차원적으로 생각하는 것도 그녀라는 것에 주목해야 해. 분석적으로, 우리는 왜 의사나 간호사가 아닌 그녀가(상식적 잣대를 사용하는) 명확하게 알아내려는지 질문할 수 있겠지. 여기서 우리는 알아내는 과정과 알아내는 행위자에 대해 이야기 할 거야. 여러분이 비교하면서 생각한다면, 다른 상황을 재빨리 볼 수 있어. 그런 여러 다른 이유 때문에 알아내는 행위자가 여럿 있을 거라는 뜻이지. 경제학자들이 경기침체를 겪고 있다고 말하는 것처럼, 당신은 아마도 당신이 그렇지 않다는 것을 결코 알지 못할 거야. 여기서 관련된 문구는 '임신 초기' 야. 이 부분을 제외하고 그녀는 분명 이것을 다른 것과 비교해. '초기'에 대해 생각해봐. 그녀는 어떻게 이것을 알았을까!

S: 모든 엄마들은 임신 기간이 9개월이라는 것을 알고 있어서 알았을 거예요. 이건 문화적이고 상식으로 알고 있는 지식이죠.

T: 다시 비교해보자. 극심하지만 분석적으로는 고무적인 비교여서 여러분들이 좀 놀랄 수도 있겠지만. 히틀러가 권력을 얻었을 때 독일에서 어떤 일이 일어났는지 생각해보자. 사람들은 이 사건을 매우 다른 방식으로 해석하지만, 우리는 뒤늦게 독일이 당시 나치주의에 깊이 빠져 있었다는 것을 알게 되었지. 알아낸 사람은 누구였을까? 그들은 독일이 그 과정에 있다는 것을 어떻게 알았을까? 그들은 다른 사람들을 위한 합법성을 어떻게 얻었을까? 이 진화적 과정을 정확하게 또는 틀리게 알아챈 사람(당신이 유대인이라고 말하는)은 결국 어떻게 되었을까? 이러한 비교 사례에 의해 제기된 질문(심지어 극단적인 연구도 초기에 유용하다)은 그녀의 임신에 대해 생각하고 반응하는 여성의 입장에서 볼 때 그녀의 임신 가능성에 대한 질문(나치즘에 대한 생각이 아닌)을 생각하게 하지. 또한 이러한 종류의 비교는 히틀러에 관한 것처럼 극단적이지는 않지만, 임신 자료에 대한 여러분의 가정과 해석에 대한 질문을 던지도록 할 수 있다는 것에 주목해야 해. 이러한 질문들은 분석을 하면서 생긴 여러분의 가정이 의미하는 바를 고려하게 하고, 임신 및 임신에 대한 흔한 생각들, 임신에 대한 여러분의 잣대에서 벗어나게 하거든.

S: 제가 보기엔 두 개의 시간적 과정이 교차하는 것 같네요. 하나는 산모가 임신과정이 성공적으로 끝나는 것이고요. 그리고 생물학적으로 엄마의 생리에 의존하고 있지만 다른 근심을 수반하는 아기의 과정이요(나머지 인용된 문단은 확실히 보여준다). 사회적으로 아기가 가정에 들어갈 수 있도록 준비하고, 아기를 보호하기 위해 임신 기간 동안에 올바르게 행동하는 것과 같은 다양한 행동을 포함하죠.

T: 여러분은 다른 현상을 보고 있고, 이 현상을 나타내는 두 개의 다른 개념을 '교차 결합'을 뜻하는 한 개념으로 결합할 수 있어. 축코딩이라고 부를 수 있지. 앞서 언급한 임시방편의 다른 측면인, 행동과 사건의 결과와 단계를 가리키고 있기도 하지. 또한 행동 단계를 통한 과정이나 움직임이 있어.

근거이론 분석의 논리

분석 이면의 논리를 아는 것은 매우 중요하다. 논리에 대한 지식은 연구자에게 절차를 조정하고, 자료를 더 반영할 수 있도록 연구설계를 새 방향으로 돌리며, 자료 수집 또는 분석 동안 발생하는 문제를 해결할 수 있는 힘을 준다. 분석의 목적은 자료를 나타내는 개념을 설명함으로써 자료의 양을 줄이는 것이다. 어느 누구도 연구자의 현장노트의 모든 것을 읽고 싶어 하지 않는다. 이어지는 장에서는 논의 절차와 과정 이면의 논리를 간략하게 설명한다. 여기서는 개념부터 시작한다.

- 개념은 이론의 구조를 형성한다.
- 개념은 추상화 수준에 따라 다르다.

개념은 이론의 구조를 형성한다

개념은 이론의 구조를 형성한다. Blumer (1969)는 다음과 같이 말하면서 연구할 개념의 중요성을 강조한다.

> *과학적 탐구를 통해 개념이 중심적인 역할을 한다. 개념은 학자가 경험적 세계에 대해 가지고 있는 이전 틀에서 중요한 요소이다. 개념은 문제에 내포된 용어일 가능성이 있다. 개념은 자료가 검색되고, 자료가 그룹화되는 범주이다. 개념은 대개 자료 간의 관계가 구축되기 위한 주요 수단이 된다. 개념은 결과의 해석에 있어서 중요한 요소이다(p.26).*

개념은 자료에서 파생된다. 개념은 참여자의 말이나 행동으로 표현되는 의미에 대한 연구자의 해석이다. 개념은 연구자가 연구하는 자료의 양을 줄이기 위해 자료를 그룹화하거나 정리하는 방법을 제공한다. 자료는 같은 개념적 방향 하에 그룹화 되므로 줄어들게 된다. 새, 비행기, 연을 생각해보고 이들의 공통점이 무엇인지 떠올려 보자. 답은 비행이다. 비행의 개념을 통해 연구자는 이러한 다양한 대상을 그룹화하고 비행의 측면에서 유사점뿐만 아니라 차이점을 자세히 설명하여 각 대상을 더 깊이 탐구할 수 있다. 예를 들어, 연구자는 이러한 질문을 할 수 있다. "각 대상은 어느 정도 날 수 있을까? 얼마나 멀리 얼마나 오래?" 이렇게 함으로써 연구자는 각 대상을 그룹화 하였을 때, 비행의 일반적 특성뿐만 아니라 비행의 특색에 대한 흥미로운 사실을 확인하게 된다.

개념은 추상화 수준에 따라 다르다

개념은 추상화 수준에 따라 달라진다. 기본적인 수준의 개념이 있다. 기본적인 수준의 개념은 연구자가 자료를 '있는 그대로' 나타내기 위한 개념적 이름이다. 범주라고 부르는 더 높은 수준의 개념들도 있다. 범주는 기본 수준 개념의 그룹이 가리키는 주요 주제를 나타내는 더 추상적인 용어이다. 예를 들어 비행은 새, 연 또는 비행기보다 더 높은 상위 수준의 개념이다. 비행은 얼마나 멀리, 얼마나 빨리, 그리고 어떻게 차이가 나는지에 상관없이 이 대상들의 공통점이 무엇인지를 설명해 준다. 만약 모든 차원과 변화 속에의 비행을 이해하고 싶다면, 우리는 날아다니는 모든 대상과의 유사점과 차이점을 비교하면서 조사하여 이로부터 이론을 구축한다.

기본적인 수준의 개념을 이론의 토대로 사용함으로써 자료와의 연계성을 유지하게 되고 이론을 구축하게 된다. 또한 기본적 수준의 개념은 이론의 연계성에 필요한 상세한 정보, 관심사 및 변화를 제공한다. 기본적인 수준의 개념이 기초를 제공하는 반면, 더 높은 수준의 추상적인 개념은 이론의 구조나 체계를 제공한다. 이러한 개념은 그 이론을 뒷받침하는 데 도움을 준다. 개념이 더 높은 수준의 추상적 개념이 되면 더 큰 설명력을 얻게 되는데, 이는 그 개념 하에 더 많은 세부사항을 내포할 수 있다는 것을 의미한다. 그러나 동시에 그 개념의 특별함을 잃게 된다. 결국, 잘 만들어진 이론은 상세함과 추상화의 조합이다.

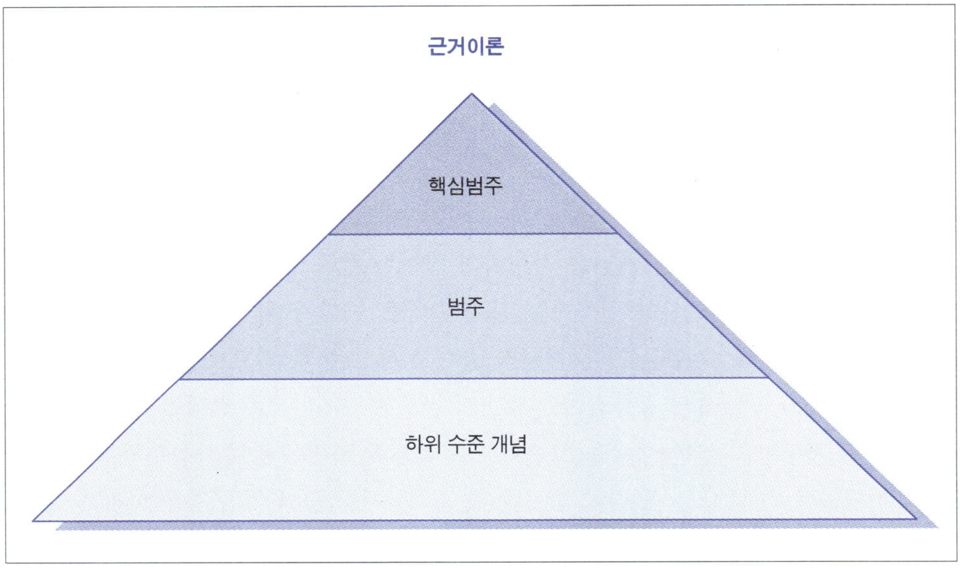

도표 4.1 근거이론을 구축하는 것은 각각의 수준이 다른 대표적 개념들을 층층이 쌓아 올린 피라미드를 만드는 것과 같다.

민감성

자료 수집과 분석은 전통적으로 객관성이 요구되어 왔다. 오늘날, 전통적으로 연구에서 정의되어 온 객관성은 질적인 연구에 적용될 수 없다고 알려졌다. 질적 연구자가 참여자와 그 자료를 연결하기 때문이다. 연구자들은 그들의 관점, 훈련, 지식, 가정, 편견을 가지고 있으며, 이는 참여자들과 소통하고 자료를 해석하는 방법에 영향을 미친다. 객관성 대신에, 질적 연구자들은 참여자와 그들이 제공하는 자료를 주의 깊게 듣고 존중하는 능력인 민감성을 목표로 한다. 문제는 "우리의 민감성을 높이기 위해서 조사자인 우리가 연구과정에서 가져온 것을 어떻게 사용할 수 있을 것인가?"이다(Glaser, 1978; Glaser & Strauss, 1967; Strauss, 1987).

이 장에서는 아래와 같은 내용을 살펴볼 것이다.

- 민감성의 본질
- 전문적 지식과 경험의 영향
- 전문적 지식과 경험은 민감성을 높일 수 있다.
- 민감성은 연구를 통해 높아진다.
- 민감성은 비교문화연구에서 중요하다.

민감성의 본질

객관성과 대비되는 것이 민감성이다. 민감성은 자료를 수집하고 분석하는 동안 관련된 문제, 사건 및 상황에 대한 정보를 제공하고 이를 파악할 수 있어야 함을 의미한다. 민감성은 참여자의 말과 행동의 의미를 분별하도록 연구자가 다른 사람의 입장에서 생각하고 말하는 역할을 맡도록 요구한다. 물론, 참여자에게 더 자세한 설명과 연구자의 해석이 타당한지 확인을 요청할 수 있다.

민감성은 자료에 의미를 억지로 부여하는 것이 아니다. 항상 연구자는 연구가 자료와 연구자의 분석 간 상호작용 결과라는 점을 염두에 두어야 하며, 추가 자료를 수집하거나, 참여자들이 확인할 때까지 모든 해석을 잠정적으로 고려해야 한다.

연구자가 해석과정에서 자신의 개입을 무시하고, '자료가 나타내는 것은 연구자의 관점을 통한 것임'을 고려하지 않고 그것이 자료가 말하는 것이라고 생각할 때, 연구자는 자신의 생각을 억지로(Glaser, 1992) 자료에 반영하기 쉽다. 연구자가 자료 분석에 관련된 주관성을 더 많이 알면 알수록, 연구자는 해석의 잠정적 본질과 자료와 맞지 않는 해석을 참여자에게 검증할 필요성을 더 많이 자각하게 된다.

전문적 지식과 경험의 영향

자료에 대한 통찰력은 우연하게 생기는 것이 아니다. 이론, 전문적 지식 및 경험은 무의식적일지라도 해석에 영향을 미치고, 다양한 방법으로 연구에 대한 정보를 제공한다. Dey (1993)의 말을 인용하면, "요컨대, 열린 마음과 텅 빈 머리 간에는 차이점이 있다. 자료를 분석하기 위해서 연구자는 축적된 지식을 사용하며, 축적된 지식을 버리지 않는다. 기존의 지식을 사용할 것인가가 아니라 어떻게 사용할 것인가가 중요하다(p.63)".

전문적 지식과 경험은 민감성을 높일 수 있다

연구자의 지식과 경험(전문적, 젠더, 문화적 등)은 연구자가 분석을 진행하면서 깊이 파고들고 자료와 상호작용할 수 있게 한다. 경험이 연구자의 이해를 방해할 수도 있지만 어떤 중요한 의미를 더 빨리 이해하게 해주기도 한다. 그 이유는 연구자가 주변 환경이나 상황에 익숙해질 때까지 시간을 소요하지 않아도 되기 때문이다. 새로운 관점이 중요하긴 하지만, 초보 연구자는 그 상황이 익숙해지기까지 2~3주가 걸리고, 그 기간 동안 많은 시간과 자료가 소실될 수 있다. 다음의 네 가지 중요한 사항을 기억해야 한다.

1. 지식과 경험을 자료와 항상 비교한다. 절대 자료를 놓아서는 안 된다.
2. 개념을 속성과 차원 측면에서 바라본다. 왜냐하면 개념은 연구자가 세부적인 사항에 압도되지 않고 사건의 유사점과 차이점에 초점을 맞추도록 돕기 때문이다.
3. 민감성은 중요한 사건에 대한 연구자의 인식이 아니다. 오히려, 참여자가 중요하게 말하고 행동한 것이다. 예를 들면 병원 장비에 대한 입원환자의 반응이나 경험에 대한 연구에서 나는 병원의 특정 장비가 X-ray 촬영에 사용된다는 것을 알 수 있다. 그러나 그것은 내 관련 지식이 아니라, 참여자들로부터 얻은 X-ray의 의미이고, 그 의미들이 참여자의 입원을 통해 어떻게 형성되고 변형되는지에 관한 것이다. 참여자는 그 장비가 구식 기계, 물리적 위협, 유익하거나 생명을 구하는 것이기 때문에 견뎌내야 한다고 묘사하는가? 그 경험이 고통스럽거나 무섭거나 불편한가? 절차는 어떻게 설명되었으며 그 과정에서 상호작용의 본질은 무엇인가?
4. 비교분석은 연구자가 자료에 집중할 수 있게 도움을 준다. 연구자는 자신에게 이렇게 물어볼 수 있다. "나에게 이것은 진단장비, 무생물, 유용한 의료 도구의 일부이고 이것이 그 장비의 속성이다. 그러나 나는 이 장비를 간호사의 관점에서 보고 있다. 환자는 그들의 경험을 같은 방식으로 말하는가 아니면 다르게 보는가? 환자가 말하는 장비의 의미는 무엇인가? 그 장비의 일부와 접촉함으로써 어떤 감정적 반응을 보이는가?" 한 참여자가 제시한 기술은 다른 참여자나 연구자가 제시한 기술과 비교될 때 눈에 띄는 경향이 있다.

민감성은 연구를 통해 높아진다

연구자가 자료를 다룰 때 민감성이 어떻게 형성되는지 놀라울 정도다. 때때로, 연구자가 자료의 한 부분에 사로잡혀 있어 그 의미를 확인하는 데 어려움이 있을 수 있다. 본 저자들이 발견한 사실은 연구자가 일상적인 활동을 할 때 분석과 관련된 문제를 항상 생각한다는 것이다. 그러면 뉴스를 읽거나 전화, 이메일을 통해 동료와 이야기하거나, 꿈에서 깨어날 때 통찰력이 생겨 자료를 이해할 수 있게 된다. 기술적으로 통찰력이 다른 경험에 의해 영향을 받았다 하더라도 이러한 통찰력은 자료와 관련되어 있다.

배경, 지식 및 경험을 통해 연구자는 자료의 개념에 대해 더 민감해질 뿐 아니라 개념 간의 연계성을 볼 수 있다. 유명한 생물학자 Selye (1956)는 "처음에는 무엇인가 보지 않고, 이전에 알려지지 않았지만 지금까지 알려지지 않은 것들 간의 확실한 연관성을 확립하여 특정한 발견의 본질을 구성한다(p.6)."라고 했다. 다시 말해, 연구하는 자료가 중요하다는 것을 알고, 개념 간의 연관성을 구별할 수 있도록 우리는 자료에 집중하든, 아니면 경험을 통해서든 배경지식을 가져야 한다.

민감성은 비교문화연구에서 중요하다

본 저자는 비교문화연구의 전문가는 아니지만, 다른 문화를 다룰 때는 민감성이 특히 중요하다는 것을 알고 있다. Eva Hoffman (1989)이 지은 ≪번역에서의 의미상실≫이라는 훌륭한 책이 있다. Hoffman은 폴란드에서 태어나 7세 때 캐나다로 이민을 갔다. 그녀가 캐나다에 도착했을 때 그녀는 부족한 영어실력으로 인해 새로운 나라에 대한 복잡한 생각과 반응을 표현하는 능력이 제한되었다.

특히 비교문화연구를 할 때 연구자는 그 메시지를 문화와 함께 전달해야 한다. 연구자 중 한 사람이 외국어나 문화에 능숙하지 않는 한 그 자료에 내재된 복잡성의 상당부분을 볼 수 없게 된다. 교수로 일했을 때 우리는 유학생들이 자국에서 연구를 하면서 영어와 상응하는 개념이 없을 때가 있다는 사실에 놀라워했다. 예를 들면 내 학생이었던 노리코 야마모토는 가족의 치매환자 분담간호에 대해 연구를 했고, 그 결과 영어로 번역할 수 없는 두 개의 일본어 개념을 확인하였다. 이 개념은 부모의 치매가 악화됨에 따라 상호작용의 질과 수준의 변화를 표현하려던 것이었다. 한 개념은 amaeru로 반응이 없는 환자로부터 너그러운 사랑을 원하는 젊은 보호자를 나타내기 위한 것이었고, 다른 한 개념은 amayaksu로 환자가 더 이상 사랑에 반응을 할 수 없을 때 보호자가 보여주는 너그러운 사랑을 나타내기 위한 것이었다(Yamamoto & Wallhagen, 1998).

연구자가 비교문화연구에서 민감성을 높이는 데 사용할 수 있는 기술이 있다. 예를 들어 Chesney (2001)는 파키스탄 고문의 도움을 받아 참여자들이 그녀에게 무엇을 말하고 있는지 이해하려고 했다. 그녀는 때때로 문화와 언어의 장벽을 극복하기 위해 자신이 파키스탄에 살았던 사람이었으면 좋겠다고 표현하였다. 연구에서 다양성을 다룬 좋은 토론 내용을 보려면 참고문헌 Green, Creswell, Shope과 Plano Clark (2007)를 참조한다.

윤리

윤리는 자료수집과 관련하여 일반적이지만, 연구자는 분석을 수행할 때도 윤리적 기준을 적용해야 한다는 것을 잊고 있다.

첫째, 자료와 '특정 유형의 자료'로 무엇을 할지 다루는 것이다. 사람들은 인터뷰 중에 마음을 보여주고, 때로는 이상하거나 허위로 보이는 정보를 신뢰함으로써 분석하는 동안 연구자로 하여금 자료를 어떻게 해야 할지 의문이 들게 한다. 그런 자료는 간과되거나 무시당하기 쉽다. 그 사건이 무엇이든 간에 참여자가 언급한 것은 의미 있는 일이므로, 참여자가 전달하고자 하는 의미를 확인하는 것이 더욱 중요하다. 연구자가 특정 자료가 '사실이 아니'라고 확신하는 경우, 연구자는 그 자료를 제쳐두고 이런 질문을 한다. 왜 사실이 아닌가?

둘째, 자료는 매우 중요하다. 사람들은 연구자가 자료를 잘 활용할 것이라는 가정을 하고 인터뷰를 한다. 즉 연구자가 분석을 할 때, 빠르고 쉬운 방법을 택하기보다는 질적으로 완성도 있는 이론을 산출하기 위해 필요한 만큼 많은 시간과 에너지를 쏟아부어야 함을 의미한다. 인터뷰 내용을 기술하고, 자료에 대해 생각하고, 메모를 하고, 자료에 대해 더 많이 생각하는 것이 쉬운 일은 아니지만, 자료와 자료를 제공하는 사람들을 제대로 다루려면 연구자에게 이 과정이 필요하다.

셋째, 비교문화연구는 연구자에게 훨씬 더 큰 부담을 안겨준다. 자료를 정확하게 제시하기 위해 연구자 자신의 기준이나 문화를 벗어나는 것은 쉽지 않다. 우리가 이해하고 있다고 생각하는 만큼 우리는 이해하지 못할 수도 있다. 그러므로 분석 시 문화를 잘 아는 사람들의 도움을 받고 타당성을 위해 참여자들에게 결과를 보여주고 확인하는 것은 매우 중요하다.

핵심 요약

분석은 의미를 찾기 위해 자료를 해석하는 행위이다. 우리가 제시하는 분석은 자료를 분리하고, 개념화하고, 속성 및 차원 측면에서 개념을 개발한 다음, 핵심범주를 중심으로 개념을 통합하는 것을 말한다. 연구 초기에는 하나의 해석에 집중하기 전에 모든 가능성을 탐색하게 되므로 상세하고 '현미경적인' 분석이 이루어진다. 연구 후반에는 개념을 충분히 개발하고, 그 개념들 간의 관계를 밝히기 위해 보다 일반적인 분석을 하는 경향이 있다. 우리가 제시하는 질적 분석 방법에서 개념은 분석의 토대를 형성한다. 연구의 목적이 이론 구축이든, 개념적 순서 또는 기술이든 간에 개념은 연구의 기초이다.

간단히 설명하면, 기술은 묘사하고 이야기를 하는 것인데 때때로 매우 상세하고 자세한 이야기이기도 하고, 특정 사건이 왜 발생하고 다른 사람에게는 발생하지 않는지 이유를 설명하려는 시도 없이 또는 해석 없이 말하는 것이다. 개념적 순서는 다양하게 언급된 차원에 따른 사건과 사물을 분류하고, 종종 중요성에 따라 순서를 매기는 것이다. 이론화는 핵심 개념을 중심으로 개념들을 조직적으로 연관시키는 설명적 체계를 만드는 행위이다. 비록 이론은 연구자의 시각을 통해 분석한 자료에서 도출된 구조이지만, 질적 연구를 하는 것은 가치 있는 노력이다. 연구자가 최선을 다한다는 것은 가능한 정확하게 참여자의 의도를 표현하고, 자료의 통합성을 유지하는 것이다.

내부자 통찰력 근거이론 연구

다음은 근거이론 연구를 수행한 한 동료의 경험이 기술되어 있는 논문의 일부이다. 그의 박사학위논문과 그 결과를 게재한 논문을 볼 수 있도록 링크되어 있다.

By Steven Busby, PhD, FNP−BC

Vanderbilt University
School of Nursing
615-875-5604
steven.busby@vanderbilt.edu

학위논문 링크

Tennessee Research and Creative Exchange (Trace)
http://trace.tennessee.edu/do/search/?q=author_lname%3A%22Busby%22%20AND%20author_fname%3A%22Steven%22&start=0&context=885231&sort=date_desc

학위논문을 바탕으로 게재한 논문

Busby S., & Witucki−Brown J. (2011). Theory development for situational awareness in multi−casualty incidents. Journal of Emergency Nursing, 37(5), 444 − 452.

나는 학생이나 다른 초보 근거이론가들에게 도움이 될 만한 의견을 달라는 요청을 받았을 때, 내가 근거이론을 개발하던 2년 동안 겪었던 어려움을 다른 사람들이 겪지 않도록 이 기회를 통해 나눌 수 있게 되어 기뻤다. 몇 가지 일화를 들어 보면 내 제안이 더 의미 있게 와 닿을 것이다. 박사학위논문을 작성하는 동안, 나는 현장에서의 응급의료 대응과 관련하여 상황인식을 더 잘 이해하고자 하였다. 나는 상황인식에 관한 개념적이고 이론적인 모든 연구가 항공학 관점에서 수행되었다는 것을 발견하기 위해 수천 년이 지난 문헌을 조사하였다. 나는 이론은 이론이라고 생각했다. 그렇지 않는가? 나의 전반적으로 미성숙한 연구관점으로 인해, 나는 밀어붙여서 요인분석을 활용한 양적 연구를 계획하였고 상황인식에 관해 제시된 이론으로부터 중요한 세 가지 요인이 전체적인 개념에 미치는 영향을 분석하였다. 즉, 나는 다중 사례에서 상황인식 개념이 잘 적용될 것이라고 생각했다.

내가 참고한 항공이론을 보면, 예를 들어, 제트 전투기의 조종사 좌석에 앉을 때와 같이 상황인식에서 발생하는 작은 미묘한 변화가 크고 혼란스러운 응급의료사건을 관리하는 사람의 전반적인 상황인식 요구로 잘 변환되지 않을 수 있다는 것이 분명해졌다. 무엇을 해야 할까? 구체적으로 현장에서 발생하는 응급 대응에 관한 상황인식에 대해 확립된 이론은 없다. 그렇다면 실제로 내가 이론 개발을 고려해야만 하는가? 이런 질문을 제기해야 했다. 이마에 구슬 같은 땀을 닦으면서 과거 연구했던 근거이론이 내 머릿속을 희미하게 스쳐지나갈 때, 나는 근거이론이 간호가 전문직으로서 성장하도록 하는 데 도움이 되었고 절대적으로 필요함을 알게 되었다. 그러나 간호는 명백하게 전문직이므로, 우리는 실무를 위한 중범위적이고 실체(상황 특수한)적인 이론이 필요하며, 실무는 순환 방식으로 후속 연구를 이끌게 된다.

박사과정에 있을 때, 나는 연구질문이 궁극적으로 연구방법을 이끌어 낸다는 말을 많이 들었다. 상황에 따른 이론이 없을 때는 어떻게 이론을 검증할 수 있을까? 이것이 내가 난관에 봉착한 지점이다. 놀랍지 않은가? 이는 양적 연구의 '자연과학' 접근법으로는 내 연구질문에 답을 할 수 없다는 의미다. 충격이 가신 후에 상황인식은 과정(과정을 통해 개발되는)과 결과(알려진 것과 시점) 모두에 의해 개발되어야 얻어진다는 것을 이해하였다. 개발하는 방법은 무엇일까? '결과'가 어떻게 파생되는지 보여주기 위해, '과정'을 탐색하는 이론을 개발해야 한다. 이것은 앞으로 내가 추구해야 하는 일이라는 사실을 수용하는 것이야말로 내 인생에서 가장 위대한 학습과 성장여정 중의 하나였다. 실제적으로 근거이론을 개발하는 엄격한 과정을 수행하면서(박사과정에서 그런 목표를 세우지 말라고 권유받은 사람들도 있었다), 지금까지 요인분석에서 숫자를 계산하는 것보다 전반적인 연구에 대해 더 많이 알 수 있었다.

따라서, 이 일화를 말하면서 나는 제안점을 목록화하여 보여주고 싶다. 나는 이 조언들이 연구의 성공에 궁극적이고 절대적으로 중요하기 때문에 공유하는 것이다. 각 항목별로 제안점을 간단히 설명하였다. 당신이 이론개발 여정을 시작하는 데 나의 제안점이 도움이 되길 바란다.

제안점

1. 일단 결정되면, 근거이론이 진술된 질문에 딱 적합한 연구방법이라는 것을 확신한다. 그리고 이론 개발은 복잡하고 시간이 걸리는 일이다. 장기적으로 보면 그렇다.

누군가가 내 연구를 인정하는지 여부와 상관없이 올바른 방식으로 연구를 했다는 것을 아는 것보다 더 큰 만족은 없다. 마치 내가 이 연구를 한 것 같은 기분은 내 삶의 결정적인 사건들 중의 하나였다. 빠르고 쉽게 하려고 하지 말자. 당신이 연구를 방어하거나 발표할 때 결실을 맺을 것이고, 연구결과를 더욱 더 영향력있게 할 것이다. 가벼운 개념적 또는 이론 개발은 질문을 던진 한 청중에게 설명하고자 할 때 명백해진다. 즉, '끝내기' 위해 서두르지 말라고, 나는 이렇게 말하고 싶다. 서둘러서 연구를 '마치려는' 연구자는 이미 끝났다. 이론 개발은 시간이 걸리는 일이며, 만약 당신이 여기에 오랫동안 시간을 쏟지 않으려면 시작하지 말아야 한다.

분석하는 동안 줄 단위 코딩을 하고 가능한 자료에서 많은 의미를 추출하기 위해 사건별 비교를 한다. 이는 개별코딩만이 제공할 수 있는 의미보다 더 큰 의미를 추출할 수 있게 하며 더 광범위하고 더 추상적인 포괄개념을 명명하는 데 매우 중요하다. 또한 축코딩 또는 이론에서 보여지는 것처럼 개념들을 연관시킬 수 있게 한다.

2. 연구 중인 분야의 전문가로서, 무엇이 나타나는지에 초점을 두지 말고, 하나의 도구가 되어야 한다.

당연히 당신은 전문지식과 흥미가 있는 분야에 끌리게 될 것이다. 당신의 지식은 적절히 사용하면 도움이 될 것이다. 그러나 이미 코딩한 전사자료(당신 자신의 코드에 가려진 것)와 코딩하지 않은 전사자료 모두 코딩을 하는 데 도움이 될 것이다. 전사자료에 대한 다른 사람의 견해와 당신이 그 자료를 어떻게 보고 있는지에 대한 견해를 통해 당신이 자신의 관점에서 중요하다고 생각하는 통찰력이나 편견을 드러낼지도 모른다.

질적 연구는 변수를 통제하기보다는 광범위한 가변성을 확인하기 위한 것이다. 비판받는 것을 허용해야 한다. 실제로도 그럴 수 있지만, 스스로 틀렸다고 말해야 한다. 당신이 잘못된 생각을 가지고 있었으면서도 그것을 알게 된 과정을 충분히 받아들였다는 것을 알게 되면 자유롭다. 이런 과정은 당신이 개인적으로 어떤 것에 대한 자신의 생각에 대해 질문할 만큼 충분히 성장했고, 세상이 자신의 관점보다 더 크다는 것을 알만큼 전문적이라는 것을 의미한다. 그러므로 편리하다는 이유만으로 성급하게 결론을 내리지 말아야 한다. 의미가 드러나게 하여야 한다.

어디서부터 시작할지에 대해 결정을 해야 한다. 당신이 관심분야를 선택할 때, '촘촘함(thickness)'을 보여줄 만큼 광범위해야 하지만, 감당하지 못할 만큼 광범위해서는 안된다. 이론은 부풀려지는 경향이 있다. 그러니 너무 많은 것을 시도하지 않고도 의미 있는 '과정'을 충분히 거쳐야 한다.

3. 엉성하지 않고 엄격하게 해야 한다.

많은 다른 방법들이 강조되고 있지만, 특히 강조해야 하는 것은 범주(개념)개발을 위한 정확한 감사 추적(audit trail)과 개념 간에 존재하는 관계를 어떻게 결정했는지에 대한 메모이다. 자료 축약의 가장 중요한 한계점은 근거이론개발을 위한 기존의 기본적인 접근법 준수가 결여되어 있다는 것이며, 특히 당신이 질적 연구를 처음 수행한 경우에는 더욱 그렇다. 어떤 연구도 완벽하지는 않다. 그것을 받아들여야 한다. 그래서 우리가 '증거(proof)'라는 단어를 사용하지 않는 것이다. 결과는 어떤 입장에 대한 뒷받침만 한다. 그러므로 질적 연구의 철학적 토대를 이해하고, 기본 사항을 결정하고, 철저히 준수해야 한다. 여러분이 전반적으로 '양적' 사고를 가지고 있다면 초기에 어떤 부분은 반직관적인 것처럼 보일 수 있다. 예를 들면, 근거이론에서의 분석은 계속 진행 중이고, 자료 수집이 끝나는 시점에서만 분석하지 않는다. 양적 연구에서는 그렇지 않다. 그러므로 과정을 신뢰해야 한다.

사고, 글쓰기, 그룹 토의를 위한 활동

1. 질적 분석방법과 양적 분석방법을 비교하고 대조해본다.
2. 당신은 연구자가 질적 분석으로 무엇을 분석하려고 하는지와 이런 점이 양적 분석의 목적과 어떻게 다른지 천천히 생각해보고 간략한 문장으로 써본다.
3. 우수한 연구 저널에서 기술, 개념적 순서, 이론개발을 한 논문 세 개를 선택한다. 저자가 그 논문을 어떻게 제시하는지에 절대 휩쓸리지 않도록 한다. 때때로 저자들은 사실이 아님에도 자신들의 연구결과를 이론이라고 한다. 논문 세 편을 수업시간에 가져와서 왜 그 논문이 기술, 범주화, 또는 이론개발의 예를 보여주는 논문이라고 생각했는지 설명해본다.

추천 자료

Kosny, A., MacEachen, E., Lifshen, M., & Smith, P. (2014). Another person in the room: Using interpreters during interview with immigrant workers. Qualitative Health Research, 24(6), 837 – 845.

Pandit, N. R. (1996). The creation of theory: A recent application of grounded theory method. The Qualitative Report, 2(4). Retrieved from http://www.nova.edu/ssss/QR/QR2–4/pandit.html

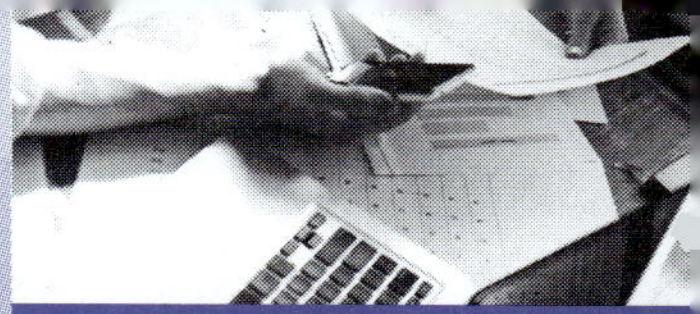

CHAPTER 5

질적 자료 분석 전략

Strategies for Qualitative Data Analysis

탐색적 연구의 목적은 사람들의 문제가 어떻게 제기되어야 하는지에 대한 명확한 이해를 도모하며, 적절한 자료가 무엇인지를 배우며, 중요한 관련성에 대한 아이디어를 개발하고, 삶의 영역에서 배운 것에 대한 개념적 도구를 발전시키는 것이다(Blumer, 1969, p.40).

표 5.1 핵심 용어

분석(Analysis): 자료를 수집하고, 이에 대해 생각하고, 참여자가 전하는 의미에 대한 연구자의 해석을 나타내는 개념을 기술하는 행위
분석 전략(Analytic strategies): 연구자의 해석을 도와 줄 분석에 사용될 사고 전략
질문하기(Asking of questions): 의문점을 통해 직접적인 이론적 표본추출을 할 수 있도록 연결해주는 분석 도구
코딩(Coding): 자료를 나타내기 위한 개념을 표시한 것
지속적인 비교(Constant comparisons): 유사점과 차이점에 대해 서로 다른 자료를 비교하는 분석과정
진술 그대로의 코드(In vivo code): 참여자가 실제로 언급한 단어를 사용한 개념
이론적 비교(Theoretical comparisons): 범주의 속성과 차원에 대한 생각을 원활하게 해주는 분석 도구
이론적 표집(Theoretical sampling): 개념의 속성과 차원을 기반으로 한 표집

이 장에서는 분석할 때 연구자에게 도움이 될 수 있는 분석 전략을 선택하는 방법에 대해 설명하고자 한다. 수년에 걸쳐, Strauss는 자신이 사용한 분석 전략을 목록화 하였다. 그러나 이런 일은 Strauss만 하는 것이 아니다. 우리 모두 다 주변에서 일어나는 일을 분석하기 위해 일상생활에서도 전략을 사용한다. 예를 들어, 한 여성이 원피스나 바지를 사러 가게에 가면, 그 여자는 보통 점원이 처음 보여준 원피스나 바지를 사지 않는다. 그녀는 몇 가지 옷을 입어보고, 가격이 적절한지 비교한다. 그녀는 옷이 잘 어울리는지 색감이나 스타일이 자신을 돋보이게 하는지 스스로에게 또는 동행한 사람에게 물어본다. 비록 그녀가 의식적으로 자신의 행동을 인식하고 있는지는 모르지만, 구매를 하고 있는 여성은 질문하고 비교를 하고 있음에 주목해 보자. 그것은 당연한 일이다. 질문을 하는 것은 사이즈, 스타일, 색, 그리고 어울림을 봐서 사람들이

이해하고 물건을 비교하는 것을 도와주며, 그 기준에 맞는 물건을 선택할 수 있도록 한다.

분석은 유사한 사고과정을 필요로 한다. 분석하는 동안, 연구자는 추상성과 구체성 간을 신속하게 이동한다. 연구자는 끊임없이 질문하고 비교한다. 자료의 세부정보를 관리하면서 동시에 관계를 찾고 패턴을 확인한다. 초보 연구자는 자료에 대해 그렇게까지 신중하게 생각하는 데 익숙하지 않다. Strauss는 수업은 방법론을 가르치는 것이 아니라, 학생들에게 논리적이고 체계적인 방법을 가르치는 것이라고 말했다. 바로 여기에서 분석 전략이 필요하다. 분석 전략은 심층적인 분석을 수행하는 데 필요한 신중한 사고를 할 수 있도록 도와주는 발견적 수단이다.

유의사항

본 장을 읽을 때 다음 사항에 유의해야 한다.

- 자료에 빠져들기
- 분석 전략 목적
- 분석 전략 유형

자료에 빠져들기

모든 연구자는 분석하는 자신만의 방법을 개발한다. 중요한 것은 자료, 연구목표 및 연구자가 분석에 쏟아야 하는 시간의 양에 유연하게 대처하는 것이다. 우리가 모든 연구자에게 맞추어 설명할 수는 없다. 우리가 할 수 있는 것은 우리가 어떻게 자료에 접근하고, 어떻게 읽는지 설명하는 것이다. 코딩을 시작하기 전에 분석하고자 하는 충동을 억누르면서, 인터뷰, 현장노트 또는 그 문서를 읽고 비디오를 본다. 첫 번째 읽기의 숨겨진 목적은 참여자의 삶에 간접적으로 들어가 그들이 경험하고 있는 것을 느끼고 그들의 말이나 행동을 통해 그들이 말하는 것을 듣는 것이다.

일단 우리가 문서 전체를 읽고 소화하면 초기 코딩을 시작한다(초기 코딩과 분석의 예는 11장과 12장 참조).

1. 우리는 글에서 부분 또는 단락과 같은 자연스러운 끊김을 찾아서 단절지점으로 사용한다. 대개 이런 단절은 주제의 변화를 의미하지만 항상 그렇지는 않다. 연구자들은 너무 많은 양의 자료를 다루고 싶어 하지 않는다. 그렇지 않으면 복잡하고 감당하기 힘들 수도 있다.
2. 여기에서 우리는 진정한 귀납적 접근법을 사용하여 줄단위로 코딩을 시작할 수 있다.
3. 아니면 한 걸음 뒤로 물러나서 우리가 선택한 자료를 살펴보고, 그 부분에서 표현되고 있는 주요 아이디어가 무엇인지 분석하고 반영할 수 있다. 개방형 코딩과정은 탐색적으로 이루어지며 개념 확인으로 연결되기 때문에 자료에 관한 질문을 하고, 잠시 동안 자료에 대해 생각하고, 개념을 도출하기 전에 다음에 설명되는 전략을 많이 적용한다. 이 개념은 다른 자료들과 비교하고 후속 인터뷰를 통해 얻은 자료와 일치하는지를 확인하기 위한 잠정적인 개념이다. 그러나 적어도 우리는 분석의 방향과 분석에 투입할 수 있는 감을 얻었다.
4. 그리고 나서 우리는 초기 해석을 검증하기 위해 더 면밀한 분석을 수행하게 되고, 만약 만족하면, 참여자가 한 말과 행동이 무엇이고, 그 참여자가 가진 문제, 설명을 찾아가면서 첫 번째 개념 중심으로 코딩을 시작한다. 면밀한 분석을 돕기 위해 우리는 지속적인 비교를 하고 다음과 같은 질문을 한다. 무엇을 말하고 있거나 하고 있는가? 누가 하고 있는가? 이유는 무엇인가? 우리는 필요에 따라 다음 장에 나열된 분석전략을 활용한다. 질문에 대한 답과 비교의 결과는 독창적인 개념을 검증하고, 그 개념의 속성과 차원에서 개념 개발을 시작할 수 있게 한다.
5. 우리가 생각한 첫 번째 개념은 아마도 초기 개념의 하위 개념이나 속성과 차원일 것이다. 초기 개념이 항상 하위 수준의 개념은 아니다. 때로는 초기 개념이 범주로 밝혀지기도 한다. 그러나 연구자는 이 사실을 나중에야 알게 될 수도 있다.
6. 때때로 자료의 의미가 명확하지 않을 때도 있고, 개념적인 이름을 명명하는 것이 어려울 때도 있다. 그것은 괜찮다. 왜냐하면 모든 초기 분석에서 탐색적이고 개념적인 이름은 잠정적으로 붙인 것이기 때문이다. 개념은 분석과정 동안 이름을 지정하고 변경할 수 있으며 종종 연구과정이 진행됨에 따라 의미에 민감하게 반응하게 된다. 설계의 유연성과 변화를 만드는 능력은 근거이론방법의 장점 중 하나이다. 연구자는 개념(또는 양적연구에서 언급되는 변수)을 고수하지 않는다. 새로운 해석이 이루어짐에 따라, 개념 이름이 어떻게 고려되고, 서로서로 어떻게 관련이 되는가는 자료에 더 잘 부합하기 위해 변경될 수 있다. 즉 이 방법이 근거이론이라 불리는 것이다. 왜냐하면

연구자는 끊임없이 자료에 대한 해석을 평가하기 때문이다.

7. 후속 자료나 다음 인터뷰에서 주요 아이디어나 개념이 반복되는 경우, 초기 개념을 어느 정도 확신하게 된다. 더 많은 자료를 확보하게 됨에 따라 새로운 자료로부터 더 많은 속성과 차원을 추가하면서 개념을 계속 개발한다.
8. 분석하다가 막히면 다시 상황을 뒤집거나, 이론적 비교를 사용하거나, 뭔가를 묻거나, 단어의 다양한 의미를 살펴보는 등의 분석 전략을 이용하게 된다.
9. 우리는 항상 메모를 통해 분석을 기록한다.

분석 전략 목적

의미는 단어에 내재되어 있지 않다. 사용자(연구의 경우 참여자)와 독자가 그렇게 의미를 부여했을 때 단어가 의미를 가진다. 분석은 자료를 작업하는 것이다. 분석은 자료를 수집하고, 자료에 대해 생각하고, 참여자가 의도하는 의미에 대한 해석을 나타내는 개념을 기술하는 행위이다.

연구자는 자료를 '캐내는 것'을 분석이라고 생각할 수 있는데, 이는 내부에 존재하는 숨겨진 보물을 발견하기 위해 지하를 파헤치는 것이다. 다음은 Miles와 Huberman (1994)이 코딩을 언급하고 분석과의 관계를 언급한 내용이다. "현장노트를 검토하고, 부분 간의 관계를 온전하게 유지하면서 의미있게 구분하는 것이 바로 분석이다(p.59)."

연구자는 코딩할 때 분석 전략을 사용한다. 연구자는 그들 나름의 분석 전략 목록을 가지고 있다. Howard Becker (1998)는 자료를 분석할 때 사용한 전략을 '무역의 속임수'라고 했다. 상징적 상호작용주의에서 Blumer (1969)는 자연주의자인 Charles Darwin도 자료 분석을 위한 전략을 가지고 있다고 언급하였다.

세계에서 가장 위대한 자연주의 연구자 중의 한 명으로 인정받는 Darwin은 이미지에 의해 관찰이 한정된다는 용이성에 주목했다. 그는 이런 현상을 극복하는 데 도움이 되는 두 가지 방법을 추천했다. 그 중 하나는 우습게 보이는 질문일지라도, 그가 무엇을 공부하고 있는지에 대해 자신에게 온갖 종류의 질문을 하는 것이다. 그런 질문을 하는 것은 관찰자가 새롭고 다른 관점에 민감해지도록 돕는다. 또 다른 방법은 비록 관련성이 명확하지 않지만 자신이 개발하는 개념과 다른 이상하고 흥미로운 관찰내용을 기록하는 것이다(pp.41–42).

본 장에서는 다음의 내용을 살펴볼 것이다.

- 분석 전략의 목적
- 연구자는 자신만의 전략 목록을 개발해야 한다.
- 연구단계에 따라 전략 사용이 달라진다.

분석 전략의 목적

분석 전략은 연구자가 다음을 수행하는 데 도움이 된다.

- 기술적인 문헌과 개인적인 경험은 자료를 새롭게 해석하는 능력을 방해하므로 멀리 해야 한다.
- 현상에 대해 생각하는 고질적 방법을 지양한다.
- 귀납적 과정을 독려한다.
- 당연한 것으로 받아들이지 않는다.
- 연구자의 가정과 참여자의 가정에 대한 명확한 설명을 하도록 허용한다.
- 참여자가 말하는 것과 행동하는 것에 주의한다.
- 자료를 조사할 때 '흙 속의 진주'를 지나치지 않도록 주의한다.
- 보편적인 사고방식을 깰 수 있는 질문을 해야 한다.
- 개념을 생산적으로 명명하고 범주를 잠정적으로 확인한다.
- 범주의 속성과 차원을 확인한다.

연구자는 자신만의 전략 목록을 개발해야 한다

분석 전략은 마술 같은 것이 아니다. 분석 전략은 많은 사람들이 어떻게 생각하느냐를 반영하고 있다. 우리는 전략을 우리 방식과 목적을 위해 다른 조합으로 사용한다. 연구자는 자신만의 전략 목록을 개발해야 한다. 연구자가 사용할 전략의 수와 유형은 질적 연구의 유형에 따라 달라질 것이고 훈련, 경험, 학문에 따라 달라질 것이다. Miles와 Huberman (1994)은 문헌에서 파생된 코드(개념)목록으로 시작했고, 그 다음에 그 개념을 실제 자료와 비교하고, 수정하고 버리면서 개념을 수정해나갔다. Glaser (1978)는 이론적 민감성에서 18개의 코딩목록을 제공했으며, 이는 자료의 가능성에 대해 연구자를 민감하게 하고 이론적 수준까지 분석하기 위함이었다. Schatzman (1991)은 '차원 분석'이라는 분석과정을 개발했다. 그는 연구결과는 이야기를 하고 연구자는 그 이야기를 위해 자료로부터 항목을 선정하고, 관계를 형성하고, 차례로 나열하는 관점이 필요하다고 했다. Schatzman (1991)은 다음의 매트릭스[Strausss (1987)가 제시한 코딩과 유사한]를 설명적 논리에 따라 이야기의 뼈대를 만드는 수단으로 제시했다. 그 매트릭스는 다음과 같다.

설명적 패러다임을 위한 매트릭스

(~부터) 관점
(속성) 차원-속성
(내) 맥락 (하에) 조건
행동/과정 (함께) 결론

Schatzman은 Strauss와 긴밀하게 협력했으므로 그가 지적한 차원과 분석에서 차원의 중요성을 강조한 부분은 우리의 분석 접근법과 매우 잘 맞는다. 다른 연구자들은 자료를 체계화하거나 이해하기 위해 다양한 유형의 분석 전략을 사용한다. 예를 들어, Lofland, Snow, Anderson과 Lofland (2006)는 분석의 시작으로 집중하는 것을 제안했다. 집중하는 것의 목적은 연구자가 연구과정에 집중하도록 하는 것이다. 집중을 하는 전략에는 집중할 수 있는 주제에 대한 자료의 검토, 질문을 통해 이런 주제에 대한 이해에 도달하기, 관심을 불러일으킬 수 있는 방식으로 구성하기 등이 포함된다. 실제 분석할 때가 되면, Lofland 등(2006)은 사회 과학적 틀, 불안을 정상화하고 관리하기, 코딩, 메모, 도식, 유연하게 생각하기 등 상식적인 전략을 제시했다. 또 다른 질적연구자인 Dey (1993)는 자료의 본질을 파악하기 위해 '체크리스트 사용', '전위(만약 그렇다면 무엇을? 과 같은 질문)', '자유로운 관계 형성', '결과를 바꾸어 생각하기(pp.86-88)'와 같은 전략을 제안하였다.

Strauss가 사용한 많은 전략은 Wicker (1985)가 제안한 경험적 도구와 유사하다. Wicker가 제안한 경험적 도구 중에는 (a) 자료에 은유를 적용해보고, 극단적인 것을 상상해보며, 표를 만들고, 과정을 찾아보며, (b) 문제를 큰 영역 안에 놓고, 다른 영역에 있는 문제와 비교를 하고, (c) 가정을 조사하고 반대되는 가정을 해보며, (d) 핵심 개념을 면밀하게 조사하는 것이다.

연구단계에 따라 전략 사용이 달라진다

연구과정 전반에 걸쳐 사용되는 두 가지 기본 분석 전략이 있다. 바로 비교를 하고 질문을 하는 것이다. 어떤 사람은 비교를 하고 질문을 하는 것이 모든 연구의 기본적인 절차라고 말할 수 있지만, 특히 근거이론 연구에서 중요하다. 비교하고 질문하기는 종종 덜 사용되기도 하지만 연구단계와 문제 분석에 따라 더 직접적으로 표현되는 전략과 변화가 있다.

분석 전략 유형

Anselm Strauss는 분석을 일상생활에 적용한 사고 유형의 사람이었다. 여기에서는 우리가 자료를 분석할 때 유용하다고 생각했던 몇 가지 분석 전략을 공유하고자 한다. 바라건대, 독자들이 자신의 것으로 만들어서 의식적으로 그리고 현명하게 사용할 수 있기를 바라며, 이런 도구는 단지 선택적 수단으로서 분석을 돕기 위해 사용되어야 하며 강요되어서는 안된다. 전략은 다음과 같다.

- 질문하기
- 비교하기
- 한 단어의 다양한 의미에 대해 생각하기
- 플립–플롭 기법 활용하기
- 삶의 경험 활용하기
- 빨간 깃발 흔들기
- 언어를 들여다보기
- 표현되는 감정을 살펴보기
- 시간을 나타내는 단어들을 살펴보기
- 은유와 직유의 관점에서 생각하기
- 부정적 사례를 찾아보기
- 다른 분석 도구 활용하기

질문하기

첫 번째 분석 전략은 질문하는 것이다. Blumer (1969)가 강조했고, Darwin이 언급했듯이 질문하는 것은 분석의 기본이다. 모든 연구자는 새로운 지식의 발견을 향상시켜줄 좋은 질문을 하기 원한다.

연구자는 질문을 통해 다음과 같은 것을 할 수 있다.

- 탐색한다.
- 임시의 답을 생각한다.
- 틀 밖에서 생각한다.
- 자료와 친숙하게 된다.
- 모든 분석 단계에서 유용하다.

질문을 하는 것은 분석의 처음부터 끝까지 모든 단계에서 유용한 전략이다. 질문하는 것은 많은 장점이 있다. 그 중 하나는 연구자가 글을 쓰는 데 어려움을 극복하도록 돕는 것이다. Ann Lamott (1994)가 쓴 책인 새 한 마리씩(Bird by Bird)에서 작문 프로젝트를 시작하는 방법으로 질문을 사용했다. Lamott는 질문을 하는 것이 연구자가 어디서부터 시작할지 모르는 초기의 막막함을 해결할 수 있도록 도와준다고 생각했다. 비록 Lamott가 자료 분석이 아닌 글쓰기에 대해 말하고 있지만, 자료 분석과 글쓰기는 공통점이 많다. 자료 분석과 글쓰기 모두 막히게 되고, 처음 시작할 때 어려움을 겪는 상황이 온다는 점이다.

세상을 놀라게 할 필요 없는 질문의 유형

분석 초기에 자료에 대해 가지는 질문은 세상을 놀라게 할 만한 또는 현문이 아니어도 된다. 그 질문을 통해 연구자는 자료가 가지는 의미에 대해 의식적으로 생각할 수 있어야 한다. 배우자를 간병하는 사람을 연구하는 경우 첫 현장노트의 첫 단락에서는 다음과 같이 말할 수 있다.

> *남편을 양로원으로 데려오는 것은 매우 어려운 결정이었지만 더 이상 육체적으로나 감정적으로 그를 돌볼 수 없었어요. 나는 85살이었고, 나에겐 너무 벅찼지요. 그런데, 내가 그 사람을 양로원으로 데려온 지 6개월 만에 죽었어요. 이제는 내가 집에서 그를 더 간호했더라면 좋았을 것이라는 생각이 드네요.*

연구를 시작할 때 연구자는 자료를 분석할 방법이 필요하다. 이 방법 중의 하나는 탐색적인 질문을 하는 것이다. 연구자는 다음과 같은 브레인스토밍 유형의 질문을 할 수 있다. "너무 벅찼다"는 말은 무슨 의미일까? 이 여성이 자신, 남편, 배우자 간의 관계에 대해 우리에게 말하려는 바는 무엇이며, 양로원과 양로원으로 데려오는 것(위탁)은 관계와 관련하여 어떤 의미를 나타내는가? 그녀가 그를 집에서 간호했다면? 그렇다면 어땠을까? 결과가 달랐을까? 배우자 간병인의 나이가 남편을 양로원으로 데려오는 것에 영향을 미치는가? 아내가 더 젊었다면 계속 남편을 돌볼 수 있었을까? 아내는 남편을 얼마나 돌보았는가? 그녀는 도움을 받았는가? 이 모든 질문들은 연구자로 하여금 이 여성의 나이가 85세라는 것이 어떤 의미인지 그리고 오랜 기간 결혼생활을 해왔다. 남편을 양로원에 보내야 한다는 것이 어떤 의미인지에 대해 생각하게 한다.

질문을 하는 것은 연구자가 다른 사람을 이해하는 데 도움이 된다

질문을 하고 가능한 답에 대해 생각하는 것은 연구자가 참여자의 관점에서 문제를 더 잘 이해하기 위해 다른 사람의 입장이 되어 이해하게 하는 데 도움이 된다. 연구자가 고안해 낼 수도 있는 답이 그 결과들 중의 하나라고 생각하는 것은 아니다. 아니, 질문은 단지 연구자가 이 참여자들뿐만 아니라 미래의 참여자들도 무엇을 말해 줄지에 대해 생각하게 하는 것이다. 또 다른 예를 들자면, 십대들의 약물사용에 대해 젊은 여성과 인터뷰를 하면서, 참여자들은 "십대가 약물을 구하기 쉽다. 아주 쉬운 공급망이 있다."라고 말한다. 연구자가 선택하는 개념은 쉬운 공급망이다. 연구자가 이 주제에 대해 생각하게 하고, 참여자가 어떤 의미로 말할 것인지를 더 잘 이해하기 위해 연구자는 다음과 같은 질문을 할 수 있다. 누가 공급을 하고 있는가? 참여자와 공급자 간의 연락은 어떻게 이루어지고 있는가? '쉬운'이라는 말은 그 참여자에게 어떤 의미인가? 어디에서 이 쉬운 공급망을 접하게 된 것인가? 파티? 방학 동안? 점심을 먹기 위해 학교 밖에 나갔을 때? 아니면 방과 후 교내 주위에서? 아니면 다른 십대들과 어울리면서? 이런 질문은 연구자가 참여자의 세계로 들어가는 데 도움이 되고, 그 참여자를 비롯한 다른 십대들이 약물에 접근하는 것이 그렇게 쉬운 이유와 방법에 대해 생각하게 하는 데 도움이 된다.

연구자는 자신의 상식을 활용해야 한다

연구자가 글자 한 자 한 자에 대해 의구심을 가지라는 말이 아니다. 그렇게 상세하게 자료를 분석하는 것은 실용적이지 않다. 첫 번째 현장노트를 완전히 분석하는 데 많은 시간이 걸리기도 한다. 연구자가 된다는 것은 상식을 활용하고 어떤 정보를 질문할 것인지, 그리고 얼마나 오랫동안 그렇게 할 것인지에 대해 바른 선택을 해야 한다는 것을 의미한다. 어떤 분석이 옳고 틀리고 하지는 않는다. 또한 항상 준수해야 하는 규칙이나 절차도 없다. 분석은 직관적이며, 올바른 결정을 내리기 위해 자신을 믿어야 한다.

질문을 하면서 더 많은 질문을 하게 되고 답을 얻게 된다

자료에 대한 질문은 언제 어디서나 생길 수 있다. 연구자는 운전을 하거나 잠자리에 들 준비를 하면서 자료에 대해 생각할 수 있다. 질문의 가치는 일단 연구자가 자료에 대한 질문을 하기 시작하면 더 많은 질문이 떠오른다는 것이다. 질문을 하면서 분명해지는 것은 연구자가 주제에 대해 아는 것이 없으며, 심지어 이들이 잘 알고 있는 경우라도 완전한 개념을 개발하는 데 얼마나 많은 정보가 필요한가 하는 것이다. 질문은 연구자들이 자료를 더 깊이 탐색하고 더 관련된 자료를 수집할 수 있게 한다. 연구자가 조사를 진행할 때, 개념은 단순한 원 자료를 명명하는 것 이상이 된다. 즉 개념은 의미를 부여 받는 것이다.

질문의 유형

분석을 할 때 누가, 무엇을, 언제, 어떻게, 어떤 결과를 초래할 것인지에 대한 질문 외에도 유용한 다른 유형의 질문이 있다. 자료에 관한 몇 가지 유형의 질문을 다음과 같이 나열하였다.

1. **민감한 질문.** 민감한 질문은 연구자가 자료의 의미를 볼 수 있게 한다. 이런 유형의 질문은 다음과 같다. 무슨 일이 일어나고 있는가–즉, 쟁점, 문제, 근심하는 것이 무엇인가? 누가 관여되어 있는가? 그들이 말하는 것과 의미가 같은가 다른가? 언제, 어떻게, 그리고 어떤 결과를 초래하는가? 다양한 관계자와 서로 다른 상황에서 취한 행동이 같은가 다른가?
2. **이론적 질문.** 이런 질문은 연구자가 과정과 변화를 확인하고 개념을 연관 짓는 데 도움이 된다. 이론적 질문은 다음과 같다. 한 개념과 다른 개념의 관계는 무엇인가? 즉 속성과 차원에 따라 그 개념은 어떻게 비교가 되고 관련이 있는가(이론적 비교에 관한 설명은 다음 부분을 참조한다)? 만약 그렇다면 어떻게 될까? 사건과 행동은 시간이 지나면서 어떻게 변하는가? 여기서 더 큰 구조적 문제는 무엇이고, 이런 사건이 내가 보고 들은 것에 어떤 영향을 미치는가?
3. **실제적인 질문.** 이론적 표본추출을 위한 방향을 제공하고 이론의 구조 개발에 도움을 주는 질문이다(이론 개발이 연구 목표인 경우). 이러한 질문은 다음과 같다.
   어떤 개념이 잘 발달되어 있고, 어떤 개념이 그렇지 않은가? 발전하는 이론을 위한 자료를 수집하기 위해 다음 단계로 나아갈 수 있는 지점은 어디인가? 어떤 승인이 필요한가? 얼마나 걸릴 것인가? 내가 개발하는 이론은 논리적인가? 그렇지 않다면 어느 부분이 논리적이지 않은가? 포화상태에 도달했는가?
4. **안내해주는 질문.** 이런 유형의 질문은 인터뷰, 관찰, 자료를 추리고 분석하는 것을 가이드한다.

연구과정 동안 하게 되는 질문은 시간이 지나면서 변할 것이다. 질문은 더 좋아지는 분석을 근거로 하며, 특정한 연구에 구체적이다. 보통 연구를 시작할 때는 질문이 끝나고 연구가 진행되면서 점점 더 집중되고 정제되는 경향이 있다. 인터뷰 초기 질문은 다음과 같을 수 있다. 약물을 복용해 본 적 있나요? 그렇다면 그 경험은 어땠나요? 후속 인터뷰에서도 동일한 일반적 질문을 하는 것이 적절할 것이다. 그러나 연구자는 특정 개념, 속성 및 차원에 관한 추가 정보를 제공하는 질문을 하기를 원할 것이다.

비교하기

비교분석을 하는 것은 사회과학 연구의 주요 특징 중 하나이고, 연구자를 위한 것이기도 하다. 일반적으로 비교분석은 명시적이든 묵시적이든 관계없이 연구설계에 내재되어 있다. 예를 들면, 사회학자들이 성별에 따른 성행위를 비교할 때, 범죄학자들은 인종에 따른 또는 다른 문화적 행동에 따른 차이에 대해 논하고 비교한다. 이러한 비교연구는 매우 가치 있다. 본 저자들은 비교연구를 매우 중요하게 생각한다. 비교연구에는 두 가지 유형이 있다. 지속적인 비교와 이론적 비교이다. 지속적인 비교는 전형적이고 분석을 하는 동안 사용된다. 이론적 비교는 연구자가 세부적인 내용들이 버겁고 연구와 어느 정도 거리를 두고 살펴볼 필요가 있을 때 사용된다. 각각의 자세한 설명은 다음과 같다.

지속적인 비교

지속적인 비교란 두 자료가 개념적으로 같거나 다른지를 결정하기 위해 하나의 자료를 가지고 문서 내 다른 자료를 조사하는 행위(Glaser & Strauss, 1967)를 말한다. 개념적으로 유사한 자료는 하나의 개념적 라벨로 묶이게 된다. 이러한 비교유형은 비교를 통해 연구자가 자료를 개념으로 축소하고, 속성과 차원 측면에서 개념을 개발하고, 한 개념을 다른 개념과 구별할 수 있게 하기 때문에 모든 분석에 필수적이다. 배우자 보호자에 대한 연구로 돌아가 보자. 다음 단락에서 85세의 여성 보호자는 이와 같이 말한다.

> *남편의 죽음 이후로 내 삶은 텅 빈 것 같았어요. 우리가 65년 동안 결혼생활을 했거든요. 오랜 시간이죠. 그가 아프고 요양원에 있었지만 그래도 나는 거기 있을 줄 알았죠. 이제 나는 혼자예요. 그가 죽을 때가 됐다는 것을 알고는 있지만 내가 외로움을 극복할 수 있을지 모르겠어요.*

이 구절을 이전 구절과 비교할 때, 각각 다른 인터뷰 내용임을 볼 수 있다. 첫 번째 구절에서는 양로원에 맡겨둔 문제와 이에 대한 자신의 감정을 다루고 있었다. 두 번째 구절에서는 남편의 죽음을 애도할 뿐만 아니라 결혼 65년 후에 혼자 남겨짐에서 오는 배우자 상실감을 다루고 있다. 양로원에 맡겨둠과 상실은 서로 연관되어 있지만 연구자가 아직 보지 못한 현상, 더 큰 다른 측면이 있다. 이러한 개념 간의 관계의 본질은 추후 분석을 통해 더욱 명확해질 것이다. 후속 인터뷰에서 양로원에 맡겨둠으로 코딩된 사건은 이전 인터뷰에서 양로원에 맡겨둠으로 표시한 사건과 유사점 및 차이점을 비교하게 될 것이다. 코드 내 비교(within-code comparison)의 목적은 개념의 다양한 속성과 차원을 확인하는 것이다. 양로원에 맡겨둠으로 코딩된 각각의 사건은 동일한 현상의 다른 측면을 이끌어낼 가능성을 가지고 있다.

요약 진술

간단히 말해서 사람들은 매일 세상을 다시 발견하지 않는다. 오히려 모르는 것을 이해하려고 알고 있는 것을 이용한다. 이런 방식으로 사람들은 각 개체에 대해 유사점과 차이점을 발견하고 해당 개체를 정의한다. 침대와 소파를 예를 들어보자. 침대를 소파로 사용할 수도 있고 아닐 수도 있다는 것을 알고 있지만 침대와 소파는 각각을 독특하게 만드는 특징과 기능을 가지고 있다. 유사점과 차이점 또는 독특성은 이론을 확립하는 데 매우 중요한데 이는 연구자가 차이점을 통해 개념을 구분할 수 있게 해줄 뿐만 아니라 결국 공통적인 맥락을 통해 통합할 수 있기 때문이다.

이론적 비교: 생각을 촉진하는 도구

이론적 비교는 분석 도구로 개념의 속성과 차원에 대한 사고를 촉진하기 위함이다. 사람들은 개념의 속성과 차원을 통해 사물을 알게 된다. 오렌지는 오렌지인데, 그 이유는 오렌지의 모양과 맛이 레몬과는 다르기 때문이다. 비록 오렌지는 감귤류 과일로 분류되지만 말이다. 자료 내에서 개념의 특성이 명확하다면, 이론적 비교를 할 필요가 없다. 이론적 비교는 (a) 자료의 의미에 대해 혼동되거나 고착되는 경우, (b) 속성이나 차원을 모르는 경우, (c) 자료에 대해 다양한 방식으로 생각하는 경우에 유용하다. 이론적 비교의 결과는 자료에서 발견된 것과 다르다. 오히려, 이론적 비교의 목적은 자료에서 무엇을 보아야 할지에 대해 연구자가 민감해지도록 하고, 이론적 표본추출을 위한 아이디어를 제공하기 위함이다.

이론적 비교를 하는 방법

이론적 비교를 하는 방법은 꽤 간단하다. 연구자는 자료에서 파생된 개념을 찾는다. 동일한 개념은 생명이나 문학에서 실질적으로 다르지만 동일한 개념이 적용될 수 있는 상황을 조사하는 데 사용된다. 다시 말해서, 이론적 비교의 결과에서 얻은 것을 자료의 일부로 사용하지 않는다. 연구자는 자료에서 제시된 사례가 아닌 개념을 다루기 때문에 이런 유형의 비교를 할 수 있다. 예를 들어 한 간호사를 인터뷰한 연구자는 "밤에 혼자 일할 때는 숙련된 간호사와 일하는 것을 선호해요, 경험이 부족한 간호사와 일할 때는 내가 대부분의 업무를 처리하죠."와 같은 자료를 얻었다.

간호사가 언급한 '경험이 부족한'의 의미를 이해하기 위해서, 연구자는 차를 운전하거나 집을 보수하는 등과 같은 경험이 부족한 변화를 줄 수 있는 상황의 예를 활용하여 이론적 비교를 한다. 이론적 비교를 할 때, 연구자는 숙련된 간호사가 말하려고 한, 경험이 부족함을 강조하는 속성과 차원을 찾는다. 예를 들어, 미숙한 운전자나 건설업자는 지나치게 조심스럽고, 걱정이 많고, 항상 추구하는 방향이나 형태에서 벗어나는 것을 두려워하고, 오류를 범하기 쉽고, 자신감이 없어 하고, 위기 속에서 행동하는 것을 두려워하는 특징이 있다. 그렇다면, 경험이 부족하다는 것이 무엇을 의미하는지 생각하면서 연구자는 다시 자료로 돌아가서 이런 속성이 있는지를 확인한다. 그러나 처음에는 무엇을 찾아 확인해야 하는지 모르기 때문에 간과할 수도 있다.

또는 경험이 부족한 간호사로부터 자료(이론적 표본)를 수집하여, 인터뷰에서 동일하거나 추가적인 속성이 나타나는지 확인할 수 있다.

근접과 원격 비교

이론적 비교를 할 때, 근접비교나 유형상 비슷한 상황을 활용한다. 또는 표면적으로는 매우 다르지만 개념적 수준에서 검토할 때 처음에 봤던 것보다 공통점이 더 많이 나타나는 상황이나 원격비교라는 것을 사용한다. 원격비교를 할 때, 정신전문가와 매춘부 간의 원격비교를 하는 사회학자 Hughes의 상당히 충격적인 비교의 예를 추적해 봄으로써 고정관념을 탈피하려는 노력을 하고자 한다. 그는 "친밀감 문제로 고객에게 너무 개인적으로 연관되지 않도록 주의하세요(Hughes, 1971, p.316)."라고 언급하면서 정신전문가와 매춘부는 모두 직업이고, 고객을 확보하며, 업무에 대한 보수를 받는다고 말했다.

연구자가 추상적으로 생각할 수 있게 한다

이론적 비교를 통해 연구자는 사례의 특성을 설명하고 추상적으로 생각할 수 있다. 질적 연구자가 시작을 하는 것이 어렵다고 말하는 것은 각 사례의 세부적인 사항에 너무 집중하고 있으며 이론을 구성할 때 필요한 것, 즉 사례 간에 공통적인 것을 더 추상적으로 생각하지 못하고 있는 것이다. 예를 들어, 경주마를 사러 가는 사람에게 그 말이 잘 생겼는지의 여부는 중요한 것이 아니다.

중요한 것은 말의 특징, 달리는 속도, 나이, 건강상태, 동일한 조건의 말과 비교했을 때 어떤가 하는 것이다. 물론 경주마를 사기 전에 경주마에 관해 알아야 할 많은 사항들이 있지만 특수한 특징을 생각하고, 그 관점에서 말의 상태를 확인하면 좋은 선택을 할 수 있다.

비교하기 요약

비교를 통해 연구자는 다음의 사항을 할 수 있다.

- 명확하게 보이지 않는 것 같은 사건의 의미를 파악한다.
- 연구자의 민감성이 부족하여 명확하게 보이지 않았던 자료의 속성과 차원에 대해 연구자를 민감하게 한다.
- 진화하는 이론적 분석을 토대로 추가 인터뷰 질문이나 관찰을 제시한다.
- 분석결과를 보다 추상적인 수준으로 빠르게 끌어올림으로써 단일 사례에 초점을 맞추려는 경향을 제어한다.
- 참여자의 가정, 편견 및 관점을 조사한다.
- 결과를 재검토하고, 종종 초기 해석의 질이나 변경을 초래하는 재분석을 한다.
- 연구자가 변화는 물론 일반적인 형태를 발견할 가능성을 높인다.
- 자료 분석에 대해 보다 유동적이고 독창적인 입장을 확고히 한다.
- 범주를 연결하고 밀접하게 연결하는 것을 촉진한다.

한 단어의 다양한 의미에 대해 생각하기

인터뷰를 하는 동안 연구자는 참여자가 전하려는 의미가 무엇인지 알고 있다고 생각한다. 그러나 집에 와서 인터뷰를 자세히 살펴보면서, 참여자들이 무슨 말을 하고 있었는지 정말 이해하지 못했음을 알게 된다. 단어나 문장 속에 포함될 수 있는 다양한 의미 수준과 다양한 의미가 있는데, 특히 화자의 의미가 애매한 경우에는 더욱 그렇다. 연구자는 모든 가능성을 주의 깊게 탐색하지 않고 성급하게 어떤 의미를 부여하면 안된다.

단어나 구의 의미를 탐색할 때, 모든 분석가가 자료의 모든 단어에 이 전략을 사용해야 한다는 것은 아니다. 연구자는 어떤 단어를 선택할지 신중하게 선택하고, 불분명한 단어를 탐색하는 데 시간을 투자해야 한다. 때때로 의미가 맥락상으로는 명백할 때가 있고 아닐 수도 있다. 연구자는 그 해석이 유일한 의미가 아니며 거기에 더 깊은 의미가 있음을 의심할 수도 있다. 그렇다고 한다면, 생각해 봐야할 시기이다.

원래 단어, 구, 절을 분석한다는 것은 문서를 적어도 몇 장만이라도 훑어보고, 그 다음 다시 돌아가서 연구자가 의미가 있다고 생각되고 의미가 명확하지는 않지만 분석적으로 흥미 있는 한 단어나 구에 초점을 맞춘다. 그런 다음 연구자는 생각할 수 있는 모든 의미를 나열하기 시작한다. 그 나열한 목록을 가지고 연구자는 문서를 다시 보면서 의미를 나타내는 사건, 단어들을 찾는다. 예를 들어 십대들의 마약복용에 대해 이야기 할 때 십대가 언급한 문구를 보자. 즉 십대들은 약물을 '성인에 대한 도전'으로 사용한다. 도전이라는 단어는 여러 가지 의미를 가질 수 있다. 인터뷰 대상자가 의미하는 바를 구체적으로 밝히지 않았기 때문에 참여자가 의미하는 바를 파악하는 것이 연구자에게 어려운 과제가 되었다. 도전은 부모에게 통계나 다른 정보로 맞서는 것을 의미할 수도 있다. 또한 도전은 반란의 방법, 자기 자신이나 약물사용에 관해 무언가를 배우는 방법, 부모의 권위에서 탈출하는 방법, 그리고 누구인지 정의하는 방법을 가르칠 수 있다. 모두 다 가능한 해석이다. 나머지 인터뷰를 할 때 가장 가능성이 높은 의미를 나타내는 자료에서 단서를 찾는 것은 연구자의 몫이다. 연구자는 가능한 의미를 나열한 목록 중 어떤 것도 자료에 의해 뒷받침 되지 않음을 발견할지도 모른다. 그런 경우에, 연구자는 참여자에게 다시 물어볼 수도 있다.

플립-플롭 기법(Flip-Flop Technique) 활용하기

플립-플롭은 다른 관점을 얻기 위해 개념을 뒤집는 것이다. 청소년과 약물사용과 관련된 다른 개념을 사용하기 위해서는 참여자가 "쉬운"으로 묘사한 단어의 접근성을 검토해보자. 쉬운 접근이 무엇을 암시하는지 더 잘 이해하기 위해 반대질문을 할 수 있다. 접근이 어렵다면, 누군가가 약물을 얻기 위해 장거리를 이동해야만 한다면, 많은 것을 물어봐야 한다면, 또는 약물을 얻기 전에 어떤 특정 검사를 통과해야만 한다면? 사용하는 약물의 양이나 종류에 차이가 생길까? 이 예를 계속 생각하면서, 어려운 접근성에 대해 생각해보면, 약을 살 곳이 적고 십대 청소년들이 다니는 곳에서는 이용하기가 어려울 수 있으며 약이 더 비쌀 수도 있다고 결론을 내릴 수 있다. 쉬운 접근성의 개념으로 돌아가서 연구자는 다시 개념적으로 생각하면서 접근성의 정도, 비용의 양 및 구입할 수 있는 위치와 같은 속성을 찾아본다.

삶의 경험 활용하기

우리는 참여자와 공통된 문화를 공유하고, 비슷한 문화적 방식으로 사건을 경험한다. 참여자의 경험에 대한 통찰력을 얻기 위해 연구자는 때때로 비교 목적으로 참여자가 설명한 것과 비슷한 개인의 경험을 활용할 수 있다. 연구자의 경험이 참여자의 경험과 동일하더라도 특정 속성이 두 상황 모두에서 발견될 수 있는 것은 아니다. 예를 들어, 연구자가 노인을 연구하고 있고, 그들이 기능적 필요에 맞게 물리적 공간을 조정하는지 알고 싶어 한다면, 같은 문제를 겪었던 자신의 부모나 생각나는 이모에게 물어볼 수도 있다. 부모나 친척의 경험을 완전하게 차단하는 것은 불가능하므로, 그 지식을 활용하는 것은 어떨까? 모친이나 이모의 경험은 자료 자체가 아니라 공간 사용의 다양한 속성과 차원에 대한 생각을 촉진하기 위해 사용하는 것은 가능하다.

이 책의 저자로서, 개인적 자료를 사용함에 있어서 '편견'이 있다는 비판을 듣기도 한다. 그러나 본 저자는 개인의 경험을 자료에 강제적으로 반영하라는 것이 아니라 연구자가 일시적으로 연구 자료로부터 떨어져서 좀 더 개념적으로 생각하게 하고, 속성과 차원에서 생각하게 하는 상황에 초점을 두라고 제안하는 것이다. 경험은 연구자가 특정 자료에 대한 가정을 직면할 수 있게 하는 부정적인 사례 또는 생각할 새로운 무언가를 제시할 수 있다.

빨간 깃발 흔들기

연구자와 참여자는 자신의 편견, 신념, 가정을 조사한다. 연구자는 이런 일이 일어난다는 것을 인식하고, 편견, 가정 또는 신념이 분석에 영향을 미치는 경우를 찾아 주의를 기울이는 것이 중요하다. 의미는 당연시 여겨지기 때문에 분석에 영향을 미친다는 것을 인식하기가 어려울 때가 있다. 때때로 연구자는 자신의 연구에 너무 몰두해서 더 이상 자료에 대해 의문을 갖지 않고, 자신이나 참여자의 가정 또는 신념을 받아들이게 된다. 연구자는 반드시 참여자의 가슴과 마음을 여는 동시에 무엇을 말하고 있고, 무엇이 좋은 이유인지에 대해 명확하고 분석적으로 생각할 수 있는 충분한 거리를 두어야 한다.

연구자가 "항상 또는 결코~ 않다"는 말을 들을 때마다, 그리고 "그렇게 될 수 없다" 또는 "모든 사람이 이게 그 방법이라고 알고 있다"와 같은 문구를 들을 때마다, 마음속으로 빨간 깃발을 들어야 한다. 연구자인 우리는 차원적 범위에서 생각하고, 항상, 결코~않다, 모든 사람, 절대로 안된다는 말이 연속적으로 한 지점만을 나타냄을 기억해야 한다. 우리는 때때로를 알고 싶고, 때때로를 나타내는 상황과 항상 또는 결코~않다를 나타내는 상황을 알고 싶다. 예를 들면 세미나에 참가한 한 학생이 아시아 여성을 치료하는 클리닉에서 통역사의 활용에 대한 연구를 하고 있었다. 이 학생은 여성 환자를 위해서 여성 통역사가 통역을 할 수 없을 때, 때때로 남성 통역사를 부르는 경우가 있다고 설명했다. 여성 환자가 성적이나 산과적 문제와 같은 민감한 문제를 가지고 있을 때 남성 통역사를 활용하는 것은 문제가 된다.

분석적 관점에서 볼 때, 금기와 결코~않다의 개념이 보이면 즉시 마음속으로 빨간 깃발을 흔들어야 한다. 아시아 문화에 익숙한 사람에게는 이 입장을 받아들이고 이 문제에 대해서 더 이상의 의문을 제기하지 않을 수 있다. 그러나 금기라는 개념은 매우 흥미로운 몇 가지 질문을 야기한다. 여성의 생명을 위협하는 위급한 상황에서는 어떤 일이 발생하는가? 아무도 무슨 일이 일어나고 있는지 이야기 할 사람이 없기 때문에 그 여성이 스스로를 혹은 통역사가 그 여성을 죽도록 내버려 둘 것인가? 아니면 추론을 하거나, 미묘한 단서를 제공하거나, 비언어적인 의사소통을 함으로써 금기를 해결할 수 있는 다른 방법이 있는가? 이런 문화권 인구에 익숙한 민감한 의사는 그 여성이 말하지 않는 내용을 알고 치료할 수 있는가? 그 여성 환자는 변명을 하며 떠나고 다른 날에 다시 찾아올까? 우리가 듣고 질문을 하지 않았거나 문제를 탐구하지 않았던 것을 단순하게 받아들이기 위해서, 좀 더 포괄적이고 다양한 해석을 할 기회를 계속해서 찾아야 한다.

분석적 도덕

분석적 도덕은 상황이나 말을 당연하게 받아들이는 것이 아니다. 모든 것에 질문하는 것이 중요하다. 특히 연구자 자신이나 참여자가 '토착적'이 되거나 일반적인 관점을 받아들이는 상황일 때 그렇다. 또한 때때로와 같은 용어를 들을 때, 때때로를 초래하는 상황을 탐구하려고 하고 결코~않은 또는 항상을 초래하는 다른 상황이 있는지를 결정하려고 한다. 상황이 바뀔 때 개념이 어떻게 변하는지에 대한 예를 찾을 수 있는 모순되는 경우를 찾는다. 그리고, 만약 결코~않는다고 하더라도, 우리는 이런 상황을 만드는 조건이 무엇인지 알고 싶어 한다. 우리는 사람들이 매우 지략이 있음을 기억해야 한다. 수년에 걸쳐 사람들은 다른 많은 유형의 상황을 관리하거나 다룰 전략을 찾은 것 같다. 이러한 차이를 발견하면 깊이가 있어지고 개념에 더 큰 설명력을 가지게 한다.

언어를 들여다보기

사람들은 종종 재미있는 방식으로 언어를 사용한다. 참여자가 언어를 어떻게 사용하는지 알면 상황에 대해 더 많이 알 수 있다. 남편을 양로원에 데려간 노인 여성에 대해 이전에 인용한 구절을 읽어보자. 그 여성이 말하기를 "남편을 양로원에 데려 오는 것은 매우 어려운 결정이었지만, 나는 육체적으로나 정서적으로 그를 돌보지 못했어요." 여기에서 그녀가 '우리'가 아닌 '나'라는 일인칭 언어를 사용하고 있음을 주목해야 한다. 즉 그녀가 남편을 양로원으로 데려가려는 결정을 했음을 말해준다. 남편은 이 결정에 참여했는가? 그녀는 자녀가 있는가, 그들은 결정에 참여했는가? 그렇지 않다면 이유는 무엇인가? 혼자서 결정했다는 사실은 남편을 양로원에 둔 그녀가 어떤 기분일지를 설명하는가?

언어는 사람들이 연구자를 위해 사건을 개념화한다는 의미에서 흥미롭다. 종종 참여자가 무언가를 표현하고자 하는 용어는 개념적으로 표현되므로 연구자는 그것을 코드로 사용할 수 있다. 누군가 "제 장애를 그냥 받아들여야 할 것 같아요."라고 말하면, 그들은 연구자에게 '받아들여야 할'이라는 개념을 제공하는 것이다. 생각해보면, 이 개념은 어떤 일이 일어나는지에 대해 매우 잘 설명하고 있고, 연구자가 더 나은 용어를 찾기는 힘들 것이다. 참여자가 사용한 단어를 코드화할 때, 연구자는 이를 진술 그대로의 코드(in vivo code)라고 부르며, 개념이 참여자에 의해 사용된 용어임을 나타낸다. 언어는 풍부하고 매우 기술적이며 주의를 기울일만한 가치가 있다.

표현되는 감정을 살펴보기

인터뷰에서 언급할 만큼 충분히 중요한 상황이나 사건은 참여자와 연구자에게 다양한 감정을 유발할 수 있다. 분석을 하면서 감정과 기분을 분석하는 것은 중요하다. 감정과 기분은 그 사람에게 사건의 의미에 대한 단서를 제공한다. 아내가 유방암을 앓고 있는 남성을 인터뷰한 본 저자의 자료를 살펴보자.

> *우리가 처음 유방에서 결절을 발견했을 때 대부분의 사람들처럼 반응했을 겁니다. 처음에 우리는 아무것도 아니라고 생각했지만 확인해봐야 했죠. 제가 조심스럽게 생각하건대 저희 둘 다 흥분했고 무서웠던 것 같아요. 아내는 검사를 받았고, 그 결과 종양이 의심스러웠고 수술을 받아야 한다는 것을 확인했어요. 그런 다음 우린 매우 걱정을 했죠. 왜냐하면 우린 둘 다 암이 생명을 위협하는 거라고 교육을 받은 적이 있거든요. 그리고 당신이 암에 대해 뭔가 조치를 취하기 위해 신속하게 행동해야만 하듯이, 우리도 그렇게 했어요(현장노트에서 발췌).*

이 부부를 살펴보면, 연구자는 암일 수도 있다는 진단을 받고 생긴 두려움을 파악한다. 이 부부에게 암의 의미는 “생명을 위협하는” 사건이었고, 너무 두려워서 무언가를 빨리 행동하게 했다.

시간을 나타내는 단어들을 살펴보기

시간과 관련한 단어를 사용하는 것은 인식, 생각, 사건, 사건에 대한 해석의 변화를 나타낸다. 시간 단어는 때, 후에, 이후로, 전에, 즈음하여, -그렇다면-이다. 시간 단어는 연구자가 사건을 구성하고 상황을 표시하는 데 도움이 되고, 상황과 과정을 확인할 때 중요하다. 남편이 아내의 유방암 수술을 둘러싼 상황을 묘사하고 있는 현장노트에서 인용문을 다시 검토해보자. 때라는 단어에 주의를 기울여보자. 그 단어는 뒤따르는 사건의 틀을 만들며 암에 대한 경험으로 들어감을 나타낸다. 몇 줄 뒤에 나오는 다음이라는 단어는 “암일 수 있다”고 우리가 두려워하는 경험에서, 암일 수 있고 수술이 필요하며 암이 생명을 위협하므로 우린 “매우 무서웠다”는 경험의 변화를 나타낸다.

은유와 직유의 관점에서 생각하기

우리는 종종 일상생활에서 다른 사람이나 자신에게 무언가를 설명할 때 은유를 사용한다. 누군가를 “여우”라고 말하면, 그 사람은 교활하고 간사하고 아마도 지능적이고 목적지향적인 사람임을 암시한다. 우리가 누군가를 “거북이 같다”라고 하면, 그 사람은 느리지만 꾸준히 하는 사람임을 의미한다. 연구 참여자들도 사건을 설명하고 감정을 전달하기 위해 종종 은유와 직유를 사용한다. Lakoff와 Johnson (1981)은 사람들이 무언가에 대해 말하면서 은유를 어떻게 사용하는가를 설명하는 매우 흥미로운 책을 썼다. 연구자는 기술하고 생각을 표현하는 데 은유를 사용할 수 있다. 예를 들면, 어떤 사람은 암 치료를 경험하는 것을 ‘지옥을 경험하는 것’이라고 기술할 수 있다. 그 단어가 몇 마디일지라도 우리의 마음속 이미지와 그 경험의 의미에 대한 암시를 줄 수 있다.

부정적 사례를 찾아보기

부정적인 사례는 형태에 맞지 않는 경우이다. 연구의 주요 주제 또는 핵심 개념의 예외인 것이다. 연구자가 부정적인 사례를 찾지 못할 수도 있지만, 그런 사례를 찾는 것은 연구자가 다른 설명을 하는 데 사용할 수 있으므로 유용하다. 부정적인 사례를 찾는 것은 그 개념에 대해 풍성한 탐구를 할 수 있게 한다. 부정적인 사례는 발견에 풍부함을 더해 주고 삶은 정확하지 않으며 모든 설명에는 예외가 있음을 말해준다.

다른 분석 도구 활용하기

그래서 무엇인가?

또 다른 분석 도구는 그래서 무엇인가? 이라고 묻는 것이다. 연구자는 앞에서 언급한 부부에게 이런 질문을 할 수도 있다. 이 발견이 왜 중요한가? 그래서 그것이 만약 결절이라면? 결절 발견은 부부의 현재와 미래에 어떤 의미인가? 이런 질문에 대한 대답은 그 부부가 왜 즉각적인 행동을 취할 필요가 있다고 생각했는지를 이해하는 데 더 도움이 될 수 있다.

내러티브 구조

다른 기술은 내러티브 구조 즉, 내러티브가 시작되는 삶의 이야기에서 어떤 시점인지 또는 어떻게 진행되는지, 그리고 어떻게 끝나는지를 보는 것이다. 이야기에 간극이 있는가? 전후사정이 그 이야기에 반영되었는가? 참여자가 그 이야기를 어떻게 구성하는지를 살펴보는 것은 그 참여자가 자신의 삶에서 그 사건을 어떻게 보는지와 이런 사건의 중요성에 대해 연구자가 이해할 수 있게 한다.

만약 그렇다면 무엇을?

그렇다면, 연구자는 '만약에?'라는 게임을 자료에 적용할 수 있다. 만약에 그 부부가 결절을 방관했다면? 현재와 미래의 경험은 어떻게 다를까? 또는 부부가 발견한 것이 아니라 유방조영술이나 다른 일반적인 신체검사에서 결절이 발견된 것이라면? 또는 집이 아닌 휴가 중이나 해외에 살고 있는 동안 결절이 발견되었다면 어떻게 반응했을 것인가? 생각을 바꾸어 다른 시나리오를 생각하면 연구자는 새로운 시각으로 자료를 볼 수 있다. 예를 들어 이전의 유방암에 관한 인용문에서 참여자는 여성이 유방 결절을 발견했을 때 할 수 있는 가장 근본적인 처치는 의사에게 달려가는 것임을 나타낸다. 그러나 그러한가? 결절을 중요하지 않다고 생각하거나 지나치게 두려워하는 여성도 있다. 연구자는 다음과 같은 질문을 던질 수 있다. 의심스러워하면서 의사에게 가게 된 이 부부의 배경, 교육, 경험은 무엇인가? 이런 질문을 해봄으로써 연구자는 다른 사람들은 그렇지 않은데 이 부부는 왜 의심스러워했는지를 설명하는 맥락적 요인을 얻을 수 있게 된다.

윤리적 고려

분석을 수행하는 데 있어서 중요한 부분은 우리가 누구이고, 연구에 의해서 우리가 어떻게 형성되고 변화되는지에 대해 다시 생각해 보는 것이다. 연구자가 이런 방법을 연마하고 평소 생각하는 방식으로 시간을 잡아보는 것은 중요하다. 연습 없이 이런 전략을 사용하는 것은 숙련된 것이라기보다 강압적이 된다. 질적 연구 수행의 윤리는 연구자가 의미에 대한 결론을 성급하게 내리지 않고 모든 가능성을 모색하고 자료 또는 참여자와의 관계를 조사하기 위한 모든 시도를 해야 함을 요구한다.

핵심 요약

이 장에서는 분석에 도움이 될 수 있는 분석 전략을 제시하였다. 이런 전략에 대한 중요성은 아무리 강조해도 지나치지 않는다. 연구자는 실질적이고 전문 분야 지식에 기여하는 결과를 만들고자 한다. 새로운 지식을 창조하기 위해서는 자료에서 가능한 의미의 다양성에 민감해야 한다. 분석 전략은 연구자와 자료 간의 상호작용을 촉진하는 해석적 도구이다. 분석 전략은 자료를 조사하고 개념적 사고를 자극하며 민감성을 높이고 자료의 다른 해석 가능성을 촉진하며 자유로운 아이디어 흐름을 형성하는 데 사용된다. 연구자가 염두에 두어야 할 가장 중요한 점은 분석 전략을 이해하고 목적에 따라 유연하게 사용해야 한다는 것이다.

또한 분석 전략을 신중하게 사용하면 편향과 가정이 분석에 미치는 영향을 인식하게 한다. 일부 연구자는 자료 분석 시 자신의 신념과 관점을 제한할 수 있다고 주장하지만 전문적인 관점을 배제하는 것이 항상 가능한 것은 아니다. 관점과 가정은 뿌리 깊게 자리 잡고 있고 때로는 그 영향을 감지할 수 없다. 우리는 편견을 인정하고, 경험을 자료와 다르게 더 광범위하게 생각하는 데 도움이 되는 전략으로서 의식적으로 사용하는 것이 더 도움이 된다는 것을 알고 있다. 여기에 설명된 분석 전략을 사용하는 것 외에도 연구자가 자료 수집 및 분석 과정 중에 개인적인 일지를 작성하는 것이 좋다. 일지 작성을 통해 연구 중에 일어난 생각, 행동 및 느낌에 대한 기록을 할 수 있다.

내부자 통찰력 자료 분석을 위한 주요 도구

Corbin과 Strauss의 5장을 가르치고 이용한 나의 경험

By MarySue V. Heilemann, PhD, RN

Associate Professor, UCLA School of Nursing

지난 몇 년 동안, 제5장에 있는 자료 분석을 위한 Corbin과 Strauss의 글에 분석 도구를 사용하기 시작하면서 UCLA에서 고급 질적 연구 과정을 들은 학생들을 위해 분석에 관련된 내용을

하나로 모았다. 나의 수업에서 고급 질적 연구 과정의 예비연구의 일환으로 학생들이 실시한 3~4회 인터뷰를 필사하고 초기 코딩을 마친 상태였다.

이 과정을 할 때 즈음, 학생들은 코딩에서 속성/차원의 표현을 통해 범주/개념을 개발해야 한다는 것을 잘 알고 있다. 그러나 제5장의 몇 가지 전략을 수업시간에 함께 해보기 전에는 어떻게 해야 하는지를 이해하지 못하는 것 같다. 이것은 마치 전구가 실제로 켜지는 것처럼 학생들은 이전에 이해하지 못했던 재미있고 흥미로운 자료 분석을 파악하기 시작한다. 이는 학생들에게 동기부여가 되며 나 역시 이 수업을 진행함으로써 학생들로부터 많은 피드백을 받는다.

만약 수업시간에 분석을 함께 수행하기 위해 내 자료를 예시로 제공하는 경우 학생들이 그룹으로 진행할 때 가장 잘 수행한다는 것을 알게 되었다. 학생들은 다른 사람의 자료로 작업할 때 압박감을 덜 느끼고 '실수를 하는' 것에 좀 더 여유를 가지게 된다고 했다. 일반적으로 나는 자료에서 풍부하게 존재하는 것으로 밝혀진 특정 주제나 범주의 일부 측면을 다루는 인용문을 의도적으로 선택한다. 연구목표를 소개하고 대상자의 인구학적 특성에 대한 간략한 개요를 제공한 후에 학생들에게 초점에 대한 주제를 알려준다. 그런 다음, 학생들에게 하나로 함께 묶어진 발췌 자료 복사본을 학생들에게 제공한다. 예를 들면 올해 우울증치료를 위한 혁신적인 치료 프로그램을 마친 후 약 3개월이 된 다른 여성과 4번의 인터뷰를 한 내용 중 일부를 사용하기로 했다. 나는 수업시간에 '치료를 위한 준비가 됨'이 주제였지만 이것이 범주나 하위범주가 될 수 있는지는 확실하지 않으므로 이 인용문을 함께 분석해보고자 한다고 학생들에게 설명했다. 자료가 있는 모든 페이지의 왼쪽에는 줄 번호가 있고 오른쪽에는 넓은 여백이 있다. 이는 학생들이 참조할 수 있는 인용문을 빨리 찾을 수 있게 도와주었다. 나는 자료에 대해 내가 사용한 코드를 제공하지 않았지만 학생들은 이미 코딩을 했음을 알았고, 그 자료에 대해 잘 알고 있었다. 나누어준 자료 묶음에는 자료를 제공한 참여자의 간략한 소개가 포함되어 있었다. 이러한 설명 후에 나는 학생에게 발췌된 인용문을 읽고 자료에서 '준비성' 또는 '준비됨'을 나타낸다고 생각하는 인용문을 확인하고 표시하도록 20~30분을 주었다. 그런 다음, 그룹으로 함께 모이도록 했고 학생들은 자신이 찾은 '준비됨'과 관련된 자료를 다른 학생들과 공유했다. 학생들이 인용문을 제시하면 나는 줄번호를 칠판에 적었다. Corbin과 Strauss가 제4장에 제시한 자료의 인용문에 대해 몇 가지 질문한 후, 우리는 비교하기 시작했다. 우리 목표는 사례를 통해 변화 및 형태를 찾는 것이었다. 또한 우리가 논의하고 있는 것을 무엇을 어떻게 메모로 쓰는지와 향후 메모에 기록한 문제를 어떻게 더 자세히 조사할 수 있을지에 대해 논의했다.

다음으로, 학생들이 자료에서 관심을 가진 단어나 구를 찾도록 했다. 학생들은 많은 질문을 하고 그룹으로 논의를 했고 서로가 언어를 어떻게 다르게 사용하는지 알아볼 수 있었다. 학생들은 그 자료에 있는 다른 단어나 구의 의미에 대한 아이디어가 다양하다는 것을 깨닫게 되었고 이것이 그들의 시야를 트이게 해주었다. 이런 작업은 학생들이 참여자의 인용문이 무엇을 의미하는지 즉시 알았다고 확신해서는 안 된다는 것을 보여주었다.

'언어를 살펴본' 후, 우리는 '준비성' 개념을 조사하기 위해 플립-플롭 기법을 사용했다. 우리는 준비성의 반대 개념에 대해 논의했고 모든 학생들이 의견을 말하도록 했다. 학생들은 다수가 동의하지만 일부는 준비성 개념의 반대를 정의하는 방법에 대해 동의하지 않음을 알게 되었다. 이런 활발한 토론을 통해 학생들은 참여자가 인터뷰 상황에서 이 용어를 어떻게 사용했는지 확인하기 위해 다시 자료로 돌아가서 검토했다.

우리는 계속해서 이런 방법을 하나씩 사용했고 4번의 인터뷰에서 나온 자료와 관련성을 유지하면서 아이디어를 함께 논의했다. '빨간 깃발 흔들기'에서 참여자의 은유 사용에 대해 '시간을 나타내는 단어들을 살펴보기'에 이르기까지 학생들은 열정적으로 자신이 찾을 수 있는 자료를 '캐내었다'. 올해도 과거와 마찬가지로 분석 도구를 이해하는 한 학생들이 자신이 생각했던 것보다 더 쉽다고 생각했다. 그 자료는 학생 개인의 자료가 아니었고, 그룹으로 분석을 진행했기 때문에 이런 훈련은 그들에게 탐구 정신과 즐거움을 제공하였다.

학생들은 자료를 분석할 때, 심지어 코딩할 때조차도 자료를 여유 있게 그리고 실제로 "파고들어" 갈 수 있기 때문에 이 경험이 획기적이라고 생각한다고 했다. 자료에서 분석 도구를 왔다 갔다 하면서 사용하는 방법을 보여주었기 때문에 학생들은 더욱 "파고들자"고 했다. 특히 학생들은 감정이 어떻게 표현되는지, "항상," "결코~않다", "모든 것"과 같은 단어가 자료에서 어떻게 나타나는지를 볼 때, 그것을 보고 무엇을 해야 할지 알게 된 것 같다고 말했다. 자신감이 생긴 것이다. 학생들은 도구가 무엇인지를 알았고 그리고 그룹으로 도구를 활용하여 새로운 방식으로 자료 안 깊숙이 파고들기 위한 '허락'이 있다는 것을 알게 되었다.

수업 후 과제는 학생들이 방과 후에 분석 도구를 자신들의 자료에 활용하고, 그것에 대해 써보고, 여러 메모를 제출하는 것이었다. 학생들이 제출한 메모를 살펴보면 그들이 자료에 대한 질문을 하고, 비교를 하고, 언어를 관찰하고, 감정을 표현하는 인용문과 개인적 경험을 활용하는 전략을 선호함을 알 수 있다. 최근 내 수업에 참여하는 이탈리아에서 방문한 학자를 만났고 그녀의 연구를 기반으로 한 논문 초고의 게재를 고려하며 검토하던 중에 자료에 그어진 밑줄 한 개를 발견했다. 나는 그 연구자에게 그 밑줄 그어진 자료를 다시 한 번 보라고 요청했고, 그녀는 함박웃음을 지으며 그 즉시 답변하기를, "아! 이 자료가 빨간 깃발을 흔들고 있군요!" 실제로, 그 밑줄 친 자료에는 참여자가 사용한 "항상," "모든 것," " ~할 때마다"라는 용어가 한 문장 안에 포함되어 있었다. 우리는 이를 통해 자료의 해당부분을 더욱 생산적으로 분석할 수 있었다. 어제는 2년 전에 내 강의를 듣고 현재 박사학위논문을 작성하면서 자료 분석에 매진하고 있는 한 박사과정생이 자신이 분석하고 있는 방법과 관련하여 몇 가지 기술을 검토하고자 나에게 전화를 하였다. 유용하고 활발한 논의 끝에 우리는 근거이론 분석의 모든 단계인 초기, 중반부, 후반부에서 이런 기술들이 유용하다는 것을 알게 되었다. 종합하면, 이런 경험은 나로 하여금 Corbin과 Strauss의 5장 분석 전략에 대한 경험적 교육을 수행하는 시간이 중요하다는 것을 일깨워준다. 이러한 혜택은 끝이 없는 것 같다.

사고, 글쓰기, 그룹 토의를 위한 활동

1. 수업으로 또는 개별적으로 부록 A에 실린 현장노트에서 설명한 내용을 분석하기 위한 몇 가지 방법을 적용한다. 이런 현장노트는 사람에게 생명을 위협하는 사건의 의미를 탐구하고 이런 사건을 자신의 삶에 어떻게 통합하는지를 탐구하는 생애사 연구를 통해 인용된다. 이 현장노트에 적힌 사건은 가슴통증이다. 원한다면, 여러분 자신의 또는 같은 그룹원의 현장노트를 사용할 수 있다. 그룹원들과 자신의 분석결과를 공유하고 어떻게 분석을 향상시켰다고 생각하는지 설명해보자. 만약 그런 방법을 사용하지 않았다면 도출할 수 없었던 결과에 대해 어떻게 생각하는가?
2. 연구자로서 추가할 수 있는 다른 분석 방법에 대해 생각해 보고, 그룹원과 함께 토의해본다.

추천 자료

Bazeley, P. (2014). Qualitative data analysis: Practical strategies. Thousand Oaks, CA: Sage.

Saldana, J. (2013). The coding manual for qualitative researchers (2nd ed.). Thousand Oaks, CA:Sage.

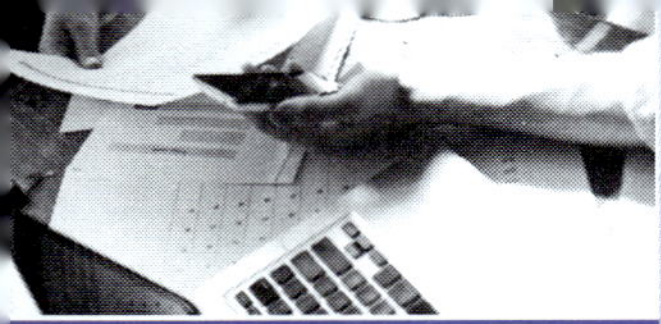

CHAPTER

6 메모와 도표

Memos and Diagrams

대상자의 경험을 최대한 잘 다루기 위해서, 연구자는 경험을 기록하기 위한 효율적인 체계가 필요하다. 초보자들은 정보를 기억하고, 저장하고 복구하는 것을 돕는 장치로 주로 노트필기와 기록을 생각할 수 있다. 물론 그 방법들도 사용할 수 있으나 이는 기계적인 수준일 뿐이다. 연구자에게 필요한 것은 발견자와 사회분석가로서의 역할 간에 지속적이고 발전적인 대화를 제공해줄 기록 전법이다(Shcatzman & Strauss, 1973, p.9).

표 6.1 핵심 용어

도표(Diagrams): 분석 개념 사이의 관계를 묘사하는 시각 도구
메모(Memos): 분석 결과의 서면 기록
이론적 표본추출(Theoretical sampling): 분석을 진행하여 범주 및 관계를 설명하기 위한 집중적인 자료 수집

본 장의 목적은 독자에게 메모와 도표라는 두 개의 매우 중요한 분석 도구에 대해 소개하는 것이다. 이 장의 처음 인용문에서 Schatzman과 Strauss가 말했듯이, 메모와 도표는 단순한 분석 공간 이상의 것이다. 분석가가 실제로 메모를 쓰거나 도표를 그릴 때는 이미 어느 정도의 분석이 시작되는 것이다. 메모를 쓰거나 도표를 그리는 활동은 분석가에게 자료에 대해 생각하는 힘을 부여하며 생각하는 동안 분석이 일어난다. Strauss (1987)는 '연구자가 혼자서 프로젝트를 진행할 때에 계속적으로 내적인 대화에 참여하는데—이는 결국 생각하는 것이다(p.110)'라고 했다.

유의사항

본 장을 읽을 때 다음 사항에 유의해야 한다.

- 메모와 도표에 대한 입문
- 연구 삽화

- 메모와 도표
- 메모의 일반적 특징
- 도표의 일반적 특징
- 메모의 분류

메모와 도표에 대한 입문

분석을 할 때, 연구자들은 자료와 소통을 한다. 그들은 그것을 조사하고, 비교하고, 질문하고, 의미를 드러낼 수 있는 개념을 발견하고, 개념들 사이의 가능한 관계를 제안한다. 다른 말로 하자면, 연구자들의 의식 속에서 대화가 일어나고 있는 것이다. 여백에 개념을 쓰는 것은 그 대화를 보존하지 못하거나 개념이 어떻게 상호 관련되는지를 나타내지 못한다. 메모와 도표가 이 역할을 한다. 다음은 메모와 도표에 기록된 분석의 예이다.

연구 삽화

이 장의 다음 절에서는 이러한 것들 사이의 관계를 보여 주는 분석, 메모 작성 및 도표화에 대해 간단히 설명하고 있다. 이 삽화는 독자들에게 분석을 하는 것, 메모 작성, 도표 그리는 것에 관해 어떤 마술 같은 것은 없다는 것을 상기시켜준다. 메모와 도표는 '통증 경험'에 대한 분석에 관한 것이다. 독자들이 알게 되겠지만, 연구자들이 진행할 분석 과정은 단지 약간의 자료에 불과하다. 특히 분석이나 코딩을 하는 것이 단지 우리가 개념에 라벨을 붙이는 것을 의미하지 않는다는 사실에 독자가 주목하기를 바란다. 그렇다, 우리는 의미를 나타낼 수 있도록 개념을 해설하고, 그들의 속성과 차원에 관해서 개념들을 개발한다. 이 두 가지는 개념을 정의하고 심화시키고 개선시키는 데 중요하다. 개념의 개발은 이론 구축에서와 같이 기술적 연구에서도 중요하다.

메모를 어떻게 쓸 것인가에 대해 알아야 한다. 메모의 맨 위에는 자료를 반영하는 것으로 우리가 믿는 것에 대한 해석인 코드 또는 개념이 있다. 그러나 하나의 개념 이상이 메모에 적혀 있다는 것에 주목해야 한다. 일부 메모는 코드의 속성 및 차원을 나타낸다(이는 개념이지만 하위 개념이기도 하다).

메모와 도표

이전의 예를 보면, 독자들이 우리의 자료를 대표하는 개념을 충분하지 않다고 느끼는 이유를 알 수 있다. 이것은 단지 분석으로 들어가는 사고를 반영하지 않았다. 기록을 보관하는 유일한 방법은 메모와 도표를 통해서이다. 이러한 설명은 실제 연구 실험을 통해 이해를 돕는 2부에서 더 명확하게 제시된다.

메모 1

개방 자료 탐색을 제시하는 메모의 예

1997년 4월 4일

개념: 통증 경험(여기서 코드 또는 개념이 메모에 적힌 제목에 반영되어 있다.)

(현장노트 발췌)

관절염으로 인해 내 양손은 습하고 추운 날씨에 통증이 굉장히 심하다. 아침에 통증과 함께 깨어나고 그것은 하루 종일 지속된다. 부작용 때문에 약 복용하는 것을 굉장히 싫어하지만 통증이 심해지면 마지못해 약을 먹곤 한다. 그래서 오직 내가 침대에서 따뜻하게 하고 이불을 덮고 있을 때인 밤에만 조금 나아지는 듯싶다(주제 #1 인터뷰 인용, 현장노트 p.1).

내가 작성한 메모는 이 여성이 묘사한 '통증 경험'에서 여성이 어떻게 통증을 경험하였으며 그것이 어떻게 완화되었는가 이다. 설명은 그녀의 관점에서 나온 것이고 그녀의 경험을 반영하며, 어느 것도 통증의 객관적인 척도가 아니다. 우리는 그녀의 묘사에서 그녀가 통증의 정도, 위치, 그리고 지속기간으로 특성을 표현했다는 것을 알 수 있다. 우리는 그녀의 통증이 밤에 따뜻하게 하거나 그녀가 마지못해 약을 복용함으로써 완화가 이루어진다는 것에 주목한다. 그녀가 통증이 매우 심하다고 말할 때마다, 그녀는 우리에게 통증 강도의 속성과 차원을 제공하였다. 그녀는 우리에게 통증의 위치는 양손이며, 기간은 하루 종일 지속된다고 말하였다. '통증 완화'는 '따뜻한 상태'에서 가능하다. 그녀의 통증 경험에서 적어도 이렇게 따뜻한 상태에는 약물 사용 가능성이 사라진다. 통증관리와 완화를 포함하여 통증의 모든 속성은 '통증 경험'의 일부이고, 그것은 매우 개인적인 과정이다.

메모와 도표에 대한 논평

앞에서 제시한 메모와 메모를 기초로 한 도표(도표 6.1)는 복잡하거나 광범위하지 않다. 그러나 그것을 통해 우리는 분석을 시작하게 된다. 우리는 '통증 경험'이라는 개념을 가지며, 이 특정 여성의 '통증 경험'의 속성과 차원을 확인했다(강도, 지속, 위치). 우리는 또한 '통증 관리'와 '통증 완화'의 개념을 가지게 되었다. 이제 우리는 자료로 돌아가 유사한 인터뷰에서 그녀의 '통증 경험'에 대한 묘사 이상의 것을 기대할 수 있거나 또 다른 참여자와 인터뷰하고 두 개의 설명을 비교할 수 있다. 혹은, 후자 이전에 또 다른 인터뷰를 위하여 다시 현장으로 돌아갈 때, 우리가 무엇을 찾고 싶어하는지에 대해 생각하는 데 도움을 주는 내용을 현장노트에 추가로 메모할 수 있을 것이다. 여기서 우리는 매우 중요한 포인트를 제시하고자 한다. 모든 분석가들은 그들이 도달하려는 분석의 깊이와 연구를 시행하는 데 얼마나 많은 시간을 기꺼이 쏟을지에 대해 선택해야 한다. 우리는 분석 과정이 지나치게 간소화되는 것을 원치 않지만 독자들이 메모 작성으로 압도되는 것 또한 원치 않는다. 저자로서 우리는 아이디어가 고갈될 때까지 계속해서 써내려 갈 것이다. 왜냐하면 그것이 우리가 일하는 방식이기 때문이다. 그러나 모든 분석가들은 그들만의 접근법과 스타일,

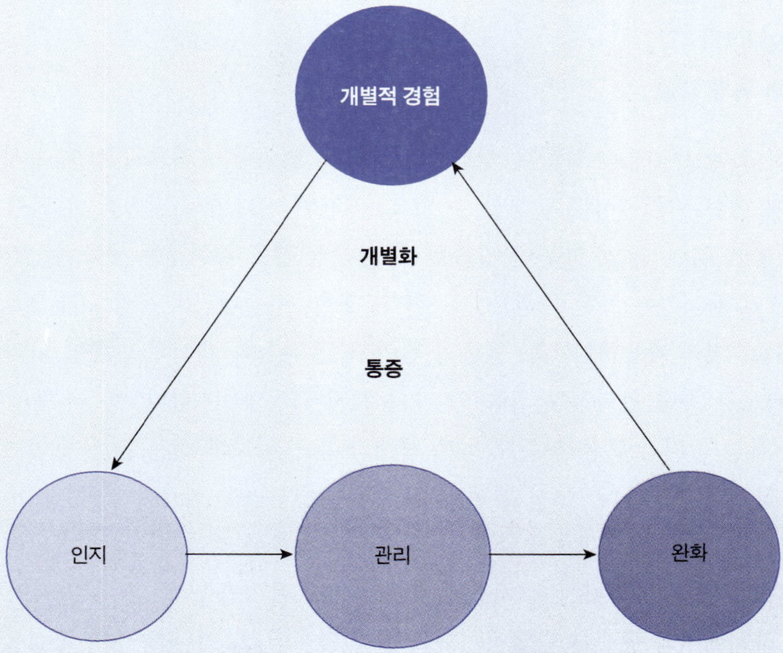

도표 6.1 통증 경험에 관한 초기 도표

그리고 작업 리듬을 갖고 있다. 이 책에서 우리는 초보 연구자뿐만 아니라 경험 있는 연구자들도 도움이 되는 정보를 얻기를 원한다. 복잡하든 덜 복잡하든 모든 메모의 범위를 설명하지 않는다면, 우리는 독자들에게 불친절한 행위를 하는 것이 될 것이다. 얼마나 복잡한 수준으로 분석하는지 그리고 기록을 하는 데 얼마의 시간을 투자하는지는 독자들의 몫이다.

메모를 쓰고 도표를 만든 후에 첫 번째 메모에 이어 두 번째 메모를 쓰면서 지속적으로 분석하였다.

메모 2

속성 및 차원을 더 확인하고 개발함으로써 통증을 더 깊이 경험하게 하는 메모의 예

이것은 자료에 근거한 좀 더 추상적인 메모이다. 메모의 목적은 가능한 속성과 차원에 우리를 반응하게 만들어 우리가 후속 자료를 읽을 때 찾아야 할 것을 알게 하는 것이다.

1997년 4월 4일

개념: 통증 경험

이전의 메모를 통해 통증은 심각한 수준에서 경미한 수준으로 강도의 차원이 다양하며, 신체의 어느 위치에서든 발생할 수 있고, 시간이 지나면서 지속적, 간헐적 그리고 일시적으로, 짧게 혹은 긴 시간 동안 지속될 수 있다와 같은 가설들을 세울 수 있다. 이것은 통증 경험으로 들어가는 모든 차원을 제공한다. 또한 어떤 개인의 통증 유형으로 특정 상태에서 완화되는 것이 가능하다. 즉, 통증의 원인 또는 유형과 개인의 반응에 따라서 일시적 또는 영구적으로 통증 완화는 불가능에서 가능까지 다양할 수 있다. 좀 더 복잡하게 만들기 위해서, 통증의 지각 혹은 통증 경험은 신체의 통증 위치와 같은 많은 요인이나 상태에 따라서 다양하게 나타난다. 어떤 부분은 다른 부분보다 더욱 민감한데 즉 참여한 활동 정도, 하루의 시간 그리고 심지어 날씨와 같은 뜻밖의 상황에 따라 다르다. 마지막으로 통증은 지속의 속성이 있다. 지속성은 차원에 있어서 '계속적', '간헐적', 혹은 '일시적'으로 다양하다. 위의 사례에서의 통증은 간헐적이라고 말할 것이다. 그러나 통증의 특성이 통증 경험으로 시작됨에 따라 모든 다양한 차원 또는 변화는 어떻게 초래되는가? 또한, 나는 다른 의문을 가지게 되었다. 즉 이 개인에게 통증의 의미는 무엇인가? 통증의 '주관적 경험'은 많은 요인들을 포함하고 있고 자료로부터 이 모든 것을 끌어내는 것은 연구자에게 달려 있다. 특정한 현장노트에서 발견되지 않은 다른 요인들은 통증 경험에 영향을 미칠지도 모르지만 과거력과 통증 완화와 관련된 현재와 과거의 경험이다. 이런 통증 완화와 치료는 내가 아직 탐구하지 못한 광범위한 분야이지만, 이 연구가 끝나기 전에 탐구가 이루어져야 한다. 나는 지속적으로 자료를 수집하고 인터뷰를 분석함으로써 이 분야에 대한 자료를 찾을 수 있을 것이다.

메모와 도표에 관한 논평

메모와 메모에 기초한 도표에서(도표 6.2), 우리는 통증의 가능한 차원과 통증 경험이 어떻게 연관되었는지를 끌어내고 있다. 메모와 도표가 실제적인 자료로부터 도출된 주제 및 메모와 도표에 대한 체계적인 생각을 반영한다는 것을 주목하자. 분석가는 사고를 고무시키기 위한 자료를 이용한다. 메모에 대한 또 다른 관점은 분석가들이 자료에 대한 질문을 하도록 이끌며, 그 질문은 이론적 표본추출을 안내한다는 것이다(7장 참조). 분석가들은 자료를 다시 수집하게 되었을 때, 참여자의 통증 과거력과 통증 완화, 그리고 치료 경험을 포함한 통증 경험을 어떻게 묘사하는지를 주의 깊게 경청함으로써, 분석에서 제기된 분야에 점점 더 민감하게 될 것이다. 이러한 아이디어는 자료 수집을 통한 심화된 탐구를 필요로 한다.

여기에 같은 현장노트에서 기록된 메모가 있다. 이 메모는 자료로부터 도출된 이전의 메모보다 더욱 사변적(speculative)이며, 이론적 표본추출을 위한 방향을 제시해주고, 분석가가 사고를 차단하는 분석적 틀을 탈피할 수 있도록 도와준다. 브레인스토밍 메모에서 제기하는 아이디어들은 연구로 포함되지는 않는다.

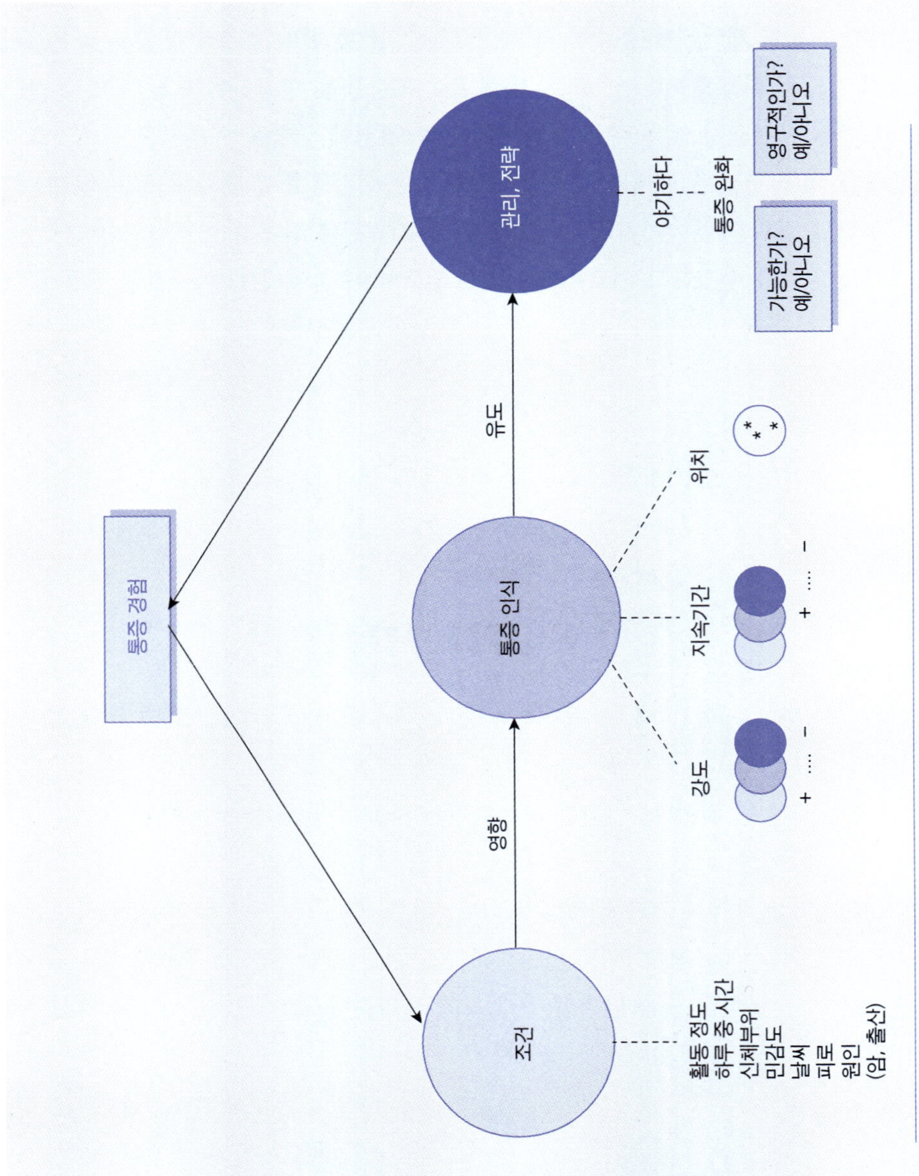
통증 경험
조건
영향
통증 인식
유도
관리, 전략
활동 정도
하루 중 시간
신체부위
민감도
날씨
피로
원인
(암, 출산)
강도
지속기간
위치
야기하다
통증 완화
가능한가?
예/아니오
영구적인가?
예/아니오

도표 6.2 통증 경험 발달

메모 3

대조와 질문하는 메모의 예(다시 말하면, 이런 종류의 메모를 하는 목적은 나의 생각을 확대하고 자료에 좀 더 반응하게 만드는 것이다.)

1997년 4월 4일

개념: '통증 경험'과 속성 및 차원

나의 개인적 경험, 전문적 훈련, 문헌을 통해 작업하면서, 나는 관절염만이 통증의 유일한 원인이 아니라는 것을 확실히 알았다. 부상이나 근육긴장, 또는 경미한 화상으로 인해서도 통증이 있을 수 있다. 따라서 통증은 타는 듯함에서 날카로움, 둔탁함에 이르기까지, 그리고 심지어 떨리는 정도로 유형이 다양할 수 있다. 그것은 '소름끼치는', '압도적인', '부서지는 듯한', 또는 단지 '자극적인'으로 묘사될 수 있다. 통증은 지각적이다. 그것의 의미는 다른 두 사람이 통증을 경험하면 그가 누구이고, 그들에게 통증 경험을 유발시키는 것이 무엇이냐에 따라 다른 통증을 경험할 수 있다는 것이다. 어떤 사람은 수술 후 많은 양의 약물을 필요로 하지만, 다른 사람은 덜 필요로 한다. 왜냐하면 개인마다 각각의 통증 강도가 다르고, 통증에 대한 다른 반응을 갖기 때문이다. 다른 관점에서, 통증 경험은 궤도 혹은 코스를 가지고 있다. 통증의 경험은 그 통증의 시작이 아니고, 범위가 과거로 돌아가서 현재부터 다음 통증 경험이 시작되는 것까지를 포함한다. 또한 이 특정한 통증 경험은 시간이 지나면서 더 심해지거나 덜해지는 등 다양할 수 있다. 그러므로 나는 지금 일시적 대(對) 만성적 통증 상황, 극심한 대(對) 경미한 통증, 통증 완화 대(對) 만족스럽지 못한 통증 관리를 포함하는 통증 과거력을 찾는 이론적 표본추출에 대한 아이디어를 가지고 있다. 내가 그것에 대해 생각할 때, 통증 경험은 과거력뿐 아니라 강도, 지속기간 등의 요소들이 결합되어 영향을 줄 수 있으며, 좋은 쪽으로 부분적, 전체적, 혹은 일시적으로 완화될 수도 있다. 나는 포진 후(post-herpetic) 통증을 가진 여성에게 다시 연락을 하였다. 그녀는 안정을 찾기 위해 노력하였으나 결국 통증 자체가 아닌 끝없는 통증에 너무 지쳐서 사망하였다. 그녀의 개인사는 통증 경감을 '찾는 과정'의 역사이다. 결국 그녀는 그렇게 통증과 함께 살아가는 법을 배워야 했으며, 일상생활이나 일대기에 통증의 의미와 영향이 의미를 더해가고 있었다. 나는 통증과 통증의 속성, 통증 완화, 통증 경험 간의 관계를 밝히기 위해 해야 할 일들이 많다는 것을 알았다. 또한 내가 표본추출을 할 때 물어야 할 몇 개의 질문이 있었다. 나는 만성통증을 가진 대상자를 찾아야 했다. 만성의 속성은 류마티스성 관절염이나, 포진성 통증, 겸상적혈구 빈혈증 그리고 암과 같은 질병을 가진 개인에게서 자료를 수집하게 하였다. 또한 일시적 통증의 속성도 자료 수집을 하였다. 나는 일시적 통증을 발견할 수 있는 출산, 수술, 또는 부상과 관련된 통증을 가진 개인들을 찾아 가야 했다. 화상과 절단 수술은 둘 다 흥미로운 분야이다. 왜냐하면 그 통증은 합병증에 따라서 일시적 또는 만성적일 수 있기 때문이다. 또 다른 질문이 있다. 통증 경험의 다양한 유형은 무엇인가? 통증 경험의 다양한 유형들은 다양한 속성과 교차되는가? 통증의 의미는 어떻게 추론되는가? 반드시 통증은 예상되거나 예상되지 않는 차이점을 발생시키는가? 완화에 도달하는 능력 혹은 가능성은 차이를 발생시키는가? 내가 의미하는 바는, 누군가가 치료가 통증을 완화시킬 것이라 기대 혹은 믿는 것과 반대로, 치료를 함에도 불구하고 통증이 완화되지 않을 것이라 기대 혹은 믿는다면, 그 경험에서 이것이 차이를 만들어 낼 것인가? 만약 통증이 예상된다면, 그것을 예방하거나 감소시키기 위한 방법은 무엇일까? 개개인들은 통증을 최소화하기 위해 그들의 생활이나 활동을 어떻게 통제할까? 문화, 연령, 성별과 같은 요소들은 어떻게 작용하며, 통증의 진행, 강도, 그리고 완화를 위한 노력들은 통증 경험에 얼마나 영향을 미치는 것일까?

메모와 도표에 대한 논평

위의 긴 메모와 메모를 바탕으로 한 도표(도표 6.3)는 완전하지는 않다. 그러나 그것들은 현장으로 돌아가기 전에 속성과 차원에 대한 연구자의 사고를 확장하기 위해 연구자들이 만성적인 것과 일시적인 것을 어떻게 비교적으로 생각하는지를 제시할 수 있다. 그 아이디어는 양 극단에 대한 자료를 수집하기 위한 것으로, 속성과 차원들이 얼마나 다양한지를 확인하기 위해 자료를 비교한다. '통증 경험'과 같은 현상을 이해하는 것은, 매우 복잡하고 개인적인 성질이 있으며, 많은 사고를 해야 하고 매우 다양한 분야로부터 자료가 수집되어야 한다. 또한 독자들은 연구자가 자료로부터 작업을 하여 상위범주와 하위범주가 '통증 경험'과 같은 현상 주변에 어떻게 연계되는지를 알 수 있다. 그러나 결과에 만들어진 메모 또는 도표에 대해서 어떤 가설을 검증하기 전에, 연구자는 자료를 수집하고 필수적으로 비교할 필요가 있다. 풍부하고 밀집된 이론이나 설명을 갖기 위해서는, 지시된 또는 이론적 표본추출과 함께 심층 분석이 필요하다.

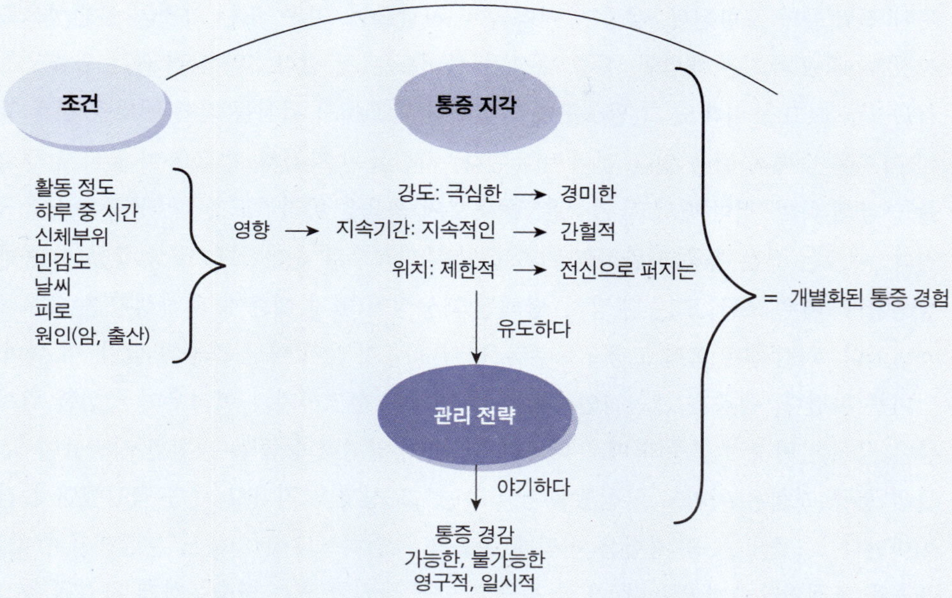

도표 6.3 통증 경험의 도표

메모 4

조건, 작용-상호작용 및 결과 간의 관계를 보여 주는 요약 메모의 예

1998년 6월 18일

개념: 통증 경험에 대한 보다 발전된 메모

몇 달간 자료를 수집하고 다른 사람의 통증이야기에 몰두한 후, 전반적인 통증이야기는 다음과 같음을 알았다. 개략적인 이야기는 다음과 같다. 통증이 매우 경미하고 매우 짧은 기간이 아닌 이상 매우 힘들고, 고되며, 괴로운 경험이다. 모든 인터뷰에서, 나는 그들이 자신의 경험에 대해 말할 때마다, 극심한 통증을 경험한 사람들의 고통 정도를 느낄 수 있었다. 극심한 통증의 의미는 '고통'이다. 사람들은 '완화'를 찾고자 하였지만, 종종 찾기 어려웠다. 완화에 대한 탐색은 다양한 이유(그들의 삶과 겪고 있는 고통에 대한 통제가 부족하지 않은)로 '분노'에서 '우울'까지의 감정을 가진 경로 끝에 마지막인 죽음으로 이끌었다. 많은 '치료 선택'이 있지만, 효과적인 것을 찾는 것은 쉽지 않다. 여기에는 많은 '시도와 잘못된 전략'들이 포함된다. 통증이 지속되며, 사람들이 '피곤' 또는 그것의 불변성으로 인해 지쳤을 때 흥미로운 개념인 '통증 내성'은 줄어드는 것 같다. '완화 탐구'는 탈출구를 통한 길을 찾으려고 노력해도 그 탈출구가 막혔거나 암흑에서 위치를 찾기 어려운 것과 같이 밤에 어두운 숲에서 길을 잃은 것에 비유된다. 사람들은 가끔씩 그 고통이 끝나게 될 것인지를 궁금해 하며 '절박'해지고, 가끔은 '탈출'로써 죽음을 바라기도 한다. 통증은 삶을 삼켜버린다. 때로는 삶은 통증과 완화의 기간 동안 주기적으로 순환한다. 일상 활동 시 통증이 일상생활에 '매우 조금' 또는 '굉장히' 방해될 가능성이 있기 때문에 '일상생활'은 매우 중요한 개념이다. 사람들은 오직 고통으로부터 '벗어나는 것'만이 아닌 그들의 삶이 '더 나아질' 수 있기를 바란다. 통증은 개인적인 경험이기 때문에 설명하기가 어려우며 극심한 일시적 통증은 극심한 만성적 통증과 매우 다르다. '급성의 일시적 통증'을 경험한 사람들이 있다. 그들의 통증 경험은 아마도 극심했을 것이지만, 그 상황이 지나고 나면 극심했던 순간을 잊어버린다. 그들의 통증 경험은 어떻게 통증을 조절하느냐에 의해서 분명해지며 치료들은 통증을 조절가능하게 만든다. 또한 통증 경험을 끔찍한 또는 불충분하게 조절된 것으로 묘사한 그룹이 있었다. 다른 묘사들은 그렇게 나쁘지는 않았다. 통증 경험이 무엇이든, 그것은 개인의 '통증 과거력'과 혼합되었으며, 급성 혹은 만성이건 간에 통증에 대한 미래의 일화를 통해 회복될 것이다. 그리고 '만성통증'을 겪은 사람들이 있다. 그들은 그것의 강도와 일상에 주는 영향의 조절을 위한 관리전략을 발전시켰다. 그들은 종종 통증이 없다기보다 참을 만하다고 묘사하고 계속 치료법을 찾는다. 그들의 통증 경험은 다른 사람으로부터 받는 지지와 인정, 상황이 일시적이라고 기대에 의해서 조절된다. 길은 여전히 열려 있다. 그렇다면 '매일의 생활'이 '통증 경험'이고 그들은 '끊임없는 지속적인 통증으로 고통을 받는 사람'이다. 고통은 그들의 삶을 정의하며 일상 활동들은 심각하게 제한을 받는다. 우울은 우리가 예상하는 바와 같이, 온화한 상태를 심각하게 만든다. 그 상황이 나아지기를 바라는 희망은 거의 없다. 그들의 이야기는 심금을 울린다.

메모에 대한 논평

이 메모는 추측이긴 하지만 만성 대 일시적인 표본과 삶이 고통과 고달픔으로 정의된 사람 대 그들의 고통을 조절하는 방법을 배운 사람들에 대한 이론적인 표본추출을 위한 방향을 제공한다. 이 메모는 또한 연구자들에게 '끊임없는 통증으로 고통을 받는 사람들'과 '통증 이력', 더 큰 민감성 그리고 미래 자료를 보는 방법과 같은 몇 가지 새로운 개념을 제공한다(도표 6.4).

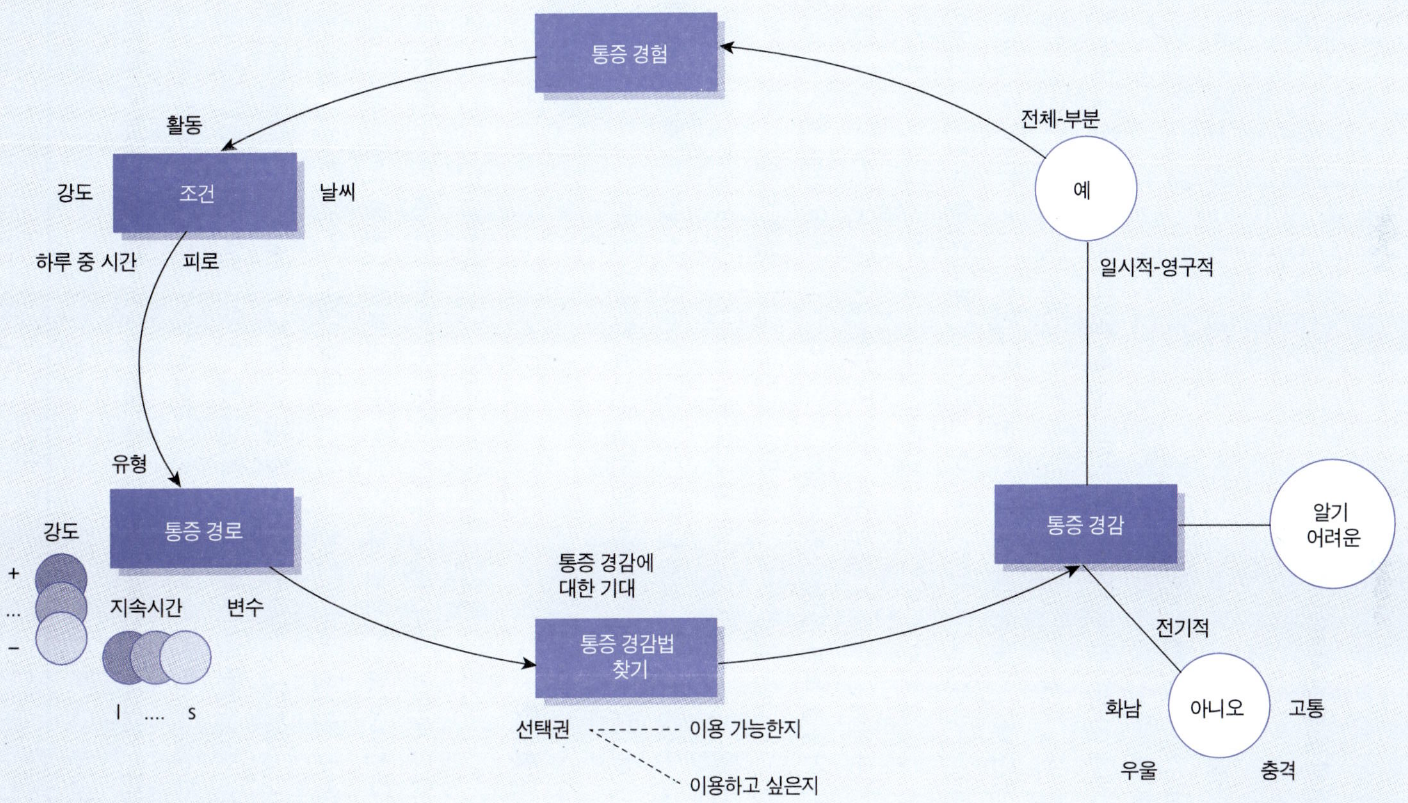

도표 6.4 통증 경험에 대한 더 발전된 도표

메모 5

이야기 전개를 발전시키는 메모의 예

1998년 6월 20일

개념: 이야기 전개 선택을 탐색하기

스스로에게 자문하였다. 이러한 다양한 그룹을 통합하는 이야기 줄기 또는 주요 개념은 무엇인가? 나는 혼란스러웠다. 나는 '고통의 경감 방법을 찾는 것'이 있다는 것을 알고 있었지만, 그것은 단지 이론적이고 일반적 설명인 것 같았다. 이는 이러한 다양한 경험을 설명하거나 충분히 반영되지 않지만 진행하는 과정이다. 훨씬 더 좋은 진술이 있어야 한다. 음! 나는 통증 경험에 초점을 두고 싶다. 통증이 있다는 것은 무엇과 같은가? 통증이 일시적이든 혹은 영구적이든, 통증을 경험하는 것은 무엇과 같은가? 나는 밤의 숲과 어둠의 형상을 떠올렸다. 어둠을 보면 통증이 있는 삶이 떠오른다. 어둠 속에 있는 것은 공포, 실수, 피로, 그리고 실망과 같은 심리적이고 신체적인 고통과 같다. '통증의 암흑에서 방황하다.' 혹은 '통증, 고통의 이야기'라고 하지만, 때로는 아이디어가 그것의 전부를 의미하고 있지는 않은 것 같다. 나는 아직 이 느낌을 말로 나타내지 못했다. 나는 이 문제에 대해 계속 생각해야 할 것이다. 그리고 잘 되면 올바른 개념화가 분명해질 것이다.

메모에 대한 논평

독자가 볼 수 있듯이, 메모는 분석가들이 어떤 것을 생각해내기 위한 것처럼 종잡을 수 없다. 그리고 때때로 분석가들은 주요한 주제로 통합적 도표를 만들 준비가 되어 있지 않았다. 왜냐하면 아치모양으로 걸친 설계에 아직 도달하지 못했기 때문이다. 메모들은 무언가 진행할 수 없다는 내면적 느낌을 가질 때, 분석가들의 감정과 좌절을 표현하고 있다. 그리고 도표를 완성할 능력이 없다는 것은 분석가에게 완성하기 위해 여전히 더 많이 생각해야 한다는 것을 말해준다. 메모를 쓰고 도표를 만드는 것은 분석가들이 '올바른' 개념화를 찾을 수 있도록 한다. 이는 메모와 도표가 강력한 분석 도구인 이유이다. 이 장에서 연구초기에 개발된 메모와 비교하여 통증 경험에 대한 확장된 생각을 어떻게 설명하고 있는지 주목해 보자.

이 책의 2부에서 우리는 실제 연구 시연을 통해 더 명확하게 설명할 것이다. 그러나 이 장은 주로 메모와 도표를 다루고 있으며, 나는 아직도 이에 대해 할 말이 많다. 이 섹션에서는 메모 및 도표에 대해 몇 가지 일반적인 사항을 다룬다. 여기에서는 다음에 대해 설명한다.

- 형태와 기능
- 메모와 도표 작성 습관의 중요성
- 분석 추적
- 유용한 힌트

형태와 기능

메모와 도표는 연구 단계에 따라 다른 형태와 기능을 가지고 있다. 메모를 쓰고 도표를 만들 때, 연구자들은 그들이 작성하고 있는 메모나 도표의 종류에 대해 깊이 생각하지는 않는다. 그들은 단지 고민하고 그들의 생각을 풀어낸다. 그러나 연구자들이 메모나 도표를 조사한다면, 메모와 도표는 여러 가지 기능을 가지고 있다는 것을 알 수 있다. 본 내용의 초기 검토자 중 한 명은 다양한 기능에 관해 설명하였다. 이러한 기능에만 국한되는 것은 아니지만, 다음에 검토자의 분석 결과를 설명한다(표 6.2 참조).

메모와 도표 작성 습관의 중요성

질적 분석을 하는 것은 다양한 기술을 개발하는 것을 포함하지만, 가장 중요한 것 중의 하나는 '메모와 도표 작성 습관'을 가지는 것이다. 메모는 첫 번째 분석 세션부터 시작해서 연구 과정 내내 지속되어야 한다. 도표를 그리는 것은 더 주기적으로 시행되지만 매우 중요하다. 메모와 도표를 작성하는 것은 결코 잡일이나 고민해야 할 일로 간주되어서는 안 된다. 또한 출판을 위해 준비된 논문과 혼동하지 말아야 한다. 오히려 메모와 도표는 사고의 기초적인 표현으로 시작하여 연구가 진행됨에 따라 복잡성, 밀도, 명확성 및 정확성이 증가한다. 우리가 학생들로부터 자주 듣는 불만사항 중의 하나는 메모를 쓰고 도표를 그리는 데 시간이 많이 걸린다는 것이다. 그들은 차라리 공책의 여백에 몇 개의 메모를 하겠다고 말한다.

표 6.2 메모의 형태

1. 자료 탐색을 공개하기
2. 속성, 차원, 개념 또는 범주를 확인 혹은 개발하기
3. 비교 및 질문하기
4. 조건, 작용–상호작용 및 결과 간의 관계를 탐색하기
5. 이야기 전개를 개발하기

출처: 익명의 심사자 제공

아니면 그들은 몇 개의 메모만을 작성하고 더 이상은 쓰지 않는다. 우리는 학생의 그런 의견에 대해 논쟁을 벌인다. 메모를 쓰고 도표를 그리는 것은 분석의 한 부분이다. 메모는 분석을 진행시키고, 따라서 자료 수집 자체만큼이나 연구 과정에 중요하다.

분석 추적

질적 분석은 메모와 도표 없이는 추적하기 매우 어려운 복잡하고 누적된 사고를 해야 한다. 더욱이, 생각은 시간이 지남에 따라 변한다. 메모를 작성하고 도표를 작성하면 연구자들이 이러한 변화를 기록하고 분석의 진행 상황이나 진행 상황의 미진한 부분을 확인할 수 있다. 또한, 대부분의 연구 프로젝트는 최소한 몇 달 동안 진행된다. 어떤 경우는 몇 년간 연장되기도 한다. 그 생각이 어딘가에 기록되지 않았다면 연구자들은 몇 달 전에 그들이 생각하고 있던 것을 어떻게 기억할 수 있었을까? 또한 많은 연구가 2인 이상의 팀에 의해 수행되며, 연구자들은 상호 분석 세션뿐만 아니라 개인적으로 저장하고 공유할 방법이 필요하다. 메모와 도표가 없다면 의사소통의 통로를 열어 놓고 연구자들이 최종 결과를 발표한 과정을 되짚어 보기는 어려울 것이다.

유용한 힌트

메모 및 도표 작성과 관련하여 몇 가지 유용한 힌트를 제공하고자 한다.

- 날짜 메모 및 도표
- 각 메모 및 도표에 대한 개념적 제목 만들기
- 연구 일지 보관
- 메모와 현장노트의 차이점 파악
- 메모와 도표에 적용되는 윤리사항 적용

날짜 메모 및 도표

날짜 메모와 도표는 분석가들이 이론을 개발하는 과정을 추적할 수 있게 해 주기 때문에 중요하다. 분석이 진행됨에 따라 새로운 자료가 통찰력을 높인다. 과거로 돌아가서 날짜별로 메모와 도표를 정리함으로써 연구자들은 그 과정을 볼 수 있다. 날짜는 또한 연구자들이 중복과 누락을 방지하기 위해 그들이 사용하고 있는 개념과 하위 개념을 추적할 수 있게 해 준다. 날짜별로 메모와 도표를 검토하면 연구자들이 여러 개의 다른 범주들이 유사한 것인지 확인하게 된다.

각 메모 및 도표에 대한 개념적 제목 만들기

각 메모와 도표의 맨 위에 개념적 제목을 추가하면 내용에 쉽게 접근할 수 있다. 연구자는 두 개 이상의 범주와 관련된 메모를 상호 참조할 수 있다(날짜, 페이지 번호 및 기타 모든 식별 정보를 포함하여 쉽게 검색할 수 있다). 또한 메모에서 메모를 발생시킨 자료를 참조한다(컴퓨터 프로그램에서 자동으로 생성한다). 나중에, 글을 쓸 때, 실제 자료는 그 개념을 설명하는 데 사용될 수 있다. 메모를 작성할 때는 서술적이기보다는 개념적이어야 한다. 메모는 특정 사건이나 일에 관한 것이 아니라 자료에서 파생된 개념에 관한 것이다. 그것은 연구를 미가공 자료에서 이론으로 이동시키는 개념과 그들의 관계의 표현이다. 메모와 도표를 작성할 때는 유연하고 편안해야 한다는 것을 유념해야 한다. 정확성에 대해 걱정하는 것은 창의성을 억누르고 생각을 고정시킬 수 있다. 그리고 메모를 쓸 때 형태나 기능에 대해 걱정하지 말아야 하며, 흐름에 따라 자신만의 스타일과 기법을 개발해야 한다.

연구 일지 보관

연구 프로젝트를 수행하는 것은 전기체적인 여행이다. 연구자들은 자료 수집과 분석 시 은연중에 참여자들의 세계에 진입하기 때문에, 연구자와 참여자는 연구 과정에 영향을 미치고 영향을 받는다. 누군가가 자료에 몰두하면, 자료에 영향을 받지 않는 것은 불가능하다. 자료는 사람들에게 새로운 통찰력과 이해를 제공한다. 연구자들은 종종 그들이 듣고 공감하고 감정을 표현하는 이야기에 감동을 받는다. 인생 경험과 직업적 배경, 편향성 및 가정은 무의식중에라도 연구자들이 자료를 읽고 해석하는 방법에 영향을 미친다. 메모를 쓰고 도표를 만드는 것은 종종 편견과 가정을 가진 연구자들이 명확해지도록 해 준다. 그래서 연구 과정에서 주기적으로 자기 성찰을 하고 메모와 별도로 공책이나 실행 일지를 만들어 감정과 인상, 반응을 기록하는 것이 도움이 된다. 자기 성찰은 연구자들이 약간의 거리를 확보하고 편견과 가정이 해석에 어떻게 그리고 언제 영향을 미치는지에 대해 더 의식할 수 있도록 도와준다.

메모와 현장노트의 차이점 파악

이 책을 검토한 사람 중의 한 명은 현장노트가 메모 형식의 한 방법이라고 제시했다. Patton (2002)은 "자료 수집 과정에서 발생하는 분석적 통찰력을 기록하고 추적하는 것은 현장 작업의 일부이며, 질적 분석의 시작"이라고 말했다(p.436). 사건에 대한 관찰이 이루어질 때마다, 관찰은 연구자들의 눈을 통해 여과되는데, 그들은 그 정보에 대해 생각하고 분류하기 시작할 수밖에 없다. 사람들이 의식적으로 생각하거나 개념적으로 생각하지 않는 경향이 있기 때문에 자연스럽게 일어나는 현상이다. 그리고 분석하는 동안 분석적인 아이디어를 적지 않을 이유가 없다. Patton (2012)이 말한 바와 같이, "분석적 통찰력을 억제하는 것은 통찰력이 돌아올 것이라는 보장이 없기 때문에 영원히 통찰력을 잃는 것을 의미할 수도 있다(p.406)".

연구자가 자료를 수집하는 현장에 있다면 이론적 아이디어는 자료에 의해 자극을 받으며, 연구자가 잊어버리기 전에 그 아이디어를 적는 것이 중요하다. 사실, 우리는 자연스럽게 우리가 보는 것을 이름 짓고 분류하기 때문에 현장에서 관찰이나 인터뷰를 하는 동안 글을 쓸 때 순수하게 묘사하는 것은 거의 불가능하다(Wolcott, 2001). 하지만, 우리는 초보 연구자들이 각각의 특성이나 중요성에 대해 혼동하지 않도록 현장노트와 메모를 구분하고자 한다. 현장노트는 이러한 자료에 대한 개념화 및 생각을 포함할 수 있는 자료이다. 반면 메모는 분석을 나타내며 현장노트와 구분되며 대충 적은 것보다는 더 길고 개념에 대해 더 깊이 생각하는 것을 포함한다. 메모는 대개 연구자가 자료 수집 현장을 떠난 후에 쓰여진다. 그리고 보통, 더 복잡하고 분석적이다. 메모와 현장노트를 분리하여 정리하는 방법에 관심이 있는 사람들은 Shhatzman과 Manistry (1973)의 방법을 참조하기를 바란다: 이들은 실제 사건을 기술하는 관찰 노트(Oservation Notes, ONs)를 작성할 것을 권유한다. 그 다음 그 사건들에 대한 연구자의 분석을 기술하면서 이론적인 노트(Theoritical Notes, TNs)를 쓰고 마지막으로, 방법론적인 노트(Methodological Notes, MNs)를 쓰거나 연구의 절차적 측면에 대해 알림장을 쓸 것을 권한다(pp.99 – 101). 현장에 나가 있는 동안 메모를 쓰는 것은, 글 쓰는 것에 너무 몰두하여 연구자들이 그 현장에서 무슨 일이 일어나고 있는지 노트를 기록하지 못할 수도 있기 때문이다.

Lofland, Snow, Anderson과 Lofland (2006)는 관찰 노트를 현장에서 관찰된 사건 또는 상호작용의 보고서로 설명하였다. 이러한 메모에는 설정에 대한 설명과 일부 비공식 인터뷰도 포함될 수 있다. 필자도 비슷한 과정으로 진행한다. 필자도 현장에서 관찰 노트를 작성한다. 그리고 나서 집에서 분석을 할 때 메모를 한다. 예를 들어, 수간호사들에 의한 환자 간호 표현의 연구에서, Strauss와 필자는 필자의 관찰에 기초하여 많은 메모를 썼다. 각 현장 업무 기간 중, 필자는 수간호사들을 그림자처럼 따라다녔고, 각각의 수간호사들이 행동하고 말한 각 설정에 대한 설명들을 최선을 다하여 기록하였다(치료 세션처럼 필기가 부적절할 때를 제외하고는 노트에 글을 쓰는 것에는 문제가 없었다). 관찰 세션이 끝났을 때, 필자는 당일의 기록을 수간호사와 함께 검토하고, 사건을 검토하며, 작용–상호작용에 대한 수간호사의 설명을 얻어 일종의 비공식 인터뷰나 검증 세션으로의 역할을 하였다.

다음날 아니면 며칠 내에, 필자는 Strauss와 만나서 현장노트에 기술된 사건을 가지고 인터뷰와 같은 분석 방법을 사용하여 토론에 대한 메모를 작성하였다. 분석 세션 중에 그러한 사건들의 해석과 인상이 도출되고 메모가 작성되었다. 현장 연구자들에 대한 우리의 제안은 가능한 한 많은 설명을 포함한 각 사건을 기록한 다음, 관찰 노트(사건과 사건별로)에서 인터뷰 자료와 유사한 방식으로 메모를 작성하며, 자료를 수집할 때 발생하는 의식적이고 무의식적인 분석이 있을 수 있다는 점을 기억해야 한다.

메모와 도표에 적용되는 윤리사항 적용

연구자들은 메모를 작성하고 도표를 작성할 때 개념적인 수준에서 작업하기 때문에 참여자의 신상정보를 해칠 수 있는 개인정보 유형을 입력할 가능성이 낮다. 그러나 메모와 도표를 동료와 공유하거나 예제로 사용하기 전에 식별할 수 있는 모든 신상정보를 삭제해야 한다. 한 가지 추가 사항이 있다. 연구자는 참여자에 대하여 공정하게 서술하고, 참여자들이 일상생활에서 다루고 있는 문제의 복잡성과 범위를 보여 줄 윤리적 책임이 있다. 메모나 도표 없이 범주의 특성과 크기를 기록하지 않고 밀도있게 변화를 보여 주는 이론을 구축하기는 어렵다.

메모의 일반적 특징

분석가들이 숙지해야 할 몇 가지 일반적인 메모 기능이 있다.

- 메모는 다양하다.
- 분석가들은 그들만의 스타일을 가지고 있다.
- 메모에는 정보를 저장하는 그 이상의 기능이 있다.
- 메모는 분류, 정리 및 재정렬될 수 있다.
- 분석가는 각 분석 세션 후에 메모를 해야 한다.
- 요약 메모는 통합에 도움이 된다.

메모는 다양하다

메모는 연구 단계, 의도 및 연구자가 작업하는 자료에 따라 내용, 개념화 정도 및 길이가 달라진다. 분석 시작 단계에서는 메모가 어색하고 단순하게 나타나는데 이것은 중요하지 않다. 참고로 분석가(또는 위원회 위원) 외에는 누구도 메모에 접근할 수 없다. 나중에 분석할 때 메모는 더 길어지고 더 깊이 들어간다. 질적 자료의 컴퓨터 보조 분석에서는 길이와 상관없이 메모를 작성하는 것은 문제되지 않는다. 질적 자료 분석(QDA)을 위한 컴퓨터 프로그램은 오늘날 널리 사용되고 있다. 대부분의 프로그램에서는 메모와 도표를 분석에 취합할 수 있다.

연구자는 메모를 현장노트나 인터뷰 내용에 직접 기록하지 않는 것이 좋다. 필자는 이에 대해 다음과 같은 사유로 설명하고자 한다.

1. 현장노트에 어떠한 분량의 메모나 도표를 작성하는 것은 아이디어를 만들어낼 공간이 항상 부족하기 때문에 어렵다.
2. 분석이 진행되면서 원래 개념의 일부가 수정될 수 있으며, 만약 분석가들이 문서를 다시 기록하기 위해 문서로 돌아와 여백에 작성된 기존 코드를 발견할 때 이것은 오해를 불러일으킬 수 있다.
3. 현장노트 또는 인터뷰 기록지의 여백이 정보가 저장된 유일한 장소인 경우 정보를 찾아내기가, 다시 말해 메모를 취합하거나 분류하기가 어렵다.

분석가들은 그들만의 스타일을 가지고 있다

분석가들은 메모를 하고 저장하는 자신만의 스타일을 개발한다. 일부 분석가는 컴퓨터 프로그램을 사용한다. 다른 분석가는 색상으로 구분된 카드나 화이트보드를 사용하는 반면, 또 다른 분석가는 여전히 바인더, 폴더 또는 노트북에 메모의 복사본을 넣는 것을 선호한다. 그러나 마지막 두 가지 방법은 질적 자료 분석 프로그램에서는 다소 유행이 지난 방법이다. 분석가들이 메모를 기록하고 관리하는 방법은 중요하지 않다. 중요한 것은 메모를 하는 것이다.

메모에는 정보를 저장하는 그 이상의 기능이 있다

메모 내용은 분석 기록을 유지하는 데 중요하지만, 정보 저장 기능도 갖추고 있다. 이 중 가장 중요한 것은 분석가들이 원자료가 아닌 개념을 사용하여 작업하도록 강요한다는 점이다. 또한 메모는 분석가들이 창의성과 상상력을 사용할 수 있게 하여 자료에 대한 새로운 통찰력을 자극한다. 메모의 또 다른 기능으로 분석적 사고의 반영이 있다. 논리와 일관성의 결여는 분석가들에게 생각을 종이에 적도록 강요할 때 재빨리 드러난다. 범주가 속성 및 차원 측면에서 잘 개발되거나 추가 개발이 필요한 경우에 메모가 나타난다. 이러한 범주를 채우는 방향으로 자료수집을 수행할 수 있다.

메모는 분류, 정리 및 재정렬될 수 있다

메모의 가장 의미 있는 부분 중 하나는 질적 자료 분석 프로그램과 함께 진화하는 분석 체계에 따라 분류, 정렬, 재정렬 및 검색될 수 있다는 것이다. 이 기능은 주제에 대해 글을 쓰거나 분석가가 범주를 상호 참조하거나 분석 진행 상황을 평가할 때 유용하다. 메모를 검토하면 어떤 개념에 추가 개발 및 개선이 필요한지 알 수 있다.

분석가들은 각 분석 세션 후에 메모를 써야 한다

실제로 메모 작성은 분석 단계에 써야 하며, 특히 혼자 작업하는 분석가를 위해서 더욱 그렇다. 하지만 항상 긴 메모를 할 필요는 없다. 어떤 아이디어에 자극을 받았을 때, 분석가는 자신이 하고 있는 일을 멈추고 그 생각을 종이에 기록해야 한다. 몇 개의 일반적인 생각이나 문장들은 종종 충분하지 않다. 분석가가 시간이 더 많을 때, 더 긴 메모를 쓸 수 있다.

요약 메모는 통합에 도움이 된다

요약 메모는 주기적으로 작성해야 한다. 요약 메모는 한 연구자가 개념에 대해 가지고 있는 모든 정보를 취합하고 주요 개념이 어떻게 조화를 이룰 수 있는지 이해하기 위한 것이다. 이것은 연구를 진척시키는 데 도움이 될 뿐만 아니라 요약 메모에는 연구에 대한 모든 주요 아이디어가 포함되어 있기 때문에 최종 통합에도 도움이 된다. 통합 도표를 사용하여 이러한 아이디어를 시각적으로 표시할 수 있다. 요약 메모를 사용하면 핵심범주를 보다 쉽게 식별하고 학위논문, 논문 또는 연구 보고서를 작성할 때 수월하다.

도표의 일반적 특징

메모에 관해서 내가 전에 쓴 것들은 도표에도 동일하게 적용된다. 그러나 도표와 관련된 문제를 지적하려면 몇 가지가 더 필요하다. 이 장에서는 다음 사항을 설명할 것이다.

- 도표의 정의 및 유용성
- 도표의 예

도표의 정의 및 유용성

모든 사람들은 도표에 익숙하다. 도표는 자료의 개념적 시각화이다. 개념적이기 때문에 연구자의 사고를 기술 수준 이상으로 끌어올리는 데 도움이 된다. 도표는 연구자가 연구 결과를 동료 및 다른 사람들에게 체계적이고 조직적인 방법으로 설명하는 데 도움이 된다. 무엇보다도 도표를 만드는 것은 연구자들이 자료를 본질로 좁혀들어 갈 수 있도록 '축소된 방식(lean ways)'으로 다가가도록 돕는다. 연구자는 도표를 사용하지 않고도 질적 분석을 할 수 있지만, 흔히 말하는 것처럼 "사진은 천 단어의 가치가 있다". Miles와 Huberman (1994)은 자료를 정리하고 개념적 관계를 설명하기 위해 도표를 광범위하게 사용한 연구자들이다. 그들은 도표에 대해 다음과 같이 말했다.

개념적 틀은 텍스트보다는 그래픽으로 나타내는 것이 좋다. 한 페이지에 전체 틀을 넣으려면 현상을 분리할 수 있는 개별 칸을 정하고 이들의 관계를 매핑하고 개념적으로 또는 기능적으로 구분되는 변수를 분류하고, 모든 정보를 즉시 처리해야 한다(Miles and Huberman, 1994, p.22).

도표의 예

초기 도표는 정교하지 않다. 초기의 메모들처럼, 그것은 꽤 간단하고 관계를 묘사하기보다는 암시적이다. 이전 연구에서의 도표들을 제시하면 다음과 같다.

	동질적 환자	이질적 환자
쉬운 작업		
어려운 작업		

도표 6.5 동질적/이질적 환자: 쉽고 어려운 작업

질환 단계	장비의 수		빈도			기간	
초기	소수	다수	드문	간헐적	자주	단기적	영구적
중기							
말기							

도표 6.6 질환 코스: 장비–시간 차원
출처: Strauss (1987)

통증 요소	결과						
	질병 궤도	삶과 죽음	지속	상호작용	병동 업무	감성적 지시	개인적 정체성
진단							
예방							
최소화							
타격							
감소							
지속							
표현							

도표 6.7 균형 있는 매트릭스
출처: Strauss (1987)

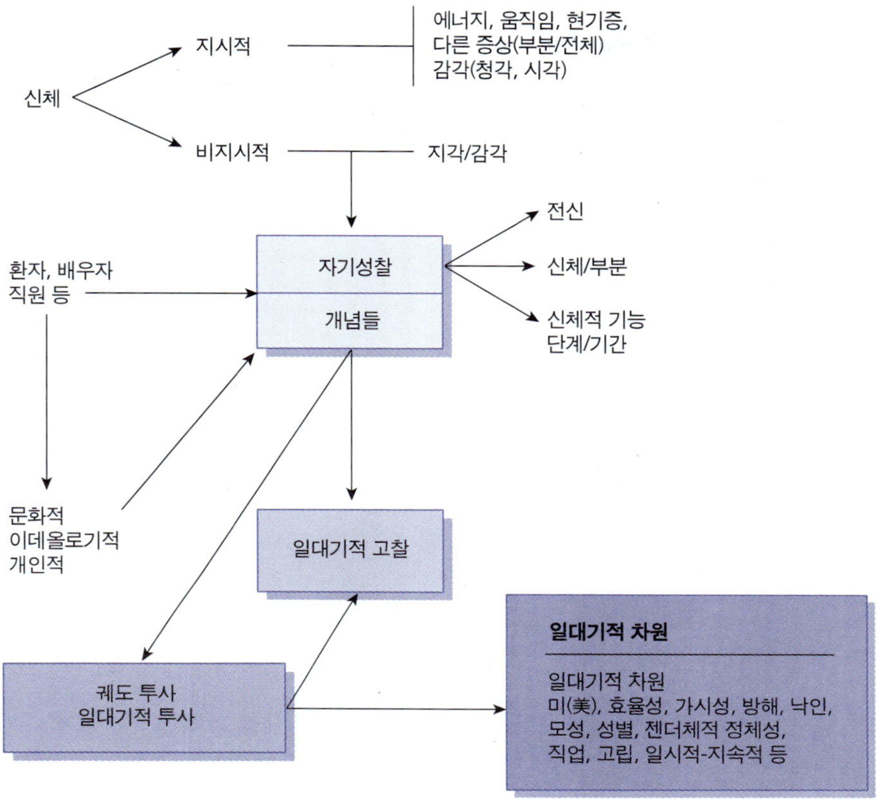

도표 6-8 신체, 일대기, 궤도

도표는 매우 간단하고 연구자들이 가능한 관계에 대해 생각하는 것을 도와준다. 이런 도표들은 Strauss (1987)로부터 발췌되었다

시간과 실제 자료에 대한 가능한 관계를 확인함으로써 관계에 대한 관점이 확립되고 도표가 더욱 통합적이고 복잡해진다. 최종 버전에 도달하기 전에 이 도표는 많은 수정이 이루어졌다.

도표 6.8과 6.9는 끊임없는 업무와 케어(Unending Work and Care)(Corbin & Strauss, 1988)에 보고된 연구에서 발췌되었다.

메모의 분류

메모를 분류할 때 내 마음에 떠오르는 이미지는 미숙한 연구자가 자신의 손에 메모를 쌓은 다음 서서히 내려놓는 것이다. 바닥에 하나씩 내려놓아서 원하는 곳에 둔다. 그 결과로 생긴

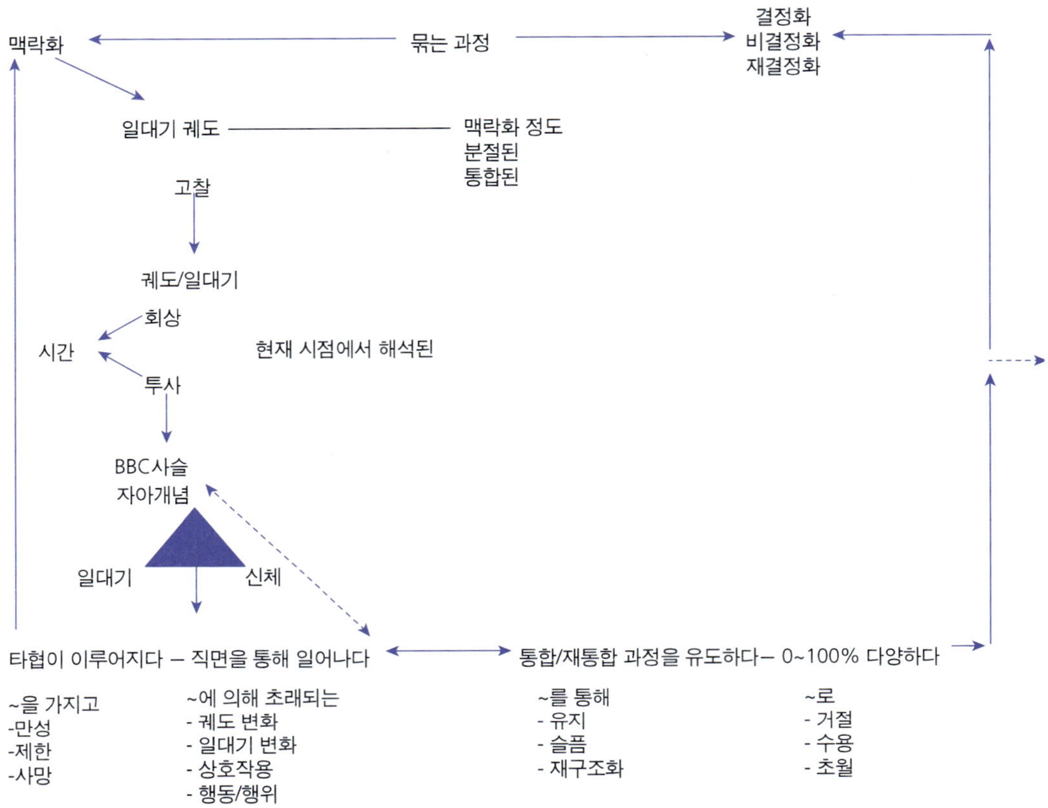

도표 6-9 시간 반영 과정

자료들은 개념의 정렬을 나타낸다. 우리 모두가 이것을 불안하게 느낄 때가 있다. 특히 우리가 개념적인 생각들로 넘쳐나지만 그것이 어떻게 합쳐지는지 이해할 수 없을 때 그렇다. 하지만 경험이 있는 사람들은 그 연구가 결국에는 함께 이루어진다는 것을 안다. 자료를 수집하고, 자료를 연구하고, 메모를 쓰고, 도표를 만든 후에, 이런 자료들이 무엇인지에 대한 내적인 감각이나 직감이 있다. 설명하긴 어렵지만, 참여자들의 이야기는 우리의 일부가 된다. 그것은 우리가 만성질환을 가지고 있거나 마약 중독자, 도박꾼, 또는 엄마가 된다는 것이 아니라, 우리가 그들의 말을 듣고, 행동을 관찰하며, 감정을 느끼고, 부담감을 느끼며, 그것이 그들에게 어떤 것인지 이해하는 것을 말한다. 마지막 이야기는 단지 몇 개의 단어로 합성하기가 쉽지 않을 수도 있지만 우리 마음속에 있다. 메모를 일반적으로 읽어 보면 서술적인 이야기를 작성할 수 있다(16장 참조). 그 다음, 시간이 지남에 따라 개발한 범주 또는 주제를 사용하여 우리의 서술적인 이야기를 이론적 틀의 서면의 분석적 표현으로 변환할 수 있다(16장 참조).

서면의 분석적 표현을 구성하면 연구자는 연구 주제, 동료, 위원회 구성원, 친구, 배우자 및 동료와 함께 분석 체계를 시험해 볼 수 있다. 메모뿐만 아니라 특정 주제에 대한 최종 그룹화를 통해 연구자는 각 주제에 대해 자세히 기록하고 통합된 이론을 제시할 수 있다.

핵심 요약

분석가들이 첫 번째 현장노트를 분석하기 위해 앉았을 때, 그들은 앞의 작업량에 압도당함을 느낀다. 초보자는 어디서부터 시작해야 할지, 무엇을 찾아야 할지, 어떻게 보는지 알기 어렵다. 페이지 위의 단어는 가장 명확한 것 이외에는 의미가 거의 또는 전혀 없는 미분화된 덩어리로 보인다. 그것은 우리 모두에게 일어나는 일이므로, 당신에게만 일어난다고 걱정하지 않아도 된다. 하나의 아이디어는 첫 번째 자료를 가져와서 앉아서 메모를 작성하는 것이다. 조기 혼동과 불확실성이 메모와 도표에 반영되는 것은 드문 일이 아니다. 단지 연구자가 메모를 쓰거나 초기 도표를 작성하는 무엇이든 간에 분석을 시작하는 것보다 더 중요한 것은 없다는 것을 기억하자.

초기 분석은 통찰력을 얻고 초기 개념을 만들어 내는 것이다. 자료를 이해하기 위해서는 먼저 자료를 '씹고' '소화'한 후 '느껴'야 한다. 연구자는 다른 사람의 역할을 맡고 참여자들의 관점에서 세상을 이해하려고 노력해야 한다. 이것은 메모로 할 수 있다. 메모와 도표는 그 연구의 목적이 서술인지 이론인지에 대한 분석의 필수적인 측면이다. 설명한 대로 메모와 도표는 단순한 개념 목록 그 이상이다. 그들은 분석적 사고 과정을 자극하고 기록하며 이론적 표본추출을 위한 방향을 제공한다.

또한 메모와 도표가 없으면 연구가 진행됨에 따라 누적되고 복잡한 아이디어를 추적할 수 있는 정확한 방법이 없다. 도표는 개념 간의 관계를 시각적으로 표현한 것이다. 도표의 목적은 분석 프로세스를 방해하지 않고 촉진하는 것이다. 그들은 연구가 진행됨에 따라 진화하고 더 복잡해진다. 어떤 사람들은 다른 사람들보다 도표를 능숙하게 사용한다. 도표를 작성하는 데 어려움이 있다고 걱정할 필요가 없다. 최선을 다하면 된다. 어떤 사람들은 단지 시각적이지 않을 뿐이다. 마지막으로 메모 작성이나 도표에 적용되는 규칙은 없다. 각 분석가는 연구 과정을 통해 자신이나 자신의 스타일을 개발한다. 메모와 도표 모두 나중에 연구에 대한 발표와 협의를 할 때 유용하다.

내부자 통찰력 메모와 도표

By Maria Mayan

Assistant Director, Community-University Partnership for the Study of Children, Youth and Families

Associate Professor, Faculty of Extension

University of Alberta

By Maxi Miciak

PhD Candidate

Research Affiliate

Rehabilitation Research Center

3-62 Corbett Hall

Faculty of Rehabilitation Medicine

University of Alberta

T6G 2G4

메모하기. 메모는 잘 이해되거나 진가가 잘 평가되지 않는다. 우리는 메모한 것에 대해 학생과 감독자로서의 시각으로 우리의 관찰을 공유하게 되어 기쁘다.

우리는 일부 학생들이 자신의 자료와 끝없는 대화를 나누고, 몇 달 동안 생각 속에서 맴돌고, 그리고 나서 몇 년이 지나면서 기억을 더듬는 것을 본다. 결과적으로, "왜 그녀가 이렇게 일을 끝내는 데 시간이 오래 걸리지?"라고 의아해하는 다른 이들의 이야기나 일관성 없는 농담들을 듣게 된다.

그러나 어떤 다른 학생들은 메모 작성이 목록에서 체크하면서 지워나가는 것이라고 생각한다. 학생들은 자신이 메모 작성 방법을 잘 알고 있음을 감독위원회에 보여주기 위해 '완벽한' 메모 하나를 만들어 보여준 후 연구를 계속 진행한다. 그들은 메모를 부수적인 것으로 생각하거나 분석 과정에서 생기는 것 정도로 이해한다.

그러나 메모는 분석이다. 메모 없이는 결과물이 발견되지 않고 논문이 완성되지 못한다. 우리는 명료화하고 확대하고 새로운 것을 생성하기 위해서 메모를 사용한다. 우리가 아이디어의 가능한 특성, 상황 및 결과를 밝혀낼 필요가 있기 때문에 아이디어를 명료화하기 위해 메모를 사용한다. 또한 메모는 자료에서 즉시 도출되지 못한 중요한 아이디어를 확대한다. 별로 관련성이 없어 보이는 아이디어에 관하여 시간을 쓰는 것은 코딩을 하는 동안 눈에 띄지 않을 수 있는 자료의 어떤 측면에 조명을 밝힐 수 있다. 메모는 우리가 자료에 관하여 긴장하고 질문하고 짐작한 것을 기록하는 것에 특별히 관심을 갖지 않았다면 사라져 버릴 수도 있다는 것을 알려주며 분석에 의해서 의미를 생성한다. 더 나아가 명료화, 확대 및 생성은 모두 코딩 과정에 정보를 제공한다. 예를 들어, 미래 코드는 메모를 통해 나올 수 있다.

따라서 메모는 분석을 진전시킨다.

우리는 이것을 '해동(thawing)'이라고 생각한다. 아마도 북쪽의 기후에서 봄의 첫날에 해동이라는 말을 써야겠지만, 해동은 얼음조각이 녹는 것처럼 우리의 생각이 다른 모양으로 변하기 위해 어떻게 액체화(또는 고체에서 액체로 이동) 되는지를 알려준다. 이러한 액체화는 우리의 생각을 움직이게 할 뿐만 아니라, 다르고 예기치 못한 방향으로 움직이게도 한다. 우리가 우리의 생각이 녹도록 내버려 둘 때, 우리는 활발하게 돌아다니고 의문을 가질 수 있다.

코딩과 나란해 놓고 생각해보면 메모나 해동을 좀 더 쉽게 이해할 수 있다. 때로는 분석 초기에 수백 개의 코드를 생성하고 안정적인 구조를 위해 이 코드로 범주를 만든다. 코딩은 자료에 관하여 매우 압축된 방식의 사고를 권장한다. 이 과정은 '올바른' 단어를 찾는 동안 자료의 주위를 얼려 버릴 수 있다. 코딩은 어떤 종류의 해결에 도달하는 데 당신을 엄격하게 만들 수 있다.

얼음을 깨는 것에 비유된다.

메모는 분석 공간을 열어 예상치 못한 방향으로 우리를 이끄는 가능성을 열어둔다. 결국, 더 넓은 가능성의 진가를 알고 난 후에 결과적으로 겨울이 오듯이 위축이 올 것이다.

어떻게 그럴 수 있을까?

물론 우리 모두는 메모가 가능한 소프트웨어 패키지에서 제공되는 문서나 옵션에 익숙하다. 하지만 창의성을 확장하는 데 사용할 수 있는 좀 더 색다른 방법이 있다. 생각을 도표화하면 아이디어, 코드, 카테고리 간의 관계를 시각화하는 데 도움이 된다. 도표화는 일관성 있는 표현을 즉시 생성할 필요 없이 새롭게 형성된 생각을 신속하게 문서화 할 수 있도록 지원한다. 아이디어는 사라지지 않는다. 도표 작성은 그림 그리기와 비슷하다. 아이디어는 글로 쓰기 전에 시각 기호로 나타낼 수 있다. 그림을 그리는 듯한 물리적인 제스처를 통해 시각을 탐색하는 것은 코드의 의미를 구체화하는 데 도움이 될 수 있다. 예를 들어, Maxi가 '연결'이라는 코드를 탐색할 때 마음속에 있던 '후크'의 이미지를 반복적으로 그리면서 연결에 대해 탐색했다. 후크를 그리는 물리적인 행동은 연결을 묘사할 올바른 언어를 찾으려는 노력으로부터 그녀를 자유롭게 했다. 또한 도표와 도면은 시각적 단서로서 기억에 남아 있을 수 있으며, 분석을 위한 플랫

폼 역할을 할 수 있다. 또 다른 방법은 어떤 아이디어를 말하는 것을 오디오로 녹음하는 것이다. 아이디어에 관해 쭉 이야기하는 것은 특히 여러분이 글을 쓸 장소에 있지 않거나 다른 사람과 대화하고 있을 때 효과적일 수 있다.

컴퓨터가 앞에 있지 않다고 해서 메모를 할 수 없는 것은 아니다. 대부분의 스마트폰이 마이크를 내장하고 있기 때문에 이런 기술의 발달로 녹음을 쉽게 할 수 있다. 공공장소에서도 생각을 담을 수도 있다. Maxi는 전화통화를 하는 것처럼 거리를 걸어가면서 스마트폰으로 녹음을 하기도 했다. 동료와의 대화도 녹음할 수 있다. Maxi의 분석에 대해 이야기할 때 종종 녹음기를 켜곤 했다. 오디오 외에도 비디오 녹화 또는 사진을 사용하여 나중에 독자적으로 쓰이거나 기록과 복합적으로 사용될 아이디어를 기록할 수 있다.

이것은 글을 버려야 한다고 말하는 것이 아니라 공식적으로 메모를 타이핑하거나 글로 쓰지 않고 다른 형태를 취할 수 있다는 것이다. Maxi는 종종 자신의 생각을 누군가에게 전달하는 것이 도움이 된다고 생각하기 때문에 Maria에게 자료에 대한 아이디어를 이메일로 보내곤 했다. 그런 다음 전자메일을 인쇄하여 스캔한 다음 자료 분석 소프트웨어로 옮긴다. 그녀는 또한 냅킨에 쓰여진 메모를 복사하여 스캔하기도 한다.

우리가 메모에 대해 가장 좋아하는 것은 분석적 관성에 대한 치료제라고 믿는 것이다. 고도로 논리적이고 선형적인 방법으로 무언가를 보려고 할 때, 매우 열심히 노력할 때 메모는 가장 효과적이다.

다음은 또 다른 내부자 통찰력이다. 이 통찰력은 도표의 가치를 알려주고 저자가 이것을 어떻게 사용하는지 설명한다.

내부자 통찰력 속성, 차원 그리고 도표

By Shigeko Saiki-Craighill

Keio University Faculty of Nursing and Medical Care, Department of Nursing, Professor of Pediatric Nursing.

근거이론방법론의 핵심은 개념의 그룹 간을 연계하여 현상을 나타내기 위한 범주로 연결하여 이론을 발전시키는 과정이다. 이것은 명확하게 파악될 수 있지만 이 과정에서 가장 이해하기 어려운 부분은 범주 간의 관계를 나타내는 속성과 차원의 적용이다. 이를 돕기 위해 도식적 도표가 이러한 관계를 시각화하는 방법으로 사용될 수 있다. 이 과정에서 각각 분리된 도표가 박스 안에서 각 현상에 관하여 각각의 범주로 발전된다. 초기 조건은 도표의 상단에 놓이고, 결과는 맨 아래에 놓여 작용과 상호작용은 그 사이에 배치된다. 각 범주 상자 아래에 다양한 속성이 나열된다(이 샘플 도표에서는 굵게 표시되고 밑줄이 그어짐). 각 끝부분의 차원은 각 속성의 옆면에 쓰여진다(여기에서 이탤릭체로 표시). 그런 다음 범주 상자의 각 측면에서 다른 범주 상자로 화살표를 그려 상자의 해당 측면에 정렬된 해당 차원의 결과를 표시한다.

예를 들어, 다음은 암에 걸린 아이들의 경험을 바탕으로 한 간단한 도표이다.

초기 조건은 '그 질병을 받아들이는 것'이다. 한편으로, 속성의 '수용 정도'가 높은 차원이고 '질병과 치료를 이해하는 정도'와 '현실감'이 높은 경우 이러한 조건은 목표 설정으로 작용–상호작용을 이끈다. 그러나 만약 이러한 속성들이 모두 낮다면, 그것은 이 질병과 싸우려는 동기를 흔들어놓을 것이다. 이 도표를 따라 한 단계 더 나아가기 위해, 목표 설정은 매우 상세하거나 매우 일반적인 목표를 가진 '특수화'의 속성을 가질 수 있으며, '시간 프레임'은 병원에서의 퇴원, 완전한 치유를 지향하는 것이다. 즉 '실현 가능성'은 높거나 낮을 수 있다. 이러한 속성의 차원에 따라 환자는 질병과 싸우려는 동기를 유지할 수 있고 아니면 약해질 수 있다. 이러한 관계는 도표 전체에 걸쳐 나타날 수 있으며, 이는 아동의 더 나은 발달 또는 질병과 싸우기 위한 동기 결여라는 현상의 최종 결과를 이끌게 된다.

이러한 관계를 시각적 표현을 사용하여 표현하면 아이디어를 동료들과 공유하는 것이 훨씬 더 쉬워지고, 범주의 연결에 대한 이론적 근거와 특정 속성의 차원적 변화에 대한 의미에 대한 생산적인 토론을 수월하게 한다. 그것은 범주 간의 논리적 관계를 강조하여 연구자의 편견을 줄이고 자료에서 제시된 순서인 시간적 관계를 분리하는 데 도움이 된다.

이러한 연습의 다른 장점은 실수와 누락을 강조하여 표시하는 것이다. 범주와 속성이 제대로 형성되지 않으면, 그것은 도표 작성 과정에서 금방 드러난다. 또한 범주 또는 속성이 누락된 경우 도표의 공백이 표시된다. 연구자는 추가 자료 수집을 수행하기 전에 이러한 차이를 검토하고 이 정보를 적절한 이론적 표본추출을 개발하기 위한 도구로 사용할 수 있다. 전반적으로, 이 연습은 연구자가 자료에 접근하고 뒤집어 보는 과정을 통해 예기치 않은 아이디어를 시각화 할 수 있어 확실한 틀 이상을 볼 수 있도록 하는 강력한 도구를 제공한다.

Saiki–Craighill의 도표는 영문 제목이 ≪삶과 질환에 대한 내러티브(Narrative on the Life and the Illness)≫인 일본어 책에서 처음 제시되었다. 그것은 2008년 도쿄대학 출판부에 의해 출판되었다. 이 책의 제목은 영어로 소아암과 싸우는 어린이의 경험(pp.103–132)으로 번역될 수 있다.

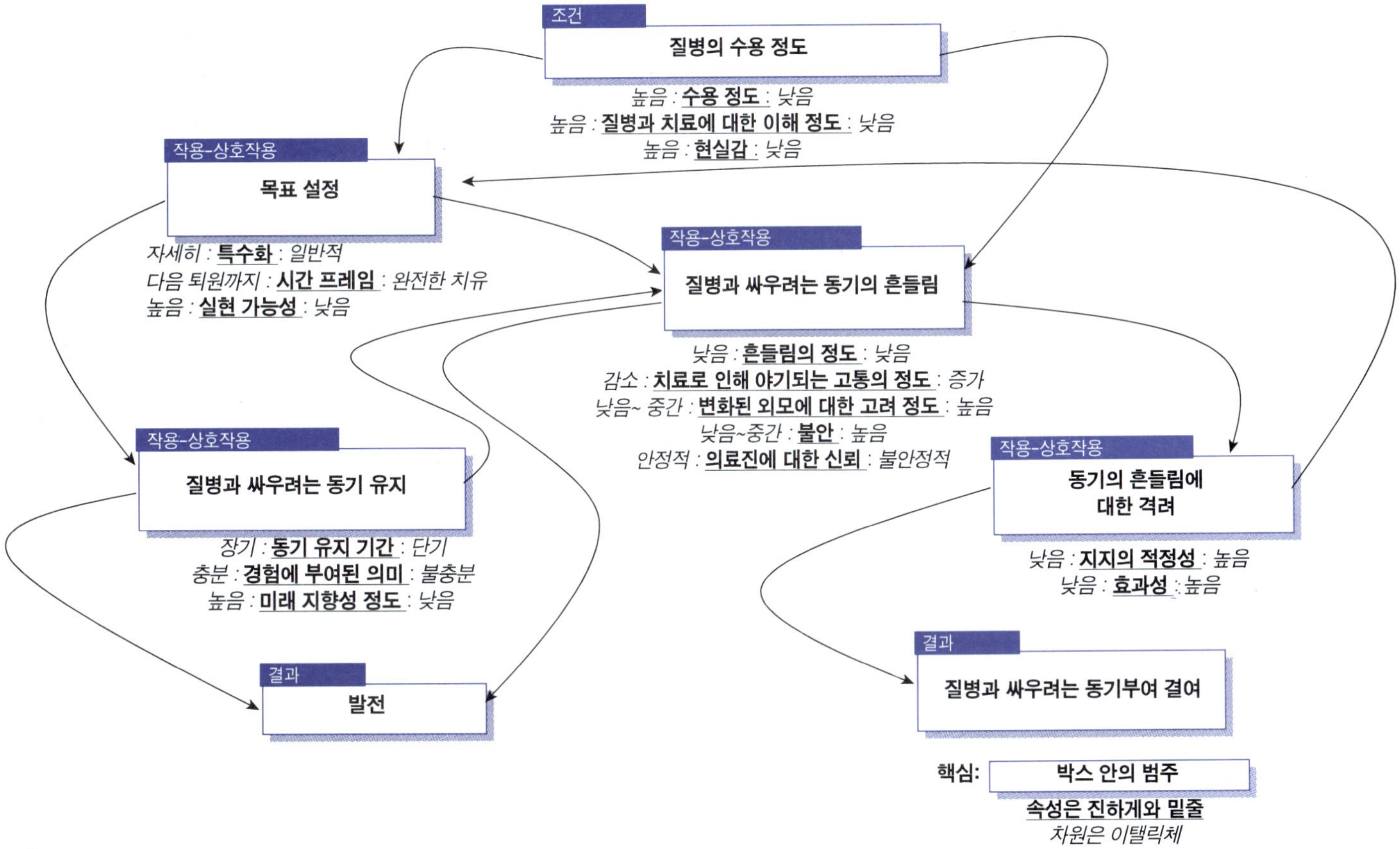

도표 6-10 Saiki–Craighill 도표

참고문헌

Saiki-Craighill, S. (2006). The grounded theory approach (Shinyosha, in Japanese).

Saiki-Craighill, S. (2008). Applied grounded theory approach (Shinyosha, in Japanese).

Saiki-Craighill, S. (2012). A seminar in qualitative research methodology (2nd ed.) (Igaku Shoin, in Japanese).

Saiki-Craighill, S. (2013). Data collection methods using the grounded theory approach (Shinyosha, in Japanese).

사고, 글쓰기, 그룹 토의를 위한 활동

1. 부록 A에 있는 현장노트로 전환한다. 이제 자료를 분석하여 여러분의 생각을 메모에 입력한다. 제공된 메모 패턴을 사용하여 여러 종류의 메모를 작성한다. 당연히 이러한 제한된 자료로 통합 메모를 작성할 수는 없지만 확인된 개념에 대한 몇 가지 메모와 해당 개념의 속성 및 차원에 대한 메모를 작성할 수 있어야 한다.
2. 이 지점까지 자신의 분석을 반영한 몇 가지 도형을 만들어 본다.
3. 이제 메모와 도표를 그룹 회의에 가져와서 다른 그룹 구성원과 토론해본다.
4. 각 그룹 회원은 토론에 대한 메모를 제출할 수 있다.
5. 그룹 토론을 토대로 모든 아이디어를 요약한 그룹 메모를 작성한다.
6. 모든 생각을 정리한 그룹 도표를 작성한다.

추천 자료

Strauss, A. (1987). Qualitative analysis for social scientists (pp. 109--128, 170--182, 184--214). Cambridge, UK: Cambridge University Press.

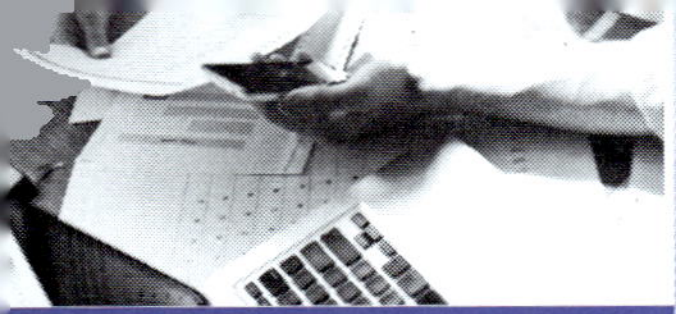

CHAPTER 7

이론적 표본추출

Theoretical Sampling

가장 생산성 있는 과학자는 즉각적인 질문에 답하는 것에만 만족하지 않고, 새로운 지식을 얻으려 하며, 그렇게 함으로써 더 깊이 있고 중요한 무언가를 발견하게 된다(Beveridge, 1963, p.144).

표 7.1 핵심 용어

포화(Saturation): 포화는 보통 '더 이상 새로운 개념이 떠오르지 않을 때'를 의미한다. 그러나 포화는 새로운 개념의 문제 이상이며 개념을 속성에 따라 발전시키고, 차원의 다양성을 보여 주는 것을 포함한다.
이론적 표본추출(Theoretical sampling): 자료에서 추출된 개념에 기반한 자료 수집방법이다. 이론적 표본추출의 목적은 속성 및 차원과 관련된 개념을 개발하고 다양성을 발견하며 개념 간의 관계를 확인할 수 있는 기회를 극대화하는 장소, 사람 및 사건을 통해 자료를 수집하는 것이다.

근거이론가들이 직면하는 주요한 문제 중 하나는 지식에 주요하게 기여하기 위해 어떤 자료를 언제, 어디서, 어떻게 수집하는가 하는 것이다. 이 장은 이론적 표본추출(theoretical sampling)의 개념을 탐구한다. 이론적 표본추출 방식이 일반적인 표본추출 방식과 다른 점은 자료수집이 개방적이고 유연하며 매우 합당하다는 데 있다. 이를 통해 분석가는 연구를 주도하고 이론을 가장 잘 발전시킬 영역에서 직접 자료를 수집할 수 있다. 연구과정은 스스로 진행되며, 연구는 단순히 그 자체의 힘에 의해 추진력을 가지고 앞으로 나아간다. 이론적 표본추출에서, 연구자는 탐정과 같다. 연구자는 개념의 이끌림을 따르면서도 결과를 확신할 수 없으므로 발견될 수 있는 것에 항상 열려 있다.

이 장의 형식은 이전 장의 형식과 다르다. 이 장은 초보 근거이론가들이 가장 자주 묻는 질문에 따라 구성될 것이다. 이 장에서는 다음 정보를 제공한다.

유의사항

본 장을 읽을 때 다음 사항에 유의해야 한다.

- 이론적 표본추출에 대한 질문과 대답

이론적 표본추출에 대한 질문과 대답

이론적 표본추출이란 무엇인가?

분석 중에 도출된 개념을 재수집하여 이론의 기초를 이루게 한다. 이론적 표본추출(도표 7.1 참조)에서는 사람이 아닌 개념이 표본추출된다. 그래서 연구자들은 이론적으로 표본추출을 할 때, 그들은 더 알고 싶어 하는 개념에 대한 정보를 제공해 줄 장소, 사람, 상황을 추구한다. 기존의 표본추출 방법과 달리, 연구자들은 분석을 시작하기 전에 모든 자료를 수집하지 않는다. 첫 번째 자료가 수집된 후 분석이 시작된다. 자료 수집은 분석에 따라 진행된다. 분석은 개념으로 이어진다. 개념은 질문을 만들어 낸다. 질문은 더 많은 자료 수집으로 이어져 연구자가 이러한 개념에 대해 더 많이 배울 수 있도록 한다. 이 순환 과정은 연구가 포화 상태에 이를 때까지, 즉, 모든 주요 범주가 완전히 발전되고, 다양성을 보여 주고, 통합되는 연구의 지점까지 계속된다.

이론적 표본추출은 유연성을 제공하는가?

기존의 표본추출에서는 자료 수집이 사전에 구조화되어 있다. 연구설계에 의해 대상자가 누구인지? 어디서, 몇 명에게 할 것인지? 어떤 유형으로 이루어지는지 정해진다. 근거이론 연구에서 대상자(예: 만성질환을 가진 임신부)와 환경(고위험 산부인과 병원)은 정해져 있지만, 나머지는 열려있다. 이론적 구축에서는 연구자가 발전에 필요한 개념에 따라 참여자와 환경을 표본으로 정하는 데 유연성을 가지는 것이 중요하기 때문에 참여자의 수나 특정 유형의 수는 명확하지 않다. 우리는 표본이 개념의 다른 특성과 다양성을 보여줄 상황을 찾는다. 그러나 생명윤리위원회(Institutional Review Board, IRB)에 참여자 수가 어느 정도 되는지 알려줄 필요가 있다. 연구자들이 그렇게 많은 참여자를 필요로 하지 않는다면, 문제는 없다. 더 많은 참여자가 필요할 경우 연구자는 제안서를 수정하고 생명윤리위원회에 추가 참여자에 대한 승인을 요청해야 한다. 따라서 처음부터 많은 참여자를 신청하는 것이 낫다.

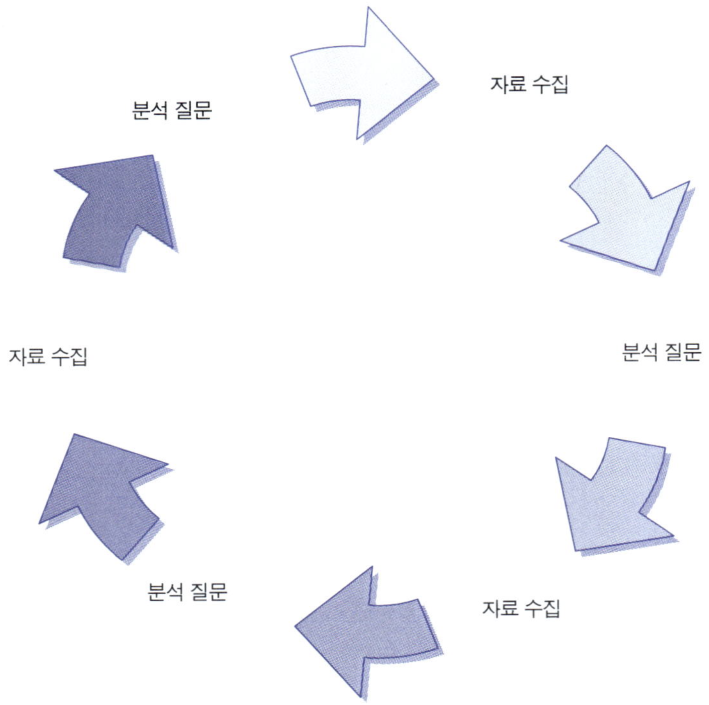

도표 7.1 이론적 표본추출

이제, 연구자들은 실용적이어야 한다. 연구자들은 제안된 방식으로 이론적 표본추출을 할 유연성이 부족할 수도 있다. 연구자들은 자료 수집이 가능한 장소, 시간, 대상자를 선택하는 것이 제한될 수 있다. 연구자들이 참여자를 포함시키기 위해서 일정한 거리를 이동해야 하는 경우나 참여자가 특정 기간 내에만 참여 가능한 경우가 이러한 경우이다.

자료 분석과 함께 수행되지 않는 자료 수집의 문제는 최종적으로 분석을 수행할 시간이 되면 나타나는데 연구자는 수집한 자료의 양에 압도되어 어디에서부터 시작해야 하는지를 모르게 된다. 또한, 범주를 포화시켜야 할 경우 추가 자료를 수집할 기회를 갖지 못할 수 있다. 이것 때문에 이론을 구축하는 데 빈 공간이 생길 것이다. 이 장 후반부에 자료를 추가로 수집할 수 없는 경우 연구자가 수행할 수 있는 작업에 대해 설명할 것이다.

이론적 표본추출이 다른 형식의 표본추출에 비해 갖는 장점은 무엇인가?

이론적 표본추출은 개념에 기반을 두고 있다. 연구자는 문제나 대상자와 관련된 개념을 찾을 수 있고, 개념을 깊이 탐색할 수 있다. 이론적 표본추출은 연구자가 새로운 연구를 할 때나, 다양한 각도에서 문제와 이슈를 탐색하고 마음을 열어 둘 수 있으므로 새로운 영역 또는 잘 알려지지 않은 영역을 연구할 때 특히 중요하다. 무엇보다도 연구자에게 우연한 사건을 통해 이점을 얻을 수 있도록 돕는다. 병원에서 업무 흐름을 유지함에 있어 간호관리자의 역할에 대한 Corbin과 Strauss의 연구 결과는 그러한 예이다. 우리가 연구한 개념은 '업무 흐름의 혼란'이었다.

내가 자료를 수집하는 동안 리히터 규모 7.4의 지진이 발생했다. 이 자연적인 사건은 간호관리자가 업무 중단 시 어떻게 반응하는지 업무 흐름에 대한 표본을 추출하기 위해 자료 수집 장소로 돌아올 기회를 제공해 주었으며, 예기치 못하게 작업이 '중단'되었을 때 우리의 예감을 테스트하는 기회를 제공했다. 우리의 질문은 다음과 같았다: '일의 흐름이 달라졌는가?', '어떻게?', '환자 관리 업무를 계속 수행하기 위해 어떤 새로운 방법이 사용되었는가?' 결과는 놀라웠다. 작업 흐름이 오랫동안 방해를 받지 않았던 것이다. 사실, 업무는 곧 재개되었다. 비록 창의적인 방식이지만 말이다. 환자들은 자신의 간호에 더 많이 관여했다. 간호단위가 합쳐지고 모든 간호단위는 다른 건물로 이동했다. 표지판을 세워, 간호단위의 새로운 지표를 표시하고, 간호사들을 재배치했다. 기존의 표본추출 방법을 사용했다면, 우리는 이 상황을 활용하여 해결책과 작업 중단과의 관계에 대해 더 많은 것을 알지 못했을 것이다.

또 다른 장점은, 이론적인 표본추출은 누적된다. 표본추출된 각각의 새로운 사건은 이전 자료 수집 및 분석에서 파생된 개념을 기반으로 하여 도출되고, 새로운 속성, 차원, 특수성 또는 다양성을 개념에 추가한다. 더욱이 표본추출의 목적이 개념의 특성에서의 격차를 메우고 다양성을 추가하기 위한 것이기 때문에 시간이 갈수록 구체화된다. 초기 자료 수집에서, 연구자는 참여자들이 자유롭게 이야기하거나 일반적인 방식으로 관찰할 수 있도록 광범위한 영역에 대한 자료를 수집한다. 그것은 일종의 낚시와 같다. 연구자는 중요한 무언가가 자료에서 나오기를 바라고 있다. 일단 초기 분석이 실시되면, 분석가들은 다루고자 하는 몇 가지 개념을 가지게 된다.

이론적 표본추출은 어떻게 진행되는가?

이론적 표본을 추출할 때, 연구자는 한 번에 한 단계씩 수행한다. 가장 먼저 해야 할 일은 자료를 수집하는 것이다. 그 다음에는 분석이 이어지며, 각 범주가 더 밀도가 있고 다양성을 갖출 때까지 더 많은 자료가 수집 및 분석된다. 이론적 표본추출 방식에서 연구자는 자료에 대한 질문을 한 다음 그러한 질문에 대한 답을 찾기 위해 최상의 자료의 출처를 찾는다. 인간 대상 및 논문 심의위원회에서는 어떤 사람과 어떤 집단을 표본으로 하며, 어떤 질문을 할 것인지 미리 알고 싶어 하지만, 이론적 표본추출을 통해 이러한 질문에 대한 답을 확실하게 예측하는 것은 어렵다. 이론적 표본추출을 이용하는 연구자는 어떻게 방향이 틀어지고 어떤 변화가 있을지 결코 알지 못한다. 하지만 위원회와 함께 이러한 문제를 해결할 방법은 있다. 연구자들은 위원회에 일반 번호나 인터뷰 또는 관찰 지침을 제공하고, 인터뷰나 관찰 중에 초기 지침에 포함되지 않은 새로운 이슈가 발생할 경우 새로운 개념에 관한 추가 질문을 할 수 있음을 제안서에 포함시킨다. 또한, 앞에서 제시한 것처럼 제안서를 작성할 때, 연구자는 필요하다면 더 많은 자료를 수집하기 위한 유연성을 확보하기 위해 참여할 수 있다고 예측되는 수보다 더 많은 수의 참여자와 관찰 건수를 작성할 수도 있다.

이론적 표본추출의 절차는 간단하다. 연구자는 분석적 절차를 따른다. 우리가 말하려고 하는 것을 가장 쉽게 이해하려면 12장으로 넘어가서 베트남 전쟁 참전자들에 대한 시범 연구 프로젝트를 확인하면 된다. 첫 번째 인터뷰 분석에서 도출된 첫 번째 개념 중의 하나는 '전쟁 경험'이었다. 첫 번째 인터뷰 동안, 참여자인 간호사는 베트남 전쟁에 대해 "그렇게 나쁘지 않은 경험"으로 묘사했다–"그렇게 나쁘지 않은 경험"은 경험의 한 차원이 되었다. 이러한 결과는 다음 질문으로 이끌었다. "어떻게 그렇지? 나는 전쟁에 관한 이야기를 굉장히 끔찍한 것으로 들었는데 무엇이 그런 경험을 하게 만들었을까? 그 차이는 이 참여자가 전투원이 아닌 비전투원이어서 그런 것일까? 또는 그의 경험에 대한 인식에 영향을 준 다른 것이 있었을까?"전투원이 되는 것이 '전쟁 경험'에 대한 인식에 영향을 미치는지 또는 전쟁 경험에 관한 군인의 인식에 영향을 미치는 다른 변수가 있는지를 확인하기 위해서 전투원들에 대한 자료를 수집하기 시작했다.

두 번째 인터뷰는 전투원을 대상으로 이루어졌다. 참여자들은 전쟁 경험을 어떻게 이야기하는지에 상당한 차이를 나타냈다. 두 번째 인터뷰에서 전투원의 전쟁 경험이 '생존'에 얼마나 집중되었는지가 나에게 충격이었다. 그래서 생존은 내가 더 알고 싶었던 또 다른 개념이 되었다. 또 다른 중요한 개념은 두 번째 인터뷰에서 나온 것으로 분노의 정도와 '치유의 부족'이었다. 이는 심지어 30년 후에도 참전용사들에 의해 전해지는 이야기에 여전히 남아있었다. 이것은 다음 질문을 끌어내도록 만들었다: 왜 그렇게 오랫동안 화가 났을까? 분노를 유발하는 전투에 군인으로 참여했는지 여부에 관계없이 전쟁 경험이 있다는 것은 어떤 것이며, 왜 치유가 부족했을까? 또 다른 개념은 '침묵의 벽'이었다. 참전용사가 그것에 대해 말하고 싶지 않았던 경험은 무엇이었을까? 이러한 새로운 개념이 있고 해답이 나오지 않는 질문이 많다는 것은 이 개념들에 대한 더 많은 자료를 모아야 한다는 것을 의미했다. 하지만 참전용사들과의 인터뷰를 더 진행하는 것은 가능하지 않아 베트남 참전용사들의 회고록을 읽게 되었다. 나는 비교 표본을 구하기 위해 베테랑 간호사들이 쓴 회고록을 더 많이 읽었다. 그 외에도, 다른 전쟁 참여자인 공군과 해군이 경험한 내용을 해병대 및 해군 장교와 비교하여 살펴보았다.

더 많은 자료를 분석한 결과, 베트남 전쟁을 치른 '문화'라는 개념이 상당한 관련성을 띤 것으로 보였다. 그래서 나는 회고록 대신 역사 자료를 찾아서 '전쟁의 문화'에 대해 더 알아보았다.

전쟁의 문화에 대한 자료를 분석한 결과 전쟁 참전자에게 '생존'을 위협하는 일련의 '문제들'이 발견되었다. 이러한 발견은 참전자가 전쟁에서 살아남아 전쟁과 관련된 신체적, 심리적 위험을 극복하기 위해 사용하는 일련의 전략에 대한 조사로 이끌었다. 이러한 발견을 바탕으로, 나는 특정한 '생존 상황', 즉 사람들이 어떻게 반응하는지에 대해 더 많이 알고 싶었다. 이 연구와 관련한 마지막 질문은 '어떤 개념이 전쟁에 의한 신체적, 사회적, 정신적 위험에서 살아남는 능력을 가장 잘 설명해 주는가?'였으며, 그 해답은 '다중의 현실과의 화해'라는 개념과 '군인들이 전쟁 지역에서 살면서 다루어야만 했던 몇 가지 다른 현실은 무엇인가?'라는 질문이었다.

나는 앞으로 진행하면서 분석에서 도출된 결과에 대해 지속적으로 후속 조치를 취하고 있었다. 내가 따를 표본추출 경로를 사전에 알 수 있는 방법은 없었지만, 항상 베트남 참전용사라는 타깃의 범위 안에 있었다. 어떤 종류의 자료가 필요하고 어떤 종류의 자료에 초점을 맞추어야 하는지를 결정하는 것은 자료의 분석과 분석 중에 나온 개념에 대한 질문들이었다. 다른 연구자라면 다른 방향으로 진행했을지 모르지만, 다음 장에서 나의 분석을 읽는 사람은 누구나 나의 논리를 따를 수 있다. 연구의 방향은 자료의 성격과 자료에 대한 분석가의 해석에 따라 결정되며, 연구자와 자료는 이 과정에서 함께 결합하게 된다.

어떻게 하면 연구자가 연구 과정에서 융통성을 가지면서 체계적이고 일관적인 표본추출을 유지할 수 있는가?

이론적 표본추출을 할 때 연구자는 중요한 이론적 단서를 추적하는 정도로 일관성에 대해서는 많은 관심을 갖지는 않는다. 분석 중에 새로운 분석 개념이 발생하기 때문에, 연구자는 이전에 연구자와 동일한 질문이 있었는지 여부에 대한 걱정 없이 질문에 답할 수 있어야 한다. 동시에, 사람들이 그들의 이야기를 할 때, 종종 그들 사이에 상당한 일관성을 보이기 때문에 일관성은 보통 문제가 되지 않는다. 베트남 전쟁 회고록을 읽으면서 내가 배운 중요한 정보 중의 하나는 물론 개인이나 상황의 차이로 많은 세부사항들이 달랐지만 각각의 회고록은 같은 기본적인 기록, 즉 살아남으려는 열망을 기반으로 쓰여진 것으로 보인다는 것이다. 표본으로 추출되는 것은 개념이며, 연구자마다 다른 형식으로 접근할 수 있지만, 중요한 개념은 대상자로부터의 자료에서 도출된다는 것을 기억해야 한다. 그리고 다른 자료에서 찾지 못했다면 연구자는 "왜 없을까?"라고 물어야 한다. 비구조화된 인터뷰나 관찰의 결과 관련된 주제가 다루어지지 않았다면, 특히 해당 주제가 연구와 관련이 있다고 생각하는 경우 연구자는 이러한 주제에 대해 질문할 수 있다.

얼마나 많은 표본추출이 이루어져야 하는가?

이 질문에 대한 대답은 간단하면서도 동시에 복잡하다. 자료가 '포화'에 도달할 때까지 연구자가 자료를 계속 수집한다는 점에서는 간단하다. 하지만 포화 상태에 이르는 것이 그렇게 쉽지 않다는 점에서 복잡하다. 포화는 '새로운 범주 또는 관련 주제가 나타나지 않을 때'로 설명된다. 그러나 포화 상태는 새로운 범주나 주제가 등장하지 않는 문제 그 이상이다. 포화는 범주의 개발을 의미하므로 연구자는 범주나 주제의 목록을 만들어 내는 그 이상을 해야 한다. 연구자들은 그들의 관점에서 범주를 정의해야 한다. 속성과 차원을 나타내고, 다양한 조건에서 이 개념이 어떻게 변하는지를 보여 주며, 이 범주들이 서로 관련되며 핵심범주에 관련되는지를 보여준다. 이러한 설명에 도달하기 위해서, 연구자들은 이론이 조밀하고 논리적이며 설명에 차이가 없을 때까지 자료를 계속 수집해야 한다. 단순히 전쟁에 참가한 참전자들의 경험이 생존으로 좁혀질 수 있다고 말하는 것만으로는 충분하지 않을 것이다. 연구자들은 생존이 어떻게 그리고 언제 의미를 갖게 되는지, 다른 상황에서 생존이 어떻게 보이는지, 그리고 생존의 결과는 무엇인지를 설명해야 한다.

오직 연구자가 개념의 다양한 속성과 차원을 다른 조건들에서도 확인하여 각 범주나 주제를 어느 정도 깊이 탐구하였을 때, 연구자는 포화 상태에 이르렀다고 말할 수 있다. 실제로, 연구자는 새로운 속성과 차원을 범주에 추가하면서 자료를 영원히 수집할 수 있다. 결국, 연구자는 연구의 목적을 위해 개념이 충분히 개발되었다고 주장하고 연구의 제한점이 확인되지 않았음을 수용해야 한다. 연구자는 너무 빨리 결론을 내리지 않는 것이 중요하다. 때때로, 연구자는 포화 상태라고 말할 때, 포화가 정말 무엇을 의미하는지 이해하지 못해 그렇게 말하거나 아니면 기꺼이 참여할 참여자, 시간, 돈, 또는 에너지가 부족하여 아마도 전체 이야기에 공백을 남겨둔 채 그들이 원하는 것보다 더 빨리 연구를 끝내야 할 수도 있다. 수치로 특정하기는 어렵지만 5~6시간의 인터뷰가 포화 상태에 이르는 데 충분한 자료를 제공하는 것이 드문 일이라는 점을 연구자들이 명심하는 것은 중요하다. 범주들의 속성과 차원이 충분히 개발되지 않았거나 추가 자료 수집 및 참여자를 통해 진화하는 이론을 검증할 기회가 없는 경우도 있다. 이런 연구들은 다소 피상적이고 개발이 덜 된 이론(완전히 실패한 이론이라기보다는 골화된 것 같아 보이는 이론과 전혀 새로운 것이 없는 이론)이 될 것이다. 그러나 이 연구를 하는 목적이 새로운 지식을 개발하는 것이 아니라 과정을 배우는 것이 목적인 석사 과정 학생들에게는 유일한 예외가 된다.

연구자가 이론적으로 표본추출하는 연구 지점은?

이론적 표본추출은 첫 번째 분석 세션 이후에 시작되어 연구과정 전반에 걸쳐 지속된다. 즉, 처음 수집된 자료에서 도출된 개념은 다음 자료 수집 세션에서 자료를 수집할 영역을 알려준다. 연구자는 반드시 다음 인터뷰나 관찰에 대한 개념에 대해 질문함으로써 인터뷰나 관찰을 시작하지는 않더라도 참여자가 그 개념을 염두에 두고 진행하도록 해야 한다. 참여자가 해당 개념과 관련된 이야기를 하지 못하는 경우, 연구자는 해당 개념에 관한 정보를 이끌어 내기 위해 준비된 질문을 인터뷰 또는 관찰의 마지막에 할 수 있다. 결과에 대해 글을 쓸 때에도, 연구자는 새로운 통찰력을 갖고, 어떤 범주들이 다른 것들보다 더 발달되어 있다는 것을 발견하고, 전체 논리의 단절을 밝혀내는 경우가 있는데 이런 일은 자주 일어난다. 이러한 모든 지표는 추가 자료 수집 또는 이전에 수집된 자료의 재분석이 필요함을 나타내는 것이다. 종종 연구자들이 범주에 기입해야 할 정보나 질문에 대한 대답은 자료 속에 있다. 연구자의 관련 자료에 대한 민감성 부족은 분석의 초기 단계에 흔히 나타난다. 의미에 대한 민감성은 자료에 몰두함에 따라 증가한다는 것을 기억하자. 자료를 나중에 다시 검토하는 것은 종종 깨달음을 주고, 연구자들이 찾던 대부분이 이미 그곳에 있었다는 것을 발견하게 해준다.

연구자는 충분한 표본추출이 이루어졌는지 어떻게 알 수 있는가?

연구자는 주요 범주가 특수성을 나타내고, 속성이 깊어지고, 차원의 변화가 잘 나타나며, 이들이 잘 통합된 때 충분한 표본추출이 되었다는 것을 알게 된다. 이론적 표본추출을 수행할 때, 연구자들은 개념 내부와 개념 간의 유사점과 차이점을 최대화 할 기회와 상황을 찾기 위해 노력한다. 연구를 하는 동안 연구자들은 발생하는 뜻밖의 사건을 통해 이점을 얻어야 한다. 그러나 연구자가 이론적 표본추출을 통해 수집하는 자료는 분석과 관련이 있어야 한다. 다시 말해, 연구자가 어떤 시설에서 관찰하고 있는데 중요한 관리자가 죽는다면, 그것은 관리자의 죽음 그 자체가 아니라 연구의 일부로 발전된 개념(예를 들어, 일의 흐름이나 조직 구조 같은 것)의 측면에서 죽음의 의미가 무엇인지에 관련되는 것이다. 때때로 위원회 구성원들은 자체적인 의제를 가지고 있어서 초보 연구자를 연구와 관련이 없는 자료 수집으로 보내곤 한다. 초보 연구자들도 흥미로운 일들이 너무 많이 생기기 때문에 현장 밖에 나가 있을 때 흥분하기 쉽다. 어떤 사람이 "이런 저런 것들이 흥미롭지 않겠어요?"라고 해도 헛수고할 이유는 없다. 집중해야 한다. 해당 개념의 다양성이나 다른 속성을 제공하는 상황을 찾아야 한다. 그러나 걱정하지 않아도 되는 것은 만약 정말 중요한 것이 있다면, 다시 자료에 나타난다는 것이다.

분석을 수행하기 전에 모든 자료 수집을 완료한 경우에도 이론적 표본추출을 지속할 수 있는가?

이론적 표본추출이란 개념에 기초하여 자료의 속성과 차원에 대한 개념을 추가로 발전시키고 변수를 추가하기 위해 자료를 표본추출하는 것을 말한다. 이미 수집된 자료를 사용할 수 있다. 본인은 베트남 전쟁 참전용사에 대한 연구에서 개념을 더욱 발전시키기 위한 자료로 회고록을 사용했다. 연구자들은 사람이나 장소가 아닌 자료를 표본으로 하기 때문에, 그들이 알고 싶은 개념에 대한 정보를 제공하는 어떤 자료도 표본으로 추출할 수 있다. 앞서 언급한 바와 같이 연구자들이 이전에 분석된 자료로 돌아가 연구의 차후 단계에서 자료를 상당히 다른 방식으로 검토하는 것은 드문 일이 아니다. 한때 간과되거나 무시되었던 사건들이 이제는 의미 있는 일이 될 수 있다. 분석가가 공백을 메우기 위해 추가 자료를 수집할 수 없는 경우, 이 차이는 연구 제한의 일부가 된다.

연구자는 표본을 어디에서 얻는가?

표본추출할 영역을 찾을 때 분석가는 어떤 유형의 자료가 질문에 대한 대답을 제공하고 범주의 공백을 메울 수 있는지 결정한다. 이런 측면으로 생각을 진행하기 전에 요점을 명확히 해야 한다. 12장에서 시작하는 베트남 참전용사 연구에 따르면, 전투원들과 비전투원들 간의 차이점이 무엇인지 확인하기 위해서 전투원들을 찾아 나서야 한다는 것이 분명해졌다. 하지만 두 번의 인터뷰를 진행한 이후 더 이상의 인터뷰를 진행할 수는 없었다. 그래서 나는 해답을 찾기 위해 회고록을 읽게 되었다. 하지만 추가적으로 관심 있는 맥락에서 나는 역사적 기록물을 찾게 되었다. 그 자료가 미국이 어떻게, 왜 전쟁에 참여했는지? 그리고 어떤 정책들이 있었는지? 어떤 사람들이 정책을 정했는지? 왜 그런 정책들이 있었는지?와 같은 질문에 대한 답을 제공할 것 같았다. 그 후 생존의 개념에 관한 더 많은 정보가 필요했을 때, 다시 회고록으로 돌아갔다. 나는 자료로 돌아가 다른 상황에서 '생존'전략이라고 분류한 사건들을 구체적으로 조사하고 더 자세히 분석했다. 이론적으로 표본을 추출하기 위해 연구자는 더 많은 자료를 수집해야 하고, 때때로 연구자는 이미 수집된 자료로 돌아갈 수 있다.

연구자들이 연구를 시작하기 전에 고려해야 할 몇 가지 표본추출의 문제는 무엇인가?

연구 초기단계에서 연구자들은 표본추출과 관련하여 많은 문제를 고려해야 한다. 연구자가 프로젝트에 관한 초기결정을 어떻게 내리느냐에 따라 자료수집의 방향과 장소가 어디에서 시작되는지 결정된다. 자료 수집이 진행되는 동안 연구자들이 분석 과정에서 발견한 내용과 초기 결정이 얼마나 잘 맞는지가 관건이다. 초기에 고려해야 할 사항은 다음과 같다.

1. **연구할 장소나 그룹에 대한 결정.** 물론, 이것은 주요 연구 문제에 의해 결정된다. 예를 들어, 연구자가 경영진의 의사결정에 관심이 있다면, 경영진에게 무슨 일이 일어나고 있는지 관찰하기 위해 연구자는 결정을 내리고 있는 그 장소에 가야 한다.
2. **사용할 자료의 종류에 관한 결정.** 연구자는 관찰, 인터뷰, 문서, 회고록, 전기, 오디오 테이프 또는 비디오 테이프, 또는 이들을 조합한 자료를 사용하기를 원하는가? 선택은 원하는 종류의 정보를 얻을 수 있는 가장 큰 잠재력을 가진 자료인지에 기초하여 이루어져야 한다. 예를 들어 연구자는 경영진 의사결정 연구 시 인터뷰와 관찰에 추가하여 회고록 및 기타 서면 문서를 사용하고 싶어 할 수 있다. 만약 연구자가 집단 간의 상호작용을 연구하고 있다면, 관찰이 상호작용의 미묘한 세부사항을 드러낼 가능성이 더 높기 때문에 인터뷰를 하는 것 외에 관찰이 더 적합할 것이다.
3. **연구 장소에서 얼마나 머물러야 하는지의 연구 기간 결정.** 연구 장소는 연구자들이 찾고 있는 자료를 제공할 수 있는 정도로 구비되어야 한다. 분석의 대상이 되는 것은 사이트나 개인 그 자체가 아니라 개념이라는 것을 기억하자. 연구자들은 보통 더 발전할 필요가 있는 개념에 기초하여 장소나 사람들을 선택한다. 가능성은 무한하다. 초반에는 장소와 관찰의 수 또는 인터뷰의 수에 관한 결정이 접근성, 가용 자원, 연구 목표와 연구자의 시간 일정 및 에너지에 따라 달라진다. 나중에, 이러한 결정은 분석 중에 발생하는 질문에 기초하여 연구가 진행됨에 따라 수정될 수 있다. 자료의 수집은 모든 범주가 포화 상태가 될 때까지 계속된다.

자료 수집에 인터뷰 및 관찰 가이드가 이용될 수 있는가?

이론적 표본추출을 할 때 인터뷰와 관찰 가이드는 적절하지 않은데 이는 어떤 개념이 표본추출되고 있으며, 연구과정 동안 어떤 정도의 변화가 있기 때문이다. 그러나 연구자들은 참여자들에게 묻게 될 질문의 종류나 앞으로 이루어질 관찰의 종류에 대한 어떤 설명도 하지 않고 연구윤리위원회나 연구제안위원회를 통과할 수 없다. 학생 또는 경험 있는 연구자는 보통 설문지나 관찰 가이드를 작성할 때 이전 경험이나 문헌에 기초하여 기초적인 지식을 얻는다. 질문이나 관찰할 수 있는 사이트(장소)의 목록을 작성하는 것이 그렇게 어렵지 않다. 앞에서 설명한 대로, 이론적 표본추출을 유연하게 수행하기 위해, 연구자는 이론을 완벽하게 발전시키기 위해서 초기 제안서에는 열거되지 않았지만 참여자에게 중요하다고 생각되는 개념에 관한 자료를 모으기 위한 자료 수집을 하는 동안 제안서에 한두 문장을 추가할 수 있다. 연구의 참여자들이기 때문에 그런 사건이 제기되는 것은 별다른 문제가 없을 것이다.

실질적인 문제로, 연구자들이 일단 대상 집단, 장소, 시간 및 수집할 자료의 종류를 결정하면, 그들은 인터뷰 질문 또는 관찰을 위한 영역 목록을 작성할 준비를 하게 된다. 초기 인터뷰 질문이나 관찰 영역은 문헌이나 경험에서 파생된 개념에 기초할 수 있으며, 또는 예비 현장 작업에서 도출된 경험에 기초할 수 있다. 이러한 초기 개념은 '실제' 자료에서 발전하지 않았기 때문에, 도출된 어떤 개념도 임시적인 것으로 간주되고 자료가 무엇을 보여 주는지에 따라 유지되거나 폐기되어야 한다. 그럼에도 불구하고 초기 개념은 자료 수집을 시작하는 출발점을 제공하는 경우가 많으며, 많은 연구자(및 위원회 구성원)들은 연구 대상을 광범위하게 개념화하지 않으면 이 분야에 들어가는 것이 어렵다는 것을 알게 된다.

일단 자료 수집이 시작되면, 초기 인터뷰 또는 관찰 가이드(위원회를 만족시키기 위해 사용)는 분석에서 도출된 개념에 자리를 내준다. 연구 내내 초기 질문을 엄격히 따르는 것은 수집할 수 있는 자료의 양과 유형을 제한하기 때문에 발견을 방해한다. 나의 경험에 의하면 만약 어떤 연구자가 구조화된 설문지를 가지고 그 분야에 들어가면, 사람들은 그것들에 대한 질문에 별다른 고심 없이 오직 대답만 할 것이다. 응답자는 다른 정보를 제공해 줄 수 있지만, 연구자가 올바른 질문을 하지 않거나 참여자가 인터뷰나 관찰을 안내하지 않는다면, 추가 정보가 연구과정에 방해가 될까 염려되어 참여자는 추가 정보 제공을 꺼려한다. 구조화되지 않은 인터뷰는 "당신이 어떻게 생각하는지 말해 주세요…" 또는 "언제 무슨 일이 있었는지…" 또는 "당신의 경험이 어떠한지…?"와 같은 일반적인 질문은 참여자들이 무엇이 중요한지 설명해 줄 수 있는 여지를 남기게 된다(Corbin & Morse, 2003).

이론적 표본추출에는 다양성이 있는가?

모든 연구와 마찬가지로, 일을 진행할 때 '이상적인 방법'과 '실용적인 방법'이 있다. 연구자들은 때때로 후자에 더 만족한다. 여기에 몇 가지 변수가 있다.

1. 연구자는 범주, 속성 및 차원과 관련된 자료를 의도적으로 수집할 수 있는 대상자, 사이트, 또는 사건들을 찾는다. 예를 들어, Strauss와 동료들이 병원의 의료기술 사용에 대한 연구를 하고 있을 때, 한 팀 구성원이 병원의 기계는 몇 가지 속성을 가지고 있다는 것을 지적했다(Strauss, Fagerhaugh, Suczek, & Wiener, 1985). 이런 속성에는 비용, 크기 및 상태가 포함되었다. 그런 다음, 팀은 병원 내에서 기계의 이러한 특성 간의 유사점과 차이점이 극대화될 수 있는 사건과 장소에 대한 표본추출을 진행하였다. 그들은 진단 전문가들 간에 충분히 고려 대상이 되고 있는 크고 값비싼 기계인 컴퓨터 단층 촬영기(CAT)를 관찰하러 갔다. 그러나 CAT 스캐너는 자료를 수집할 때 유념해야 할 극단적인 유형의 병원 기계만을 나타낸다. 따라서 비용이 덜 들고, 명성도 낮고, 신뢰도가 낮을 수도 있는 기

계들을 표본으로 추출하여 비교하는 것도 중요하다. 이전의 경우에는 연구자들이 '환자 치료 작업'이 환자 치료의 한 부분으로 사용되는 의료기기의 특정한 특성에 의해 영향을 받을 수 있다는 개념에 의해 표본추출을 했기 때문에 '환자 치료'와 '의료기술'의 두 범주를 통합하고 있다.

2. 연구자는 매우 체계적(리스트에 있는 한 사람이나 장소에서 다른 리스트로)으로 자료를 수집하거나 편리함(문을 통과하는 모든 사람을 선택하거나 참여하기를 희망하는 사람을 선택)을 토대로 표본추출할 수 있다. 이것은 자료를 수집하는 더 실용적인 방법이며 아마도 초보 연구자들이 가장 많이 사용하는 방법일 것이다. 즉, 연구자는 자신이 원하는 유형의 자료를 제공해 줄 수 있기를 바라면서 표본추출의 관점에서 대상자 또는 대상을 선택한다. 이것은 분석하는 동안 개념을 바탕으로 비교가 이루어지지 않는다는 의미는 아니다. 연구자는 다음에 누가 또는 어디로 갈지 선택하기보다는 자신이 얻은 자료를 받아들여야 한다는 것이다.

종종 상황의 자연스러운 다양성 때문에 자료에서의 차이가 자연스럽게 나타난다. 예를 들어, 우리가 병원에서 작업 흐름에 대한 연구를 시작했을 때, 우리는 특정 병원이나 병동, 또는 수간호사에 대해서는 거의 알지 못했다. 우리는 단순히 병동에서 병동으로 연구를 진행하면서 연구에 참여하고자 희망하는 수간호사와 시간을 보냈다. 결국, 우리는 조직의 조건, 환자의 수와 수행된 작업의 유형, 그리고 작업 흐름이 어떻게 형성되었는지 그리고 시간에 따라 어떻게 유지되는지는 각 병동에 따라 다르다는 것을 발견했다. 이러한 차이로 인해 개념을 바탕으로 이론적으로 표본을 추출할 기회가 충분히 있었다. 그러나 이상적인 것은 분석 중에 도출된 개념에 대한 질문을 통해 다음 자료 수집을 유도하는 것이다.

3. 연구자는 이러한 차이점이 종종 우연히 나타난다는 것을 발견할 수도 있다. 연구자는 종종 이론적으로 중요한 사건을 현장 관찰, 인터뷰 또는 문서 판독 중에 예기치 않게 발견하기도 한다. 이러한 이벤트나 사건의 분석적 중요성을 인식하는 것은 중요하다. 이것은 열린 마음을 가지고 의문을 품고 명확하게 각성된 상태에서 가능하다. 분석가는 새롭거나 다른 것을 발견했을 때, 멈추어서 물어야 한다. 이것은 무엇이지? 무슨 뜻일까?

4. 연구자는 자료 자체로 돌아가 이론적으로 관련된 개념에 따라 자료를 재구성 할 수 있다. 이런 형태의 표본추출의 예는 고위험 임산부를 대상으로 한 연구에서 나타났다. 연구자가 의학적 위험에 대한 자신의 인식에 따라 여성을 분류하고 있는 것이 분명해졌을 때이다. 반면에, 고위험 임산부들은 자신의 위험에 대한 인식에 근거하여 행동하고 있었는데, 때때로 그것은 의학적 정의와 일치하지 않았다. 다른 말로 하면, 때때로 여성들은 의료진보

다 더 높고 때로는 더 낮은 정도로 위험을 인식하는 것으로 보였다. 그 차이는 내가 여성들의 관리 전략이나 행동을 보고 위험 수준에 따라 행동의 유형을 매칭하려고 할 때 눈에 띄었다. 그것은 항상 작동한 것은 아니다. 여성들은 항상 치료요법을 따르지는 않았고, 때때로 그들은 의사의 조언을 무시하고 병원을 떠났다. 나는 왜 그런지 물었고 단서를 찾기 위해 그 자료를 다시 보았다. 여성들은 위험에 대한 자신의 이해를 바탕으로 스스로 문제를 해결하려는 경향이 있음이 분명해졌다. 그들은 자신들이 본 것에 따라 위험을 억제하기 위해 어떤 조치가 필요한지를 결정했다. 그리고 나서 나는 연구 결과를 다시 정리하고, 행동에 집중하고, 여성들이 위험을 어떻게 정의했는지에 대해 다시 설명했다. 그 후 여성들의 행동은 분석적인 의미를 띠기 시작했다.

하나의 인터뷰나 관찰에서 동일한 개념과 관련된 여러 사건이 발생하는 경우가 종종 있으며 각각의 사건은 별도로 코딩됨을 기억해야 한다. 예를 들어, 고위험 임산부를 대상으로 한 연구에서, 때때로 일주일 동안, 위험에 대한 인식은 만성질환, 아기, 그리고 임신의 상태에 따라 변화되었다. 이는 위험에 대한 정의와 관리가 그것에 따라 달라지는 경향이 있었기 때문에 각 사건을 개별적으로 코드화해야 한다는 것을 의미한다.

5. 분석 중에 연구자들은 중요한 다양성을 확인할 수 있는 이벤트와 사건(새로운 자료 또는 이전에 수집된 자료에서)을 표본으로 추출할 수 있다. 특정한 기계가 환자에게 주어진 치료의 종류에 어떤 차이를 만드는지를 묻는 것으로, 연구자는 '치료의 종류'와 '기계의 종류'를 연관시킬 수 있다. 환자의 준비 방법, 위험 관리 방법, 작업 수행 방법, 예약하는 사람이나 중재하는 사람이 누구인지 등이 포함된다.
6. 개념 자체와 마찬가지로 개념 간의 관계를 장소와 참여자를 통해 비교한다.
7. 연구자는 장소를 선택할 수 없거나 이론적으로 관련된 장소나 대상자에게 접근할 수 없다고 화를 내서는 안 된다. 오히려, 그들이 이용할 수 없는 것을 최대한 활용해야 한다. 이벤트나 사건에 관해서라면, 연구자들이 거의 모든 면에서 완전히 동일한 두 개 이상의 사건을 발견하는 경우는 흔하지 않다. 오히려 각 사건마다 비교를 하고 변수를 발견할 수 있는 기초를 제공하는 뭔가 다른 어떤 것(조건, 상호작용 또는 결과)이 있을 것이다. 분석가가 개념을 기초로 속성과 차원을 찾기 위해 이벤트와 사건을 비교하는 경우, 실제로 자료를 수집하는 방법과 상관없이 이론적 표본추출을 수행한다. 연구자가 변수를 극대화 하기 위해 목적적으로 사람이나 장소를 선택하지 않는다면, 우연히 차이가 나타날 때까지 지속적이고 끊임없는 표본추출을 해야 하기 때문에 결과적으로 과정과 변수를 발견하기 위해(더 밀도 있는 결과를 달성) 더 많은 시간이 걸릴 것이다.

8. 연구가 끝나 갈 무렵, 연구자가 카테고리를 채우고 연구를 완료하는 데 필요한 자료를 수집하기 위해 이전 사이트, 문서 및 사람으로 돌아갈 수도 있고 새로운 것을 찾을 수도 있다. 분석가들은 지속적으로 분석 결과를 실제 자료와 비교하여 필요에 따라 수정 또는 추가 작업을 수행한다. 이와 같이, 그들은 지속적으로 그들의 해석을 검증하거나 배제한다.

문헌에서 자료를 표본추출하는 것은 가능한가? 그렇다면 어떻게 하는가?

어떤 조사는 자료의 출처로서 문서, 신문 또는 책을 연구할 필요가 있다. 어떻게 하면 될까? 대답은 여러분이 인터뷰나 관찰 자료를 가지고 하는 것과 똑같이 코딩과 표본추출의 일반적인 상호작용으로 표본을 추출하면 된다.

수집한 자료의 캐시 메모리(cache)를 사용하는 경우 이는 인터뷰 또는 현장노트의 모음과 같다(Glaser & Strauss, 1967, pp.61 – 62, 111 – 112). 그러나 기록 자료는 한 곳에 배치되어 있지 않고 여러 도서관, 기관 또는 다른 조직에 분산되어 있을 수 있다. 그런 다음 다른 유형의 자료와 마찬가지로 관련 이벤트 또는 사건을 찾아 표본추출해야 하는 곳에 대한 이유를 설명해야 한다. 책 안에 특정 조직, 모집단, 지역에 관한 것이 있는가? 대답은 일반적인 서지 컴퓨터 검색 기술을 이용하여 자료를 찾는 것이다. 인터넷은 좋은 정보원이다. 유일한 문제는 검열되지 않은 경우가 많기 때문에 그 정보의 정확성을 확인해야 한다는 것이다.

특별한 종류의 문서는 다른 연구자의 수집된 인터뷰나 현장노트가 포함되어 있다. 이러한 자료는 이차 분석이라는 용어로 분석하는 것이 관례이다. 연구자는 일반적인 코딩 절차와 함께 이론적 표본추출을 사용하여 이러한 자료를 코드화할 수 있다.

연구자들은 팀으로 자료를 수집할 때 일관성을 유지할 수 있는가?

연구팀으로 함께 작업할 경우, 각 팀원은 개별 팀원이 작성한 모든 현장노트, 인터뷰, 메모뿐 아니라 그룹 세션 중에 작성한 것의 사본도 받아야 한다. 모든 연구자는 인터뷰가 끝날 때 무엇을 들어야 하는지 또는 무엇을 질문해야 하는지, 현장연구를 할 때 무엇을 찾아야 하는지 알기 위해 조사되는 범주를 알고 있어야 한다. 팀은 자료의 일부를 함께 분석하기 위해 정기적으로 자주 만나는 것도 중요하다. 자료가 쌓이면 모든 팀원이 인터뷰 내용이나 현장노트를 읽지 못할 수도 있다. 이런 상황에서는 팀 회의를 갖고 메모를 공유하는 것이 중요하다. 그렇지 않으면 의사소통이 끊기고 어떤 개념이 더 발전해야 하는지 개별 연구자들은 모를 수도 있다.

이론적 표본추출이 전통적 표본추출의 형태와 어떻게 다른가?

양적 연구에서 표본추출은 모집단 전체를 대표할 모집단의 일부를 무작위로 선정하는 것이다. 따라서 가장 중요한 고려사항은 다음과 같다: 특정 특성에 있어 목표 모집단은 더 큰 모집단을 얼마나 대표하는가? 실제로 연구자들은 표본이 완벽하게 모집단을 대표한다고 결코 확신할 수 없다. 정량적 연구에서 임의 추출 및 통계 측정과 같은 절차가 대표적인 표본이 있음을 확신하는 데 도움이 된다. 질적 조사에서, 연구자들은 참여자들이 얼마나 많은 사람들을 대표하는지에 대해 그다지 관심이 없다. 우려되는 것은 개념의 대표성과 개념을 발전시킬 사건을 찾는 것이다.

이론적 표본추출은 배우기 어려운가?

이론적인 표본추출을 하는 것은 어렵지 않다. 하지만, 계속 진화하는 분석이 지침이 되기 위해서는 자기 자신과 연구과정에 대한 신뢰가 있어야 한다. 이것은 시간과 경험이 쌓이면 얻어진다.

연구 설계는 이론적 표본추출과 어떤 관계가 있는가?

통계적 표본추출과 달리 이론적 표본추출은 연구에 착수하기 전에 계획할 수 없다. 구체적인 표본 결정은 연구과정 중에 진화한다. 물론, 조사를 시작하기 전에, 연구자들은 사건들이 특정 지역과 특정 집단 내에서 발견될 가능성이 있다고 추론할 수 있다. 현실적으로, 연구기금을 위한 제안서를 작성할 때 연구자는 어떻게 표본을 추출하고 그것에 대한 근거를 제시하는 것 모두 설명하는 것이 중요하다.

핵심 요약

이론적인 표본추출에서 연구자는 분석 중에 도출된 개념이 자료 수집 과정을 안내하도록 한다. 표본추출의 기준은 사람이 아니라 개념이다. 이러한 개념과 관련된 추가적인 속성과 차원을 발견할 가능성을 극대화하기 위해 의도적으로 모집단 및 현장으로 이동하는 과정을 통해 관련 개념을 개선, 통합 및 재정의한다. 이론적 표본추출은 모든 범주가 포화될 때까지 계속된다. 즉, 모든 관련 속성과 차원이 확인되고 이러한 변인들이 이론에 내재될 때까지 계속된다. 그러나 실용성은 연구를 할 때 중요한 개념이다. 연구자들은 자신이 원하는 대상자, 장소 및 시간에 대한 자료를 수집하지 못할 수도 있다. 연구과정을 통해 민감성이 커져서 연구자는 자료로 다시 돌아갔을 때 자신이 찾고자 하는 것을 찾아서 놀라는 경우가 많다. 연구자는 자료를 처음 읽을 때 그것을 그냥 간과하기도 한다. 연구 조사 중에 성취할 수 있는 것에는 항상 제한이 있으며, 연구자는 최선을 다해 자신의 한계를 받아들여야 한다.

내부자 통찰력 근거이론방법론에서 개념화 연습을 위한 훈련

다음의 내부자 통찰력은 이론적 표본추출 자체와 관련이 없다. 오히려, 이 책의 나머지 부분에서 다룰 많은 주제를 요약하여 보여 준다. 초기 연구자들에게는 다소 추상적이지만, 그것은 많은 생각할 거리를 제공하고 수업 시간에 토론을 시작하기 위한 좋은 기반을 제공할 것이다.

by Massimiliano Tarozzi

University of Bologna
Department for Life Quality Studies (QuVi)
C.so d'Augusto, 237, 47921 – RIMINI
massimiliano.tarozzi@unibo.it
editor of Encyclopaideia. Journal of Phenomenology and Education
www.encyclopaideia.it

기술에서 개념화로 전환하는 것은 대담하고 힘든 인지적이고 경험적인 작업으로 초공간으로 뛰어드는 것과 같다. 그러나 근거이론방법론 분석을 통해 좀 더 서술적인 코딩의 초기 단계에서 자료에 더 밀착된, 개념, 범주, 주제를 구성하여 보다 더 높은 수준의 추상화 단계로 이동해야 하는 시기가 항상 있다. 개념화는 근거이론방법론의 트레이드마크(Charmaz, 2006)로 가장 두드러지고 피할 수 없는 특징 중 하나이다. 그것이 없다면 분석은 평평하고, 의미 없으며, 관련이 없고, 정보가 없는 이론(확실히 근거가 있고, 자료에 적합하지만 무의미하고 쓸모없는 이론)을 만들어 낼 것이다. Glaser와 Strauss (1967)의 진술은 그들의 독창적인 작업에서 명백하며, 그 논리는 근거이론방법론의 귀납적 추론에서 흠잡을 데가 없다. 그러나 그것의 실제적인 결과는 자주 과소평가되고 그것의 적용은 특히 초보자들이 실행하기 매우 어렵다. 사실 좋은 연구자(정확하고 엄격한)는 자료에서 제시된 것 이상은 말할 수 없다는 아주 적절한 생각으로 훈련 받아 왔다. 개념화는 이론가, 사회학적, 정치적, 교육적, 심리적 또는 심지어 종교적 문제를 투기적이고 추상적인 관점으로 다루고 경험적 현실에 대한 어떠한 언급도 없이 합법적이고 개념적으로 정교하게 만든 고심작을 만드는 사람들에게 속한다. 경험적 연구에 훈련된 사람들, 특히 정량적 연구에서 근거이론방법론으로 넘어온 사람들은 기술에서 개념화로 도약이 필요한 순간 Wittgenstein이 제시한 설명으로 자신이 말할 수 없는 것은 침묵해야 하나, 연구에서 요점에 도달할 때 순간적으로 달라붙어야 한다는 강력한 방식을 소화해왔다. 개념화한다는 것은 사람이 침묵해야 하는 바로 그것에 대해 말하는 것을 의미한다.

나의 가장 뛰어난 학생들 중 두 명은 상반된 특성을 가지고 있었다. 한 명은 철학을 배우고 신학을 공부했다. 그는 뛰어난 직관력을 가지고 있었고, 추론을 하고, 관련 없는 현상을 분류하고 단일 범주 내에서 그것들을 종합할 수 있었다. 반대로, 자료를 수집하고 분석하는 첫 단계에서 그는 성급하고 부정확하게 판단하는 경향이 있었다. 다른 학생은 인류학자처럼 매우 꼼꼼하게, 자료에 주의하고 존중하면서 인류학적 분야의 연구를 수행했다. 그녀는 자료 수집과 코딩의 초기 단계에서 어떤 것도 당연하게 생각하지 않도록 주의하여 텍스트의 일부에 고유한 의미를 개발하고 주의 깊게 기록하며 자기 반복을 실행했다. 반대로, 그녀는 처음 개념에서 범주로 구성하고 연결을 직관할 시기에 그다지 잘하지 못했다. 그녀가 훨씬 더 어려워 하는 것은 이론을 통합하는 것과 자료로부터 규정하기 어렵지만 중심적 정보를 함께 도표에 결합해서 전체 이론을 개념화하는 것이었다. 둘 다 특히 뛰어난 학생들이었고 그들이 함께 일하는 것을 보는 것은 즐거웠다. 그들은 또한 진실한 우정을 나누었으며, 때때로 어쩔 수 없이 갈등을 빚기도 하였지만 협력할 때도 많았다. 그들은 정말 연구능력이 있었다.

그들의 사례는 상징적이지만, 나는 연구자들이 자신의 성격, 교육 또는 개인사 때문에 서술이나 개념화 쪽으로 기운다고 믿는다. 근거이론방법론을 수행하기 위해서는 두 가지 기술이 모두 필요하다. 여러분은 덜 선호하는 것이라도 어떻게든 배울 필요가 있다. 이런 측면에서, 자발적인 연구 동료와 함께 일하는 것은 나의 두 학생들의 예에서 보듯이 교육적인 경험이 될 수도 있다.

근거이론방법론을 수행하기 위해서는 진지한 훈련과 개인적인 이론적 감수성의 함양이 필요하고(Strauss & Corbin, 1990, 6장 참조), 만약 방법을 배우고 민감성을 발달시키는 것이 아무 생각 없이 반복적인 훈련만으로 향상되지 않는다 하더라도, 훈련의 반복은 훌륭한 연구자들이 필요로 하는 특성과 기술을 발달시키기 때문에 중요하다. 나는 다른 곳(Tarozzi, 2011)에서도 훈련의 장점을 상세히 설명하였으며, 다음과 같이 요약된다.

1. 혼돈 속에서 살 수 있는 것
2. 판단을 보류할 수 있는 것(판단중지)
3. 이해하는 능력과 세상에 의미를 부여하는 것
4. 관계적 차원을 배려하는 것
5. 통찰력을 배양하는 것
6. 개념화하는 능력

마지막 능력(6)은 추상적 사고, 이론화, 그리고 철학과 관련이 있다. 근거이론방법론은 기술을 넘어 개념화를 이루기 위해서 이론화와 이론적 기술, 철학적 입장이 필요하다. 그것은 기본적으로 철학적 사고로서, 경험적 연구에 대한 추상적인 사고의 몇 가지 형태를 적용해야 한다. 최종 분석에서 추상적 사고는 모든 면에서 철학적 노력이다. 이론적 민감성의 주요 특징인 설명에서 개념화로의 정신적 전환의 필요성은 통찰력 발현을 위한 조건을 만드는 데 필수적이다. 통찰력은 갑작스럽게 나타나고, 가장 예상치 못한 순간에 우리를 놀라게 하고, 멀리 있는 곳에서 오는 것처럼 보이며, 심지어는 우리 자신의 일부가 아닌 것처럼 보이기도 한다. 그러나 그것을 배양하거나 적어도 우리를 방문할 때 그것을 멀리하지 않도록 할 수 있다. 예를 들어, 분석 과정에서 온 마음이 코딩 프로세스에 완전히 흡수될 때 당신은 자기 참조적이고 무균적인 개념들의 거미줄에 걸린 채로 남아서 분석적인 폭발의 위험에 있다. 그렇다면 멈추고 생각해야 한다. 코딩을 일시 중지하고 자료 분석 및 수집의 흐름에서 벗어나 마음을 다른 곳으로 이동해야 한다. 이러한 주기적인 휴식은 통찰력을 발휘할 수 있는 여지를 만들어 낸다. 여러분은 사무실에서 나가 컴퓨터에서 멀리 떨어져야 한다. 문서, 성적 증명서, 그리고 책 대신에 밖으로 나가서 산책, 수영, 달리기, 등산을 한다.

질적 연구자들에게 비직관적이고 부자연스러운 이러한 개념화 능력을 배양하기 위해, 나는 나중에 근거이론방법론 연구를 수행하는 학생들에게 전달하려고 몇 가지 개인적 전략을 개발했다. 명백하게 그것은 일반적인 규칙이 아니라 개인적인 방편이다. 모든 사람들은 자신의 성격, 세계관, 문화, 역사와 일치하는 전략을 찾아야 하지만 다음 힌트를 통해 자극을 주거나 영감을 주는 사례를 얻을 수 있기를 바란다.

많은 근거이론가들에 의해 널리 사용되며 Clarke (2005)에 의해 고도로 개발된 첫 번째 전략은 개념적 지도 만들기(conceptual mapping)이다. 개념적 지도(conceptual map)는 통합하는 데 도움을 주고 통일의 요소를 찾는 데 도움이 된다. 이것은 서로 다른 방향으로 인도되는 유망한 설명 단서를 따라 그 시점까지 개념과 범주를 하나로 묶어 공통의 끈을 이룬다. 내 경험상 특히 큰 도움이 되는 것은 큰 화이트 보드에 그리는 것이다. 이것은 연구팀 내에서 집단 토론을 할 때, 차트 또는 그래프 디자인을 통합하고 화이트 보드에 나타나는 모든 그래픽 기호를 세부적으로 설명하는 데 도움이 된다. 일반적으로 나는 긴 토론을 녹음한다. 개념지도를 만드는 과정에서 등장한 코멘트의 기록은 종종 지도 자체보다 개념화에 더 적합하다.

그러나 시간이 지나면서, 각 연구자들의 인지 스타일이 다르다는 것과 경험적으로 확인된 범주에서 개념화되는 길은 매우 다양하다는 것을 깨달았다. 모든 사람이 시각적 사고를 가지고 있는 것은 아니며, 모든 사람이 개념과 관계를 선과 화살표로 연결된 기하학적 형태로 보는 것은 아니다. 예를 들어, 다른 것은 좀 더 내러티브적(서술적)이다. 사실, 나는 체계적이고 통합된 방식으로 기술적인 수준에서 개념화된 수준으로 이동하기 위해 내러티브 전략을 사용하는 것이 매우 효과적이라고 생각한다. 이 전략은 다른 사람(중요한 친구)에게 이야기를 들려주는 전략이다. 내러티브는 연구의 완전한 과정을 따르며, 연구 질문을 발전시키고, 다양한 전환점을 통해, 두 번째 생각으로 나아가, 마지막으로 범주의 도출에 이른다. 이야기는 연구자가 분석적 이야기를 통합하는 핵심 개념인 핵심범주를 식별하는 데 가장 도움이 되는 전략이다. 사실, 이론을 구성하도록 이끄는 단계들을 요약하기 위해 연구의 자연적 역사를 말하는 것(Silverman, 2000)은 이야기 중심을 식별하여 범주가 향하는 여러 방향을 일치시킬 수 있다는 것을 의미한다.

가득한 장애물 속에 수정하고, 다시 생각하는 등의 모든 질적 연구의 발자취처럼 오랜 연구 흔적에 대해 이야기하는 것은 주제에 대해 잘 모르는 친구가 더 잘 이해할 수 있도록 이론적 구조물을 분석하는 작업이다. 이런 방식에서 우리는 무엇이든 당연한 것으로 여겨서는 안 된다. 이를 통해 현상과 해석적 범주에 대한 질문을 하고, 연결을 찾아내고, 단계를 설명하고, 모든 것을 함께 담을 수 있는 큰 내러티브의 강으로 여러 흐름을 병합할 수 있다.

나 자신과 학생들에게 추천해 온 마지막 전략은 분석 수행 안에서 맥락의 급격한 변화를 표시하는 것이다. 오픈 코딩과 집중 코딩의 초기 단계는 연필과 종이를 사용하든 특정 소프트웨어를 사용하든 관계없이 책상에 앉아서 수행한다. 분석가는 코드화 할 텍스트의 세부사항에 모든 주의를 집중해야 하므로 너무 산만하지 않아야 한다.

나는 종종 학생들을 데리고 모든 사람들에게 친숙하고 아름다운 Stivo산으로, Rovereto 계곡을 품고 있는 Stivo 산꼭대기로 오른다. 이 산은 나와 학생들이 있는 대학의 내 사무실에서 훤히 볼 수 있다. 산책하고 등산하는 것은 다른 종류의 생각이 떠오를 수 있도록 정신적 공간을 열어 줄 뿐만 아니라 여러분의 시야를 넓힐 수 있게 해 준다. 분석가는 텍스트에 너무 가까이 접근하는 경우가 많고, 열린 공간으로 나가는 것은 자신에게 강력한 상징적 의미와 영향을 미친다. 정상에 오르기 위한 노력이 필요하고, 일탈이 항상 가능하고 간혹 즐겁더라도 표시된 길을 따라가는 것이 필요하다. 그러나 마침내 최고에 도달하려는 노력의 보상은 다른 지평선을 열어주는 지점을 얻는 것을 의미한다. 또는 전에 보지 못했던 새로운 산이 내 앞에 나타난다. 또한 본인이 사무실 창에서 Stivo 산꼭대기를 볼 수 있는 것처럼 산꼭대기에서 사무실이 있는 건물을 볼 수 있다. 급진적인 방식으로 관점을 바꾸는 것은 다른 방식으로 생각하는 것을 돕는 유용한 개념적 운동이다. 그것은 깊은 생각과 큰 통합 그리고 대규모의 추측적인 시나리오의 출현을 선호한다.

기술에서 개념화로 이동하는 것은 확실히 어려운 일이며, 경험주의 연구자의 일반적인 경험에서 다소 벗어나는 일이다. 그러나 근거이론방법론에서 필수적인 이러한 변화는 분명히 개인적인 전략과 높은 보상을 통해 가능하다.

참고문헌

Charmaz, K. (2006). Constructing grounded theory. Thousand Oaks, CA: Sage.

Clarke, A. E (2005). Situational analysis. Thousand Oaks, CA: Sage.

Silverman, D. (2000). Doing qualitative research. Thousand Oaks, CA: Sage.

Strauss, A., & Corbin, J. (1990). Basics of qualitative research. Thousand Oaks, CA: Sage.

Tarozzi, M. (2011). Foreword. In P. N. Stern & C. J. Porr (Eds.), Essentials of accessible grounded theory. Walnut Creek, CA: Left Coast Press

사고, 글쓰기, 그룹 토의를 위한 활동

1. 이론적인 표본추출에 대해 생각해본다. 그 이면의 논리는 무엇인가? 어떻게 연구 과정을 향상시키는가? 이러한 유형의 표본추출에는 어떤 단점이 있는가?
2. 몇 개의 문장으로, 당신의 연구에서 이론적인 표본추출에 대해 어떻게 해야 할지 적어 본다.
3. 그룹별로 인간윤리위원회를 위한 제안서에서 이론적 표본추출에 대해 어떻게 설명할 수 있는지 토의해본다.

추천 자료

Clarke, A. E. (2005). Situational analysis. Thousand Oaks, CA: Sage.

Glaser, B., & Strauss, A. (2009). The discovery of grounded theory. Rome: Armando.

Tarozzi, M. (2007). Forty years after discovery. Grounded theory worldwide. Barney Glaser in conversation with Massimiliano Tarozzi [Special issue]. The Grounded Theory Review, 21–41.

Tarozzi, M. (2008). Che cos'è la Grounded theory [What is grounded theory?]. Rome: Carocci.

Tarozzi, M. (2011a). O que é a grounded theory? Brazil: Editora Vozés.

Tarozzi, M. (2011b). Translating grounded theory into another language. When translating is doing. In V. Martin & A. Gynnild (Eds.), Grounded theory: Philosophy, method, and the work of Barney Glaser (pp. 161–175). Boca Raton, FL: BrownWalker Press.

Tarozzi, M. (2013). Translating and doing grounded theory methodology. Intercultural mediation as an analytic resource. Forum: Qualitative Social Research, 14(2).

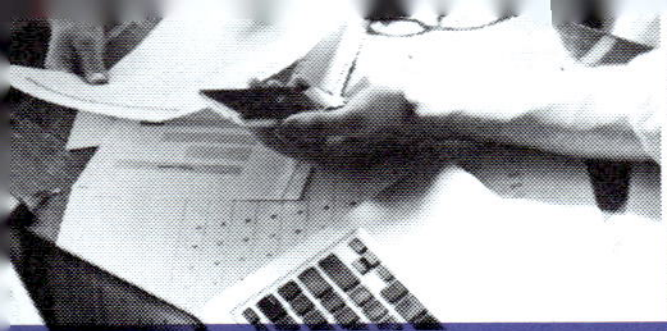

CHAPTER 8

맥락

Context

선행하는 상황과 사건의 관계는 그 즉시 역사를 만들고, 그 사건의 독특성은 사건과 관련 있는 역사를 만들어 낸다… 과거의 모든 것은 통로라는 상황적 본질로서 현재 내에 존재하고, 모든 미래는 일어나게 될 독특한 사건으로서 현재에서 비롯된다(Mead, 1959, p.32).

표 8.1 핵심 용어

조건/결과 매트릭스(Conditional/consequential matrix): 분석가가 어떤 상황에서 운영할 수 있는 가능한 조건의 범위와 작용–상호작용 결과의 범위를 알아내도록 도움을 주는 분석적 전략

맥락(Context): 맥락은 복잡한 용어로, 조건의 배경과 예상되는 결과 내에서 작용–상호작용을 설명하는 것이다. 그렇게 함으로써 맥락은 개념을 연계하고 이론의 설명 능력을 높인다.

패러다임(Paradigm): 분석가가 하나의 범주 중심으로 코딩을 도와주는 분석적 도구이다. 분석가가 개념을 분류하고 연관성을 정하는 데 도움을 주기 위해 자료에 적용할 수 있는 관점이나 일련의 질문으로 이루어져 있다.

과정(Process): 조건의 변화에 따라 일어나는 작용–상호작용에서의 적응적인 변화

앞 장에서 이론은 무엇이 발생하는지와 그것에 대한 설명을 제시하는 기술과는 다르다는 것을 지적하였다. 따라서 그 기술을 넘어서 이론을 구축하기 위해서는 작용–상호작용과 그것이 발생하는 조건을 연결하고 사람들이 언제 작용하여 반응하는지, 어떤 작용과 상호작용이 발생하였을 때의 결과와 연결하는 것이 필요하다. 이론을 구축하기 위해서 어떻게 기술을 넘어갈 수 있을까? 사람들이 작용과 상호작용을 할 때는 반응을 요구할 때 의식적으로 응답한다는 전제에서 시작해야 한다. 어떤 것에 의미가 부여되고 작용과 상호작용하는 것은 그 사람이 부여하는 의미에 근거하여 어떤 것을 다루거나 관리하는 쪽으로 향하게 된다. 따라서 이론을 세우기 위한 목적으로 자료를 분석할 때, 우리는 사건이나 해프닝(조건들)을 보고 사람들이 어떻게 정의하고 의미를 부여하는지를 찾는다. 우리는 사람들이 문제, 도전이나 목표를 관리하기 위해서 취하는 작용–상호작용을 기대한다. 그리고 작용과 상호작용으로 발생되는 결과를 검토한다. 그러는 동안 우리는 작용–상호작용과 원래의 조건으로 돌아가는 결과와 관계를 맺게 되고,

따라서 이론은 결과에 대한 어느 정도의 영향을 설명하고 제시할 수 있게 된다. 연구를 마친 후에 다음과 같이 이야기할 수 있어야 한다. 이런 조건하에서 이런 의미가 주어졌을 때, 사람들은 이런 저런 작용이 일어나고, 이것은 결과가 될 것이라고 기대할 수 있다. 그러나 나는 인간이 행동하게 될 때는 물리적 현상과 달리 항상 놀라운 요소가 존재하고 있어서 인간의 행동은 항상 예측 가능한 것이 아니라는 것을 지적하고 싶다. 예를 들어, 내가 노인을 돌보는 클리닉에서 일하고 있을 때, 나는 어떤 신사가 클리닉에 오거나 의사를 만나러 갈 때마다 그의 혈압을 낮추기 위해 이뇨제를 사용했음에도 불구하고 혈압이 상승했던 것을 기억한다.

> *나는 나이가 들어 걷는 데 어려움이 있다. 화장실은 보통 가까이 있지 않다. 따라서 내가 클리닉이나 진료를 받으러 올 때 방광과 관련된 '사고'를 예방하기 위해서 아침에 혈압약을 먹지 않는다.*

약물을 복용하지 않는 것은 결과적으로 혈압을 올리게 되었지만 이런 상황 하에서 감각을 완전하게 만들어준다. 이런 것을 알게 된 실무진은 다음과 같이 말할 수 있다.

> *노인환자의 혈압을 조절하는 약물이 노인이 집을 떠나있을 때 관리하기 어려운 부작용을 유발한다는 상황에서 노인들은 약물을 복용하지 않을 가능성이 크고, 그 결과 혈압이 상승될 수 있다. 따라서 나는 부작용이 적고 혈압을 더 안정적으로 유지할 수 있는 다른 약물을 처방할 것이다.*

다양한 연구자들은 다양한 방식으로 맥락의 관점을 다룬다. 예를 들어, Glaser (1978)는 그의 6Cs를 사용하고 Clarke (2005)는 상황적인 분석에 대해 논의한다. 나는 독자들에게 이 장을 14장과 연결해서 읽을 것을 제안한다.

유의사항

본 장을 읽을 때 다음 사항에 유의해야 한다.

- 맥락
- 패러다임
- 조건/결과 매트릭스

맥락

이론을 개발하고 작용-상호작용의 목적을 충분히 이해하고 설명하기 위해서, 우리는 맥락 내에 이론을 두어야 한다. 반대로 하는 것은 이야기의 일부만을 말하게 되고 이론보다는 기술로 이끄는 것이다. 맥락을 위해 자료를 분석하는 것은 여백에 코드를 분류하는 것보다 더 복잡하다. 어떤 사람들은 우선 개념을 위해 코딩을 하고 나서 돌아가고 개념에 대한 메모를 쓰고 개념들을 연결시킨다. 우리는 그렇게 하는 것은 이중적인 작업으로 보기 때문에 그런 방식으로 작업하지 않는다. 오히려, 연구의 단계에 따라, 이후의 관계를 예측하는 것 또는 개념들이 서로 어떻게 관련되었는지를 판단하기 위해서 다시 모든 자료를 검토하는 것을 피하기 위해서 초기에 분석하는 동안 개념을 개발하고 연관성을 찾으려고 한다. 이 장의 뒷부분에, 연구자가 분석 시 맥락을 고려할 수 있도록 돕는 일부 분석적 도구를 제공할 것이다. 이 장에서는 다음을 제공한다.

- 맥락의 정의

맥락의 정의

맥락은 많은 것을 포함하는 광범위한 용어이다. 맥락은 관련된 어떤 상황의 일부, 문제나 목적에 주어진 의미, 사람들이 원하는 결과를 관리하거나 달성하기 위한 작용과 상호작용 및 그런 작용에서 비롯되는 실제 결과를 만들어내는 사건, 환경이나 상황들이 모두 포함된다. 분석적 입장에서 맥락은 종종 사람들이 그들의 인생에서 발생하는 문제적 상황이나 사건에 반응하는데 있어서 말하고, 생각하며, 느끼고 작용-상호작용하는 것에 대해 사람들이 부여하는 설명이나 이유로 표현된다. 다음의 인터뷰를 고려해보자. 나는 1985년 Corbin과 Strauss에 의해 진행된 집에서 만성질환을 관리하는 부부에 관한 연구의 일환으로 인터뷰를 실시했다. 인터뷰는 나무에서 떨어져 사지마비가 되었던 남자와의 인터뷰이다.

가끔 나는 내 자신에 대해 좋게 느끼지만, 가끔은 그렇지 않다. 나는 누구인가? 나는 사지마비인 M이다. 나는 손상으로 인한 사지마비에 대해서 스스로 제법 잘 안다고 생각한다. 28세 때 부상을 입은 40세의 남자로서 나는 지옥과 같은 길을 가 보지는 않았다. 나는 그녀에게 무언가를 줄 수도 없고 내가 하고 싶은 일을 할 수도 없다. 나는 아내에게 근사한 집을 주고 싶다. 만약 그녀가 집 주변에서 무언가를 하고 싶어 한다면, 벽에 그림을 붙이든 뭐든 간에 그것을 할 만한 신체적인 능력을 가진 사람이 맡아야 한다. 나는 그녀를 위해 그것을 할 수 없다. 내 부상 전의 취미는 신체 활동이었지만 나는 더 이상 그것들을 할 수 없다. 나는 할 수 없다. 나는 신체적으로 허약하다. 나는 방광에 문제가 많은데 이것은 집 주위에 있어야 하거나, 물을 많이 마

시거나, 약을 먹거나, 이런 저런 것들을 의미한다. 그것은 또한 야외 활동능력을 감소시킨다. 그 점에서 나는 만족하지 않는다. 반면에 나는 하루 종일 여기 앉아서 그것에 대해 생각하지는 않는다. 만일 내가 일상의 일을 해낼 수 있다면, 그것이 무엇이든 나는 매우 만족한다. 우울증은 없다. 아마도 첫 해에는 우울증이 너무 심했던 것 같다. 나는 아마 다른 누구 못지않게 내 삶에 만족한다. 이런 식이 아니었다면 결혼하지 않았을 것이다. 휠체어에 의지한다는 것과 그것과 관련된 다른 모든 문제들은 믿을 수 없을 정도로 확대된다. 나는 그녀가 자산이고 부채가 아니라고 확신하지 않았다면 결혼의 책임을 받아들일 수 없었을 것이다. 결혼하기 전까지는 돈을 더 모으는 것은 내 관심사가 아니었다.

나는 20년 후에 만기가 되는 보험에 가입해서 내가 떠나도 그녀에게 뭔가를 남겨주게 된다. 그녀는 신경쓰지 않겠지만, 그녀가 무언가를 갖게 되는 것이 나에게는 중요하다. 나는 내 인생이 단축될 것이라 본다. 아무도 나처럼 매일 많은 방광과 신장 문제로 휠체어에 앉아 포름 알데히드와 같은 조잡한 약을 복용하고 X-ray를 찍지 않으며, 오래 산다.(현장노트에서 발췌)

현장노트를 읽고 난 후에는 되돌아가서 주의를 기울여 다시 읽는다. 그 사람이 인터뷰에서 (a) 자신과 그의 결혼에 대한 느낌을, (b) 그가 하고 싶었지만 할 수 없었던 것(실패한 작용–상호작용), (c) 그가 할 수 있는 것과 왜 그것을 하고 있는지(완수된 작용–상호작용), 그리고 (d) 그의 장애(주요 조건)의 배경 내에 있는 미래에 대한 그의 모든 계획(기대하는 결과)을 어떻게 설명하는지를 주목해야 한다. 다른 말로 하면, 그는 맥락적으로 설명하고 있다. 그는 장애인이 되는 것이 자신에게 무엇을 의미하는지, 그것 때문에 직면하는 문제들, 그의 장애 때문에 수행할 수 있거나 할 수 없는 조치를 설명하고 있다. 그는 미래에 일어날 수 있는 몇 가지 결과들을 자신과 아내에게 지금 취하고 있는 행동과 연결시키고 있다. 그렇게 함으로써, 그는 배경 조건과 작용–상호작용 및 결과를 연결하고 있다.

맥락에 맞게 자료를 분석할 때, 연구자들은 이전 분석에서 사용했던 것과 동일한 기본 분석 도구를 사용한다. 그들은 질문을 하고 비교를 하고 메모를 쓰고 도표를 작성한다. 연구자들이 맥락에 대해 코딩하고 있을 때, 그들은 Strauss (1987)가 '축 코딩'이라고 부르는 것을 하고 있는 것이다. 이들은 의미를 부여하고 어떤 상호작용이 발생하고 있으며, 작용–상호작용 때문에 왜 실제 또는 예상되는 결과가 발생하는지 설명할 수 있는 하위 개념의 개념틀 내에서 작용–상호작용을 찾고 연결한다. 이제 독자들은 아마도 이 연구자의 방법에 대한 실용주의자들과 상호작용주의자들의 견해가 미치는 영향을 볼 수 있을 것이다.

연구자들이 코딩할 때, 그들이 식별하는 개념의 일부는 조건적 요인을 나타낼 것이다. 반면에 다른 개념은 모든 예상 또는 실제 결과 또는 결과를 나타내는 작용–상호작용을 나타낸다. 그러나 개념은 작용, 조건 또는 결과인지를 명명하지 않기 때문에 초기에 분석할 때는 차이점을 분류하는 데 어려움을 겪을 수 있다. 이런 이유로 패러다임과 조건/결과 매트릭스가 분석으로 이끈다.

패러다임

패러다임은 분석가가 범주 중심으로 축 코딩 또는 코딩을 수행할 수 있도록 도와주는 분석 도구이다. 주요 기능은 다음과 같다.

- 조건
- 작용–상호작용
- 결과 또는 성과

간략한 소개 후에 이 장에서는 이러한 각 기능에 대해 심도 있게 논의할 것이다.

패러다임 소개

연구자들은 자료를 분석할 때 자료를 여러 섹션으로 나누고, 이 섹션은 일반적으로 참여자가 자료에 개입을 하거나 다른 주제로 전환하는 것을 나타낸다. 연구자들이 자료의 한 조각과 다른 조각을 비교하여 그 자료를 대표하는 개념을 표시하면서 자료의 조각들은 더 세분화된다. 하지만 개념 목록이 이론을 만들어 내는 것은 아니다. 개념은 연구나 관찰의 원래 주요 이야기를 개념적인 용어로 전달하기 위해 함께 엮거나 다시 연결되어야 한다.

우리가 여기서 옷감을 짜는 것에 대해 이야기할 때, 우리는 최종적인 통합이 아니라 우리가 범주라고 부르는 상위 개념들을 통해 작은 개념들을 연결하는 것이다. 중복이 있을 때 범주 자체를 결합하여 최종 이론을 구성하는 범주의 수를 줄일 수 있다. 직조하는 것은 연구자들이 작업 중인 자료 섹션에 표현된 주요 아이디어나 주제에 대한 해석에서 시작된다.

범주의 예를 들어 이 장에 소개된 자료를 다시 살펴보면 된다. 이러한 단락들의 주제는 '신체장애'와 같을 수 있다. 신체장애는 연구 참여자가 부상에 대해 가지는 의미에 대한 분석가의 해석을 의미한다. 이 해석은 참여자가 부상으로 인해 이전에 자신과 아내를 위해 했거나 지금 하고 싶은 일을 더 이상 할 수 없다고 말하는 데서 나온다. 우리는 더 나아가 왜 그의 신체적 장애가 그렇게 어려운지 말할 수 있는데 신체적 장애가 영구적이고 광범위한 특성을 가지고 있고, 또한 합병증에 더 민감하고, 행동결합에 대한 가능성이 있기 때문이다. 남아 있는 신체적 능력을 이용하여 관리하거나 극복해야 하는 것은 신체적, 심리적, 사회적 또는 관계상 일련의 문제를 야기한 신체적 장애의 속성이다.

신체적 장애가 그에게 주는 의미는 참여자들이 그에게 개략적으로 설명한 문제들로 기술된다. 관계에 문제가 있어 그의 첫 번째 결혼은 파경에 이르렀다. 방광에 신체적인 문제가 있어서 장기적으로 독성이 있을 수 있는 약을 복용해야 한다. 게다가, 그는 일을 할 수도 없고, 아내에게 멋진 집을 줄 수도 없고, 그가 좋아하던 활동을 할 수도 없다. 그런 다음 그는 작용–상호작용을 통해 그 자신과 아내, 그리고 그들의 가정을 위해 그가 알고 있는 일들을 하기 위해서 그의 남은 능력을 어떻게 사용하는지를 계속 이야기하였는데, 그것은 일을 하고 학교를 가는 그의 아내에 부담을 덜어줄 것이다. 그가 할 수 있는 일을 수행한 결과로 그는 자신에 대해 매우 긍정적으로 느끼고 상대적으로 만족하게 되었다.

패러다임에 사용되는 용어는 과학자들이 이론과 관련하여 사용한 표준 과학 용어로부터 차용된 것이다. 그것은 조건, 작용–상호작용 및 결과로 구성된다. 또한 패러다임에 의해 사용되는 용어는 사물에 대한 일상적인 묘사에서 사람들이 표현하는 논리 및 용어와 일치한다. 즉 "이런 일이 일어날 때, 저는 이 결과가 나올 것이라는 기대를 가지고 이렇게 해요." 기억해야 할 중요한 점은 패러다임이 명령어의 집합이 아니라 도구일 뿐이라는 것이다. 패러다임 이면의 논리는 분석가들이 가능한 연계의 측면에서 질문하고 생각함으로써 개념을 분류하고 정리할 수 있다는 것이다. 초보 근거이론가들 사이의 흔한 실수는 그들이 패러다임의 세부사항들과 이러한 특징들만을 위한 코드에 집착한다는 것이다. 조건이나 작용–상호작용, 또는 결과를 식별하는 데 지나치게 신경을 쓰는 것은 분석 과정을 경직시킨다. 분석가들이 코드 쓰기를 패러다임의 세부적인 측면에서만 생각할 때, 무언가를 놓치는 것이고 그 무언가는 질적 연구가 그 정신으로 부여하는 것이다.

조건

조건은 패러다임의 한 측면에 불과하다. 조건은 이유, 시기 및 이유에 대한 질문에 응답한다. 그것들은 왜 사건이 발생하는지에 대해 사람들이 말하는 이유와 그들이 작용–상호작용을 통해 반응하는 방식으로 응답하는 이유에 대해 설명한다. 이러한 설명은 현장노트에서 암시적이거나 명시적일 수 있다. 즉, 때때로 사람들은 분석가들이 설명하려고 하거나 행동에 대한 이유를 알려 주는 단어를 사용하면서 분석가들에게 단서를 준다. 다음의 인용을 고려해보자.

> *나는 아내와 결혼했다. 왜냐하면 아내는 이루고 싶지만 이룰 수 없는 목표를 가진 나와 같은 사람이 아닌 그녀 자신으로 만족하는 것 같았기 때문이다. 그녀는 높은 도덕적 기준을 가진 기독교인 출신인데, 그것은 나에게 큰 의미가 있다. 나는 누군가가 나 때문에 이것저것 포기해야 한다는 상황 때문에 누구와도 결혼하고 싶지 않았다. 나는 그녀가 아무것도 포기하지 않았으면*

했다. 그녀는 이런 상황에 만족하는 것 같다. 그녀는 하루 종일 휠체어를 탄 사람들 주위에서 일하며 휠체어와 관련된 많은 참고사항들을 접하지만, 여전히 자신의 신발을 침실 바닥에 두거나 내 휠체어를 밖에 내버려 둔 채 차 안에 뛰어든다. 그녀는 내가 휠체어를 탄 남자라고는 생각하지 않는다. 나는 내 아이가 휠체어를 탄 사람과 결혼하는 것을 절대 원하지 않을 것이라고 말했고, 그녀는 그런 것에 거의 집착하지 않았다. 그녀는 말했다. '무슨 권리로 그 가치 판단을 해야 하지?' 내가 그녀를 만나기 전에 그녀는 가치관이 서 있었다.(현장노트에서 발췌)

두 번째 문장에서 '왜냐하면'이라는 단어의 사용을 주목해보자. 인용문에서 그는 자신이 한 여자와 결혼한 이유를 설명하고 있다. 그 이유는 그녀가 자신에게 만족했고, 기독교인이고 도덕적 기준이 높고, 자신을 휠체어를 탄 남자로 대하지도 않고, 그녀가 그에게 호소하는 가치를 가졌기 때문이다.

작용–상호작용

작용–상호작용은 패러다임에서 두 번째로 큰 범주를 구성한다. 그것은 사람들이나 그룹이 그들의 삶에서 일어나는 사건이나 문제가 되는 상황에 대해 하는 실제적인 반응이다. 사건 또는 일련의 상황과 이어지는 작용–상호작용 사이의 관계는 직접적인 원인과 효과 관계가 아니다. 사람들은 사건에 의미를 부여한다. 그들에 대한 감정을 가지고, 그것들에 대해 생각하고, 그리고 나서 그것을 문제로, 도전으로, 목적으로 인식하고, 그리고 나서야 그들은 작용–상호작용을 통해 반응한다. 다음과 같은 질문에 대한 작용–상호작용 답변을 한다. 이러한 조건이나 사건들에 부여된 의미는 무엇일까?(문제, 목적의 형태로) 문제를 관리하거나 목표에 도달하기 위해 어떤 특정 작용–상호작용이 이루어졌는가? 여기서 나는 같은 인터뷰를 계속한다.

부상 후에 내가 가장 먼저 한 것은 자기 신뢰를 달성하기 위해 노력한 것이다. 만약 내가 요양원에 있어야 하거나 항상 나의 보살핌을 누군가에게 의존해야 한다면 살 가치가 있는 삶이라고 볼 수 없을 것이다. 독립을 포기한다는 생각이 내가 재혼을 꺼리는 이유 중 하나였다. 내 첫 번째 결혼은 장애 때문에 파경을 맞았다… 나는 6~7개월을 병원에서 보냈고 그 후로 계속 입원과 퇴원을 반복하였다. 내가 마침내 퇴원한 후, 그녀는 나에게 불구자와 사는 것에 지쳤고 다시는 휠체어를 보고 싶지 않다고 말했다. 나는 항상 그것을 기억할 것이다.(현장노트에서 발췌)

인터뷰 대상자는 장애인이 되는 것이 그에게 어떤 의미인지 설명한다. 만약 그가 요양원에 있거나 그의 남은 인생이 의존적이라면 삶은 가치가 없었다. 요양원에서 의존적으로 사는 것에 대해 생각해보는 것은 그가 독립적이 되기 위한 동기 부여가 되었다. 장애인이 되는 것에 부가하는 것의 의미는 그가 더 이상 수행할 수 없을 행동이나 활동에 대한 그의 인식뿐만 아니라 첫 번째 아내와의 사회적 상호작용과 그녀의 장애에 대한 태도에서도 비롯되었다는 것에 주목하자. 또 다른 결과는 그가 재혼을 꺼린다는 것이었다.

결과

결과는 작용과 상호작용의 예상 또는 실제 결과이다. 종종 행동을 취하기 전에 사람들은 가능한 결과를 고려한다. 그런 다음 이러한 가능성에 따라 사람들은 어떤 조치를 취할지에 관한 옵션을 선택한다. 때때로 결과는 예상대로 발생한다. 그러나 때때로 결과가 예상을 벗어나기도 하며, 행위자는 새롭고 발전하는 상황에 맞게 작용–상호작용을 조정해야 한다(9장에서 다음의 과정이 논의될 것이다). 예상되거나 실제적인 결과는 자기 자신이나 다른 사람들에게 있을 수 있고 신체적, 심리적, 사회적일 수 있다. 결과는 감정(분노, 죄책감, 두려움)을 생성할 수 있고 더 많은 행동을 촉진하거나 작용–상호작용의 방향을 바꿀 수 있다. 인터뷰를 계속해 보겠다.

> *집 안에 들어가서 집안일을 하지 않으면 죄책감이 든다. 나는 혼자 살 때 그런 것들을 해야만 했다. 사실, 혼자 살 때 누군가를 데려갈 필요가 없었기 때문에 지금은 더 힘들다. 나는 낚싯줄로 물고기를 잡는 것이든 월급을 많이 받는 것이든 간에 이렇게 큰 성과를 낼 수가 없다. 집안일을 돕는 것이 내가 할 수 있는 일이다. 그것은 나에게 생존의 문제이다.*(현장노트에서 발췌)

인용문에서 인터뷰 대상자가 죄책감에 대한 예상으로 그의 아내를 돕기 위해(또한 그가 그녀를 사랑하기 때문에) 어떻게 집안일을 하게 되었는지 주목해야 한다. 그녀에게 도움이 되는 일을 하는 것은 몇 가지 결과를 가져온다. 우선, 그의 집안일은 하루 종일 일을 하고 난 후 피곤한 아내에게 집과 그를 돌보는 일의 부담을 약간 덜어준다. 둘째로, 그것은 또한 그가 할 수 없는 것들을 어느 정도 보완한다고 느끼기 때문에 그를 덜 무능하게 느끼게 한다. 일을 할 수 있다는 것은 심리적 생존을 위한 전략이다.

이 짧은 인용문에 나와 있는 또 다른 것을 주목해 봐야 한다. 사실, 그 무언가가 이 인터뷰 내내 존재하지만 아마도 공공연하기보다는 비밀스러울 것이다. 이 남자는 항상 사회적 환경에 맞서 행동할 자신의 능력과 무능함을 측정한다. 특히 성 역할과 가치에 대한 자신의 인식이 그렇다(예를 들어, 급여를 집으로 가져오는 것은 남자의 역할이다). 아마도 그는 인식하지는 못하지만 성역할에 대한 그러한 인식을 가지고 있을 것이다. 문화와 사회의 기대는 어떤 상황에서도 작동하는 중요한 조건이다. 왜냐하면 간접 혹은 직접적으로 그들이 행동하고 상호작용하는 능력을 촉진하거나 제한할 수 있기 때문이다. 이 장의 다음 섹션에서는 맥락의 부분일 수 있는 조건과 결과 범위로 민감한 연구자들을 위해 조건/결과 매트릭스를 다룬다.

조건/결과 매트릭스

패러다임은 분석가들이 개념을 체계화하고 연결할 수 있도록 도와주는 도구이다. 그것은 우리에게 사람들이 취하는 행동에 대해 이유나 설명을 찾도록 상기시켜 준다. 지금부터는 조건/결과 매트릭스를 매트릭스로 언급하기로 한다. 나는 모든 가능한 조건이나 결과가 연구에서 나와야 한다고 믿지 않는다. 오히려, 나는 연구자들이 이 분석 도구를 사용하여 그들의 분석을 풍부하게 해 주길 바란다. 이 섹션에서는 다음에 대해 설명한다.

- 매트릭스와 패러다임의 차이
- 매트릭스에 대한 기술

매트릭스와 패러다임의 차이

패러다임은 도움이 되지만, 연구자들이 분석을 복잡하게 하는 데는 도움이 되지 않는다. 매트릭스는 다음을 확인하여 분석에서 이러한 차이를 채운다.

- 조건의 범위와 가능한 결과의 범위
- 조건, 작용-상호작용과 결과 간의 관계의 복잡성
- 다양한 행위자들, 다른 관점들
- 미시적, 거시적 중요성
- 모두 고려하기

조건의 범위와 가능한 결과의 범위

연구자들은 연구에서의 가정, 관점, 문화적 배경, 요구, 경험과 이러한 것들이 어떻게 원자료를 대체하는 개념의 형태로 그들의 해석에 영향을 미치는지 잘 알고 있다. 연구 참여자들은 또한 그들만의 경험, 요구, 가정, 문화적 배경, 재정 상태에 처해 있고, 그들이 받은 교육은 사건이나 문제가 있는 상황에 영향을 준다. 이러한 것들은 사람들이 사건이나 사건을 해석하고 의미를 부여하는 방법과 그들의 행동양식에 영향을 미친다. 개인이 능력, 동기 등의 관점에서 문제가 되는 상황이나 사건에 무엇을 가져오는지를 넘어서, 작용-상호작용의 형태와 범위에 영향을 줄 수 있는 개인 외적인 요소에서 발생하는 많은 조건들이 있다. 외부 또는 거시적 조건은 개인이 협력해야 할 자원(정해진 정책, 규칙, 규정, 수립된 문화적 기대 등등)을 제공하거나 제한함으로써 작용-상호작용을 촉진하거나 구속한다. 또한 개인이나 집단에 의해 취해진 조치는 정책, 규칙, 문화, 자원의 가용성 등에 변화를 가져올 수 있는 개인을 넘어선 결과를 가져온다. 모든 가능한 조건이 자료에 존재하는 것은 아니지만, 자료가 있을 때, 연구자들은 그것을 분류하고 작용–상호작용에 대한 관계를 추적해야 한다.

조건, 작용–상호작용과 결과 간의 관계의 복잡성

조건과 결과는 진공 상태에서 존재하지 않고 다양하고 동적인 방식으로 상호작용하고 서로 영향을 주어 상황을 복잡하게 만든다. 작용–상호작용은 사람들이 자신의 삶에서 발생하는 문제에서 일어나는 상황을 처리하기 위해 항상 개입한다. 하나의 사건과 뒤따르는 작용은 종종 체인의 연결과 같이 또 다른 사건으로 이어지고 사건들과 작용–상호작용과의 관계는 종종 복잡하고 정렬하기 어렵다. 게다가 조건, 연계된 상호작용과 결과 사이의 관계가 선형 경로를 따르는 경우는 거의 없다. 조건과 그에 따른 작용들은 당구공처럼 서로에게 튀어 나올 가능성이 더 높고, 항상 미리 예측할 수 없는 결과를 초래한다. 이 점은 McMaster가 베트남 전쟁에 대해 쓴 책에서 인용한 것으로 분명하게 드러났다. McMaster가 말하고자 하는 것은 미국이 장기간의 전쟁에 참여할 생각으로 베트남에 간 것이 아니라는 것이다. 처음에 그들은 남베트남 군인들을 훈련시키기 위해 몇 개의 부대를 보냈다. 하지만 미국과 베트남 양국에서 발생한 Kennedy 대통령의 암살, 통킹만에서 일어난 미국 선박의 '예정된' 공격, 남 베트남 군사의 부족, Kennedy가 첫 번째 부대를 보냈을 때 예견할 수 없었던 사건들로 인해 미국과 북 베트남에 의해 취해진 후속 조치들은 미국이 전면전으로 돌입하는 결과를 낳았다.

> *1963년에서 1965년 사이의 베트남 전쟁의 미국화는 인간성과 상황의 비정상적인 상호작용의 산물이었다. 미군의 개입 확대는 베트남 전쟁을 미국 전쟁으로 서서히 바꾸어 놓는 복잡한 일련의 사건과 복잡하게 얽힌 결정의 복잡한 망에서 비롯되었다(McMaster, 1997, p.323).*

조건과 결과는 주로 무리로 존재해서 서로 관련된 작용–상호작용과 많은 다른 방식으로 연관될 수 있다. 더욱이, 시간과 만일의 사태로 인해 조건과 결과의 묶음은 작용–상호작용 간의 관계나 연관성의 특성 또한 변화되도록 스스로 변하거나 재정립될 수 있다. 미국이 독재자와 그의 화학 무기를 제거하기 위해 이라크에 어떻게 들어갔는지 생각해 보자. 일단 이 목표가 달성되자, 미국은 그들이 파괴된 나라를 떠나려고 하는 것을 발견하고 국가 재건에 가입하게 되었다.

다양한 행위자들, 다른 관점들

작용과 상호작용은 개인에 국한되지 않고 국가, 조직, 사회를 대표하는 대표자들에 의해 수행될 수 있다. 또한 상호작용은 국가, 조직, 사회 등을 대표하는 개인 또는 집단을 대상으로 할 수 있다. 이는 베트남 전쟁 초기에 격추되어 북 베트남군에게 포로로 잡힌 해군 조종사 Alvarez 대위가 보고한 사건에서 잘 나타난다. 어느 날 Alvarez를 포함한 한 무리의 죄수들이 감방에서 끌려 나와 하노이 거리에서 행진했다. 죄수들이 거리를 행진할 때 거리에 줄을 서 있던 베트남 사람들은 죄수들을 언어적으로나 신체적으로 학대하기 시작했다. 이들은 죄수였고 더 이상 폭탄을 투하하지 않았지만, 미국과 전쟁의 상징으로 남아 있었기 때문에, 그들은 북 베트남 사람들의 분노에 대한 정당한 표적이 되었다(Alvarez & Pitch, 1989, pp.144–149).

미시적 및 거시적 조건 간의 관계가 개별 연구참여자에게 항상 보이는 것은 아니며 이는 자료 수집에 영향을 미친다. 하나의 상황에 있는 각 참여자는 자신만의 작용–상호작용에 대한 이유를 가지고 있으며, 각 참여자가 전체적인 상황을 이해하는 경우는 드물다. 전체를 이해하려면 많은 목소리를 들어야 한다.

미시적, 거시적 중요성

종종 연구자들에 의해 만들어지는 미시적과 거시적의 구분은 인위적이며 대부분의 상황은 미시적 조건(개인과 관련된 조건)과 거시적 조건(개인과 구별되는 역사적, 사회적, 정치적 조건)이 서로 상호작용하는 조합이다. 미시적 조건과 거시적 조건과의 상호작용은 상황을 매우 복잡하게 만들기 때문에 분석가로서 우리는 미시적과 거시적 조건 간의 상호작용에 관심이 있다. 예를 들어, 당뇨병이 있는 사람은 과일과 야채를 건강하게 먹고 싶어 하지만 나이가 많고 연금으로 살기 때문에 필요한 음식을 살 돈이 부족하다. 여기서, 우리는 원하는 방식으로 행동하는 남자의 능력을 제한하도록 상호작용하는 미시적이거나 거시적인 조건을 볼 수 있다. 그는 제대로 된 음식을 먹고 싶어 하지만 그렇게 할 재정적 여유가 없다. 외부에서 제공되는 그의 연금은 너무 적어서 그의 모든 생활비를 감당할 수 없다. 연구자와 대화를 나누는 사람은 아마 이렇게 말할 것이다. “내 연금으로는 겨우 집세를 내고, 음식을 살 돈은 거의 없고. 몸에 좋은 음식은 너무 비싸요.” 여기서, 개인은 자신의 상황, 저소득이라는 미시적 조건과 자신의 통제를 벗어난 건강식품의 비용이라는 그 자신 밖의 상황, 즉 거시적 조건에 함께 놓여 있다.

모두 고려하기

이전 논의에서 제시된 분석적인 그림은 시간 경과에 따른 상호작용의 변화 패턴을 식별할 수 있는 다양한 연결 유형 중 하나이다. 비록 경험이 풍부한 연구자들이 종종 이런 복잡한 관계들을 추적할 수 있는 그들만의 장치를 가지고 있지만, 질적 분석을 처음 하는 연구자는 압도당할 수 있다. 연구자가 따라가는 모든 경로가 분석적인 금광의 발견으로 이어지지는 않는다는 것을 기억하는 것이 중요하다. 조건, 작용–상호작용과 결과 간의 모든 가능한 연결을 식별하는 것도 불가능하다. 모든 분석가들은 자료 접근, 분석 경험의 정도, 그리고 개인의 보유량에 따라서 발견딜 수 있는 것에는 한계가 있다는 것을 받아들여야 한다. 나는 이 복잡한 분석 작업이 쉽지 않다는 것과 이 책을 읽는 사람들이 연구 노력이 어디로 가야 하는지를 선택하게 된다는 것을 인정한다.

매트릭스에 대한 기술

그동안 나는 일련의 아이디어로서 매트릭스에 대해 기술해 왔다. 문제는 추상적인 생각을 이해하기 쉬운 도표로 바꾸는 데 있다. 내가 만들어 낸 도표는 내가 이전에 제시한 아이디어 세트의 복잡성을 담고 있지 않다.

매트릭스 모델은 중심을 향하거나 중심에서 벗어나는 화살표와 함께 일련의 동심원과 상호 연결된 원들로 구성된다(도표 8.1). 화살표는 조건과 결과의 교차점과 그 결과 발생하는 사건의 연결점을 나타내고 있다. 조건은 작용–상호작용이 발생하는 복합적 배경을 만들기 위해 작

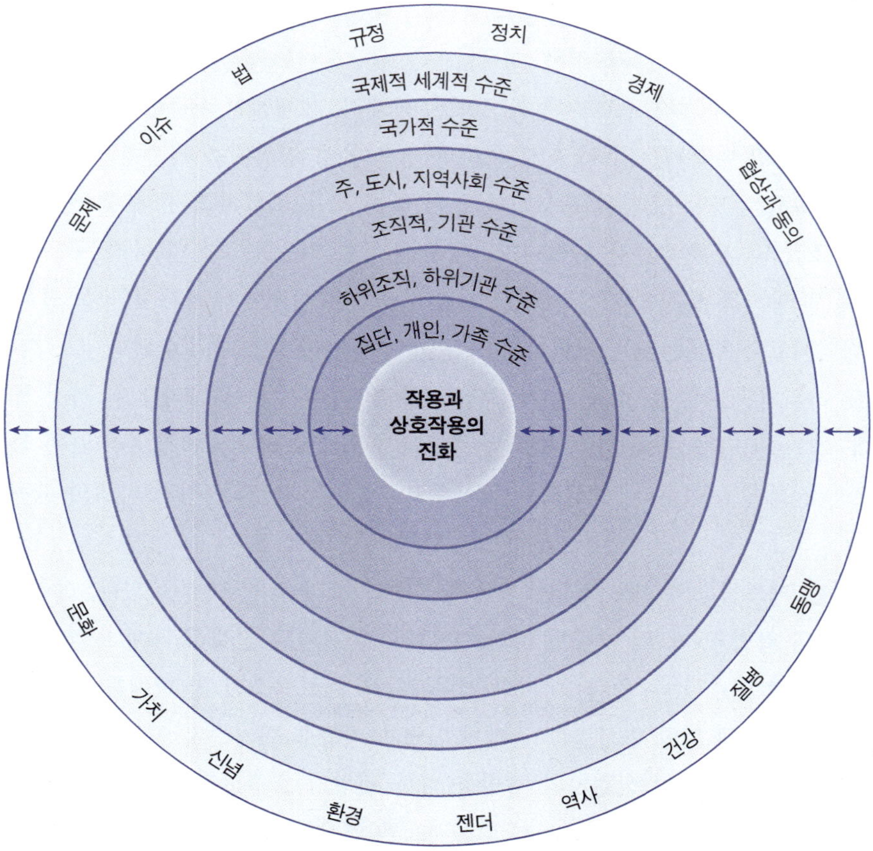

도표 8.1 조건/결과 매트릭스

용-상호작용 방향으로 나아간다. 다른 화살표는 작용-상호작용의 결과가 어떻게 바깥쪽으로 이동하는지를 나타낸다. 도표의 한계 중 하나는 흐름이 선형으로 나타나는 것이다. 더 가능성 있는 은유는 당구공이 서로 다른 각도로 서로 부딪치면서 적절한 공을 포켓에 쳐 넣는 연쇄 반응을 발생시키는 것이다.

매트릭스는 상황이 얼마나 복잡한지를 상기시켜 주는 개념 가이드일 뿐이며 비교하기와 같은 명확한 절차는 아니다. 매트릭스는 각 연구와 자료에 맞게 수정할 수 있다. 분석 도구로써 매트릭스의 사용을 극대화하기 위해, 각 영역은 가장 추상적인 형태로 제시된다. 포함될 항목(조건 및 결과의 출처)은 자료에 근원을 두어야 하므로 조사 중인 현상의 유형과 범위에 따라 달라진다. 일반적으로 매트릭스를 이용한 연구자들은 자체적인 목적에 맞게 분류 체계를 변경하였거나, 그들의 비평에 기초하여 대안적 접근법을 개발하였다(Clarke, 2005; Dey, 1999; Guessing, 1995).

원의 바깥 가장자리부터 시작하여 나는 매트릭스의 어떤 수준에 의해 영향을 받을 수 있고 영향을 줄 수 있는 몇몇 조건에 이름을 부여했다. 이 조건은 국제 및 국가 정치, 정부 규제, 협정 및 정부 내 분쟁, 문화, 가치, 철학, 경제, 역사, 지구온난화와 같은 이슈들과 같은 항목에 국한되지 않고 포함된다. 다음으로 지정한 지역은 국제적, 세계적인 수준이고, 다음은 국가적, 지역적 수준이다. 그 다음에는 주와 도시 수준이 나오며 이 영역에는 이전에 열거되었지만 특정 지역사회에 속하는 모든 조건이 포함되어 있어 다른 모든 지역사회 간에 특이성을 부여한다. 다음 원은 조직 및 기관 수준을 나타낸다. 각 조직 또는 기관은 고유한 목적, 구조, 규칙, 문제, 역사, 관계 및 공간적 특징을 가진다(어떤 기관과 조직은 범위에서 국제적일 수 있지만, 규칙이 어떻게 해석되고 실행되는지는 지역사회 또는 개인에 따라 종종 개별화된다). 또 다른 원은 하위조직 및 하위기관 수준을, 다음 원은 집단, 그룹 및 가족 수준을 나타낸다. 가장 중요한 것은 중앙인데, 개인, 집단을 통해 다른 모든 수준으로 유입되고 제외되면서 수행되는 작용과 상호작용으로의 진화를 보여준다. 중심으로 들어오고 나가는 에너지를 가진 바퀴의 바퀴살을 생각해야 한다.

연구자들은 매트릭스의 어느 영역에서든 실질적인 주제를 연구할 수 있다. 예를 들어, 연구자들은 최근의 입법, 정책 및 아마도 국가 의료계획과 관련된 신생 조직에 초점을 맞추어 국가 수준에서 의료를 연구할 수 있다. 아니면 연구자들은 매트릭스의 몇 단계를 줄여 최근의 국민건강보험법이 가족에 의한 만성질환 관리에 어떻게 영향을 미치는지 연구할 수 있다. 또는 연구자들은 보험회사들이 어떤 절차와 질병을 다룰 것인지 결정하고 각 그룹의 보험료가 얼마인지를 결정하는 것과 같은 조직에서의 의사결정을 연구할 수 있다. 초점 영역에 관계없이 국가의 의료정책(예: 국가 의료 서비스 또는 서비스의 부족)과 같은 외부 수준의 조건은 여과되고 매트릭스의 각 수준에서 개인과 집단에 영향을 미친다는 것을 명심하는 것이 중요하다. 반대로, 매트릭스의 하위 수준에 있는 개인이나 집단에서 발생하는 문제는 궁극적으로 다시 돌아갈 수 있고 현재 또는 미래의 법률 제정에 영향을 미칠 수 있다. 최근 낙태로 이어지는 출산 억제 조치에 대해 최종적인 결정을 위해 대법원으로 가는 것에 대한 미국에서의 논란이 좋은 예이다. 소수의 직원을 둔 가정운영 사업체는 50명 이상의 직원을 둔 기업은 반드시 직원들의 의료보험정책의 일환으로 직원들에게 피임약과 낙태보험을 제공해야 한다는 국내에서 통과된 새로운 의료보험법에 이의를 제기하기 위해 법원에 갔다. 이 사업체는 16가지 형태의 피임에 대한 보장은 제공할 용의가 있으나 자궁내 장치와 사후피임약같이 낙태로 이어진다고 믿는 4가지의 피임에 대해서는 제공하지 않겠다고 주장했다. 하급심에서는 회사 측이 만족할 만한 수준으로 해결되지 못하였고 그 후 대법원에서 이들의 주장을 심리하기로 결정했다. 양측의 입장을 듣고, 법원은 회사 소유주들에게 낙태를 유도하는 피임을 강요하는 것은 헌법상 적합하다고 여겨지는 종교를 행할 권리에 어긋난다는 결정을 내렸다. 따라서 의료보험법은 종교의 자유에 대한 권리 하에서 헌법상의 권리를 보호하기 위해 제한적으로 개정되어야 했다.

연구할 만한 실질적인 영역으로는 정체성, 의사결정, 사회운동, 경제 상황, 갈등과 합의, 인식, 사회변화, 일, 정보의 흐름과 도덕적 딜레마와 같은 것이 포함되기도 하지만 제한되기도 한다. 이들 각각은 어느 영역에서든 연구될 수 있다. 시간, 역사, 전기, 우주, 경제, 성별, 권력, 정치 등은 매트릭스에 명시된 모든 영역에서 연구된 어떤 실질적인 영역과도 관련이 있는 모든 잠재적인 조건들이다. 중요한 것은 뒷받침할 자료가 없는 한 진화하는 이론과 관련이 있는 것으로 어떤 항목(성별, 연령, 권력 등)도 언급되어서는 안 된다는 것이다.

이것으로 매트릭스에 대한 우리의 논의를 마무리한다. 여러분의 연구에 적합한 방식으로 창의적으로 사용해야 한다는 것을 기억해야 한다. 핵심 포인트 요약에 따른 내부자의 통찰력은 한 명의 근거이론가가 매트릭스를 그녀의 연구논문의 일부로 사용한 창의적인 방법을 보여 주고 있다.

핵심 요약

분석적 관점에서 맥락은 사람들이 그들의 삶에서 일어나는 문제적 상황이나 사전에 대응해서 말하고, 생각하고, 느끼고, 행하는(작용-상호작용) 의미와 설명, 또는 이유에서 표현되고 있다. 맥락을 위해 자료를 분석하는 것은 일련의 조건 내에서 작용-상호작용이 존재하고 작용과 상호작용의 결과처럼 보이는 결과들을 밝혀주기 때문에 이론을 구성하고자 하는 사람들에게는 필수적이다. 이론의 이러한 측면 때문에 이론은 행동에 대한 상세한 설명을 제공할 수 있게 해 준다. 작용과 상호작용을 진화시키는 것은 맥락의 중심에 서 있으며 사건과 해프닝에 주어진 의미에 근거해서 사건이나 해프닝을 다루는 사람들에 의해서 보이는 반응이다. 사람들은 일상생활의 부분으로 설명을 구하고 주기도 한다. 이러한 설명을 제공할 때, 사람들은 작용-상호작용을 조건과 실제 또는 예상되는 결과에 연결하면서 조건이나 그들이 하거나 하지 않은 일의 이유를 지적한다. '그 이후'와 같이 조건을 나타내는 키워드가 있지만 초보 연구자들은 원 자료에서 조건, 작용-상호작용, 결과의 차이를 알아내려고 애쓰는 것이 어려울 수 있다. 패러다임은 분석가들이 분석하는 동안에 도출된 개념들 간의 관계를 분류하면서 작용-상호작용을 중심에 둘 수 있도록 돕기 위해 설계된 분석 도구이다. 어떤 개념의 일부는 조건을 나타내고, 일부는 실제 또는 예상 결과를 나타낸다. "내가 집 주위에서 아내를 돕지 않으면 죄책감을 느낀다. 그녀는 하루 종일 일하러 나가는데 나는 장애 때문에 일을 할 수 없다."라는 말에 따르면, 죄책감은 돕지 않는 것에 대한 예상되는 결과이다. 인터뷰 대상자가 집안일을 도와주는 이유나 조건은 장애이며, 이로 인해 그는 아내가 일을 하는 동안 직장을 구할 수 없기 때문이다.

조건/결과 매트릭스는 또 다른 분석 도구이며 작용-상호작용을 중심에 두고 있다. 목적은 연구자들이 조건과 결과가 종종 역동적이고 복잡한 방법으로 상호작용하고 조건이 발생할 수 있는 범위와 작용-상호작용의 결과가 영향을 미치는 영역의 범위가 있다는 것을 이해하도록 돕기 위함이다. 조건은 사람들이 사물에 부여하는 의미와 더불어 작용/상호작용하는 능력을 촉진하거나 제약할 수 있는 미시적 또는 거시적 요인을 제시한다. 분석적 관점에서 중요한 것은 추상적인 의미에서의 조건이 아니다. 중요한 것은 연구 참여자들이 작용-상호작용을 통해 의미를 부여하고 조건에 어떻게 반응하는가 하는 것이다. 예를 들어, 다음과 같이 말할 수 있다.

> *어제 내가 병원에 가지 않은 이유는 여동생이 전화를 해서 자기 차가 고장나서 나를 데려갈 수 없다고 했기 때문이다. 그래서 나는 전화를 해서 다음 주 초에 약속을 잡았다. 이번에는 여동생에게 의지할 필요가 없도록 택시를 타고 미리 일정을 잡으려고 한다. 그녀가 날 데려가지 않을 핑계를 대리라는 것을 알았어야 했다.*

여동생의 차가 고장나서 차를 타지 않은 것은 의사와의 원래 약속을 지키지 않는 것에 대한 조건(그녀가 제시한 이유)이다. 다음 번 약속에 택시를 타고 가기로 결정한 이유도 조건(그녀가 제시한 이유)이다.

내부자 통찰력 "Aha Moment"

By Professor P. Sessler Branden, PhD, CNM, RN

Sacred Heart University School of Nursing

Fairfield, CT

Office: Cambridge 2-N-20

초보 근거이론 연구자로서, 나는 자료 분석이 가능한 한 편견 없이 이루어지기를 희망했다. 잠재적인 편견을 줄이기 위해 나는 연구하는 동안 저널을 썼다. 나는 저널에 자료 수집과 분석 전에 있던 편견과 분석 동안에 생긴 편견을 모두 적었다. 나는 자주 자신을 되돌아보면서 내용을 추가했으며 그것은 나의 근거이론 작업에 굉장한 도움이 되었다.

연구가 계속되면서 나의 개념에 관한 도표와 함께 메모에 분석과 브레인스토밍 세션도 기록해 두었다. 메모는 근거이론 과정에 통합되었고 다양한 각도에서 자료와 개념을 볼 수 있는 기회를 주었다. 이것은 내가 더 깊은 개념의 의미를 확인하고 이해하며 그것들이 어떻게 범주에 들어가는지를 결정할 수 있게 해 주었다. 자료에서 범주와 하위 범주가 파생되면 패턴이 보이기 시작했다. 나는 이 개념들을 도표에 넣어서 서로간의 관계와 연구의 주요 주제를 시각적으로 표현하고자 했다. 이러한 단계는 시간, 인내심, 토론을 필요로 했고, 이런 관계성에 대해 충분히 생각하게 되었다.

전화 면접 필사에 대한 분석을 시작하면서 맥락을 확인하고 그것을 과정에 연결시키기 위해서 자료 내의 관계에 대해서 생각하도록 보조하는 도구로써 패러다임 모델을 사용하기로 했다. 코드 또는 개념을 결정하고 궁극적으로 범주로 분류하기 위해 개방형, 집중형 및 축 코딩이 사용되었다. 이러한 분류는 각 인터뷰 필사본의 분석과 자료를 지속적으로 비교하면서 이루어진 역동적인 과정이었다. 조사 초기에 사용된 코드는 확장되었고 자료의 안내를 따라가면서 줄어들었다. 패러다임 모델을 사용하여, 10개의 범주와 89개의 코드가 드러났다. 근거이론의 분석 과정을 더 깊이 이해하기 위해 자료를 수동으로 관리했다. 패러다임 모델은 연구에 있어서의 이 단계에서 사용하기에 유용한 도구였지만, 자료에서 나오는 정보는 선형 패러다임 모델이 묘사할 수 있는 것보다 훨씬 더 풍부하고 깊고 역동적이었다는 것이 분명해졌다. 이것은 옹호하는 것으로 적용되었을 때 조건 매트릭스를 이용하도록 나를 이끌었다.

Corbin과 Strauss (2008)가 설명한 조건 매트릭스는 분석을 강화하고 연구자가 조건의 범위와 사건의 위치와 반응(p.91)과 관련된 결과를 통해서 분류하도록 도와줌으로써 주제의 복잡성을 설명하는 데 사용될 수 있다. 특히, 맥락과 관련되어서 변화될 수 있다. 패러다임 모델을 사용하는 것 외에도, Corbin과 Strauss가 지정한 조건 매트릭스를 통해 자료를 비교하고 보다 깊은 하위 분석을 통해 자료를 더 잘 이해할 수 있게 된다. 지속적인 비교, 이론적인 표본추출, Corbin과의 논의 및 코드 간의 관계를 확인하기 위한 추가 자료 도표 작성을 통해 위에서 설명한 코딩 과정은 몇 개의 범주와 각각의 하부 개념으로 이루어진 더 작은 범주 아래 포함된 개념들로 이루어져서 6개의 범주와 55개의 코드를 보여주었다.

이 적은 수의 코드를 사용하여, 나는 각각의 코드 간의 관계를 시각적으로 표현할 수 있도록 구성하였다. 이 초기 도표를 그린 것은 SBAM (Sessler Branden Advocacy Matrix)의 제작을 향한 첫 단계였다. 일단 최초의 SBAM이 만들어지고 나면, 나는 새로 생겨나고 있는 것을 다듬기 위해서 Corbin과 관련된 논의를 했다. 마지막으로, 지속적인 자료 분석을 통해 개념의 범주 단계의 연결을 재고하고, 자료를 여러 번 도표화함으로써 최종 모델로 세 가지 주요 범주, 8개의 하부 범주, 41개의 코드가 설정되었다. 지속적인 비교를 계속하면서, 나타난 주요 범주들은 작용, 상호작용, 기술 및 지식을 나타내는 하위 개념들과의 작용이었다는 것이 분명해졌다. 이 과정은 결과를 명확하게 하면서 자료의 의미를 더 깊게 했고, SBAT (Sessler Branden Advocacy Theory)의 발견으로 이어졌다. 이 모든 것은 SBAM에 도표화되고, 중심 현상, 최종 다섯 가지 요소의 작용, 내부적이고 환경적인 특성으로 구성된 근본적인 조건이 조건과 조건적 맥락을 중재하면서 이루어져 있다.

SBAT는 과정, 결과 및 자료에서 나타나는 조건과 관련하여 옹호의 역동적인 특성을 보여 줄 수 있다. 옹호 매트릭스는 절차라기보다는 간호사의 옹호 활동과 관련된 자료에서 나온 작용과 상호작용의 표현이다.

매트릭스가 어떻게 구성되어 있는지 스토리 라인을 통해 설명하고, 또한 작용의 유도하는 특성을 근본적으로 반영하도록 기술했다. 이론의 복합성을 설명하는 줄거리는 단순히 자료를 제시하는 것을 넘어서 원 자료에 대한 더 높은 수준의 사고와 실용성을 유도할 수 있는 것으로 이동하면서 하나의 묘사(Sandelowski, 2004)를 통해서 단순해진다.

내부 및 환경적 특성의 기본적인 조건은 SBAM의 기초를 이룬다. 간호사가 옹호하는 것에 대해 고려할 때, 간호사는 자신의 내면적 특징을 파악해야 한다. 간호사 주변의 환경적 특성은 간호사의 행동 과정에 영향을 미칠 수 있다. 내부 및 환경적 특성은 여러 가지 조합으로 결합되어 조건적 맥락을 만들어내고 옹호 행위를 만들어 낸다. 매트릭스의 각 수준을 거치면서 옹호가 이루어지고 옹호가 존재할 필요가 있다는 결정이 내려지기 전에 간호사는 확인을 해야 한다.

아래 매트릭스에서 볼 수 있듯이, 기본 조건과 맥락은 주요 주제인 '옹호하기'로 이어진다. 옹호하기는 2개의 평가 구성요소와 3개의 목표 구성요소를 포함한 구성요소 작용들로 구성되어 있다. 식별 및 전략 수립을 위한 평가 구성요소가 옹호 활동의 시작을 형성한다. 간호사가 문제를 완전하게 또는 성공적으로 식별하거나 전략을 수립할 수 없는 경우, 간호사는 피드백 화살표로 표시되는 평가 구성요소 중 하나로 돌아가야 한다. 화살표는 SBAM을 사용하여 앞으로 나아가기 전에 이러한 단계에서 성공을 달성하기 위해 간호사가 수행할 수 있는 작업으로 돌아갈 수도 있음을 보여준다.

세 가지 목표 구성요소는 촉진, 권한 부여 및 증진을 포함한다. 목표 구성요소는 평가 구성요소가 완료된 후 간호사가 확인한다. 목표 구성요소는 간호사가 식별해야 하며 문제의 조건적 맥락에 따라 특정해진다. 만약 맥락이 바뀐다면, 목표 구성요소는 바뀌거나 바뀔 필요가 있을 것이다. 각 목표 구성요소는 각각의 옹호 작용으로 실현될 수 없으며 옹호 매트릭스의 작용과 상호작용에 걸쳐 지속적으로 재평가되어야 할 필요가 있다. 따라서, 큰삼각형 내에서 전략화하고, 식별하고, 촉진하며, 권한을 부여하고, 증진시키는 다섯 가지 구성요소는 옹호하는 핵심 현상의 주요한 작용을 형성한다. 옹호하기 위한 주요 작용은 간호사에 의해 일어날 수 있고, 필수적인 평가와 매트릭스의 모든 수준에서 동일하게 유지되는 목표 구성요소와 관련이 있다.

옹호 작용이 발생하는 SBAT매트릭스의 수준은 옹호 삼각형 위의 동심원 호에서 볼 수 있으며, 개인, 그룹, 조직, 지역사회, 그리고 국가, 국가 간 그리고 세계적인 무대로 구성된다. 옹호 행위는 옹호 삼각형에서 모든 호 수준으로 향하는 화살표에 의해 나타나는 개인, 그룹 또는 여러 그룹에 영향을 미칠 수 있으며, 이후에 호의 구성요소를 밖으로, 안으로 방사상으로 횡단하는 화살표에 의해서 나타나는 것처럼 더 큰 그룹으로 또는 심지어 더 작은 그룹으로 향하기도 한다.

자료에 따르면 SBAM의 수준을 좀 더 높여 가면서 옹호는 더 크고 더 복잡한 체계와 관계를 구축하기 위한 더 많은 사람들을 위해 필요한 더 많은 이해의 층을 반영하기에 더 어렵고 복잡하게 될 수 있다고 설명되어 있다. 반대로, 매트릭스의 초기 성공은 간호사가 더 많은 관계를 구축하고, 더 많은 지식을 습득하고, 다음 옹호작용에 근거하여 더 많은 정보를 학습했을 때 더 빨라질 수도 있다. 이것이 바로 계획이 결합된 관계와 지식을 쌓는 것이 SBAM을 통한 간호사의 성공에 필수적인 이유이다. 옹호의 방향을 결정하는 것은 옹호 행동의 성공 또는 앞으로 나아가기 위해 더 많은 정보나 지식을 얻기 위한 요구이다.

간호사가 옹호 매트릭스를 가로질러 진행할 때, 그 여정은 반드시 직접적이거나 선형적이지는 않다. 오히려, 역동성으로 인해 간호사는 필요에 따라 매트릭스를 통해서 후퇴하거나 나아간다. 매트릭스를 통해 후퇴하거나 전진할 때, 옹호자인 간호사는 각 수준과 옹호의 구성요소에 대해 재사정하고 재평가할 것이다.

간호사 옹호자가 각각의 옹호 매트릭스 수준을 통과할 때, 부정적이거나 긍적적인 영향은 그 수준과 단계를 통과하는 간호사의 방향을 변화시킬 수도 있다. 자료에서 구조가 나타나면서,

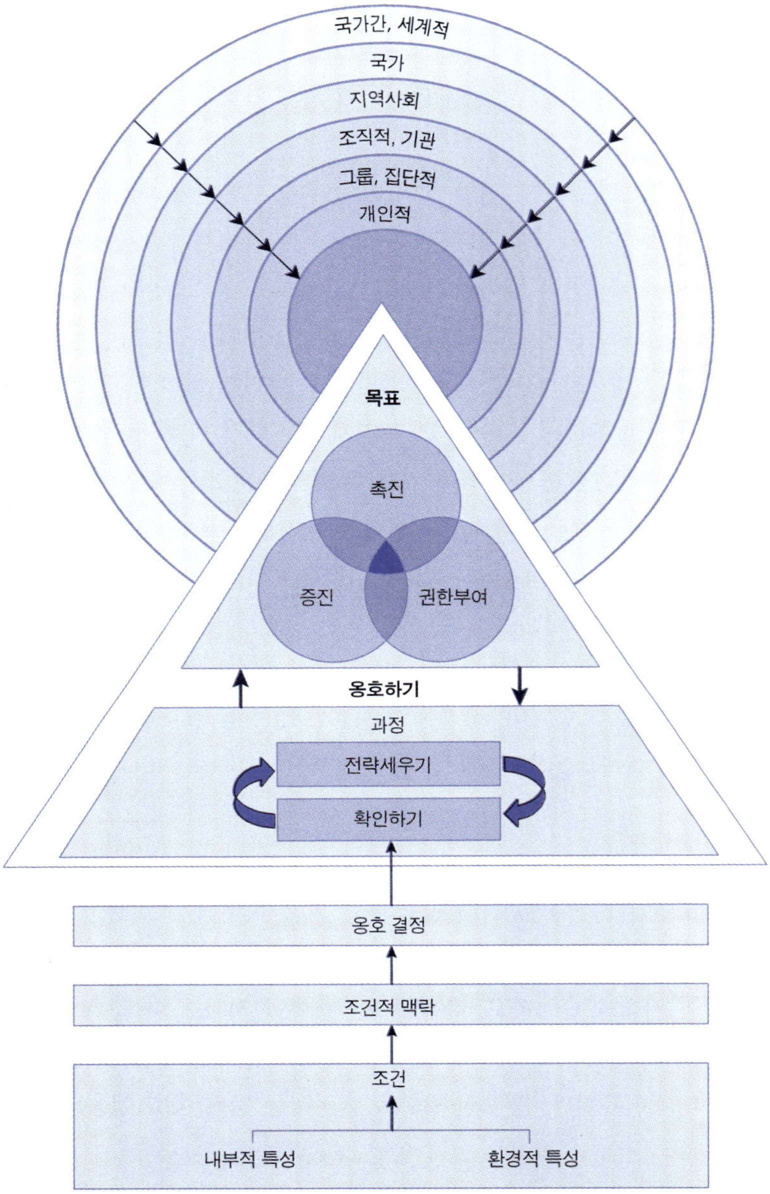

도표 8-2 Sessler Branden 옹호 매트릭스(SBAM)

일반적으로 참여자들은 부정적인 영향을 장벽으로 인식하였다. 그들은 간호사 옹호자가 다음 단계 또는 수준에 도달하는 것을 방해하기도 하지만, 참가자들은 긍정적인 영향을 옹호 과정에 도움이 되는 것으로 인식하고 옹호 매트릭스 내에서 간호사 옹호자의 움직임이 앞으로 나아갈 수 있도록 촉진하는 능력을 가지고 있다. 나는 이러한 부정적이고 긍정적인 영향들을 중재 조건이라고 부른다.

간호사는 매트릭스 상에서 밖으로 나가거나 더 복잡한 단계를 통해 움직이기 위해 지속적으로 재사정하고, 재평가하고, 전략을 세우고, 지지, 관계와 연합체를 확인하고 수립할 필요가 있다. SBAM의 두 단계 또는 수준 사이에서 발생할 수 있는 중재 조건의 영향으로, 간호사는 옹호 단계를 달성하기 위해 각 옹호 매트릭스 수준 상에서 앞으로, 뒤로/밖으로, 안으로 가리키는 화살표를 나타내면서 매트릭스 수준을 유지하거나 낮은 수준으로 떨어져야 할 때도 있다. 간호사가 마주치는 부정성의 정도는 동료들의 지원, 멘토 등에 의한 상호작용 또는 중재를 통해 감소될 수 있다. 마지막으로, 옹호자가 되기 위한 타임라인은 시간 단위가 아니라 간호사의 경력에 따른 경험에 의해 측정된다.

만약 맥락 조건이 바뀐다면, 작용/상호작용의 과정은 목표를 달성하기 위해 변경되거나 조정되어야 할 필요가 있기 때문에 보여진 것처럼, 옹호를 위한 과정과 맥락은 상호 관련이 있다. 중재 조건이 자주 발생하여 맥락을 변화시키고 과정이 적용되는 방법으로 전환되도록 하기 때문에 이러한 과정은 옹호 활동에 필수적이다. SBAT은 옹호가 필요한 모든 상황에서 어떤 간호사라도 적용하고 활용할 수 있는 실질적이고 실용적인 이론으로 기존의 지식을 뒷받침해 왔다.

참고문헌

Corbin, J., & Strauss, A. (2008). *Basics of qualitative research* (3rd ed.). Thousand Oaks, CA: Sage.

Sandelowski, M. (2004). Using qualitative research. *Qualitative Health Research, 14*(10), 1366–1385. doi:10.1177/1049732304269672.

Sessler Branden, P. (2012). *The nurse as advocate: A grounded theory perspective* (Doctoral dissertation). Available from ProQuest Dissertations and Theses database. (UMI No. 3556945)

사고, 글쓰기, 그룹 토의를 위한 활동

1. 여러분 삶에서 일어나고 있는 문제나 이벤트 중 그룹과 공유해도 되는 예를 생각해본다. 여러분이 그 문제나 이벤트에 어떻게 작용-상호작용하였는지 생각해보고, 작용하였거나 혹은 작용하지 못했던 이유를 설명한다. 이것을 거시적인 것부터 미시적인 것까지 조건 혹은 결과의 틀에 넣는다. 수업시간에 논의할 수 있도록 이것에 대한 메모를 작성해온다.
2. 수업시간에 본 장에 기술된 내부자 통찰력에 대한 논의를 한다. 학생이 매트릭스를 만든 방식에 대해서 여러분은 어떻게 생각하는가?

추천 자료

Clarke, A. E. (2005). Situational analysis. Thousand Oaks, CA: Sage.

Hildebrand, B. (2007). Mediating structure and interaction in grounded theory. In T. Bryant & K. Charmaz (Eds.), The SAGE handbook of grounded theory. Thousand Oaks, CA: Sage.

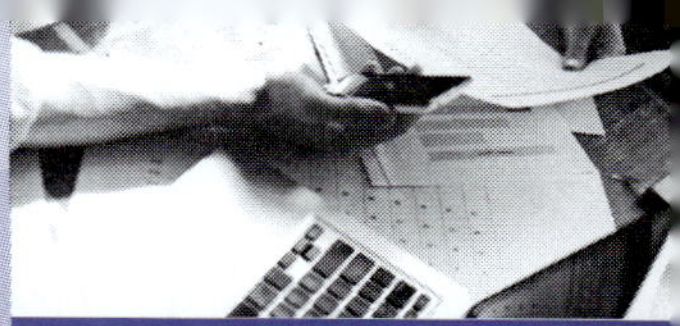

CHAPTER 9

과정

Process

과학자들에게 진리는 우리보다 현명한 현자들이 오래 전에 발견한 위대한 원칙, 숭배된 교리가 아니다. 대신 진리는 삶과 같이 따뜻하고 종종 예상하지 못한 방식으로 살아 움직이는 것이다. 수백 권의 책에 묶이지 않고, 인간이 여전히 배워야 하는 수많은 특징으로 방대한 우주에 적혀 있다(Sinnott, 1968, pp.197-198).

표 9.1 핵심 용어

맥락(Context): 개념 간의 관계를 표시하고 이를 둘러싼 조건 및 결과와 연결해서 작용과 상호작용을 두기 위해 사용되는 개념적 용어

과정(Process): 인간이 목표에 도달하거나 문제를 해결하기 위한 목적으로 작용하고 상호작용할 때 일어나는 일시중지와 중단과 더불어 변화하고 반복되는 작용-상호작용 양식뿐만 아니라 리듬을 나타낸다.

앞 장에서, 나는 이론을 개발하기 위해서는, 사람들이 상호작용할 때 관리하거나 만들기 위해서 반응하고 노력하는 조건들이 작용-상호작용과 연계되어야 한다고 주장했다. 또한 작용-상호작용은 결과와 연관되어야 한다. 이러한 연결이 이루어지지 않은 경우, 이론적이기보다는 기술적인 결과를 얻을 수 있다. 이 경우 결과는 정보를 주고 통찰력을 줄 수 있지만, 사람들이 그들의 인생에서 사건과 해프닝에 대해 조절하기 위해서 어떻게 작용하고 상호작용하는지를 설명하는 능력이 부족하다. 하지만 지금까지, 나는 그 작용-상호작용에 대해 다소 정적인 방식으로 이야기했다. 그러나 조건은 정적인 사건이 아니며 시간과 장소에 따라 달라진다. 원하는 목표나 결과에 도달하기 위해서, 상호작용하는 사람들은 조건을 변화시키기 위해서 상호작용을 이에 맞추어야 한다. 상호작용의 이런 반응성과 역동성을 나는 과정이라고 부른다. 과정으로서 상호작용은 변화와 반복적인 형태, 일시 정지, 방해 그리고 다양한 움직임을 가지게 된다. 이 장은 맥락에 대한 자료 분석을 설명하는 15장과 연계하여 읽어야 한다.

유의사항

본 장을 읽을 때 다음 사항에 유의해야 한다.

- 과정에 대한 소개
- 과정의 개요
- 과정을 위한 자료 분석

과정에 대한 소개

나는 연구와 무관한 두 가지 시나리오로 과정에 대한 논의를 시작하지만 그럼에도 불구하고 이 용어를 사용하는 것은 내가 의미하는 바를 설명하는 데 도움이 된다.

시나리오 1

음악 한 곡(어떤 음악이든)을 들을 때, 사람은 음색과 소리의 모든 변화에 감명 받지 않을 수 없다. 재즈이건, 대중음악이건, 클래식이건, 음악에 대한 어떤 변화든지 간에, 음악은 어떤 것은 빠르게, 어떤 것은 느리게, 어떤 것은 크게, 어떤 것은 부드럽게, 때로는 한 음으로 단조롭게, 때로는 다른 음으로, 종종 각 음들 사이로 움직이면서 음계를 연속해서 작곡된다는 것을 우리는 알고 있다. 심지어 음이 일시중단되는 것도 목적이 있고 소리의 일부분이다. 음악에 움직임, 리듬, 유동성, 연속성의 감각을 주는 모든 변화와 조화된 순서에 따라 음을 연주하는 것이다. 나에게 과정은 음악의 한 부분과 같다. 작용–상호작용의 반복적인 형태와 더불어 사람들이 목표에 도달하거나 문제를 해결하기 위한 목적을 위해 작용하고 상호작용할 때 일어나는 일시 정지와 방해뿐만 아니라 리듬과 변화를 보여준다.

시나리오 2

다음 시나리오는 아마도 과정에 대한 나의 이해를 더 생생하게 보여 주는 실례일 것이다. 최근에 나는 작은 공항의 대기실에 앉아 있었다. 기다리는 것 외에 할 일이 없어서, 근처의 커피숍에서 무슨 일이 일어나고 있는지 관심을 가지기 시작했다. 그것은 미국의 어느 작은 마을에서나 볼 수 있는 수수한 가게였다. 테이블과 카운터 주변에는 20~25명이 앉아 있었다. 종업원 한 명과 요리사 한 명이 있었고 종업원은 테이블에서 테이블로 이동하여 주문을 받고, 요리사에게 주문을 건넸고 요리사가 음식을 준비한 후, 기다리고 있는 손님들에게 음식을 서빙했다. 또한 종업원은 고객들에게 돈을 받았고 현금 계산대에서 계산을 했다. 때때로 그녀는 손님과 이야기하고 커피를 더 따르고 식탁을 치우기도 했다. 그녀는 손님이 뭔가 필요하다는 징후를 확인하기 위해서 눈을 계속 조심스럽게 움직였다. 각각의 상황이 약간 달랐고 형태와 내용에 따라 그녀의 상호작용은 달랐지만, 그것들은 모두 '음식 서비스 업무'라고 불릴 수 있는 전체적인 과정과 관련된 일련의 행동의 한 부분이었다. 이 장면은 그다지 드라마틱하지 않았다. 사실, 이것은 꽤 일상적이었고 전국의 커피숍에서 매일같이 반복되는 일이다. 일상적인 일이지만, 일련의 행동들이 다른 행동들로 흘러가면서 지속적인 활동 흐름이 있었다. 일의 흐름에 방해가 있었고 해결해야 할 작은 문제들이 있었지만, 이러한 문제들은 진행 중인 행동의 일부로 해결되는 경향이 있었다. 그 장면을 보면서 나는 이런 사실을 깨닫게 되었다. "아, 저것이 과정이군!"

목표에 도달하거나 문제를 관리하기 위해 여러 사람들이 함께 일하는 경우, 그들은 그들의 작용–상호작용을 조정하고 그들의 의견 차이 또는 작용과 상호작용을 막거나 다른 방식으로 변경시키는 조건들의 변화를 극복해야 하기 때문에 더 복잡해진다. 방금 설명한 식당으로 가보면 종업원과 요리사는 적절한 시간 내에 고객에게 서비스를 제공하기 위해 그들의 행동을 조정해야 한다. 요리사는 음식을 준비하고, 종업원은 음식이 아직 뜨거울 때 손님에게 제공한다. 손님들 또한 참을성 있게 음식을 기다려야 하고 일단 요리가 시작되면 그들의 주문을 바꿀 수 없다는 의미에서 그들의 행동을 요리사와 종업원에게 맞추어야 한다. 이제 우리가 조건을 변경하면 행동이나 '일의 흐름'에 어떤 일이 일어날지 상상해 보자. 만약 많은 사람들이 이곳에 동시에 들어왔다면 어떨까? 이것이 요리사의 주문을 받고 음식을 준비하는 능력과 요리사에게 주문을 건네는 종업원의 능력, 여분의 커피를 따르고, 식기 전에 음식을 내놓는 능력을 어떻게 바꿀지 상상해 보자. 손님들은 음식을 더 오래 기다려야 하고, 오래 기다리면 불평을 할 수도 있다. 만약 요리사가 갑자기 아파서 종업원이 음식 서빙뿐만 아니라 요리까지 해야 하거나, 가게 문을 닫고 가게를 방문한 손님들을 내쫓는다면 어떻게 될까? 종업원이 경험이 없고 느리며 손님들이 음식을 기다리는 데 지쳐 있고 불평하기 시작한다고 가정해 보자. 손님과 종업원 사이에 일어나는 유쾌하고 친근한 상호작용이 성급함, 좌절감, 그리고 심지어 분노로 바뀔까? 이러한 각각의 다른 시나리오는 작용–상호작용의 본질을 잠재적으로 변화시키거나 전환시킬 수 있다. 상황은 변화하기 때문에(레스토랑을 드나드는 고객의 수와 유형의 변화를 생각하면) 시간이 지나면서 손님의 만족감과 재방문의 의사를 유지하기 위해서 음식의 주문, 준비, 조리 및 제공의 시점이 조정되어야 한다.

과정의 개요

과정은 작용-상호작용에 생명을 주기 때문에 분석의 중요한 부분이다. 과정은 사람들이 그들 주변에서 일어나고 있는 미묘한 변화에 적응하고 반응하는 능력을 보여 준다. 과정은 다음

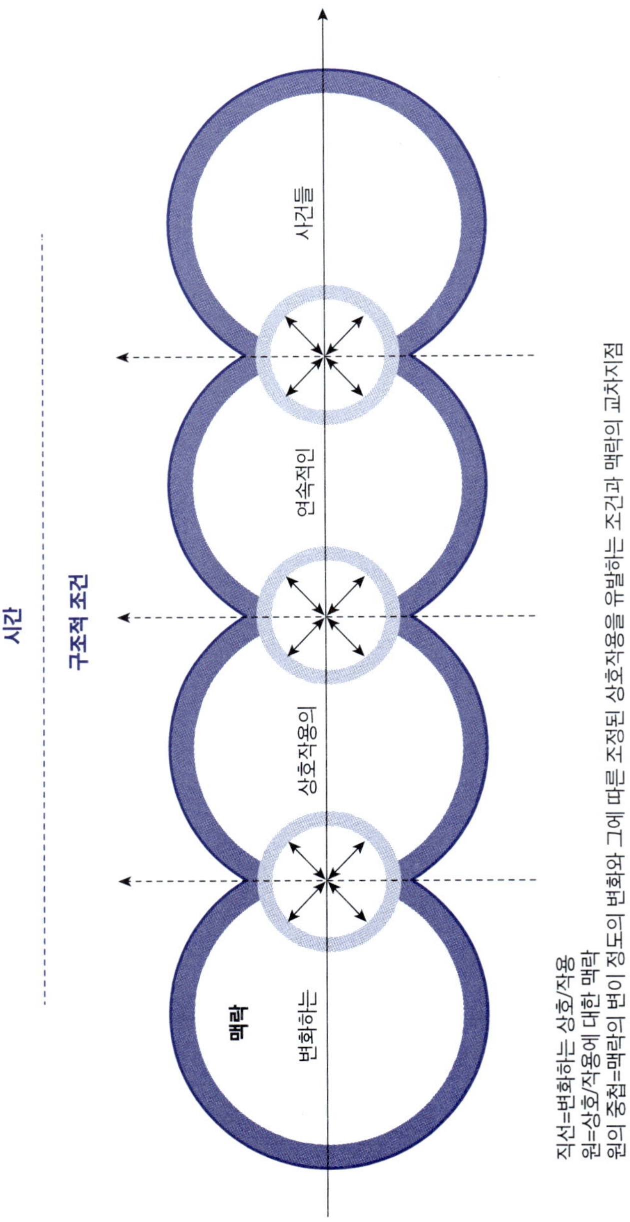

도표 9.1 과정의 시각적 표현
출처: Guest, MacQueen, & Navey (2013)

과 같은 특정한 속성을 가지고 있다. 과정은 (a) 가변적인 성질이 있으며, (b) 개념화하는 다양한 방법이 있으며, (c) 일상적인 작용-상호작용이 있으며, (d) 하위 과정으로 나뉠 수 있다.

과정의 시각적 표현에 대해서는 도표 9.1을 참조한다.

과정의 가변적인 성질

작용과 상호작용은 일련의 관련된 행동으로 이루어진다. 내가 과정에 대해 말할 때, 나는 사람들이 조건의 변화에 적응하려는 동안의 행동들에 대한 지속적인 조정에 대해 말하고 있는 것이다. 최상의 경우 과정은 조화로운 발레나 교향곡 같아서 각각의 움직임은 우아하고, 정렬되어 있고, 목적이 있고, 때때로 사려 깊고, 때때로 일상적이고 하나의 행동이 다른 행동으로 흘러간다고 말할 수 있다. 최악의 경우, 그것은 축구 폭동과 닮아 있어서, 부적절하고, 혼란스럽고, 무작위적이고, 조절되지 않고, 부주의하고, 때로는 상처를 줄 수도 있다. 대부분의 인간의 상호작용은 아마도 그 중간 어딘가에 있을 것이다. 작용-상호작용의 연속적인 사건들은 발레처럼 우아하게 진행되지 않으며, 폭동처럼 혼란스럽지도 않다. 사실, 우리가 분석가로서 보고 듣는 많은 것들은 지루하고 일상적일 수 있다.

과정을 개념화하는 것

과정은 선형적이거나 점진적인 속성을 암시하면서 종종 구간이나 단계와 같은 발달적인 용어로 설명된다. 때로는 이것이 최선의 접근이지만, 작용-상호작용을 일련의 관련 행동으로 구성된 것으로 생각한다면, 모든 과정이 발전적인 것은 아니다. 과정이 반드시 점진적이고 선형적인 방식으로 진행되는 것은 아니다. 과정은 어떤 목적을 향해 취해진 일련의 관련 행동들일 수 있다. 과정을 구성하는 작용과 상호작용은 잠시 멈출 수 있으며 앞 또는 뒤로 또는 위 또는 아래로 이동하지만 항상 조정할 수 있다. 식당의 예를 생각해 보면 종업원과 요리사 사이의 작용-상호작용은 손님에게 최선의 접대를 하기 위한 작용-상호작용을 놓고 볼 때 발전적인 것은 존재하지 않는다. 발달 모델을 사용하면 작용-상호작용의 역동적 특성과 조건에서의 변화에 보조를 맞추기 위해 일어나는 행동의 순서에서 지속적인 조정과 변경을 포착하지 못한다. 또한 과정이 반드시 심리사회적인 것은 아니라는 것을 명심해야 한다. 과정을 구성하는 작용과 상호작용은 교육적, 법적, 경영적, 정치적, 군사적으로 될 수 있다.

일상적인 작용-상호작용

과정에 대한 연구는 일상적이지 않거나 문제가 있는 상황뿐만 아니라 일상적인 상황을 이해하는 데 중요하다. 일상적인 작용-상호작용에 대한 연구는 정기적으로 취해진 행동들과 관련이 있다. 작용–상호작용이 일상적이라고 해서 행동하는 사람들이 조정을 하지 않는다는 의미는 아니다. 혈당을 허용 가능한 범위 내에서 유지하려고 노력하는 당뇨병 환자를 예로 들어 보자. 매일 인슐린 주사를 맞아야 할 수도 있다. 하지만 식단과 운동은 날마다 다르기 때문에, 당뇨병 환자는 혈당을 안정적으로 유지하기 위해 인슐린 주사의 시간과 양을 조절해야 할 수도 있다. 일상적인 작용–상호작용을 연구하는 것은 지식 발전에 큰 의미를 가진다. 일상적인 작용–상호작용을 연구함으로써 연구자들은 개인이나 그룹이 매일의 일상을 조사하는 방법에 대한 이해를 확장시키면서 안정성과 사회적 질서를 세우고 유지하도록 하는 작용–상호작용의 패턴을 식별할 수 있다. 예를 들어, Strauss와 내가 병원에서의 업무를 연구할 때, 우리는 각 병원 단위에서 환자관리를 전달하고 지속하는 역할을 하도록 하는 전통, 정책, 절차와 규칙의 형태로 되어 있는 일상을 가지고 있다는 것을 발견하였다. 직원들은 무엇을 해야 할지 매일 고민하면서 일을 시작할 필요가 없었다. 심장마비 환자를 치료하기 위한 일상처럼 계획되지 않은 사건을 처리하기 위해 수립된 절차도 있었다. 이러한 일상이 일의 흐름을 유지하는 데 어떻게 작용했는지를 아는 것은 우리가 어떻게 병원 부서가 각 교대근무 때마다 발생하는 직원교체와 환자의 명료함의 변화에도 불구하고 24시간 기준으로 치료를 제공할 수 있는지를 더 잘 이해할 수 있도록 한다.

하위과정

과정은 하위과정으로 나뉠 수 있다. 하위과정은 또한 개념으로 더 큰 과정이 어떻게 표현되는지를 더 자세하게 설명한다. 예를 들어, 만성질환을 앓고 있는 임산부들을 대상으로 한 연구에서, 나는 주요한 과정이 보호 관리라는 것을 확인했다. 보호 관리는 임신부와 그녀의 남편, 그리고 건강관리팀이 복잡한 임신과 관련된 위험을 최소화하고 산모와 아기를 위한 긍정적인 성과를 이룰 기회를 증가시키기 위해 협력하는 수단(과정)을 나타냈다. 보호 관리는 보호 관리가 어떻게 발생했는지를 보여주는 하위과정으로 나뉘었다. 이것들은 위험을 평가하고, 옵션의 균형을 맞추고, 위험을 통제하기 위한 조치를 취하는 것이었다. 위험을 통제하기 위해 취한 작용과 상호작용은 임신기간 동안 질병과 임신의 조건이 변함에 따라 변하는 경향이 있었다. 작용과 상호작용의 변화는 위험 수준의 새로운 평가와 위험 관리에 이용할 수 있는 옵션을 검토하는 것에 기반하였다. 위험을 평가하고, 옵션의 균형을 맞추고, 위험을 통제하기 위한 조치를 취하는 보호 관리와 그 하위과정은 모든 경우에 발생했고, 임신의 전 기간 동안에 걸쳐 지속적으로 협의되었다.

다음으로 넘어가기 전에 과정에 대해 짚고 넘어가야 할 또 다른 중요한 점이 있다. 때때로 사람들은 "현상과 과정의 차이점은 무엇인가?"라고 묻는다. 우리에게, 현상은 논의되고 있거나 일어나고 있는 주제를 의미한다. 생존이 그 예이다. 과정은 사람들이 말하고 거기에 도달하기 위해 하는 수단이나 실제적인 것을 의미한다. 예를 들어, 베트남으로 갔던 전투원들은 전쟁 경험에서 살아남기를 원했다. 과정은 생존 가능성을 높이기 위해 전투원이 사용하는 작용-상호작용 또는 전략을 나타낸다.

과정을 위한 자료 분석

과정을 위한 자료 분석에는 몇 가지 장점이 있다. 결과물에 '생명' 또는 움직임에 대한 감각을 부여하는 것 외에, 패턴을 발견하고 발견한 것에 변화를 통합시키는 것을 장려한다. 패턴과 이들이 보여 주는 다양한 변형은 서로 다른 조건에서 작용-상호작용이 어떻게 변하는지를 보여 준다. 과정을 위해 자료를 분석하면 비교하고 질문하는 표준 분석 기법을 활용할 수 있다. 분석가는 작용-상호작용 과정을 따르고, 변경사항을 기록하며, 변경사항을 조건과 관련시킬 것을 요구한다(15장 참조).

다음의 현장노트를 자세히 조사해야 한다. 아내가 유방암에 걸렸던 남편의 인터뷰에서 발췌한 것이다. 첫 번째 단락은 그의 아내의 가슴에서 혹이 발견된 것과 관련된 일련의 행동들을 묘사하고 있다. 이 부부는 그 당시에 왜 수술이 최선이며 유일한 선택인지에 대한 많은 이유를 설명하며 수술을 받으려고 한다고 말했다.

우리가 그녀의 가슴에 있는 혹을 처음 발견했을 때, 우리는 아마도 대부분의 사람들처럼 반응했을 것이다. 처음에 우리는 그것이 아무것도 아닐거라고 생각했지만, 확인해 봐야 했었다. 나는 표현을 하지 않았지만 우리 둘 다 매우 속상하고 겁이 났다고 생각한다. 그녀가 검사를 받고 나자 수술을 받아야 할 것 같다는 의심이 명백해졌다. 우리는 암이 생명을 위협한다고 배웠기 때문에 매우 두려워했다. 그리고 아주 빨리 이런 상황에 대처하기 위한 행동을 해야 했는데, 우리는 그렇게 했다. 나는 우리가 빨리 행동한 한 가지 이유가 우리가 3년 반 동안 해외에 있었기 때문이라고 생각한다. 우리는 여기에 있는 많은 것들과 건강, 의학, 대체요법에서 일어난 많은 것들을 모르고 있었다. 물론, 암과 같은 만성질환을 앓고 있는 사람과 가깝게 지내 본 적이 없다면, 그것에 대해서는 결코 생각하지 않을 것이다. 여러분은 대체요법이 필요 없다고 생각하기 때문에 그것에 대해 전혀 관심이 없을 것이다. 우리는 항상 건강을 신경썼지만, 다른 사람들처럼 마시고 먹었다. 그래서 그녀는 수술을 받았고, 나는 내가 그녀에게 매우 힘이 되었다고 생각한다. 나는 매우 감정적이고 격앙되어 있었다. 또한 나는 새로운 일을 시작하고 컨설팅을 좀 하는 중이었는데, 우리가 겨우 한 달 전에 돌아와서 아직 짐을 푸는 중이었기 때문에 매우 힘든 시간이었다. 우리는 항상 함께 어려운 시기를 어떻게든 잘 헤쳐 나갔고, 나는 우리가 서로에게 많은 지지를 해 주었기 때문이라고 생각한다. 우리는 너무 긴장되고 무서워서 논쟁을 했던 때

가 있었던 것 같다(현장노트 참조).

이제 두 번째 단락을 첫 번째 단락과 비교해 보려고 한다. 생명에 대한 즉각적인 위협이 끝나고 암, 개연성 있는 원인과 치료법(새로운 조건들)에 대한 더 많은 정보를 수집한 후에, 그 부부에게 암을 관리하는 전통적인 의학적 접근은 더 이상 그들에게 열려 있는 유일한 관리 방법이라는 확신이 없었다. 그들은 좀 더 적극적인 역할을 하고 건강을 증진시키고 암의 재발 가능성을 최소화하는 삶의 변화를 만드는 것이 그것에 달려 있다고 느꼈다. 남편이 이 부부가 그런 상황을 감당했던 이유를 어떻게 설명하는지 주목해 보자. 그 이유들을 제시하는 데 있어서, 그는 수술이 끝났을 뿐만 아니라 더 건강해지고 암의 재발 가능성이 줄었다는 것을 포함한 조건의 변화에 따른 맥락화를 하거나 작용을 배치하고 있다.

그녀는 수술을 받았고, 그녀는 어떤 종류의 치료나 방사선 치료도 받을 필요가 없었다. 그래서 우리는 매우 행복했다. 하루 정도는, 그녀가 그것을 이겨낸 것이 기뻤고 모든 것이 좋았다. 그리고 나서 책을 읽기 시작하면서 모든 것이 괜찮지 않을 수도 있다는 것을 깨닫게 된다– 아마도 그것을 모두 제거한 것이 아닐 수도 있다는 것을 깨달았고, 의사는 어떤 치료도 받을 필요가 없고 원하는 것을 다 하라고 말하고 있다. 물론 그녀는 항상 건강 분야나 건강과 관련된 분야에서 나보다 더 많은 독서를 해왔다. 그녀는 책을 읽고 사람들과 대화를 나누기 시작했고, 그녀가 병원에서 나온 지 며칠밖에 되지 않았기 때문에 직관적으로 일종의 채식주의자가 되기를 원했고 나는 –그때 우리는 여전히 고기를 먹고 있었다– 유기농으로 기른 닭을 사왔으며 그녀는 채식주의자가 되기로 결심했다.

형식(Formal)이론 수준에서 과정을 위한 자료 분석

연구의 초점이 실질적인 이론을 구축하기보다는 형식 이론을 세우는 것이라면 어떻게 될까? 분석이 많이 다를까? 형식 이론을 구축할 때, 그것은 다른 질문의 유형이 아니라 다른 자료 수집에 대한 접근법이다. 일반적인 이론 구축은 개념이 도출된다. 연구자는 '인식' 또는 '오명'과 같은 개념으로 시작하고 다른 그룹이나 장소를 선택하여 개념 수준에 있는 다양한 그룹이나 장소에서 자료를 비교하고 대조한다. 그러한 연구의 시작에 사용된 개념은 연구자의 이전 연구에서 파생된 개념이다. 이 생각은 알려진 개념에 속성과 차원을 추가하고 이전 연구에서 파생되지 않았을 수도 있는 새 개념을 추가하는 것이다. 속성과 차원을 추가하고 새로운 개념을 추가하면 추상화 정도가 증가하고 밀도가 증가하며 본래의 이론의 적용 범위가 넓어진다. 예를 들어, Strauss (1978)는 협상이라는 형식이론을 만들기를 원했다. 그는 협상 개념으로 시작했고 다양한 조건에서 협상을 검토했다. 그는 국가 대표자들, 법원 판사들, 정치 조직들, 부족 집단들과 민족 집단들, 그리고 보험 회사와 고객들 간의 협상을 살펴보았다. 유사점과 차이점을 찾아 이 다양한 그룹들을 비교하고 대조함으로써, 그는 더 추상적이고 광범위하게 협상에 대한 이해를 제공하면서 모든 그룹을 초월한 협상 과정의 요소들을 밝혀낼 수 있었다. 이와 동시에 그룹 간 다양성의 넓은 범위를 보여 주는 각 그룹에 특정한 협상의 측면을 확인할 수 있었고, 반면에 실제적인 수준에서 협상의 개념에 관심이 있는 연구자는 자료 수집을 하나의 주요 그룹-예를 들어 주택 거래에서 구매자와 판매자 사이-에 국한시킬 것이다.

다음은 악화 과정에 대한 메모이다. 이 메모는 집에 있는 부부들의 만성질환 관리를 조사한 연구 프로젝트의 일환으로 작성되었다. 이 메모는 악화 과정을 개략적으로 설명하고 있으며 이 주제에 대한 장을 작성하기 위한 기초가 된다. 악화는 질병 궤도의 한 단계로 소개되고 악화는 작은 단계로 세분된다는 점에 유의해야 한다. 각 단계는 아래로 움직이는 느낌으로 연결되고 다른 관리 전략과 함께 다른 조건들로 이루어져 있다.

메모

질병 궤도의 악화 단계-1984년 10월

질병의 악화 단계는 사람들에게 가장 친숙한 궤도 단계이다. 우리가 연구에서 개발한 것은 아마도 평소보다 더 복잡한 개념화이며 이 단계에서 궤도 관리에 대한 영향의 일부를 도출할 것이다.

악화는 질병 관리 노력이 물리학적 악화를 예방하는 데 더 이상 효과적이지 않을 때 질병 또는 상태의 궤도 내에서 그 시간과 관련이 있다. 악화는 사망 또는 증상 악화와 제한사항 증가로 이어질 수 있다. 악화로 인한 육체적인 파급효과와 함께 전생애적인 영향과 그것이 일상생활에 가져다주는 변화가 따라 온다. 관리하는 데 있어서 의학적 목표는 악화 속도를 늦추고 장애와 증상을 위한 새로운 방법을 찾거나 환자가 죽음에 이르는 동안 가능한 편안하게 해 주고 가정간호를 위한 준비를 하는 것이다.

이해를 좀 더 돕기 위해 다음 사항을 생각해본다. 악화는 사람이 질병이나 상태의 과정에서 겪을 수 있는 여러 궤도 중 하나일 뿐이다. 악화는 천천히 또는 빠르게 진행될 수 있으며, 예상되거나 그렇지 않을 수도 있고, 의심 받을 수도 있고 그렇지 않을 수도 있으며, 환자, 배우자나 다른 가족들이 알게 될 수도 있다. 모든 질병이나 상태가 악화 단계를 거치는 것은 아니다. 어떤 조건들은 한 사람의 삶 전체에 걸쳐 안정된 상태로 남아 있고, 그것이 죽음의 원인이 될 수 있다. 악화를 관리하기 위한 노력의 상당 부분은 실제로 집에서 발생하고, 환자를 집에서 돌봐 줄 사람이 없는 경우가 아니라면 병원이나 요양원에서는 그렇게 많이 일어나지 않는다. 즉, 개인을 돌보는 것은 악화와 함께 동반되는 심리적 영향에 대한 고려뿐만 아니라 가정을 유지하는 것과 관련된 다른 종류의 활동들과 균형을 이루어야 한다. 호스피스 간호와 같은 가정의 외부 서비스가 있을 수도 있고 없을 수도 있지만, 대부분의 경우 초기에는 일시적인 도움만 있을 뿐이다. 호스피스의 보호를 받지 않는 한, 그들은 합병증이나 위기를 치료하기 위해 악화되는 동안 한 번 이상 입원하거나 나중에 집으로 돌려 보내질 수 있다.

소규모 단계

초기 단계

증상이 악화되어 초기 증세가 나타나기 시작하면 의료진과 개인, 동반자들은 상황을 안정시키고 진행을 늦추기 위해 노력할 것이다. 때때로 미래에 악화되는 것에 대한 통찰력이 있을 수 있지만, 개인과 배우자 그리고 가족들은 여전히 상황이 역전되거나 최소한 상당히 느려지기를 희망할 수 있다. 부부는 다른 의견을 구하거나, 전문 병원을 방문하거나, 대체의학 형태를 찾거나, 임상시험을 받을 수 있도록 하거나, 고통스러운 치료나 다양하고 해로운 부작용이 있는 약물을 투여받기로 동의한다. 이는 이전에는 고려하지 않았던 것들이다. 어떤 사람들은 여행을 가기로 결심하거나, 재정적인 계획을 세우거나, 프로젝트를 완성하거나, 이전에 너무 바빠서 미뤄두었거나 하고 싶었던 활동을 하기로 결심하기도 한다. 이 단계의 많은 사람들은 매일 출근하기에는 너무 아플 수도 있지만 여전히 일상생활을 수행할 수 있다. 사람들이 현재 일어나고 있는 일을 이해하고 짧은 미래를 받아들이려고 할 때 우울증, 감정의 기복, 과거를 돌아보고 인생을 정리하게 될 수 있다. 어떤 사람들은 여전히 활동적이고 무슨 일이 일어나고 있는지에 직면해 있는 반면, 다른 사람들은 여전히 부정하며 자신과 다른 사람들에게 무슨 일이 일어나고 있는지 인정하지 않는다.

중간 단계

악화는 일시적으로 느려질 수 있거나 약간의 개선이 있을 수 있다. 최소한 이것이 이 시기에 일부 사람들이 그들의 상태를 인식하는 방법이며 피할 수 없다는 인식을 거부하는 것이다. 다른 이들은 증세가 악화되고 활동 능력이 제한되는 것을 발견하면 불안해 할 수 있다. 이 시기에는, 과거와 타협하고 직장에서 끝나지 않은 일이나 관계를 해결할 필요성이 더 커진다. 과거를 자신이나 다른 사람들과 함께 살펴보고 더 이상 기대할 수 없는 미래를 위한 전생애적인 계획의 손실을 심리적으로 처리하려는 시도로 많은 시간을 보낸다. 어떤 사람들은 다른 사람들이 또 다른 사람들에게 손을 뻗는 동안에 그들에게 일어나는 일을 생각하지 않으려고 그들 자신 속으로 더 깊이 들어간다. 이제 생명과 삶에 대한 직감이 있다. 어떤 사람들에게는, 매일 매일이 장애를 관리하고 약물로 조절되거나 조절되지 못할 수도 있는 새로운 증상들을 다루기 위한 투쟁이 된다. 더 약해지고 더 아프게 되는 것은 이제 일상 생활의 일부가 되었다. 이제 사람들은 자신들이 이루지 못한 것을 받아들여야 하고 특정한 꿈과 희망은 더 이상 가능하지 않다는 것을 받아들여야 한다. 배우자와 가족의 현실 대처를 돕기 위해 새로운 돌봄 준비와 새로운 자원을 가정에 들여올 뿐만 아니라 배우자와 가족의 노동 분담도 조정되어야 할 수 있다. 상담은 절망감, 무력감, 두려움을 가진 부부를 돕기 위해 필요할 수도 있다. 이 시점에서도, 현재 일어나고 있는 일을 받아들이거나 처리하기를 거부하는 사람들이 있다. 그들은 여전히 더 나아질 것이라는 희망에 매달리고 있다. 이것이 어떤 상황에서는 도움이 될 수 있지만, 다른 상황에서는 아픈 사람이 떠나간 후에 가족이 종결하고 '정상적인' 생활로 쉽게 전환하기 위해 필요한 계획을 방해한다.

최종 단계

마지막 악화 단계에서, 고통과 피로와 더 큰 능력 제한과 같은 더 많은 증상들이 있을 수 있다. 아픈 사람은 요양원으로 이송될 수 있지만, 종종 호스피스의 도움을 받으며 집에 머무르기도 한다. 두 경우 모두, 개인은 더 이상 일반적인 인생 전반의 역할에 참여할 수 없거나 어떤 경우에는 자기 자신을 신체적으로 돌볼 수 없다. 가족 구성원들 사이에서 일상생활의 유연성을 높이는 것은 일시적이고 매일 매일, 심지어 시시각각 달라지며, 지속적으로 증가하는 어려운 상황을 수용하기 위해서 필요하다. 가족들은 그 개인이 얼마나 버틸 수 있을지 모르기 때문에 마을을 떠나는 것이나 집에서 너무 멀리 떨어지는 것을 두려워하는 일종의 인생 전체의 교착 상태에 있을 수도 있다. 조용한 상황이라기보다는 점점 더 많은 외부 자원이 필요할 수 있으며, 각기 다른 자원 제공자 그룹이 하루 종일 집 안팎으로 있을 수 있다. 시간이 얼마 없다는 것을 알고 가족과 친구들은 극심한 고통과 피로에도 불구하고 방문객을 위해 행복한 얼굴을 하고 있는 아픈 사람을 위해서라기보다 그들 자신의 동기를 위해 작별 인사를 하러 방문한다. 과거를 돌아보는 데 더 많은 시간이 소요되며, 개인은 아직 끝나지 않은 자서전적으로 관련된 업무를 해결하고 싶어 할 수도 있다. 사람이 죽어 가는 단계로 들어가기 전에 이 단계가 지속되는 기간은 가변적이다. 비록 이 단계가 모든 가족 구성원들, 특히 부부에게 어렵지만, 이것은 모든 삶이 멈춘다는 것을 의미하지는 않는다. 일상생활의 대부분은 사람들이 상황을 정상화하려고 하면서 계속되며, 심지어 남아 있는 시간에 대한 즐거운 시간과 감사도 있을 수 있다. 하지만 극심한 고통을 겪고 있고 약물을 많이 투여 받은 사람들은 죽어가고 있고 죽음은 그렇게 빨리 오지는 않는다.

메모

조건의 변화에 대한 비발전적 적응과정의 예시

이 메모는 수간호사들이 병원에서 환자 진료의 흐름을 어떻게 유지했는지에 대한 나와 Strauss의 연구의 일환으로 작성되었다. 이 연구는 '업무의 흐름을 유지하는' 과정을 탐구하는 것이다. 외과 중환자실 부서에 대한 메모였다. 메모는 그 시기에 병원에서 발생한 경제적 변화에 대응하여 수간호사가 취하는 작용–상호작용의 유형의 설명을 보여주고 있다. 이 메모의 제목은 '경제적 제약 조건에 따른 인력 배치: 일의 흐름 유지'이다. 간호사가 자신의 선택에 얼마나 무게를 두고 있는지와 병원 행정에 의해 그녀에게 제공한 재정적 지표 내에서 필요한 간호서비스를 제공하게 할 적절한 작용–상호작용과 함께 하려고 얼마나 노력하는지를 주목해야 한다.

현재 이 부서에 대한 주요 문제는 경제적 제약 조건 하에서 직원 충당을 유지하는 것으로 보인다. 올해의 새로운 예산이 아직 배정되지 않았기 때문에 현재로서는 자금이 부족하다. 이것은 수간호사에게 어떤 제약을 가한다. 사실, 직원 배치는 보통 그날의 주임간호사의 책임이지만, 재정적인 제약 때문에 수간호사는 그 일을 다시 맡았다. 그녀는 적은 비용으로 더 많은 것을 얻는 방법을 알고 있다. 경제적으로 부족한 상황에서는 조직의 분위기가 돈을 쓰지 않고 적절한 직원과 안전한 환자 간호를 제공하는 방법을 찾으려고 노력하는 방향으로 작용–상호작용하여 비용 절감과 비용 효율성이 증가된다고 말할 수 있다.

병원에서의 일은 하루 24시간, 일주일 내내 계속되어야 한다. 각 병원 단위의 차이와 만일의 사태에 맞추면서 어떻게 지속적인 업무를 유지시킬 수 있을까? 어떤 구조적 조건이 운영되고 있으며, 이런 조건 내에서 어떤 과정을 통해 작업이 연속적으로 진행될 수 있을까? 중요한 구조적 조건들은 보통 매일 세 개의 다른 그룹의 직원이 근무하는 3교대가 있고 수간호사는 주로 낮번에 근무하는데 저녁과 밤번 동안에 수간호사가 없을 때는 주임간호사에게 책임을 위임해야 한다. 또한 유지하고 있는 인증 표준과 관리를 위한 재정과 자체 인력으로 업무를 수행할 수 있는 다양한 종류의 환자관리 단위와 부서가 있다. '업무 흐름 유지'에 있는 중심 하위 과정은 계획 수립, 조정, 표준과 일정 수립, 책임 위임, 업무 분담과 의사소통의 선을 유지하는 것이다. 다음 예에서는 이러한 많은 조건들과 수간호사가 직원

채용 시 발생하는 문제를 해결하기 위해 시행하는 대응과정을 보여준다.

현재 작업 중인 수간호사의 조건 또는 제약사항

1. 이곳은 중환자실이고 따라서, 병원 인증기관이 정한 간호사 대 환자 비율을 의무화되어 있다.
2. 최근에 수술 횟수가 줄어들어 이 병동의 환자 수가 적은 반면에, 내 · 외과, 요양원, 정신병동은 꽉 찼다. 다른 부서들은 병원에 더 많은 돈을 벌어들인다. 중환자실 인력을 100%인 다른 부서로 이동시키면서 인력이 감축되었다. 그 결과, 중환자실에서 근무할 수 있는 직원 수가 줄어들고, 비용 부족으로 인해 환자의 요구가 증가할 경우 필요한 직원을 더 채용할 수 있는 가능성이 낮다.
3. 수간호사는 긴급 상황이 아니라면 간호사 명부에 전화하거나, 임시 직원을 이용하거나, 보상 시간을 주거나, 초과 근무 수당을 지불할 돈이 없다고 연락을 받았다. 바꿔 말하면, 그녀는 먼저 모든 대안을 시도해야 한다. 부서에는 이미 보상해야 할 9,000시간이 있지만 그 지불을 위한 계좌에는 1,200달러만 남아 있기 때문이다.
4. 지금 당장은, 응급 상황이 언제 발생하고 환자들이 부서로 몰려올지 모르기 때문에, 수간호사는 약간의 여유 직원을 두고 있다. 그녀는 병원의 인증 요건을 충족하도록 직원을 배치해야 한다. 하지만 그녀는 내과 중환자실에 직원 몇 명을 배치해 달라는 요청을 받았다. 그녀는 그것을 원하지 않고 있다.
5. 오늘밤, 두 건의 심장 절개 수술이 예정되어 있고 수술 후 환자들은 이 부서로 오기 때문에 그녀는 더 많은 직원을 요청했다. 그녀는 이를 위한 지불대책을 계획해야 한다. 그러나 가끔 수술이 취소되기도 하는데, 그럴 때면 그녀는 직원에게 연락해서 오지 않도록 요청해야 한다.

인력 관리를 위한 수간호사의 전략

이전에 언급된 조건에서

1. 수간호사는 만약 오늘밤 7시부터 내일 아침 7시까지 일한다면 원하는 날 밤에 쉴 수 있다고 협상하면서 정규 직원 간호사에게 전화를 걸 수 있다. 야간 책임 간호사는 정말로 오늘밤 일할 다른 간호사가 필요하다.
2. 환자의 극심함 정도는 수간호사가 X명의 직원을 확보해야 하는 최소 필수 요건이라는 환자 급성 시스템(환자가 얼마나 아프고 환자의 얼마나 많이 보살펴야 하는지에 따라

서 직원의 비율을 적용시키는)을 사용해서 간호행정에 설명할 수 있다.

3. 그녀는 간호감독(다음 관리 단계인)에게 전화해서 추가직원 금지 지시사항을 무시하고 오늘밤 추가 간호사가 일을 할 수 있도록 허락하고 그 간호사에게 보상시간을 제공할 수 있는지를 요청할 수 있다.
4. 그녀는 가장 적은 수당을 받고 그 일을 할 수 있는 직원, 즉 시간제 직원 또는 초과 근무 수당을 지불하지 않아도 되는 사람에게 가장 먼저 전화를 할 수 있다. 사실, 그녀가 직원 충당 범위를 파악하는 일을 맡게 된 이유 중 하나는 그녀가 각 직원의 급여를 알고 있고 그들을 데려오는 데 가장 돈이 적게 드는 것을 알고 있기 때문이다. 가장 논리적인 해결책은 가장 숙련된 직원들을 간헐적으로 불러 모으는 것이지만, 그녀는 실질적인 비용을 고려해야 했다. 그녀는 '돈이 어디선가 생기겠지'라는 생각으로 규칙을 어기고 싶지 않았다.
5. 그녀는 직원 배치를 '곡예 악몽'이라고 부른다. 그녀는 필요성을 예상하고 직원들에게 전화를 거는가, 아니면 하나 또는 두 건의 수술이 다 취소되는지를 두고 기다리는가? 그녀는 비용을 지불해야 하는 추가직원이 할 일 없이 끝나기를 원하지 않는다.
6. 또한 수술이 끝나지 않았거나 환자가 오후 8시까지 회복되지 않으면 오후 4시부터 8시까지 여분의 직원이 있기 때문에 정규 근무 시간 동안 직원을 근무하게 할 수 없다. 가장 효율적인 방법은 필요한 시간까지 간호사를 불러 일을 시키지 않고, 8시부터 8시까지 일하게 하는 것이다. 즉, 직원이 도착할 때까지 환자를 잡아 두고 회복되도록 요청하는 것을 의미한다.
7. 그녀는 또한 수술이 진행되고 있다는 것을 확신할 때까지 실제로 직원이 출근하지 않고 '대기'하도록 미룰 수도 있다.
8. 만약 그녀가 직원을 구할 수 없다면, 그녀는 하루 종일 일을 하면서도 그 일을 해야 할 것이다.
9. 그녀는 중환자실 같은 다른 병동에 전화를 걸어 직원을 추가로 보낼 수 있는지 알아볼 수 있다.
10. 그녀는 직원들과 다른 날 휴가를 가는 것을 협상해서 수술이 많이 이루어지는 주 초에 더 많은 직원을 배치하도록 할 수 있다.

수간호사에 의한 결정과 결과

1. 대부분의 수간호사는 전화를 걸어 직원들과 협상을 시도하는 데 시간을 보내기 때문

에, 그 부서에서 일어나는 다른 문제들을 처리할 수 없다. 여기저기 전화를 걸고 나서, 그녀는 들어와서 배치를 해야 할 것이라고 결정한다.

2. 수간호사는 교대 시간에 끝내지 못한 모든 서류를 집으로 가져가야 한다.
3. 그녀는 추가 근무를 위해 개인적인 계획을 포기해야 했다.
4. 직원들 사이에는 근로 조건에 대한 좌절감과 불만이 많다.
5. 간호사가 너무 많은 시간을 일을 해야 하기 때문에 실수나 부적절한 환자 간호가 일어날 가능성이 있다.

핵심 요약

과정은 사람들이 원하는 목표나 결과에 도달하기 위해 목표와 함께 변화하는 조건에 의해 생성되는 주로 경쟁적인 요구에 맞추기 위해 어떻게 작용-상호작용을 조정하는지를 설명하는 개념이다. 과정은 종종 발전된 용어로 제시되지만, 사람이나 그룹이 문제를 해결하려고 할 때, 이전에 제공된 메모나 이 장의 초반에 제시된 종업원과 요리사가 작은 커피숍에서 손님에게 응대하기 위해 같이 일하는 예와 같이 과정은 더 상황적일 때가 있다. 과정을 위해 자료를 분석할 때, 연구자들은 인간이 홀로 작용하든지 혹은 다른 사람들과 함께 작용하든지 문제를 해결하고 목적에 도달하기 위해서 그들의 작용과 상호작용을 충분히 생각하고 조정하는 능력을 포착하는 데 목표를 두어야 한다. 이는 연구자가 전쟁의 위험에서 생존하는 것과 같은 역동적인 과정을 연구하고 있는 연구자이든지 아니든지 간에 어머니, 군인, 연구원이 되는 것처럼 발전적인 과정을 보고 있는지 관계없이 적용된다. 자료 내에서 과정을 찾아내는 것은 '업무 흐름을 유지하는 것'과 같이 그리고 질문하고 비교하면서 연구에서 작용-상호작용의 주요 목표로 연구자가 결정했던 다음의 과정을 분석적으로 의미하고 있다. 각기 다른 조건하에서 작용-상호작용이 어떻게 변하는지 주목하고 원하는 목표나 결과가 달성되는지에 따라 어떤 결과로 결정되어 끝까지 따라가게 된다.

사고, 글쓰기, 그룹 토의를 위한 활동

1. 이 장과 이전 장(8장)을 염두에 두고, 이 본문의 독자들은 실용주의와 상호작용주의를 얼마나 많은 사람들이 이 방법에 통합되었는지를 파악하기 시작해야 한다. 수업시간에는 이러한 언급된 내용이 어떻게 운영되는지를 토론한다.

2. 여러분과 관련이 있거나 여러분의 전문적인 연구 분야의 저널에서 과정을 보여 주는 연구 논문을 가져오고 이 논문에서 과정이 어떻게 제시되는지 토론한다. 만약 여러분이 어떻게 과정이 제시되었는지에 대한 선택이 연구에 적합하다고 생각한다면 토론한다. 어떻게 다르게 표현될 수 있었을까?

내부자 통찰력 과정에 대한 메모

by Marit Rønnevig

Associate Professor
Specialist Nurse Education ABIOK (C)
Oslo and Akershus University College of Applied Sciences
Tlf: +47 67 23 61 77 / 911 61 731
www.hioa.no/eng – New knowledge, new practice

처음에 나는 그 과정이 이해하기 어렵다고 생각하지 않았다. 그 작용/상호작용/감정은 사람이 내게 의미있는 행동을 하는 하나의 과정으로 간주되었다. 나중에 나는 작용/상호작용/감정이 단지 상황에 대한 정적인 묘사라는 것을 이해했다. 아마도 나는 그 이론을 잘 읽지 못했을 것이다. 왜냐하면 나는 내가 '이해했다'고 생각했기 때문이다. 어쩌면 한동안은 어떻게 해야 할지 알고 있었지만, 정적인 묘사에서 작용의 개념을 조건의 개념으로 연결하는 것(과정을 보여 주는 것)으로 옮겨 가는 것은 너무 무겁거나 너무 무서웠고 그것은 결국 묘사로 끝났다. 다시 말하지만, 작용/상호작용/감정을 결과, 목표 또는 문제와 연결시키는 것은 어느 정도는 이해할 수 있었다. 어려운 점은 연결 고리를 문장이 아닌 설명적인 방법으로 보여 주는 것이다. 또 다른 도전은 맥락과 조건이 무엇을 의미하고 암시하는지 이해한다고 생각했지만, 이해하지 못했다는 것이었다. '조건'이 맥락을 구성한다는 것을 깨닫기까지는 시간이 좀 걸렸다. 과정을 이해하려면 개념이 무엇인지 이해해야 한다고 생각한다. 근거이론의 개념이 반드시 한 단어로 구성되는 것은 아니라는 것을 깨닫는 데 시간이 좀 걸렸다. 개념은 여러 개의 단어로 구성되며 '과학의 벽' 또는 '변화하는 자신'처럼 들릴 수 있고(BQR, 2008, p.183) 분석의 사상/산물을 의미하는 단어를 나타낸다.

과정에 대한 이 메모를 쓰는 것은 내 생각을 명확하게 하는 데 유용했다.

독립적이고 창의적으로 생각하기 위해서는, 근거이론의 전체 그림을 이해해야 한다고 생각하고 향하는 중이다.

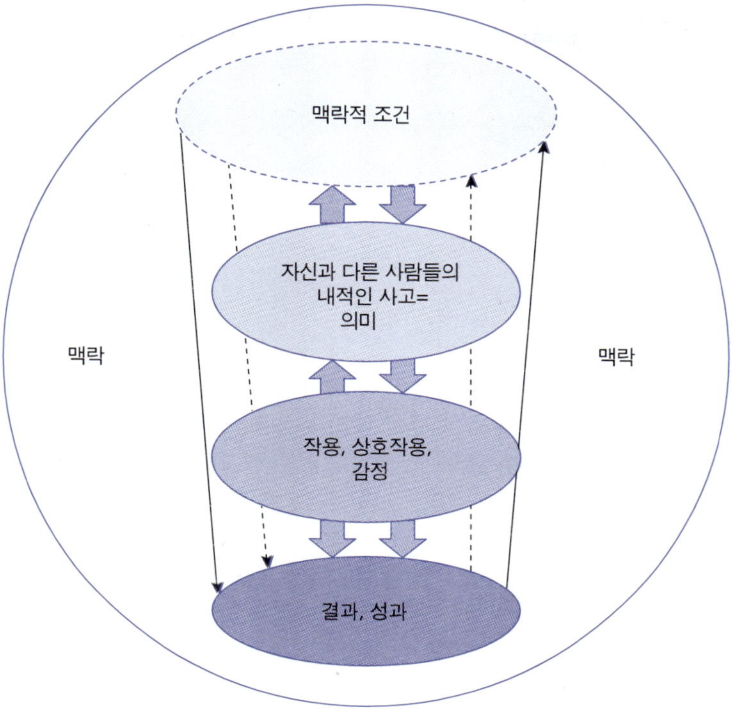

도표 9-2 근거이론 과정에 대한 이해

추천 자료

Ching, S. S. Y, Martinson, I. M., & Wong, T. K. S. (2009, March). Reframing: Psychological adjustments of Chinese women at the beginning of the breast cancer experience. Qualitative Health Research, 19(3), 339-351.

Escadon, S. (2006, August). Mexican American intergenerational caregiving model. Western Journal of Nursing Research, 28(5), 564-585.

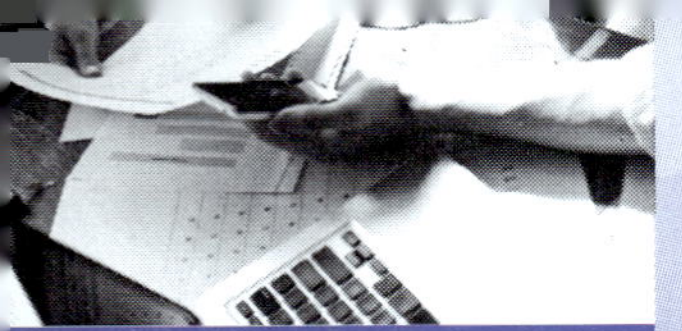

CHAPTER 10

이론적 통합을 달성하기 위한 기술

Techniques for Achieving Theoretical Integration

최종 분석에서 그림의 개수와 관계없이 독자는 이러한 기법을 사용할 때 연습을 통해야만 이해하기 쉽다. 다시 말하지만, 스포츠 훈련에 대한 비유를 사용하는 것이 유익하다. 그 절차들은 자동으로 이루어지지 않고 지속적인 정신적 노력을 필요로 한다. 하지만 이것은 이론구축을 재미있고 개인적으로 보람 있게 만드는 것이다. 우리가 어떤 새로운 개념이나 이론적인 설명을 발견하는 등의 진전을 이루어 낼 때 인내심은 우리 사회의 새로운 비전으로 보상 받는다. 이론 구축은 탐험가가 되는 것과 똑같고 그것은 모험의 모든 재미와 힘든 일을 포함한다(Hage, 1972, p.5).

표 10.1 핵심 용어

핵심범주(Core category): 연구에 표현된 주요 아이디어를 몇 마디로 요약할 수 있을 정도로 충분히 광범위하고 추상적인 개념
통합(Integration): 이론의 구축을 위해 중심 또는 핵심범주 주변의 범주를 연결하는 것

Hage (1972)가 언급했듯이 이론 구축은 모험이다. 학습할 자료수집의 한 형태로, 숙련되는 절차, 극복해야 할 장애물, 그리고 어려운 선택을 숙달시키기 위한 완전히 새로운 사고방식이 있다. 연구 모험을 시작하기 전에 그것이 어떻게 끝날지 알고 있는 근거이론가는 거의 없으며 그것은 발견의 일부이다. 이 글의 독자들이 지금까지 폭넓고 사려 깊은 학습 여행을 했지만, 여행이 끝나기 전에 도달할 수 있는 최종 목적지는 남아 있다. 그 최종 목적지는 통합이다. 본 장에서 제시된 아이디어의 예를 위해 본 장과 16장을 함께 읽기를 제안한다.

유의사항

본 장을 읽을 때 다음 사항에 유의해야 한다.

- 통합에 대한 일반적인 사항
- 통합을 돕는 기술
- 이론의 완성을 위한 단계

통합에 대한 일반적인 사항

통합을 이루기 위한 기술을 제시하기 전에 일반적인 사항을 검토하는 것이 필요하다.

- 통합의 중요성
- 핵심범주의 정의
- 핵심범주 선택 기준
- 핵심범주에 도달하는 데 어려운 점

통합의 중요성

통합은 다음과 같은 이유로 이론의 구축에 중요하다. 우산에는 받침살이 많다. 받침살은 우산의 구조가 되며, 우산의 형태나 모양을 제공한다. 그러나 받침살이 천으로 덮여있지 않다면, 사람들은 비를 피하기 위한 수단으로 우산을 사용할 수 없다. 다시 말해, 받침살만으로 우산이라는 물체가 만들어지지는 않는다. 이론도 마찬가지다. 개념만으로는 이론을 만들 수 없다. 조밀하고 설명적인 이론을 구성하기 위해서 개념들을 서로 연결되고 자세하게 채워져야 한다. 물론, 초보 연구자들에게 통합이 쉽지 않다. 현장 연구(Hammersley & Atkinson, 1983)에 대한 우수한 교과서의 공동 저자인 Paul Atkinson은 개인적인 의사소통으로 다음과 같이 말했다.

> *모든 것을 통합한다는 것은 무엇보다 어려운 일이다. 그렇지 않은가? 실제로 달성하는 것과는 완전히 별개로, (a) 그것이 성취될 수 있고 달성될 것이라는 신념, (b) 그것이 낭만적인 영감에 바탕을 둔 것이 아니며 작용할 것이라는 인식, (c) 그것이 퍼즐이나 수학문제와 같지는 않지만, 창의적이어야 하며, (d) 언제나 모든 것을 하나의 설명으로 포장할 수는 없고, 어떤 프로젝트라도 통합하기 위해서 여러 가지 다른 방식으로 나타날 수 있는 것들을 적절하게 섞어서 투입하기는 어렵다.*

핵심범주의 정의

핵심범주 즉, 중심범주로도 알려진 개념은 연구자들이 연구의 주요 주제라고 결정한 것을 보여 준다. 핵심범주는 모든 연구 참여자를 대표할 수 있을 정도로 충분히 추상적이고 광범위한 개념이다. 게다가, 핵심범주는 가장 설명력이 크며 다른 범주와 핵심범주 및 다른 범주 간에 서로 연결할 수 있는 범주이다. 마지막으로, 핵심범주는 충분히 추상적이며 대체로 동일하지 않지만 개념적 수준에서 유사한 향후 연구에서 사용될 수 있어서 이론을 더 보편적인 수준으로 올릴 수 있다.

핵심범주 선택 기준

Strauss (1987, p.36)는 한 개념이 중심범주로 적합한지 여부를 결정하는 데 도움이 되도록 범주에 적용할 수 있는 기준 목록을 제공했다.

1. 다른 모든 범주를 함께 묶는 중요한 설명 개념으로 사용될 수 있도록 충분히 추상적이어야 한다.
2. 자료에 자주 나타나야 한다. 이것은 모든 또는 거의 모든 경우에 사례에 그 개념을 가리키는 지표가 있다는 것을 의미한다.
3. 논리적이고 자료와 일관되어야 한다. 강요는 없어야 한다.
4. 일반 이론의 발전으로 이어지는 향후 연구에 사용될 수 있도록 충분히 추상적이어야 한다.
5. 관계의 진술을 통해 각각의 다른 범주들이 핵심범주와 관련되어 있으므로 깊이와 설명력이 커야 한다.

핵심범주에 도달하는 데 어려운 점

초보 연구자들은 일반적으로 핵심범주에 도달하기에 어려움이 있다. 그들은 연구자의 세부사항에 너무 집착해서 많은 개념들 중에서 연구를 통해 진행되는 주요 주제를 나타내는 개념을 한발 뒤로 물러서서 결정하는 데 어려움을 겪는다.

연구과정 동안 메모를 작성하지 않음

일부 연구자들이 이론을 형성하는 데 어려움을 겪는 이유 중 하나는 그들이 연구과정 내내 길고 사려 깊은 메모를 쓰지 못하기 때문이다. 연구가 끝났을 때 분석가가 할 수 있는 유일한 것이 메모가 없는 개념 또는 코드 목록과 각 코드와 관련된 원 자료의 인용문만으로 작업해야 한다면 통합에 이를 것이라고 기대하기 어려울 것이다. 이론 구축은 원 자료에서 진행되고 원 자료에 대해 생각하고, 원 자료를 나타낼 개념을 설명한 다음, 그 개념에 대한 관계를 설명하고 이 모두를 전체적인 이론으로 함께 연결하는 과정이다. 각 단계는 메모라는 이름으로 기록되어야 한다.

기술과 이론 간의 차이를 이해하지 못함

몇몇 연구자들이 최종적인 통합에 어려움을 겪는 또 다른 이유는 그들이 기술과 이론의 차이를 이해하지 못하기 때문이다. 이론 구축에서 차이를 만드는 것은 설명이라는 단어이다. 기술은 배우자의 죽음이나 자녀의 질병, 또는 조직의 인수와 같은 사건을 설명한다. 기술은 사람들이 그것에 대해 어떻게 느끼는지, 그들이 그 시간에 무엇을 하고 있었는지, 그들은 지금 무엇을 하고 있는지와 같은 사건의 본질을 설명하고 이 모든 것은 종종 상세하게 설명된다. 심층 저널리즘은 기술의 좋은 예이다. 대부분의 기술적 연구는 주제가 서로 어떻게 관련되어 있는지에 대한 언급이나 다른 사람들이 비슷한 상황에서 어떻게 행동하는지를 예측할 수 있는 능력이 없이 자료에서 나타난 일련의 주제로 제시된다. 반면에, 이론은 왜 사건들이 일어났는지, 사람들이 어떻게 그 사건에 의미를 부여하는지, 그들이 함께 작업해야 하는 의미와 자원, 그들이 생각하고 행동하고 말하는 것에 근거해서 이런 사건들에 어떻게 의미를 부여하는지를 설명한다. 그들은 혼자서 또는 다른 사람들과 함께 응답하고 생활하고 그 사건을 다루는 그들의 단어를 변화시키거나 만들어낸다. 이론은 사람들이 바라는 목적과 결과를 염두에 두고 조건에서 일어나는 변화들을 작용과 상호작용에 조정하고 맞추기 위한 작용과 상호작용에서의 크고 작은 과정 또는 적응을 보여준다.

자신의 분석 능력에 대한 자신감 부족

일부 연구자들이 중심범주를 식별하는 데 어려움을 겪을 수 있는 세 번째 이유는 그들의 분석 능력에 대한 자신감이 부족하기 때문이다. 학생들은 종종 정확하지 않거나 잘못 선택한 자료에 의미를 전달할 가능성에 대해 걱정한다. 분석적 오류를 범하는 것은 언제나 가능성이 있다. 그러나, 연구자들은 그들의 범주를 통합할 준비가 될 때 그들이 비록 그것이 무엇인지 완전히 의식하지 않더라도 연구의 주요 주제에 대한 개념을 가지고 있다는 것을 믿어야 한다. 결국, 그들은 수개월 동안 자료에 몰두해 왔고, 그들이 원하던 사려 깊은 메모를 쓰고 있다. 최종적인 개념적 도약을 위해 필요한 모든 것은 동료나 선생님의 격려이다. 간단하게 다른 사람에게 분석적인 이야기를 할 수 있으면 분석가들이 관점을 얻고 자신감을 생성하는 데 도움이 된다.

두 개 이상의 가능성

때때로 분석가들은 두 개 혹은 그 이상의 가능한 핵심범주 사이에서 결정할 수 없게 된다. 이러한 경우 나는 연구자들이 인터뷰 또는 관찰노트를 다시 읽어보면서 각각의 범주가 적합한지에 대한 가능성을 타진해보기를 제안한다. 적합성을 확인하기 위해 보통 여러 번 비교한 후에, 연구자들은 한 개념이 다른 개념들보다 더 많이 설명력을 가지고 있음을 알아낸다.

통합을 돕는 기술

일단 연구자가 핵심범주를 결정하면, 연구 결과를 핵심범주에 통합할 때이다. 이 절에서는 이 일에 도움이 되도록 설계된 몇 가지 분석 기법을 제시하고 있다. 이 기법은 분석가들이 당황해 있을 때 특히 유용하다. 즉, 자료가 구체화되기 시작했지만 종이에 직관적인 느낌을 어떻게 설명해야 할지 확신하지 못하고 있을 때 유용하다. 통합 과정을 촉진시킬 수 있도록 사용할 수 있는 다음의 몇 가지 기법이 있다.

- 기술적 요약 메모 작성
- 개념적 요약 메모 작성
- 통합적 도표 사용
- 메모를 이용한 검토와 분류
- 은유와 직유의 관점에서 생각
- 교수 혹은 동료들과 토론

기술적 요약 메모 작성

연구자들이 통합에 대해 생각하기 시작할 때까지, 그들은 한동안 자료에 몰두해 왔다. 그들은 보통 그것이 무엇인지 명확하게 설명하는 데 어려움을 겪을 수도 있지만 연구에 대한 직감을 가지고 있다. 이 교착 상태를 벗어나는 한 가지 방법은 앉아서 몇 개의 기술적 문장으로 자료의 줄거리를 쓰는 것이다. 이야기란 주제를 의미한다. 이 시점에서는 형식이나 개념적 사고가 필요 없다. 이 시점은 기술이 최선의 방법일 때이다. 연구자가 연구에 관한 모든 것을 몇 개의 기술적 문장으로 종합하기 전에 두 번, 세 번, 또는 그 이상의 시작이 필요할 수 있다.

연구 요약 메모를 성공적으로 두세 번 작성하고 나면 연구자는 인터뷰나 관찰 내용을 다시 읽을 수 있다. 그렇게 하면서, 연구자는 "일반적으로, 여기서 무슨 일이 벌어지고 있는 것처럼 보이는가? 인터뷰나 관찰 내용을 읽거나 비디오를 볼 때 어떤 주제가 계속해서 나를 놀라게 하는가? 직접 말하지 않더라도 자료에서 어떤 개념이 나오는가?"라고 물어볼 수 있다. 이 기술은 연구자들이 일반적인 감각을 위해 인터뷰나 관찰 내용을 읽고 모든 세부사항에 초점을 맞추지 않는 경우에만 효과가 있다.

나의 연구에서 만성질환을 가진 임산부에 대한 기술적 요약 메모의 예이다.

주된 이야기는 만성질환을 동반한 임신 여성들이 임신의 모든 시점에서 나타나는 태아와 자기 자신에 대한 인지된 위험 수준을 관리하기 위해 취하는 보호 작용에 대한 것처럼 보인다. 임신/질병은 질병이나 임신 조건이 통제되고 자신과 아기의 위험이 낮거나 중간 정도라고 인식될 때 경로 내에 있는 것으로 정의되었다. 임신/질병은 임신 또는 의학적 조건이 통제되지 않는 것으로 인식되고 위험이 높거나 위기 비율이 높은 것으로 인식되었을 때 경로를 벗어나는 것으로 정의되었다. 바람직한 결과는 건강한 아이였고, 이 연구에서 여성들은 때때로 의학적 조언에 어긋나는 것이라도 그들이 원하는 결과에 도달하기 위해서 임신과 질병을 통제하고 위험을 최소화하기 위해 필요하다고 생각하는 것을 했다. 여성들은 이 과정에서 수동적인 참여자가 아니었다. 그들은 아기의 움직임과 같은 것들을 통해 임신을 관찰하는 것뿐만 아니라 집에서 의료 활동을 수행하는 것에 대해서도 책임을 다했다. 그들은 또한 관리 결정에서 매우 적극적인 역할을 했고, 태아에게 도움이 되는 것보다 해로움이 더 클 것이라고 여겨지는 검사나 치료를 하는 것을 꺼렸다. 그들은 위험을 신중하게 고려하고 옳은 일을 판단했다.

(기술적 이야기 메모의 다른 예는 16장을 참조한다.)

개념적 요약 메모 작성

일단 분석가들이 연구 전반을 관통하는 주요 주제가 핵심범주로 확인되면 개념적인 요약 메모를 작성할 준비가 된 것이다. 요약 메모란 연구 결과의 개요를 의미한다. 그러나 이 메모에서 주요 아이디어는 각 범주들과 핵심범주 간의 관계를 포함하여 연구 중 도출된 범주를 사용하여 표현된다. 이것은 여전히 상세한 내용이 없는 추상적인 이야기이지만 학술논문, 연구논문, 또는 단행본을 쓰는 청사진으로 활용하기에 충분한 정보를 포함하고 있다. 임신 연구의 후속으로, 내가 함께 작성한 요약 메모의 예가 있다.

메모

보호관리의 실체이론

'보호관리'는 본 연구의 핵심범주로 식별되었다(Corbin, 1993). 이 개념은 하나 이상의 만성질환으로 인해 복잡해진 임신 말기에 아기와 자기 자신이 건강하게 될 가능성을 극대화하기 위해 건강관리팀과 협력해서 임신한 여성이 취하는 작용과 상호작용을 의미한다.

보호관리는 세 가지 주요 하위 과정, 즉 '단서를 해석하여 위험을 평가', '관리를 위한 옵션을 균형 있게 조정' 그리고 '위험을 통제하기 위한 조치 수행'으로 구성된다.

평가는 잠재적인 위험의 정의로 이어지는 단서를 식별하고 해석하는 과정으로 정의된다. 위험 수준의 정의는 실제적이기보다는 지각적이었다. 여성들이 위험을 평가하기 위해 사용한 자료는 신체적 단서, 상호작용 단서, 객관적 단서와 일시적 단서로부터 도출되었다.

신체적 단서는 질병의 상태, 증상의 수와 유형, 그리고 출혈, 수축, 부종, 체중 증가 등에 대한 설명되지 않은 증상과 같은 단서가 있거나 없어지는 것을 포함하여 임신 상태와 관련되어 있다. 상호작용의 단서는 여성의 파트너, 가족, 친구, 그리고 대부분의 모든 건강관리팀의 언어적 발언과 비언어적 징후와 관련이 있다. 객관적인 단서란, 양수천자와 초음파와 같이 질환, 임신 또는 아기의 상태를 점검하기 위해서 이루어진 검사 결과를 말한다. 일시적 단서는 조산되어야 하는 태아의 생존가능성과 임신 단계와 관련이 있다. 어떤 질병 조건에서, 위험이 가장 큰 시기는 임신 초기였고, 어떤 조건에서는, 가장 큰 위험이 36주 후에 오는 당뇨병과 같이 나중에 나타난다.

균형은 질병과 임신을 안정되게 유지하거나 의학적 상태가 악화되거나 임신 합병증이 발생했을 때 질병이나 임신을 안정되게 되돌리기 위해 취할 수 있는 모든 잠재적인 의학적 및 산부인과적 조치를 고려하는 과정을 의미한다. 다른 아이들에 대한 배려와 가정 책임도 균형의 한 부분이었다.

'위험을 통제하기 위한 조치'란 건강한 결과를 얻기 위해 여성과 건강관리팀이 취한 '공동행동'을 말한다. 여성들과 건강 전문가들이 취하는 주요 작용-상호작용은 아기와 자신이 건강해질 기회를 극대화하기 위해 위험을 억제하고 줄이는 것을 목표로 했다. '위험'에는 다음과 같은 특성이 있는데 높은 것에서부터 낮은 것까지 다양한 경향이 있었고 특정 조건에 따라 임신 기간 동안 급격하게 변할 수 있었다. 그 조건들 중에는 질병의 심각성과 임신 기간 동안 얼마나 안정되었는지, 의학적 및 산부인과 치료와 검사로 인한 합병증의 가능성, 산부인과적 합병증의 존재 유무, 그리고 전달 시간의 근접성이 있다. 실제로 알려진 위험이 있었지만 문제가 된 것은 '실제' 위험은 아니었다는 점을 지적하는 것이 중요하다. 여성과 의료진의 위험 수준에 대한 인식은 그들이 취한 행동에 영향을 미쳤다. 문제의 실제 위험이 아닌 위험에 대한 인식이었기 때문에, 이 연구의 흥미로운 특징은 여성들과 건강 전문가들이 때때로 위험 수준에 대한 다른 인식을 가지고 있다는 것이다. 그리고 여성들이 의사의 평가와 일치하든 그렇지 않든, 위험 수준에 대한 평가를 바탕으로 행동했기 때문에, 그들은 때때로 의학적이거나 산부인과적인 조언에 반하여 행동했다. 여성들이 그 상황을 어떻게 다루어야 하는지에 대해 그들이 가지고 있던 어떤 의구심도 제쳐두고 상황에 대한 관리를 그들의 의사에게 완전히 위임하는 경향은 위기 상황 동안에만 나타났다.

위험 수준의 정의는 보호관리 또는 관리 과정이 발생한 맥락에서 확인되었다. 보호관리는 역동적이고 진화하는 과정으로 확인되었는데, 이는 위험 수준에 대한 인식이 심지어 하루 동안에도 극적으로 변할 수 있고 그 결과 통제 작용에서 매우 빠른 변화가 요구되기 때문이다. 네 가지의 다른 맥락이 확인되었는데 이는 저위험이 예견된 맥락, 고위험이 예견된 맥락, 코스를 벗어난 중요하지 않은 맥락, 코스를 벗어난 중요한 맥락이다.

저위험이 예견된 맥락

단서 평가: 임신 중 관찰을 견디지만 정상 임신보다 훨씬 높지 않은 위험

문제: 임신을 계속 진행시키고 위험을 낮춤

부가적인 조정 통제: 건강관리팀은 '산모와 태아의 안녕을 감독하는 것', 엄마는 '건강한 아기와 자아를 위한 투자'

균형: '아기를 위한 준비하기'와 '감정적 투자하기'(모든 사람들에게 말하고, 아기의 이름을 부르는 등)

여성과 의료팀 간의 인식 차이가 있을 때: 교육, 협상, 가능한 결과에 대한 위협 제공과 같은 다른 이들을 설득하기 위해 '전술과 대응'에 참여

병을 안정화시키는 것이 아니라 결국 다시 제어함으로써 결과에 대한 통제력 상실

결말: 건강한 아기

고위험이 예견된 맥락

단서 평가: 약간의 고위험이지만, 엄마와 아기가 잘 지내고 있기 때문에 여전히 임신 진행 중

협동조정 통제: 건강관리팀은 '여성과 태아에 주의하기', '엄마는 태아를 위해로부터 보호하기'

균형: 선택사항이 적을 때, '결과에 대한 불확실성 다루기', '두려움', '아기를 위한 준비 보류'

질병과 임신을 더 잘 통제하고 위험 수준을 낮춘다. 그러나 질병 악화나 임신 문제의 가능성은 항상 존재한다.

결과: 우리가 해냈다니 다행이다.

심각하지 않고 예견되지 않은 맥락

단서 평가: 임신이나 질병이 코스를 벗어나서 태아가 자궁 내에서 자주 움직이지 않거나 성장하지 않는 것과 같이 질병이나 임신 증상이 증가하기 때문에 더 높게 상승한 위험으로 정의된다.

문제: '임신과 병을 다시 통제할 것'

통제: '신뢰되지 않는 통제', 건강관리팀은 질병이나 임신을 통제하기 위해 '그들의 노력 증가'(검사와 입원기간 증가), 여성은 입원에 동의하거나 집에서 쉬는 것과 같은 '필요한 조치 취하기'

균형: 관리에 대한 선택권이 달라졌을 때 '전환', '가정 또는 직장에서의 노력 유지', '일시적으로 입원', '아기에 대한 준비 보류', '신뢰 상실', '관리에 대한 재통제'

질병 및 임신에 대한 '통제 조치 유지'를 통해 위험 감소

결과: 건강한 아기 – 굉장한 안도감

심각하고 예견되지 않은 맥락

평가: 단서는 위험 수준이 매우 높다는 것을 나타낸다. 태아의 심장음이 감소하거나 없어지고 엄마가 중독증에 빠지는 것과 같은 상황에서 어머니와 아기를 구하기 위해서는 즉각적인 개입이 필요하다.

문제: 질병과 임신을 다시 안정시킴으로써 '위험 감소'

통제: '포기한 통제', 건강관리팀은 '완전한 통제권 장악', '여성은 통제권을 넘겨주기'

균형: '선택할 수 없음'과 '무기력을 느낌'

어머니를 구하거나 아기를 잃어버리는 것으로 위험을 보유함(아기는 죽었고, 엄마는 문제를 가짐)

결과: 아기가 건강하지 않았다면 위험을 감수할 가치가 없었을 것이다.

(개념적 이야기 메모의 다른 예는 16장 참조)

통합적 도표 사용

도표는 범주 간의 관계를 파악하는 데 유용하며 개념적 이야기를 쓰기 위한 개요 역할을 할 수 있다. 도표는 분석가들이 각 범주에 관련된 특성과 차원의 세부사항이나 전부에 초점을 맞추기보다는 범주 수준에서 자료와 작업하도록 강요하기 때문에 유용하다. 도표는 또한 분석가들이 관계의 논리에 대해 매우 신중하게 생각할 것을 요구한다. 왜냐하면 관계가 명확하지 않으면 도표는 갈피를 못 잡거나 혼란스러워지기 때문이다. 도표는 연구에서 도출된 모든 개념을 포함할 필요는 없으며 범주에 중점을 두어야 한다. 도표는 많은 설명 없이 논리가 분명하게 나타나야 한다. 또한 통합적인 도표는 너무 복잡하지 않아야 하며 단어, 선, 화살표가 너무 많은 도표는 보는 사람이 따라가기가 어렵다. 자세한 내용은 글로 남겨 두어야 한다. 도표 10.1을 참조한다.

메모를 이용한 검토와 분류

메모는 분석 내내 생성된 아이디어의 저장고이다(메모에 대한 자세한 내용은 6장 참조). 일반적으로 메모는 간단한 문서로 시작하여 하나의 개념에 속하며 탐구적이며, 대답보다는 질문으로 구성되어 있다. 연구가 진행되면서, 메모는 일반적으로 더 길어지고 두 개 이상의 개념들

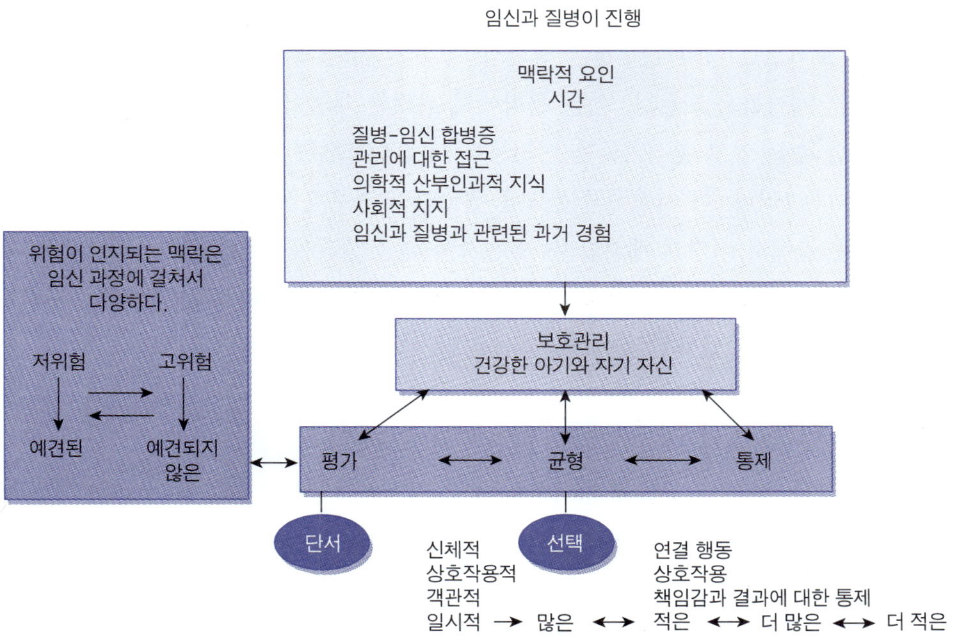

도표 10.1 보호관리

사이의 관계를 탐구할 가능성이 있다. 이는 나중의 메모가 종종 통합의 단서, 특히 요약 메모를 포함하고 있다는 것을 의미한다. 때때로 연구 초기에 주요 개념이 등장하는데, 단지 연구자가 그것의 중요성을 훨씬 더 늦게까지 깨닫지 못할 뿐이다.

메모는 대개 범주별로 정렬되지만 메모가 둘 이상의 개념을 연결하기 시작하면서 분류가 점점 더 어려워질 수 있다. 개념 사이에 많은 연계가 있을 때, 컴퓨터 지원 분석 프로그램의 검색 기능이 가장 유용하다. 그것은 논리적인 이론적 구조가 만들어질 때까지 연구자들이 개념을 분류하고 따르도록 한다. 학생들은 패턴과 과정을 식별할 수 있지만, 그들 앞에 모든 메모가 있음에도 불구하고 그들은 통합으로 가는 최종적인 분석적 도약을 하는 데 어려움이 있다는 것이 우리의 경험이다. 많은 다른 개념들과 범주들에 직면하면서, 그들은 혼란스럽고 불확실해진다. 이것은 예상된 일이다. 메모를 다시 읽는 것은 매우 유용할 수 있다. 특히 연구자가 메모로 표현된 아이디어를 듣고 반복되는 주제를 찾을 경우 더욱 그렇다. 조만간 "아하!"라고 하는 깨달음의 경험이 올 것이다.

은유와 직유의 관점에서 생각

만약 앞에서 언급되었던 모든 것이 실패한다면, 연구자들은 은유와 직유의 관점에서 생각하려고 노력할 수 있다. 은유와 직유는 연구자들이 세부사항에서 벗어나 주요 줄거리를 보기 위해 필요한 개념적 거리를 확보하기에 충분한 거리로 연구 범위를 벗어나도록 도울 수 있다. 이론 구축을 모험으로 생각하는 것은 하나의 예이다. 어떤 연구자들은 문학에 의지하여 유용한 은유나 다른 개념들을 찾는다. 이는 문학에서 선택한 개념이 일부를 설명하지만 모든 연구 결과를 설명할 수는 없고 분석가들을 이전보다 더 혼란스럽게 할 수도 있기 때문에 일반적인 관행이 아니다. 그러나, 이 시점에서 문학을 검토하면 연구자들이 그들의 연구 결과를 전문 지식의 더 큰 몸 안에서 어떻게 배치할 수 있는지에 대한 생각을 시작하도록 도울 수 있다. 우리의 경험은 비록 그것을 이끌어내기 위해 약간의 노력이 필요할지도 모르지만, 핵심범주나 개념을 연구 안에서 찾을 수 있다는 것이다.

교수 혹은 동료들과 토론

만약 연구자가 여전히 통합에 어려움을 겪고 있다면, 이제 교사, 자문가 또는 동료와 함께 앉을 때이다. 교수나 동료들은 연구자가 몇 개의 짧은 문장으로 연구를 설명하도록 요청함으로써 연구자가 거리를 두도록 도울 수 있다. 연구자가 세부적인 내용을 연구하기 시작할 때마다 교수나 동료는 이야기를 멈추고 학생들에게 자료의 기본적인 이야기로 돌아가도록 요청할 수 있다. 연구자에게 선생님이나 동료 앞에서 그림을 그려 보라고 하는 것이 도움이 된다. 통합에 대해 학생들과 상담할 때, Anselm Strauss는 항상 학생들에게 주요 범주를 가지고 도표를 작성하고 동시에 그들이 어떻게 그 범주들과 연관되어 있다고 생각하는지 설명하도록 요구했다. 그는 한 범주가 다른 범주보다 우위에 위치할 때까지 범주를 정리하고 재조정하도록 학생들을 격려할 것이다.

이론의 완성을 위한 단계

연구자가 이론적 체계의 윤곽을 잡으면, 이론을 마무리할 때이다. 이론을 완성하는 것은 다음으로 구성되어 있다.

- 내적 일관성과 논리의 체계 검토
- 부실하게 개발된 범주 채우기
- 이론 다듬기
- 이론의 검증
- 예외 사례 다루기
- 다양성 점검

내적 일관성과 논리의 체계 검토

이론적 체계는 논리적 방식으로 진행되어야 하며 모순이 없어야 한다. 분석 내용, 메모 및 도표가 명확하다면 일관성과 논리가 뒤따라야 한다. 때때로 연구자는 마지막으로 글을 쓰면서 '어떤 것'이 정확하지 않다는 것을 깨닫는다. 한 개 이상의 개념이나 최종 아이디어는 여전히 작업이 필요하다. 이런 일이 일어날 때, 연구자는 돌아가서 메모 내용을 검토하고 다시 한 번 도표를 사용해야 한다. 그러나 분석가가 찾고 있는 것 또는 누락된 것이 무엇인지 알지 못한다면 도표 작성은 도움이 되지 않을 것이다.

검토는 중심범주 자체에서 시작해야 한다. 다른 범주와 마찬가지로 중심범주도 속성과 차원에 대해 정의되어야 한다. 정의는 자료에서 도출해야 한다. 중심범주가 초기 메모에서 지정되지 않았더라도 분석가가 메모 내용을 검토할 때 아이디어에 대한 자료에서 참조를 찾아야 한다. 때때로 분석가가 거의 도달하기도 하지만 제대로 깨닫지 못한 채 자료에 대해 잘못된 관점을 취하기도 한다. 즉, 분석가의 관점에서 자료를 보고 응답자도 동일한 관점에서 왔다고 가정하기 쉽다. 예를 들어, 내가 논문을 쓰고 있을 때, 만성질환에 의해 합병증이 있는 임신을 한 여성들의 관리를 연구할 때, 그 논리는 잘못된 것처럼 보였다. 여성들은 병원에서 받는 치료가 태아에게 나쁘다고 느꼈다고 말하면서, 의사의 조언을 듣지 않고 병원을 떠나기도 했다. 이것은 내가 공정하다고 생각했지만, 사실 나는 여성의 관점에서 보지 않고 위험에 대한 건강전문가의 정의에 근거해서 여성들에게 위험수준을 부여하고 있었다는 것을 깨달을 때까지 나를 불편하게 했다. 여성들은 그 위험을 상당히 다른 시각으로 바라보았고, 그들의 위험에 대한 정의에 근거해서 더 많이 행동했는데, 이는 결국 질병을 통제하는 데 사용되는 약이 그들의 아기를 해칠 수 있다고 생각했을 때 병원을 떠나는 것과 같은 행동들의 기초가 되었다. 다시 말해, 이것은 그것에 대해 인식하지 못한 채 연구자 자신의 시각에 눈이 멀기 쉽다는 이야기이다. 종종, 그것은 전문적 편견이 드러나는 최종 분석 체계를 확인하기 위해 연구자가 자료로 되돌아가서야 알 수 있다. 이런 깨달음을 통해 연구자는 더 높은 민감성과 통찰력으로 자료를 돌아보고 분석 체계를 재실행할 수 있다. 내가 연구자료로 되돌아가서 여성들의 관점에서 위험을 살펴봤을 때, 왜 여성들이 그렇게 했는지가 설명되었고, 나는 이것이 자료에 적합하도록 개념적인 이야기를 다시 해볼 수 있다.

다음 단계는 각 범주의 개발과 포화를 검증하여 내적 일관성과 논리를 위한 이론을 점검하는 것이다. 각 범주는 그 특성과 차원의 측면에서 개발되어야 하며 상당한 변수가 그 속에 구축되어야 한다. 내적 일관성과 논리를 확인하기 위해서 연구자들은 다음과 같은 질문을 할 수 있다. 범주가 잘 구분되어 있는가? 그들의 속성에 관해서 명확하게 정의되었는가? 차원의 범위가 정해져 있는가? 범주가 잘 구분되지 않거나 일부 범주가 상세하지 않은 경우, 분석가는 메모로 돌아가거나 자료로 돌아가서 추가 분석을 수행해야 한다.

부실하게 개발된 범주 채우기

이론 구축에서 분석가들은 일관성뿐만 아니라 추상적 개념을 목표로 하고 있다. 일관성에 따르면, 근거 내에서 범주의 모든 중요한 특성과 차원이 확인되었고 이런 특성 내에 있는 변화는 범주 속에 포함되었다는 것을 의미한다. 일관성과 변화는 범주의 정밀도를 제공하고 설명력을 증가시키는 것이다. 제대로 개발되지 않은 범주는 도표를 만들고 메모를 분류할 때 분명하게 드러난다.

채우기는 메모나 원 자료를 검토하여 간과했을 수 있는 자료를 찾을 수 있게 한다. 또는 분석가는 다시 현장으로 돌아가서 이론적 표본추출을 통해 해당 범주에 대한 추가 자료를 선택적으로 수집할 수 있다(7장 참조). 채우기 작업은 종종 최종 글쓰기 단계로 계속된다. 분석가들은 글을 쓰기 시작할 때 항상 부족함을 발견한다. 문제는 언제 연구할지를 결정하는 것이다. 모든 세부사항이 잘 개발되거나 설명될 수 있는 것은 아니다. 12장부터 16장에 이르는 베트남전 투사들의 연구 사례에서 '귀향'이라는 개념으로 이루어진 것은 많지 않았다. 비록 이것이 중요한 개념이라는 것을 깨달았지만, 시간의 제약 때문에, 나는 이 개념에 대해 정교하게 설명하는 데 필요한 자료를 모을 수 없었다.

이론이 완전한지 여부를 결정하기 위한 궁극적인 기준은 범주의 이론적 포화이다. 이 용어는 아마도 근거이론과 다른 질적 연구에서 가장 널리 오해되고 잘못 사용된 개념일 것이다. 이것은 종종 5~10건의 인터뷰 후에 자료 수집을 중단하는 합법적 구실로 사용된다. 그러나 이론적 포화상태는 그리 간단하지 않다. 그것은 얼마나 많은 인터뷰나 관찰이 이루어졌는지에 따라서 결정되지 않는다. 즉, 각 범주가 그 속성과 차원에 따라 잘 정의되고 개발되었으며 범주가 적용되는 범위를 나타내기에 충분한 변화를 포함하고 있다는 것을 의미한다. 결국 세부사항을 정의하는 데 부족한 범주가 있다면 그 차이를 메우는 것은 연구자에게 달려 있다.

이론 다듬기

때때로 문제가 되는 것은 제대로 개발되지 않은 범주가 아니라 전체 이론에 들어맞지 않거나 아무런 도움이 되지 않는 것처럼 보이는 개념이다. 이러한 개념은 좋은 아이디어이긴 하지만 대개 관련 없는 개념 즉, 자료에서 많이 나타나지 않거나 아예 없는 것처럼 보이는 것들이기 때문에 완전히 개발될 가능성이 가장 높은 것은 아니였다. 나의 조언은 이 연구를 위해서, 특히 연구원이 적절한 시간 내에 졸업하기를 원한다면, 그것들을 버리라는 것이다. 개념들이 흥미로울 경우 분석가는 나중에 그것들을 탐색할 수 있지만, 아무것도 이끌어내지 못하거나 연구를 이해하는 데 거의 기여하지 못하는 개념으로 이론을 어수선하게 채울 이유는 없다.

이론의 검증

검증에 대해 말할 때, 나는 그 단어의 양적 의미에서의 검사에 대해 말하는 것이 아니다(이 주제에 대해서는 18장에서 더 이야기할 것이다). 내가 의미하는 것은 다음과 같다. 이론은 자료로 구성된다. 그렇지만 통합할 때, 그것은 원 자료의 추상적 변환을 보여준다. 따라서 추상적 관념이 원 자료와 얼마나 잘 맞는지를 결정하고 이론적인 체계에서 중요한 것이 누락되었는지 여부를 판단하는 것이 중요하다. 체계를 검증하는 데는 여러 가지 방법이 있다. 한 가지 방법은 다시 돌아가서 이 체계를 원 자료와 비교하고, 일종의 높은 수준의 비교 분석을 하는 것이다. 이론적인 체계는 대부분의 경우를 설명할 수 있어야 한다. 검증하는 또 다른 방법은 참여자에게 그 결과를 설명하고 조사 중인 문제에 대한 그들의 이해와 얼마나 잘 맞는 것 같은지 또는 빠진 중요한 것이 있는지 언급하도록 요청하는 것이다. 당연히 이론은 일반적이다. 이론은 자료의 축소이고 사례의 모음 위에 세워졌기 때문에 모든 참가자의 세부사항에 맞지는 않는데, 참여자들은 세부적으로는 차이가 있을지라도, 각 범주의 더 큰 의미에서 인식할 수 있어야 한다.

예외 사례 다루기

예외 사례를 발견하는 것은 드문 일이 아니다. 이러한 사례는 개념의 차원적 범위에서 극단적으로 나타나거나 현재 일어나고 있는 것과 상당히 반대되는 것으로 보인다. 대부분의 경우, 이렇게 특이한 경우는 이론의 변형을 나타내거나 대체하는 설명을 나타내며 이론 내에서 설명되어야 한다.

다양성 점검

일부 이론적 체계의 문제 중 하나는 다양성을 설명하지 못한다는 것이다. 그들은 모든 사례가 동일한 속도로 A에서 B로 C로 이동하며 사례를 위/앞으로 이동하거나 영구적으로 또는 일정 시간 동안 이동을 방해하거나 중단시키도록 운영하고 있는 조건을 언급하지 않는다는 것을 암시하면서 발달적인 방식으로 과정을 제시한다. 이것은 모든 사람이나 조직이 동일한 시간과 조건을 가진 동일한 단계를 거치는 것과 같이 이론을 인위적으로 보이게 하기 때문에 문제가 된다. 나는 인생이 깔끔한 작은 상자에 꼭 맞지 않다는 것을 안다. 과정 내에는 항상 변화가 있어서 어떤 사람은 더 느리게, 또 어떤 사람은 더 빨리 움직이고, 어떤 사람은 탈락하며, 어떤 사람은 모두 다른 길을 따라가기도 한다. 이는 패턴과 범주 내에서조차 일부 특성에 따라 서로 다른 차원 지점으로 떨어지는 서로 다른 사람, 조직과 그룹에 따라 다양성이 있음을 의미한다. 연구자는 그들의 이론을 살펴보고 상당한 정도의 다양성이 설명되었는지 확인해야 한다.

핵심 요약

이론 구축에 관심이 있는 연구자를 위해, 이 장은 통합을 위한 몇 가지 전략을 제시한다. 통합은 핵심범주 주변에서 일어난다는 것이 설명되었다. 핵심범주는 연구자가 주요 주제나 연구결과를 어떻게 생각하는지를 몇 개의 단어로 설명하는 광범위하고 추상적인 개념이다. 일단 중심 아이디어에 전념하게 되면, 다른 범주들은 관계에 대한 설명적인 기술을 통해서 연관된다. 사람들은 통합이 분석이 끝날 때 발생하는 것으로 생각하지만, 실제로는 분석 초기에 시작되고 연구과정을 거치면서 서서히 성장한다. 그러나, 통합의 최종 행위나 의식적인 행동은 대개 모든 범주가 포화 상태가 되고 연구자가 연구과정을 끝낼 준비가 된 후에 일어난다. 그러나 이론을 작성할 때조차도 여전히 일부 범주를 세분화하고 강화하거나 범주 간의 관계를 확인할 필요가 있을 수 있다. 통합 과정을 촉진하기 위해 몇 가지 기법을 사용할 수 있는데, 여기에는 기술적 개요 말하기, 기술적 및 개념적 요약 메모 작성, 개념적 도표 작성, 메모 분류와 검토 등이 포함된다.

일단 이론적 체계의 윤곽이 잡히면, 분석가는 초과된 부분을 다듬고 부실하게 개발된 범주를 채워줌으로써 이론을 마무리할 준비를 하게 된다. 부실하게 개발된 범주는 추가적인 이론적 표본추출에 의해 포화된다(7장 참조). 마지막으로, 이론은 원 자료와 비교하거나 참여자들의 반응에 대해 참여자에게 제시함으로써 검증된다. 자료에 기초하는 이론은 참여자가 인식할 수 있어야 하며, 더 큰 개념이나 범주가 각각의 경우에 적용되어야 한다. 그러나 범주 내에서 나타나는 세부사항 또는 다양성은 각 참여자와 관련이 없을 수 있다.

내부자 통찰력 창의적으로 창의성 연구하기

By Dr. Carly Lassig

Lecturer, School of Cultural and Professional Learning, Faculty of Education, A Block, Level 3, Room 301a

Queensland University of Technology, Victoria Park Rd, Kelvin Grove, QLD, 4059, Australia

cj.lassig@qut.edu.au

+61 7 3138 3233

Publications via ePrints: http://eprints.qut.edu.au/view/person/Lassig,_Carly.html

CRICOS No. 00213J

나의 근거이론 입문은 사춘기 학생들의 창의력 경험에 대한 박사학위 연구에 착수했을 때 시작되었다. 창의성은 심지어 창의성 연구자들 사이에서도 설명하기 힘들고 어려운 것으로 광범위하게 여겨졌다는 것이 입증되었다: '이해하기 어려운 모든 것들 중에서… 창의성은 확실히 가장 어렵고, 가장 불가사의한 것 중 하나일 것이다(Baer, 2003, p.37)'. 하지만, 이것이 노력하지 않을 만한 이유가 되지는 않는다. 나는 청소년들의 창의적 과정과 결과, 그리고 그들의 개인적인 성향과 환경이 어떻게 그들의 창의성에 영향을 주는지 궁금했다. 근거이론의 매력은 창작자의 관점에서 창의성의 경험에 대한 경험적 지식이 거의 없었던 분야에서의 이론 구축에 관여하는 것이다. 나는 사회 현상의 복잡성을 이해하고 경험적 연구와 전문가의 관행에 기여하는 이론을 만들어내는 것을 목표로 하는 Strauss의 매력을 확인했다. 내가 더 많은 연구를 할수록, 창의성의 복잡성에 대한 깨달음의 깊이는 더 커진다. 한편, 나는 현상을 지나치게 복잡하게 하거나 지나치게 단순화하지 않으면서 청소년들의 창의적 경험의 복잡성을 설명할 수 있는 실체적인 근거이론을 구축하기 위한 방법을 알아내기 위해 고민하였다. 내가 이 일을 통해 겪은 경험의 한 예는 나의 핵심범주의 개발과 관련된 것이다.

연구 초기부터, 반복된 주제나 개념은 창의성이 '다르다', '다르게 생각하기' 또는 '어떤 것을 다르게 하기'와 같은 '다르다'에 관한 것이었다. 그러나 이것만으로는 너무 단순했고 과정의 복잡성을 충분히 전달하지 못했다. 자료 수집과 동시에 진행되는 분석 과정에서 나는 수학, 과학, 기술, 소설과 비소설 작문, 음악, 연극, 시각과 다양한 미디어 예술, 영화와 매일의 일상만큼 다양한 영역에서 창의적인 20명의 고등학생들과 포커스 그룹, 개별 인터뷰, 온라인 토론 포럼과 이메일을 통해 더 자세하게 조사할 수 있었다. 학생들은 가끔 내가 발견한 결과가 자신들의 경험을 반영했는지 여부에 대한 피드백을 제공함으로써 내 공동연구자의 역할을 했고 이는 이론 개발과 포화에 도움이 되었다. 나는 수많은 다양한 메모를 썼고, 자료의 이해를 돕기 위해 많은 도표를 그리고 대체 렌즈를 통해 자료를 보기 위해 패러다임과 같은 근거 이론 분석 전략을 활용했다. 나는 그러한 전략의 가치를 내가 원 자료와 개인에서부터 추상적인 개념, 범주와 이론까지 나의 분석을 끌어올리도록 하는 것에서 확인하였다. 약 2년 동안 자료 수집과 분석이 진행되었다. 따라서, 나는 점점 더 복잡해지는 나의 누적되고 진화하는 생각을 추적하는 방법이 필요했고 메모와 도표는 이러한 기록을 제공했다.

메모는 쓰는 동안 분석과 통찰이 이루어지기 때문에 그 자체로 분석의 한 형태였다. 나는 그 메모들을 나 자신과의 지속적인 대화로 사용했다. 초기 메모는 초보적이고 나의 불확실성을 반영했다. 나는 이것이 자료를 이해하려고 애쓰는 초기 단계에서 자연스러운 것이라는 것을 알게 되어 안도했다. 이러한 메모는 (이론 표본추출의 일부로서) 추가적인 자료 수집에 대한 질문 제시에서부터 잠재적인 '응답' 또는 결과를 제안하는 것까지, 가능한 개념, 범주나 관계를 고려하는 것에서부터 결과의 신뢰성이나 울림에 이르기까지, 그리고 추측에서부터 검증까지 자료 탐구와 이론 개발의 다양한 형태로 배열되어 있었다. 가장 중요하게도 청소년들은 창의적으로 사고하고 행동하고 그들이 누구인지를 설명하는 것에서부터 독창적이게 될 기회와 규범(너무 단순하거나 너무 복잡하지 않은 반면에 새로운 것에 기여하려는 모든 것)에 반항하는 기회를 인식하고 추구하는 경험의 복잡성과 다양성을 설명하는 추상적인 관념에 이르기까지 진행되는 과정에서 나의 핵심범주가 개발되도록 도왔다.

도표는 자료 간의 관계를 묘사하는 시각적 표현을 만드는 데 사용되었다. 초기에는 근거이론의 도구인 패러다임이 '과정'을 확보하기 위한 입문자들을 위한 구조를 제공했는데, 이것은 근거이론 연구에서 강조되었다. 초기 메모와 같이 초기 도표는 더 단순하고 기술적이었지만, 이후 도표는 점점 더 복잡해지고 통합적이며 이론적이 되었다. 나는 주기적으로 도표로 돌아왔고 각각의 도표는 많은 반복을 통해 진행되었다. 도표는 나의 생각을 명확하게 하고, 나의 이해의 차이를 드러내고, 내가 발견한 것을 다른 사람들에게 전달하는 데 유용했다. '그것은 무엇에 대한 것일까?'에 대한 내 도표를 보고, 설명하고, 질문을 받는 것은 내가 핵심범주를 개발하도록 돕는 데 있어서 중요한 역할을 했다. 내 생각이 확고해지기 시작하면서, 도표는 각각의 개념이나 범주가 핵심범주와 연결되어 있는지, 그리고 이러한 연관성이 나의 이론을 더 잘 설명해 주었는지를 확인하는 초점을 제공했다.

근거이론은 '종종 새로운 통찰력을 자극하는 창의력과 상상력'을 사용하도록 격려해 주었다. 이것은 내가 원하는 결과를 만들거나 단순하게 만드는 것을 허락한 것을 말하는 것이 아니라, 내가 자료에 근거해서 만들고 있는 지식의 구조를 가치 있게 하고 오히려 기존의 틀이나 이론을 구조화하기 위해서 내가 발견한 결과를 적용시키도록 한다. 따라서 내 연구의 뜻하지 않게 반가운 측면은 청소년 창의성의 독창적인 이론을 세우기 위해 제 자신의 창의성에 도전했다는 정도였다. 즉, 창의성을 창의적으로 연구할 필요가 있었다. 나는 연구자로서의 나 자신의 경험뿐만 아니라 나의 참여자들의 경험을 통해 창의성에 대해 많은 것을 배웠다. 반영은 자료와 나 자신 사이의 상호작용에 대한 인식을 증가시켰고, 내가 그 자료에 대한 아이디어를 강요하지 않도록 하는 데 도움이 되었다. 이 반영의 장점은 나의 창의적인 경험이 잠재적으로 중요한 이슈들로 나를 민감하게 만들었다는 것이다. 이런 추상화 과정은 나의 핵심범주의 개발로 이어졌고, 그것은 새로움을 인식하고 따르는 것으로 규범은 아니었다.

사고, 글쓰기, 그룹 토의를 위한 활동

저널에 있는 근거이론 연구 논문을 찾고 수업에 가져온다. 수업에서 다음과 같은 사항을 판단하기 위해서 이 논문을 검토한다.

1. 연구는 실제로 이론을 제시하는가? 기술을 제시하는가? 그렇게 판단한 이유를 제시해본다.
2. 이 연구가 이론이라고 판단한다면 조직된 개념은 무엇인가?
3. 주요 범주는 무엇이며 조직된 개념과 어떻게 관련되어 있는가?
4. 이론이 변화를 보여주는 잘 발달된 특성으로 치밀하게 되어있는가?

추천 자료

Lassig, C. J. (2012). *Perceiving and pursuing novelty: A grounded theory of adolescent creativity*(Unpublished doctoral dissertation). Queensland University of Technology, Brisbane, Australia. Retrieved from http://eprints.qut.edu.au/50661/

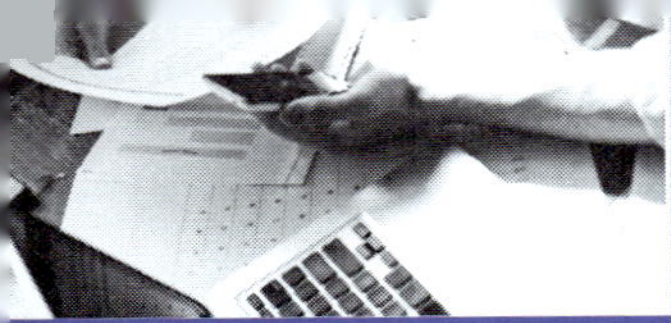

CHAPTER 11

질적 자료 분석의 컴퓨터 프로그램 사용

The Use of Computer Programs in Qualitative Data Analysis

질문: "분석에 도움이 되는 우수한 컴퓨터 프로그램이 있다는 것을 들은 바 있습니다. 그것에 대해 아는 것이 있습니까? 그리고 그 프로그램은 어떻게 사용합니까?"

답변: 1962년, Douglas C. Engelbart는 캘리포니아 주의 Menlo Park에 위치한 스탠포드 연구소의 공군과학연구소로부터 요약보고서를 작성해 달라는 요청을 받았다. 최근에 인터넷 웹 정보검색 중 이 보고서의 복사본을 발견했다. 보고서가 작성된 연도에 비해 사용된 단어들이 매우 예언적이었기 때문에 꽤 흥미로웠다. 보고서에서 발췌한 다음 단락을 고려해보자.

> *만약 작업 기록을 신속하고 유연하게 변경시킬 수 있다면, 새로운 아이디어를 더욱 쉽게 통합할 수 있고, 계속해서 창의력을 활용할 수 있다. 새로운 사고나 상황을 적용하기 위해 작업 기록의 일부를 업데이트하는 작업이 쉬워진다면, 현재의 작업 방식에서 더욱 복잡한 절차를 포함시키는 것이 더욱 용이해짐을 발견할 것이다. 이는 아마도 자료 내용이 융통성 있는 방법으로 현재의 작업에 기여 및 활용되는 특수 파일을 유지하고 사용하는 데서 오는 부담을 덜게 해줄 것이다. 덕분에 작업할 때 재능을 더 잘 활용하기 위해 더욱 복잡한 절차를 고안하고 사용할 수 있게 된다(Engelbart, 1962, p.5).*

Engelbart (1962)가 그의 보고서에서 중점을 두었던 부분은 컴퓨터가 세세하고 지루한 작업을 함으로써 인간의 생각을 강화시키고, 따라서 창의적이고 깊이 생각할 수 있도록 사용자를 자유롭게 해주는 능력이었다. 또한 이것이 바로 질적 분석을 위해 컴퓨터 프로그램이 하는 일이다. 컴퓨터 프로그램은 자료 기록, 검색, 분류와 같은 지루한 작업을 매우 쉽게 하며, 사용자로 하여금 '질적' 분석을 하기 위해 필요한 사고를 더 자유롭게 할 수 있게 한다. 그러나 컴퓨터 프로그램의 사용이 반드시 좋은 질적 분석으로 이어지는 것은 아니다. 우리에게 익숙한 고전적 질적 연구들의 대부분은 컴퓨터 프로그램을 사용하지 않은 것이었다. Anselm Strauss는 다양한 컴퓨터 프로그램들을 다루었는데, 특히 ATLAS.ti와 NVivo 프로그램(당시에는 NUD*IST라고 불림)에 매료되었다. 그러나 실제 연구를 할 때는 문서를 작성하고 가끔 메모 분류할 때만 컴퓨터를 사용하고 분석에는 사용하지 않았다. 나는 만약 Anselm이 오늘날 살았다면 결과는 달라졌을 것이라고 믿는다. 컴퓨터 프로그램을 자료 분석에 활용하고 그의 풍부하고 창의적인 생각들을 강화시키기 위해 사용하였을 것이다.

Engelbart (1962)는 컴퓨터가 분석가나 사용자 대신 생각을 해주지는 않는다고 말했다. 하루가 다르게 컴퓨터는 정교해지고 있으나, 아직까지 컴퓨터의 '뇌'는 인간의 것보다 열등하다. 심지어, 가장 정교한 질적 분석 소프트웨어 프로그램들조차도 오로지 프로그래머와 사용자가 지정하는 것만을 실행할 수 있다. 그러나 컴퓨터가 할 수 있는 일은 상당히 많다. 컴퓨터 소프트웨어 프로그램이 질적 연구자에게 해줄 수 있는 것에 대해 설명하기 전에 주의사항을 언급하자면, 초보 연구자들은 분석에 접근할 때 매우 자신 없는 모습을 보이는 경향이 있다. 연구자들은 그들 자신이나 연구과정을 신뢰하지 않고, 방법론적인 절차들이나 컴퓨터 소프트웨어 프로그램을 생명줄로 여긴다. 연구자들이 기억해야 하는 것은 발명을 하거나 창의적인 결과를 만들어 내는 것은 컴퓨터 프로그램이 아니라는 점이다. 창의성과 발명을 위해 프로그램을 사용하여 자신의 능력을 강화시키는 것은 바로 연구자들이다.

오늘날 질적 자료 분석의 분야에서는 컴퓨터 프로그램을 사용하는 것이 표준이다. 왜냐하면 현재 세대는 컴퓨터와 함께 성장해왔고 컴퓨터의 잠재력을 알기 때문이다. 컴퓨터는 그들 자신의 확장이다. 반면 나는 오직 컴퓨터 소프트웨어 프로그램의 자료 분석에 대한 가능성만을 꿈꿀 수 있다. 하지만 지금은 우선 프로그램들이 어떻게 사용되는지 살펴보려 한다.

내가 생각하기에 소프트웨어 프로그램이 질적 자료 분석에 가장 중요하게 기여한 바는 다음과 같다.

- 연구자들이 문서, 오디오, 비디오 등 다양한 자료 형식으로 작업할 수 있다.
- 프로그램은 연구자들로 하여금 자료를 검색하거나 정리하는 데 많은 시간을 낭비하지 않고, '이런 방식', 그 다음에는 '저런 방식'으로 관계를 살펴보면서 자료를 여러 관점에서 연구자의 창의성에 기여한다. 컴퓨터는 연구자가 생각하는 동안 검색과 레이아웃 작업을 하는 것이다.
- 컴퓨터 프로그램을 사용하면 연구자는 언제나 분석의 단계들을 살펴볼 수 있기 때문에 연구과정을 투명하게 만들고 연구자 자신이 감사추적 기능을 구성할 수 있게 한다(Guba & Lincoln, 1998).
- 또한 연구자들은 수개월 전에 그들이 어떠한 생각을 했고 어떤 메모를 작성했는지 추측할 필요가 없게 되는 것이다. 이러한 것들은 자료 저장소에서 바로 꺼내어 볼 수 있어 분석의 일관성과 결과의 신뢰성을 높인다.
- 연구자들은 '내가 이런 코드를 사용했었나? 그렇다면, 어떻게 사용했지?'라고 질문할 필요

가 없다. 모든 연구자들은 그저 코드 목록을 보고 원 자료와 메모를 검토하면 된다.

- 도표를 사용하고 싶은가? 프로그램의 그래픽 부분을 실행시키면 된다.
- 연구자는 자신의 결정에 대한 명백한 기록을 가지고 있기 때문에 컴퓨터는 '방법론적인 자각(Seale, 2002, p.108)'을 높일 수 있다. 연구자 앞에 놓인 이미지는 논리의 허점, 개발되지 않은 범주 및 불충분한 개념화를 보여주는 거울과 같다.
- 자료가 있으니 연구자는 포화나 개념적 밀도를 성취하지 못했을 때 성취한 것처럼 할 수 없다.
- 컴퓨터 프로그램의 가장 큰 유용성은 보고서를 작성할 때 나타난다. 개념을 평가하고, 원 자료로 돌아가 확인하고, 예시와 인용구를 찾고, 메모를 불러오고, 도표를 그리고, 실수를 고치고, 논리의 허점을 찾고, 그리고 무엇보다도 다시 작성하는 것이 매우 용이하다.

이러한 장점들에도 불구하고, 분석에 컴퓨터 프로그램을 사용하는 사람들 중 일부의 경우 프로그램이 창의성을 누르고 분석과정을 기계화하거나, Agar (1991)와 Fielding과 Lee (1998)가 우려했던 것처럼 프로그램이 사용자로 하여금 '기술적 결정론'에 굴복하거나 컴퓨터가 분석을 설계하도록 둘까봐 걱정스럽다. 어떤 프로그램은 다른 것들보다도 더 정교하거나 사용하기가 더 어렵다. 나의 조언은 다음과 같다.

- 여러 가지 프로그램들을 사용해보자. 많은 프로그램들을 인터넷에서 시험판으로 다운로드 받을 수 있다.
- 본인에게 적합한 프로그램을 찾아보자. 그러나 프로그램 사용법을 익히는 데 너무 몰두한 나머지 연구 자체가 부차적으로 되거나 연구과정 중 길을 잃는 일이 발생하기를 원하지 않는다는 점을 기억해야 한다.
- 프로그램 사용 시 어려운 점은 사용법을 익히느라 시간을 보내지 않고, 연구를 해야 한다는 점이다.
- 프로그램이 연구를 지휘하도록 하면 안 된다. 프로그램이 정해놓은 박스나 윈도우를 따라가기 쉬운데, 그러면 연구자가 자신의 연장으로써 프로그램을 사용하여 자료에 대한 생각을 저장, 검색, 정리, 재정리를 하는 것이 아니라 프로그램이 연구과정을 이끄는 것이 되는 것이다.
- 분석은 생각에 대한 것이고, 생각은 컴퓨터가 하지 못하는 일 중 하나이다.

아래 표 11.1은 Guest, MacQueen과 Namey (2012)의 주제분석의 적용(Applied Thematic Analysis, pp.226-231)에 나와 있는 질적 자료 분석 선택 시 특성과 고려사항에 대한 내용을 요약한 것이다.

표 11.1 질적 자료 분석 소프트웨어 특징과 선택 시 고려사항

실행계획		
특징	고려사항	소프트웨어 옵션의 차이점
가격	얼마나 많은 예산을 질적 자료 분석 소프트웨어에 할당할 수 있는가? 귀사의 조직이나 기관이 사이트 라이센스를 보유하고 있거나 특정 소프트웨어 패키지를 지원하는가?	질적 자료 분석 소프트웨어의 비용은 무료 셰어웨어부터 학생 가격 및 교육 사이트 할인, 전체 상업용 가격 $ 2,000 이상에 이르기까지 다양하다.
플랫폼/운영체계	소프트웨어가 컴퓨터 및 운영체제와 호환되는가? 팀으로 일하는 경우 모든 팀 구성원이 컴퓨터를 접근할 수 있는 권한이 있는가?	대부분의 질적 자료 분석 소프트웨어 프로그램은 PC 기반이며 MS Windows에서 실행된다. Parallels, BootCamp 또는 유사한 프로그램을 실행하여 Mac에서 이 중 몇 가지를 사용할 수 있다.
속도 및 안정성	얼마나 많은 자료(전체 파일 크기)를 다루어야 하는가? 전체 자료 세트를 완성하기 위해서 (복잡한) 검색을 몇 번 수행해야 하는가? 컴퓨터의 메모리 및 프로세스 사양서는 무엇인가?	일반적으로 질적 자료 분석 소프트웨어는 많은 양의 자료를 처리할 수 있지만 파일 크기가 크고 작업이 복잡할수록 프로그램 실행 속도가 느리다(이전 버전의 질적 자료 분석 소프트웨어 비교를 위해 Koening 참조).
지원 언어	소프트웨어 인터페이스는 영어 이외의 다른 언어가 필요하거나 선호되는가?	질적 자료 분석 소프트웨어 프로그램은 일반적으로 소프트웨어 인터페이스가 일반적으로 영어로 유지되지만 모든 언어의 자료로 작업할 수 있도록 한다. 현재 일부 프로그램은 영어 외에 스페인어, 프랑스어, 포르투갈어, 일본어, 중국어 간체 및 독일어 인터페이스를 제공한다.
고객 지원	귀하의 조직이나 기관이 소프트웨어를 지원하는가? 공식 소프트웨어 지원을 받기 위해 귀하가 선호하는 방법은 무엇인가?	고객 지원 서비스는 액세스가 매우 용이하고 도움이 되는 것부터 어려운 액세스 및 이해까지 다양하다. 기관은 때로는 사이트 라이센스를 구매하거나 특정 질적 자료 분석 소프트웨어 프로그램에서 현장 전문가를 두고 있다.
파일 위치	**자료 보안 문제** 파일을 일부 컴퓨터에만 저장하는 경우, 해당 컴퓨터가 암호화되어 있는가? (그렇다면 외부에서 네트워크에 접근 가능한가?) 질적 자료 분석 소프트웨어 프로그램의 웹 기반 저장 시스템을 사용하는 경우 보안 대책은 무엇인가? 어떤 레벨 / 주파수의 인터넷 연결이 요구되는가?	**질적 자료 분석 소프트웨어 파일 위치** 일부 프로그램은 특정 자료 저장 위치를 필요로 하지만 다른 프로그램은 더 유연하다. 주요 옵션은 로컬, 공유 네트워크 또는 웹에서 자료를 상하게 한다. 각각은 자료 보안 및 파일 공유의 용이성에 영향을 미친다.

(계속)

	파일 공유 문제 혼자 또는 팀에서 일하는가? 동료들 간에 여러 버전의 분석 프로젝트를 공유해야 하는가?	**자료 파일 위치** 많은 프로그램이 원본 자료의 복사본을 만들어 내부 자료로 '프로젝트'에 통합한다. 일부에서는 프로그램이 외부 자료로 액세스하는 특정 파일 경로에 따라 자료가 저장되어 있어야 한다. 전자는 후자보다 파일 공유에 도움이 된다.
사용자 인터페이스	한 번에 여러 개의 화면을 보기를 원하는가? 설명서를 참고할 의향이 얼마나 있는가? 마우스 클릭보다 단축키를 선호하는가? 이전에 질적 자료 분석 소프트웨어를 사용해보았는가?(그렇다면 좋아하거나 싫어하는 프로그램이 있는가?)	대부분의 질적 자료 분석 소프트웨어 프로그램은 Windows 기반이지만 어떤 점에서 그들이 사용하는 정도와 그들이 모방한 Windows 버전은 매우 다양하다. 일부는 다른 것보다 매우 기초적이며, 일부는 동일한 작업을 수행하기 위한 여러 가지 옵션을 제공하고, 일부는 기본 필드 및 도구 모음의 사용자 지정 정도를 허용한다.
	팀 기반 기능	
특징	**고려사항**	**다양성**
팀 접근	팀 코딩과 분석 작업을 어떻게 구성하고 분배하고 싶은가?	대부분의 질적 자료 분석 소프트웨어 프로그램에서는 같은 질적 자료 분석 소프트웨어 프로젝트의 복사본들을 사용하여 작업하고 버전을 병합시킬 수 있다. 일부 프로그램들은 같은 프로젝트에 대하여 동시 작업이 가능하며 이때 모든 변경사항은 자동 저장된다.
병합 기능	다른 프로젝트 혹은 동일한 프로젝트의 다른 버전을 병합할 수 있는 기능이 필요한가? 동일 프로젝트에서 동시에 작업하는 것과 프로그램을 모두 병합하여 처리하는 것 중 어느 것을 선호하는가?	대부분의 질적 자료 분석 소프트웨어 프로그램에서는 병합 기능을 제공한다. 동시 접속과 순간 병합 기능을 제공하는 프로그램의 경우 다른 프로젝트들을 합병하는 기능은 상대적으로 약하다.
코더 간 일치	소프트웨어를 사용하여 코더 간의 합의를 평가하고 싶은지, 코더 간 합의를 어떻게 측정할 것인가?	질적 자료 분석 소프트웨어 패키지에서 코더 간 합의 기능은 일치도를 측정하는 방법에 따라 다르다. 일부는 코드 별로 일치한 퍼센트를 측정하고, 일부는 코드 별로 kappa 점수를 제공하며, 일부는 다른 프로그램에 자료를 내보내어 일치도를 계산한다.
연구 기록 또는 저널	파일을 공유하고 병합하는 경우, 버전 관리는 어떻게 할 것인가? 프로젝트에서 누가 어떤 작업을 했는지 어떻게 기록할 것인가? 접속에서 가장 관심 있는 분석 활동의 종류는 무엇인가? 특정 소프트웨어 시스템에서 어떻게 작동하는가?	일부 질적 자료 분석 소프트웨어 프로그램들은 명령 기록이나 저장 기능이 있어 작업과 변경사항을 파악할 수 있다. 일반적으로 다른 질적 자료 분석 소프트웨어 내에서(저장 기술과 메모 또는 노트기능을 통해) 연구 로그를 유지할 수 있다. 경우에 따라 별도의 활동 로그를 유지하는 것이 더 효과적이다.

(계속)

자료 종류		
특징	고려사항	다양성
문서 종류	작업하게 될 문서 파일 종류는 무엇인가?	일부 질적 자료 분석 소프트웨어 프로그램은 소프트웨어로 가져올 수 있는 문서 파일의 유형을 제한하지만 대부분은 .txt, .rft, .doc, .docx, .pdf를 지원한다.
멀티미디어 종류	작업하게 될 멀티미디어 파일의 종류는? 프로그램 내에서 오디오를 녹음하고 싶은가? 비디오를 편집하고 싶은가? 오디오/비디오가 텍스트와 일치되는 것이 중요한가?	프로그램은 다양하다. 멀티미디어 파일이 지원되는 경우 다음과 같은 종류가 허용된다. .mp3, .wma, .wav, .mpg, .mpeg, .mpe, .mp4, .avi, .wmv, .qt, .bmp, .gif,. jpeg, .tiff. .mp3, .wma, .wav, .mpg, .mpeg, .mpe, .mp4, .avi, .wmv, .qt, .bmp, .gif, .jpeg, .tiff
양적 자료	분석에 양적 자료 세트를 통합할 예정인가?	프로그램마다 다양하다. 멀티미디어파일을 지원하는 경우, 다음 종류가 허용될 수 있다. xlsx, .txt, .mdb
질적 자료	현재의 분석 이전에 코딩되거나 분석된 질적 자료를 현재 분석에 통합해야 하는가?	일부 질적 자료 분석 소프트웨어 패키지는 다른 소프트웨어 프로그램으로부터 분석 프로젝트를 가져오기가 용이하다. 다른 패키지의 경우 가능하나 까다로울 수 있고 일부 패키지는 불가능하다.
특정 지역과 관련된 자료	자료를 공간적 대상(spatial referents)과 연계하겠는가?	여러 질적 자료 분석 소프트웨어 프로그램은 Google Earth 지도에 연결할 수 있도록 허용한다. 수동으로도 작업을 할 수 있지만 최소 한 개의 프로그램이 Google Earth 스크린 샷을 시각자료로 들여올 수 있다.
코드북	코드북을 정리하는 특별한 방법이 있는가? 코드의 계층적 정렬보다 알파벳순을 선호하는가? 코드 정의를 코드에 링크시키거나 코드북에서 액세스 할 수 있게 하겠는가? 질적 자료 분석 소프트웨어에서 자료를 스캔하고 코드를 제안하도록 하겠는가? 코드북을 다른 프로그램에서 가져 오거나 다른 프로그램으로 내보내는 것을 원하는가?	질적 자료 분석 소프트웨어 프로그램은 왼쪽에서 확인된 모든 문제에 따라 다양하다. 구조 측면에서 대부분은 코드 목록보기에서 코드의 계층적 및/또는 알파벳순으로 정렬을 허용한다. 일부는 추가 사용자 정의를 허용한다. 일부는 미리 정의된 필드가 있는 '코드북'을 별도로 가지고 있는 반면 많은 사람들은 코드를 목록에 추가하고 그들의 속성을 정의할 수 있도록 허용한다. 코드북에 대한 가져오기/내보내기 기능이 사용 가능한 경우 유용성은 다양하다.
자료 표시 및 코딩 기능		
특징	고려사항	다양성
코드 적용	화면에 모든 코딩 작업을 하거나 추후에 입력할 용지에 코딩 작업을 수행할 것인가? 화자 또는 질문을 통해 구조화 된 텍스트를 자동으로 코드화 할 수 있기를 원하는가?	질적 자료 분석 소프트웨어 코딩 기능은 드래그 앤 드롭(끌어서 놓기)코딩, 자동 코딩, 단축코딩(줄 번호 별), 메뉴 기반 코드 선택, 오른쪽 클릭 코딩 및 유사 코딩 해제 기술이 포함된다. 대부분의 프로그램은 코드 응용을 위해 여러 가지 선택을 제공한다.

(계속)

코드 적용 디스플레이	자료에 코드를 추가할 때마다 시각적인 확인을 원하는가? 자료 부문에 적용된 모든 코드를 보겠는가? 코딩 디스플레이를 켜거나/종료하겠는가? 특정 코드에 특정 색상을 지정하고 싶은가?	모든 질적 자료 분석 소프트웨어는 자료 부문에 어떤 코드가 적용되었는지 확인할 수 있다. 대부분의 경우 이런 정보는 기본적으로 표시되지만, 일부에서는 디스플레이를 켜거나 코드 위로 마우스를 가져와 적용된 코드를 확인해야 한다.
메모, 코멘트, 주석	코딩과 분석을 진행하면서 노트를 하거나 생각에 코멘트를 어떻게 하고 싶은가? 특정 파일, 파일 그룹 또는 전체 프로젝트(또는 이 모든 것)에 메모를 추가하겠는가? 메모를 다른 메모 또는 다른 파일에 연결하겠는가? 코딩된 자료 출력을 볼 때 첨부된 모든 노트를 보고 싶은가? 자료가 첨부되지 않은 상태에서 모든 노트를 볼 수 있기를 원하는가?	거의 모든 질적 자료 분석 소프트웨어에는 메모, 주석 또는 주석 등 자료에 대한 주석을 쉽게 캡처할 수 있는 기능이 있다. 일부 프로그램에는 하나 이상의 기능이 있으며 각 기능은 특정 해설 역할로 정의된다.
인구학적 정보	인구통계학적 정보를 분석에 어떻게 통합할 계획인가? 인구통계학적 특성을 전체 파일에 연결하겠는가? 인구통계학적 특성을 정의하여 파일을 그룹화 하는가?	대부분의 질적 자료 분석 소프트웨어에서 허용하는 파일의 범위가 주어지면 이전에 수집된 인구 통계학적 정보를 가져오기(예: .xls)하여 프로젝트의 질적 자료에 쉽게 연결할 수 있다. 또한 많은 프로그램을 통해 질적 자료 분석 소프트웨어 내의 자료 파일에 특성 정의를 추가할 수 있다. 두 개의 경우 모두 인구 통계와 자료 간 링크를 통해 그룹화 및 필터링이 가능하다.
자료 탐색 및 정리 기능		
특징	**고려사항**	**다양성**
코드화된 텍스트 검색	코딩된 자료를 어떻게 보겠는가[얼마나 많은 헤더(표제) 또는 첨부 정보를 원하는가?]? 코딩된 자료 보고서가 상호적이었으면 하는가(특정 자료 부문을 검사하면 해당 항목으로 돌아가게 된다)?	모든 질적 자료 분석 소프트웨어는 탐색 및 검색에 탁월하다. 프로그램 간의 차이점은 사용 편의성, 상호작용 및 추가 정보 옵션(동일한 부문에 적용된 다른 코드들, 인구 통계 또는 카테고리 정보)으로 구성된다.
코드 검색	가장 유용한 검색 기술의 종류는 무엇인가(예: AND, NEAR, XOR, PART OF)?	위와 같이 질적 자료 분석 소프트웨어 프로그램은 일반적으로 코드 검색에도 뛰어나지만 사용 용이성이 다르다. 대부분이 연산, 근접성 및 의미적 연산자가 결합되어 고유한 검색기준을 정의할 수 있도록 한다.
매트릭스	매트릭스(행렬) 디스플레이에 어떤 종류의 자료를 포함시키고 싶은가? 숫자 또는 텍스트 결과물을 원하는가? 매트릭스 결과물이 활성화되어 있는지(예: 클릭하여 소스 자료로 가져갈 수 있음)가 얼마나 중요한가? 매트릭스를 어떤 형식으로 내보내고자 하는가?	질적 자료 분석 소프트웨어 프로그램은 보편적으로 자료, 자원, 코드 등의 관계, 특히 코드 빈도 및 공동 발생을 찾고 탐색하는 데 도움이 되는 다양한 매트릭스 기능을 제공한다. 일부는 다양한 자료 표시에 직접 연결된다. 프로그램은 조회가 어떻게 저장되는지 또는 내보내지는지에 따라 다르다.

(계속)

단어 검색	단어 검색을 원하는가? 단어 수는? 문맥 내 키워드 또는 정상 표현 패턴보고서? 하나의 파일 또는 전체 자료 세트를 검색하겠는가? 어떤 유형의 출력물에 관심이 있는가?	대부분의 질적 자료 분석 소프트웨어는 단어 검색 또는 단어 계산 기능을 제공한다. 검색 정의의 유연성(파일 내외부)은 다양하다.
자료 디스플레이	어떤 종류의 자료 디스플레이가 도움이 될까? 소프트웨어 내에서 자신만의 이론 모델을 구축하고 싶은가? 소프트웨어가 자원, 코딩 또는 자료를 기반으로 차트, 집락분석 계통도 또는 플롯을 작성하길 원하는가?	질적 자료 분석 소프트웨어 프로그램은 자료를 시각적으로 표시하는 방법을 점차 확대하고 있다. 다양한 지도, 차트, 양식, 집락분석 및 다차원적 크기조정이 사용 가능한 옵션이다.

핵심 요약

이번 장은 매우 짧고 요약이 많기 때문에 여기서 그 내용을 반복하지는 않을 것이다. 이번 장을 서론 대신 질문으로 시작하고 요약 대신 결론으로 끝맺으려 한다. Dey (1993)는 "컴퓨터를 사용함으로써 자료를 다양한 방법으로 분석하기 쉬워져 자료를 더 효과적으로 다룰 수 있게 된다(p.227)"고 말했다. 컴퓨터 지원 분석의 가치와 다양한 쓰임새에도 불구하고, 나는 여전히 질적 연구에 컴퓨터 프로그램을 사용하는 데 있어서의 비생산적인 결과와 발생 가능한 모든 함정들에 대해 우려한다. 이 프로그램들에 주어진 이름인 컴퓨터 지원 분석은 분석에 있어서 실용적인 필요성이 프로그램 사용을 좌우하기보다 프로그램이 분석과정에서 연구자들을 어느 정도 이끌 것이라는 것을 의미한다. 그러나 나는 내가 비교적 늦게 컴퓨터를 사용하게 되었다는 사실을 알고 있다. 오늘날의 젊은 연구자들은 컴퓨터 프로그램을 창의적으로 그리고 자신의 연구의 질과 신뢰성을 강화시키는 방향으로 사용할 수 있는 기술적 능력을 분명 가지고 있다. 또 컴퓨터 프로그램의 미래가 어떠할지 누가 알겠는가. 어쩌면 언젠가는 컴퓨터가 우리 대신 생각하는 일을 하고 있을지 모른다.

내부자 통찰력 근거이론과 질적 자료 분석 소프트웨어에 대한 몇 마디

César A. Cisneros Puebla

COMPUTACIÓN CUALITATIVA CONSULTORES

Nuevo sitio web: http://www.computacioncualitativa.com.mx/

Cellular: 5518 037470

Dey (1993)에서부터 Saldña (2009)에 이르기까지 코딩에 대한 접근은 초보자들과 학생들에게 질적 자료의 개념화와 이론화의 예술을 소개하는 방향으로 이루어져 왔다. 이러한 저서들은 소프트웨어 사용에 대한 아이디어들도 포함하고 있다. 일부 저서들은 질적 자료 분석 소프트웨어 매뉴얼까지 제공하여 컴퓨터를 사용하는 연구자들에게 필수적인 자료가 되고 있다. 이 부분에서 나는 질적 소프트웨어 프로그램 사용의 기본적인 장단점에 중점을 두려 하며, 특정 프로그램을 추천하지 않는다. 독자들이 현재로서는 전체적인 개요만을 보고 싶어 한다고 생각할 것이다.

수년간 근거이론방법론과 질적 자료 분석 소프트웨어 간의 관계는 일부 질적 자료 분석 소프트웨어에서 사용하는 언어들로 인해 그럴 듯해 보였다. 반면 Friese (2012, p.73)는 이는 우연일 뿐이라고 단정한다. Friese는 이 둘의 관계에서 보이는 우연의 일치에 대해 여러 번 언급했으나(2012, pp.44 and 63, v.gr.), ATLAS.ti의 개방 코딩 옵션은 근거이론의 개방 코딩 과정과 무관하다고 주장했다(2012, p.89). 그녀가 NCT 방법이라고 부르는 분석 방법은 근거이론과 매우 다르며, 이는 특정한 코딩 방법을 정하고 있지 않기 때문이다(2012, p.93).

오늘날의 논의는 근거이론이 컴퓨터 프로그램의 도움이 있거나 없는 상황에서 유용한 지식을 쌓는 데 적용되는 경우, 근거이론방법론으로 무엇을 할 수 있는지에 대한 것으로 보인다. Friese (2014, p.19)는 코드 트리(code tree) 내의 카테고리 이름을 언급하면서 Corbin과 Strauss (2008)가 Basics의 제3판에서 MAXQDA 사용법을 보여주기 위해 사용한 일부 스크린샷들이 쓸모가 없다고 결론을 내린다. 좋은 컴퓨터 지원 분석 방법을 논의하기보다는 상업용 질적 연구 소프트웨어 프로그램들 간의 경쟁에 중점을 두고 있는 것으로 보인다.

Lewins와 Silver (2007) 및 Silver와 Lewins (2014)는 일곱 개의 프로그램들에 대해 알 수 있는 유용한 자료이다(제1판에서는 Qualrus 포함, 제2판에서는 Dedoose가 Qualrus를 대체함). 프로젝트 계획과 관리, 분석메모 작성, 자료 읽기와 코멘트하기, 단어나 문구 검색, 코딩 스키마 개발, 코딩, 코딩된 부분 불러오기, 재코딩, 자료 정리, 자료에 하이퍼링크 걸기, 아이디어 테스트, 보고서 배치 및 생성, 또는 결과 도형화와 같은 기능들에 있어서 프로그램들을 비교해보는 것은 중요하다.

근거이론방법론은 전 세계적으로 번성하고 있고, 새로운 접근들이 생겨나고 있다. 예를 들어 Charmaz (2014)는 새로운 목소리들을 종합하여 논쟁이 있는 버전과 수정본들을 반영한다. Strauss와 Corbin이나 Charmaz의 접근법에 기반한 특정한 코딩에 어떤 소프트웨어 어플리케이션이 아니라 어떤 특정한 프로그램의 순서나 전략이 가장 적합한지에 대한 문제는 Woolf (2014)가 보이려고 노력하는 정도에 머물러 있다. 나의 견해로는 어떤 소프트웨어 전략이 이 방법론과 가장 가까운지에 대한 논의를 강요하는 대신에 Paulus, Lester와 Dempster (2013)가 최근 제안한 각 컴퓨터 프로그램의 지원과 제약에 대해 알고 있는 것이 중요하다.

텍스트 자료로 작업하는 것은 더 이상 근거이론방법론을 적용할 수 있는 유일한 방법이 아니다. 이제 우리는 이미지, 시청각 자료뿐만 아니라 지리적 좌표까지 사용하여 작업할 수 있다. 이러한 이유로 분석해야 할 연구문제뿐만 아니라 기초적인 사회적 과정을 근거로 삼아 소프트웨어 프로그램에 대한 결정을 내리는 것이 추천된다.

컴퓨터 기술과 연구 관심사에 따라 알맞은 질적 연구 소프트웨어 프로그램을 사용하여 이론과 모델을 만드는 데 도움을 받을 수 있다. 소프트웨어 도구가 다른 종류의 메모에 접근할 수 있게 해주고, 코드북의 이름을 다시 정하거나 분류할 수 있는 기회를 주거나, 어떤 도구들이 하이퍼링크를 할 수 있게 해주는 등은 고려되어야 하는 문제들이다. 소프트웨어 프로그램의 유용성은 연구자의 창의력과 자료에 대한 민감성에 달려있다. 우리는 복잡한 디지털 세계에서 다양한 종류의 자료를 분석하도록 도전받고 있고, 근거이론방법론은 특정 소프트웨어에만 한정될 수 없다.

질적 소프트웨어 웹사이트

1. 상업용 소프트웨어 프로그램

ATLAS.ti: http://www.atlasti.com/index.html

HyperRESEARCH: http://www.researchware.com/

MAXQDA: http://www.maxqda.com/

NVivo: http://www.qsrinternational.com/

QDA Miner: http://provalisresearch.com/

Qualrus: http://www.qualrus.com/

Transana: http://www.transana.org/

2. 오픈소스 소프트웨어 프로그램

Open Code: http://www.phmed.umu.se/english/divisions/epidemiology/research/open-code/

Open Code는 스웨덴의 Umea 대학에서 개발되었으며, 근거이론방법론의 첫 단계를 따른다.

3. 웹기반 소프트웨어

Dedoose: http://www.dedoose.com/

유용한 자료들

CAQDAS Networking Project: http://www.surrey.ac.uk/sociology/research/researchcentres/caqdas/

ATLAS.ti blog: http://atlastiblog.wordpress.com/resources/

The Qualitative Report: http://www.nova.edu/ssss/QR/web.html

참고문헌

Charmaz, K. (2014). Constructing grounded theory (2nd ed.). Thousand Oaks, CA: Sage.

Dey, I. (1993). Qualitative data analysis: A user-friendly guide for social scientists. London, UK: Routledge

Friese, S. (2012). Qualitative data analysis with ATLAS.ti. Thousand Oaks, CA: Sage.

Friese, S. (2014). Qualitative data analysis with ATLAS.ti (2nd ed.). Thousand Oaks, CA: Sage.

Lewins, A., & Silver, C. (2007). Using software in qualitative research: A step-by-step guide. Thousand Oaks, CA: Sage.

Paulus, T., Lester, J. N., & Dempster, P. (2013). Digital tools for qualitative research. Thousand Oaks, CA: Sage.

Saldaña, J. (2009). The coding manual for qualitative researchers. Thousand Oaks, CA: Sage.

Silver, C., & Lewins, A. (2014). Using software in qualitative research: A step-by-step guide (2nd ed.). Thousand Oaks, CA: Sage.

Woolf, N. (2014). Using quotation names for coding: An illustration from grounded theory. Retrieved from http://atlastiblog.wordpress.com/2014/03/26/1608/

사고, 글쓰기, 그룹 토의를 위한 활동

1. 학생들이 질적 자료 분석 소프트웨어를 경험해보았다면 소프트웨어를 어떻게 사용해왔고 추후 어떻게 사용할 계획인지, 장단점은 무엇인지 등에 대해 공유해보면 많은 도움이 될 것이다.
2. 자료 분석이 가능한 무료시험 프로그램을 사용해보고 어떤 것이 가장 좋았는지 논의한다.

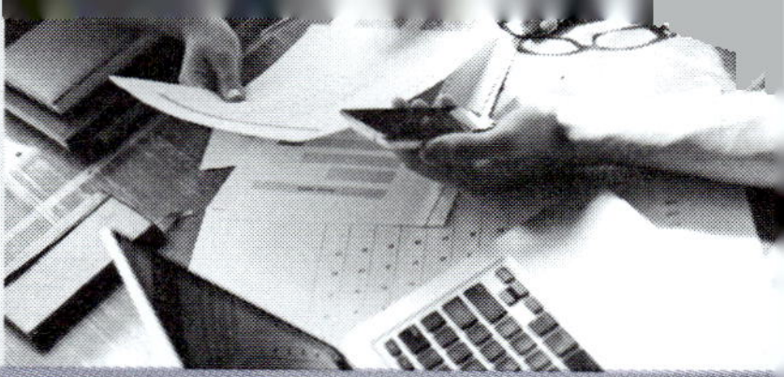

PART 2

연구 시범 프로젝트

이 책의 두 번째 부분은 첫 번째 부분과 별도로 읽는 것이 아니다. 오히려, 나는 학생과 교수 및 경험있는 연구자가 1부에서 제공된 방법의 추상적 설명과 2부에서 방법이 자료에 어떻게 적용되는지에 대한 설명 사이를 앞뒤로 살피면서 보기를 바란다. 예를 들어, 6장의 메모를 읽을 때, 독자는 12장에서 16장까지 제공되는 메모 중 일부가 실제 분석을 어떻게 용이하게 하고 추적하는 데 사용할 수 있는지 살펴보기를 원할 수도 있다.

수년에 걸쳐 나는 질적 분석에 대해 읽는 것은 질적 분석을 하는 것과 다르다는 것을 발견했다. 그러므로 다음 5개 장은 Strauss 박사와 내가 했던 그리고 현재도 내가 하고 있는 분석 방법에 대한 시범에 할애할 것이다. 이 시범 프로젝트의 이면에 있는 아이디어는 학생들에게 분석이 고뇌의 대상이 아니라는 것을 학생들에게 보여주는 것이다. 자료를 분리하고, 의미를 이해하고, 의미를 나타내는 개념을 제시하고, 개념을 다시 결합하는 유연하고 생성적인 과정으로 분석 결과는 사람이나 조직이 사건을 어떻게 경험하고 전환을 관리하며, 문제 상황을 다루는가에 대해 추상화하면서도 대표적인 표현을 형성한다. 독자는 다음 5개 장을 읽으면서 초기 개념 확인에서부터 통합에 이르는 이론 구축 과정을 알게 될 것이다. 분석은 자료의 최종 해석에 도달하기 위해 연구자가 진행한 사고과정을 자세하게 설명하는 일련의 메모로 제공된다.

2부에서는 인터뷰, 회고록 및 역사적 자료와 같은 여러 가지 유형의 자료를 사용할 것이다. 각 장은 분석의 다른 측면에 초점을 맞출 것이다.

12장은 개념 확인 또는 개방형 코딩, 13장은 개념 정교화 또는 축코딩, 14장은 맥락을 위한 자료 분석에 중점을 둔다. 15장은 분석에 프로세스를 적용하는 방법을, 16장에서는 통합하는 방법을 설명해 준다. 독자는 내가 강의 목적을 위해 분석을 주요 요소별로 나눈 것을 주목했을 것이다. 나는 분석이 이러한 분해보다 더 복잡하다는 것을 인정하는데 이는 사람들의 사고과정이 더 복잡하기 때문이다. 분석가들은 자료를 세분화하기 때문에, 자료 간의 관계에 대해서도 주목하고 있다. 그들은 개념을 묘사하고 있기 때문에 개념의 속성과 관점을 식별한다. 분석과정 전반에 걸쳐 그들은 통합을 위해 노력하고 있다. 세분화는 초심자가 하는 일에 이름을 붙이고 다소 체계적이며 동시에 융통성 있는 분석을 할 수 있게 한다.

이 책의 전반부에서 마지막 장에 이르는 동안 일반적으로 시간이 경과되기 때문에 다음에 제시할 자료를 살펴보기 전에 방법에 대한 약간의 재교육이 도움이 될 것이다. 검토 자료는 일련의 진술로 제시된다. 학생들은 이 요약을 복사해 자신의 연구를 분석할 때 앞에 두고 이용할 수 있다.

1. 분석을 하고 자료를 표시하는 개념을 나타내는 것은 '코딩'이라 불린다.
2. 코딩이란 '추상적으로 생각하는' 것을 의미한다. 코딩의 기본 아이디어는 복잡하지 않다. 그러나 단순히 원 자료로부터 문구를 가져와 라벨로 사용하는 것은 아니다. 오히려

코딩은 연구자가 자료의 의미라고 생각하는 것을 개념적으로 가장 잘 설명하는 올바른 한두 단어를 찾아야 한다. 때때로 참여자들은 유용한 개념을 제공하며, 이러한 참여자 제공 개념을 'in vivo code'라고 부른다.

3. 이 방법을 사용해 자료를 분석하기 위한 두 가지 기본 분석 전략이 있는데, 자료 비교 및 자료에 대한 질문이다. 또한 연구자가 '편견에서 벗어나고' 자료를 '이해할 수 있게' 하는 경험적 도구(heuristic devices) 또는 분석 전략이 있다. 이러한 도구 또는 사고 전략은 이론적 표집방법을 사용 가능한 상황을 식별하는 데도 유용하다. 사고 전략은 단어를 다양한 의미로 생각하고, 이론적으로 비교를 하며, 상황을 바꾸어서 보고, 은유와 직유의 관점에서 생각하는 것을 포함한다.
4. 개념은 여러 수준이 있으며, 자료에 포함된 의미에 대한 연구자의 해석을 나타낸다. 비록 자료의 해석이 절대적으로 정확하다고 할 수는 없지만 일반적으로 연구자들이 계속해서 자료로 작업할 때 의미에 대한 민감성이 커진다. 수신되는 자료의 해석에 대한 지속되는 민감성과 반복적인 확인으로 자료를 여러 번 재검토하면 연구자가 실수한 부분이 있는 경우 곧 분명해진다. 그리고 연구자와 마찬가지로 연구의 일부인 참여자들과 의미를 확인할 때도 이 방법을 사용할 수 있기 때문에 오역을 수정할 수 있다.
5. 개념의 영역은 낮은 수준부터 높은 수준까지 여러 단계에 걸쳐 있으며, 모든 개념은 단계에 관계없이 자료에서 파생되고, 이 중 일부는 다른 것보다 좀 더 추상적이다. 분석 초기에는 많은 개념이 있을 수 있지만, 분석이 계속됨에 따라 개념은 그룹을 형성하는 경향이 있으며 추상적인 개념에 포함되기도 한다. 4장에서의 새, 연, 비행기의 예를 상기해보면, 비록 각각의 개체는 구별되지만 '비행 개체'라는 제목 아래에 그룹화 될 수 있다.
6. 상위 개념은 범주라고 하며 하위 개념은 하위 범주이다. 범주는 하위 개념을 그룹화 할 수 있는 추상적인 개념이다. 하위 개념 또는 하위 범주는 범주에 대한 설명을 정의하고 제공한다. 범주는 연구의 주요 주제를 나타내며 해당 범주를 가리키는 범주 자료 단계에 도달하려면 모든 자료에서 발견되어야 한다. 따라서 분석 초기에는 관련성을 뒷받침할 만큼 충분한 자료가 없기 때문에 주요 범주를 찾아 낼 수 없다. 초기 개념 중 일부는 범주로 판명될 수 있으며 일부는 그렇지 않다. 한 개념이 하위 개념을 그룹화 할 수 없다면 범주의 단계에 도달하지 못할 수 있다.
7. 이론을 구축하기 위한 구상계획과 마찬가지로 기초가 있어야 한다. 기초가 있으면 건물의 나머지 부분을 지을 수 있다. 하위 개념이 기초를 제공하며, 이들은 하위 개념의 그룹을 통합하는 공통 요소를 나타내는 범주를 가리키며 그 범주로 연결된다. 범주 아래

에 배치되면 하위 개념은 범주를 명시하고 구별되며, 범주 내에서 변형을 보여주는 특성 및 범위가 된다.

8. 초기 여러 인터뷰나 관찰에 대한 상세한 분석 수행은 연구자가 자료에 접근할 수 있게 해주며, 민감성을 개발하고, 연구에 대해 잘 이해할 수 있게 한다. 일단 추진력이 확립되면 분석은 스스로 수립한다. 연구에 대한 아이디어는 흥미 있는 발견이 되고, 분석은 훨씬 더 빠른 속도로 진행된다. 연구자가 작업할 수 있는 개념이 있기 때문에 분석이 훨씬 더 빨리 진행된다. 자료의 의미가 더 명확해져 모든 단어나 문구를 비교하거나 브레인스토밍하는 것이 더 이상 필요하지 않다. 후속 분석은 세부사항을 보충하고 정교화하는 문제이므로 지나치게 부담이 되지 않는다.

9. 문맥, 과정 및 통합을 나타내는 것은 이론의 설명 능력을 증대하고 연구 분야와 관련된 상황에 대한 적용 가능성을 높이기 위해 근거이론을 수행할 때 필요한 분석의 관점이다.

10. 사건은 자연에 존재하는 것뿐만 아니라 사람과 집단에 영향을 주는 조건이나 상황을 초래한다. 사건이나 상황은 무엇이든지 될 수 있다. 예를 들어, 어린이들에게 대수학을 가르치거나, 아름다운 조각품을 만들거나, 공원에서 가족이나 기업 소풍을 주선하거나, 장애나 질병을 앓고 있거나 도시의 재정 부족이나 사업의 미래에 대한 즉각적인 결정을 내리는 것일 수도 있다. 상황이나 사건과 관련된 사람들이 의미를 부여한다. 그 의미는 문제가 있거나, 관리되어야 하거나, 도달해야 할 목표가 포함될 수 있다. 상황이나 사건과 관련된 사람들은 그것에 의미를 부여한다. 그 의미는 문제가 있거나, 관리되어야 하거나, 도달해야 할 목표가 포함될 수 있다. 사람은 조건이나 상황을 수동적으로 받아들이지만 사려 깊고 반응이 빠른 존재는 아니기 때문에 문제를 해결하고 상황을 제어하며 결과를 도출하고 목표를 달성하기 위해 어떤 형태의 작용-상호작용을 취한다. 맥락에 대한 자료를 분석할 때 연구자는 사람이 취한 작용과 상호작용에 대한 이유를 찾는다. 그러나 사람들은 이러한 조건의 함축을 느낄지라도 행동할 수 있는 능력을 촉진하거나 제한하는 조건의 범위를 인식하지 못할 수 있다. 예를 들어, 베트남 전쟁에 관한 시범 연구 프로젝트에서, 이번 전쟁의 교전 규칙에 대한 정치적 이유가 있었다는 것을 확인했다. 전투원은 규칙을 만드는 사람들의 정치적 동기나 규칙의 특성을 알지 못했을 수도 있지만, 방어적인 작용-상호작용을 할 수 있는 능력에 제한을 두었기 때문에 그 규칙이 그들의 생존을 위협한다고 느꼈다. 작용-상호작용은 개인의 능력, 동기 부여, 지식수준, 환경적 요소, 문화적 관행 및 금기, 경제 및 정치적 요인 등과 같은 조건들로 제한되거나 촉진될 수 있다. 분석가로서 우리는 사람들이 자신의 작용-상호작용의 이유뿐만 아니

라 문제 상황을 만들어내는 광범위한 조건과 작용, 상호작용을 취하는 사람들의 능력을 촉진하고 제한하는 요소를 이해하고자 한다. 이 설명을 우리의 설명(항상 가능한 시간과 재료의 한계 내에서)에 맞추면 우리 이론의 설명력이 증가된다.

11. 결과는 또한 그들의 기대가 종종 계획이나 전략적 행동을 취하기 전에 사람들이 만드는 계산의 일부라는 의미로 맥락에 들어간다. 결과는 또한 행동의 결과이며, 종종 다음 행동 및 상호작용으로 이어지는 조건의 일부가 된다.

12. 과정은 작용–상호작용의 적응적인 변화를 나타내며, 작용–상호작용은 순서대로 발생한다. 짧은 시간이라도 시간이 지나면 작용–상호작용의 맥락을 구성하는 조건이 바뀔 수도 있다. 조건 변경은 외부 사건 또는 교류순서 중에 발생할 수도 있다. 조건이 변함에 따라 작용–상호작용은 변화하는 환경에 대한 작용–상호작용을 맞추는 것과 같은 원하는 결과를 가져오기 위해 변경되어야 할 수도 있다.

13. 통합이란 핵심개념을 중심으로 범주를 엮는 것을 의미한다. 핵심개념은 연구자가 연구의 주요 주제를 결정한 것을 의미한다. 핵심범주는 각각의 경우에 어떤 형태로 존재해야 한다.

14. 메모와 도표는 분석의 저장소이다. 메모는 시간이 지남에 따라 더욱 추상적이고 복잡해진다. 메모는 범주의 다양한 특성 및 범위를 파악하고 범주 간 가능한 관계를 기록하는데 중요하다. 그리고 이론적 표본추출을 위한 아이디어가 포함되어 있으며 연구자가 정직하고 현실감 있게 유지한다. 도표는 연구자들에게 개념에 대해 작업하도록 강요하며 "논리의 공백이 어디에 존재하는지 보여준다." 연구결과 작성 시 연구자가 필요한 모든 정보가 메모와 도표에서 발견된다.

15. 근거이론 연구에서 연구 설계가 미리 확립될 수 없는 이유는 분석에서 파생된 개념이 연구를 주도하기 때문이다. 개념에 근거한 표집방법을 '이론적 표본추출'이라고 한다. 이론적 표본추출의 목적은 속성과 차원 측면에서 범주를 최대한 개발할 수 있는 기회를 극대화 할 수 있는 사람과 장소로 찾아가는 것이다.

16. 연구는 모든 범주가 완전히 포화 상태가 될 때까지 완료되지 않는다. 너무나 자주, 포화 상태는 잘못 해석되어 분석이 조기에 중단된다. 범주의 수가 적은 것은 충분하지 않다는 것이다. 범주들의 상당한 개발과 통합이 이루어져야 한다.

17. 상세한 분석을 진행하기 전에 연구자는 여백에 글을 쓰려는 충동에 저항하며 문서를 읽는 것이 중요하다. 이것은 연구자가 전체 인터뷰 또는 관찰의 심상을 갖도록 하기 위해 수행된다. 더 큰 그림을 염두에 두지 않고 연구자는 몇 마디 또는 문구에 너무 몰두할 수 있다.

18. 일단 연구자가 문서를 읽으면 개념을 생성하고 정교화하는 과정을 시작할 수 있다. 이 작업을 수행하는 좋은 방법은 문서에서 자연스럽게 나눠는 부분을 찾는 것이다. 때로는 인터뷰 대상자가 주제에 대해 계속해서 언급하기 때문에 분석가는 너무 부담되지 않도록 임의로 휴식을 취해야 할 수도 있다. 일단 분석가가 작업할 영역을 결정하면 두 가지 접근 방식 중 하나를 선택할 수 있다.

19. 연구자는 잠시 물러서서 더 넓은 관점을 취하며 다음의 질문들을 할 수 있다. 자료의 이 부분에서 더 큰 의미를 가지고 진행되는 것은 무엇인가? 주요 아이디어 또는 활동은 무엇인가? 일반적인 의미에서 무엇을 말하려고 하는가? 때로는 '자료에서 진행되고 있는 작업'이 명확하지 않다. 이것은 코딩이 '고정 관념을 깨는 것'을 필요로 하는 때이다 (Wicker, 1985). 이것은 연구자가 연구에서 발견하기를 기대하는 것과 자료가 스스로 말하게 하는 것에 대한 선입견을 한 쪽으로 제쳐두는 것을 의미한다.

20. 두 번째 방법은 처음부터 시작하여 진정한 귀납적 접근 방법을 취하는 것이다. 이 방법은 줄단위 분석(line-by-line analysis)이라 한다. 이는 자료가 명확하지 않거나 연구자가 자료에서 새로운 것을 발견하는 데 어려움이 있는 경우, 즉 자신의 선입견이나 편향으로 인해 단어를 이해하지 못하는 경우에 특히 유용하다.

21. 보통 연구자들은 방금 제시된 두 가지 접근법, 즉 문서의 일부분에 대한 상세한 분석을 수행하고 5장에서 지적한 분석 전략 중 일부를 조합하여 사용한다. 문서의 다른 부분에서 연구자는 한 부분을 가져 와서 추상적인 의미에서 진행사항을 살펴보며 개념을 생각해 내고 개념에 맞추어 코딩을 한다.

22. 일단 연구자가 자료의 한 부분에서 표현되는 주요 개념에 대해 이해하면, 다음과 같은 일련의 질문을 함으로써 그 부분에 대한 상세한 분석을 시작할 수 있다. "행동은 무엇인가?" "누가 그것을 하고 있는가? 언제? 어디에서? 어떤 방법으로? 왜?"와 같은 질문을 한 다음 각 응답에 개념적인 명칭을 부여할 수 있다.

23. 분석가가 사용했던 실제 절차는 자료의 본질 또는 의미를 식별하는 작업만큼 중요하지는 않다. 이전 장에서 다루었던 분석 전략은 도구일 뿐이다. 연구자들의 가장 훌륭한 도구는 그들의 마음과 직감이다. 최선의 코딩 방법은 긴장을 풀고 마음과 직감이 일하도록 하는 것이다.

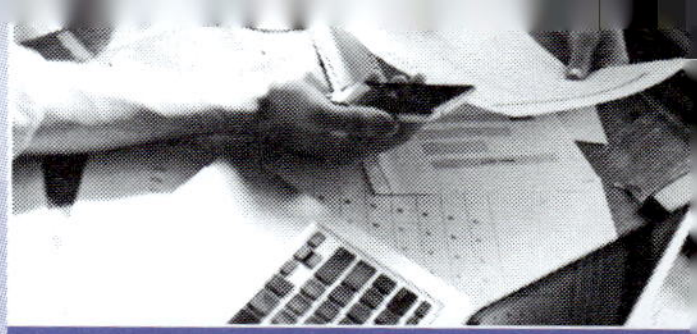

CHAPTER 12

개방코딩

개념 확인하기

Open Coding–Identifying Concepts

개념을 개발하기 위해 내가 가장 좋아하는 방법은 실증 자료와 계속 대화하는 것이다. 개념은 자료를 요약하는 하나의 방법이기 때문에, 요약하고자 하는 자료에 따라 조정하는 것이 중요하다.

표 12.1 핵심 용어

범주(Categories): 분석가가 하위수준의 개념을 묶어 놓은 상위수준의 개념으로 하위수준의 개념은 하위범주(subcategory)가 된다. 범주는 때때로 주제로 불리기도 한다. 범주는 관련 현상을 대표하고 분석가로 하여금 자료를 축소, 결합, 통합할 수 있게 한다.
코딩(Coding): 개념이 자료의 해석된 의미를 나타내도록 설명하는 것이다.
개념(Concepts): 자료의 해석된 의미를 나타내는 단어들. 연구자로 하여금 '원 자료'와 공통적인 의미나 특성을 가지는 다른 '원 자료'를 묶을 수 있게 하는 개념적인 이름(예: 새, 연, 비행기와 같이 비행을 공통적으로 가지는 단어들). 이는 분석가가 작업해야 하는 원 자료의 양을 줄여준다.
차원(Dimensions): 속성 내의 다양성. 차원은 개념에 특수성과 범위를 부여한다.
속성(Properties): 개념을 정의하고 기술하는 특성. 예를 들어 비행은 기간의 속성을 가진다. 비행기간은 비행하는 물체에 따라 긴 것부터 짧은 것의 다양성을 가진다.

이 장을 시작하기 전에 2부의 서론에 있는 근거이론방법론을 복습할 것을 제안한다. 복습을 한다면 지금까지 본 열한 개 장의 요점들에 대해 상기하게 되고 베트남 연구 자료를 분석하는 데 있어서 내가 하는 작업이 명확하게 느껴질 것이다.

유의사항

본 장을 읽을 때 다음 사항에 유의해야 한다.

- 분석이 용이하도록 자료를 나누기
- 가능한 의미에 도달하도록 자료에 대해 브레인스토밍하기

- 의미를 나타내도록 개념을 묘사하기
- 개념의 수준을 구분하기
- 비교분석 적용하기, 질문하기, 그 외 다른 분석기술 사용하기
- 일부 개념들을 개발하도록 시작하기
- 분석 과정의 일부로 메모 작성하기
- 이론적 표본추출 사용하기

분석: 첫 번째 인터뷰

이 연구 프로젝트는 우리가 작업하는 방식을 보여준다. 다른 연구자들은 다르게 작업할 수 있다는 것을 명심해야 한다. 이번 장과 다음 장에서는 다음과 같은 방식으로 분석을 제시할 것이다.

1. 원 자료의 일부분이 제공될 것이다. 이 자료는 분석의 출발점으로 쓰일 것이다. 자료를 분석하면서 생각한 것은 메모를 사용하여 설명할 것이다. 각 메모의 윗부분에는 작업한 자료에 대한 나의 해석을 나타내는 개념이 있을 것이다. 다른 연구자들은 다른 해석을 하거나 나의 해석에 동의하지 않을 수 있다. 이 부분에서는 중요한 것은 내가 말하는 모든 것에 대해 이의를 제기하지 말고, 내가 거치는 과정을 잘 살펴보는 것이다. 때때로 분석의 초기단계에서 부여한 개념은 자료에 대해 다시 생각하고 분석의 깊이가 깊어지면서 바뀔 수 있다.
2. 다음으로 자료를 분석하는 동안 내가 생각한 것을 반영하는 메모를 보여줄 것이다. 독자들은 모든 메모를 자세히 읽을 필요는 없다. 중요한 점은 분석의 깊이가 어떻게 더 깊어지는지 감지하는 것이다.
3. 각각의 메모에는 번호와 날짜가 적혀 있고, 개념이 제목으로 달려있다. 분석가는 항상 가능한 가장 모호한 개념을 생각해내어 해당 개념이 한 사건이나 한 명의 참여자 이외의 다른 경우에도 적용될 수 있기를 원한다.
4. 일부 메모는 다른 메모보다 길다. 첫 번째 인터뷰의 첫 번째 분석이라는 것을 기억하자. 메모는 연구가 진행될수록 더 정확해지고 복잡해지며 길어질 것이다.
5. 주기적으로 나는 방법론적 노트를 통해 우리가 무엇을 하고 있고 왜 했는지 설명할 것이다.

참여자 1과의 전체 인터뷰 내용을 보고 싶다면 부록 B를 참조하면 된다.

메모 1

2006년 6월 10일

개념: 군 입대 시점에서 자아찾기

원 자료

나는 매우 애국적이고 신을 경외하며 신앙심 깊은 중산층 가정에서 태어났다. 우리 가족은 언제나 화목했고 여전히 그러하다. 나는 남자 형제 3명과 여자 형제 1명이 있다. 아버지께서는 돌아가셨고 어머니께서는 80대에 돌아가셨다. 적어도 1년에 한 번 가족이 모인다. 나는 16살에 집을 떠나 몇 년간 시시한 일을 했다. 뭐, 꼭 시시한 일이라고는 할 수 없지만 보수가 적었다. 나는 병원에서 조무사로 일하면서 간호사에 대해 알게 되었고 간호사가 되기로 결심하였다. 간호사 면허를 처음 취득했을 때 나는 21살이었다. 나는 올해 50살이고, 간호사로서 오랜 경력이 있다. 이 이야기는 60년대의 일이다. 나는 X시의 퇴역군인 병원에서 1년간 일하며 전쟁에 참전했던 퇴역군인들에 대해 처음으로 알게 되었다. 그곳에는 주로 1차 세계대전 세대인 노년층, 2차 세계대전 세대인 장년층, 그리고 몇 명의 한국전쟁 퇴역군인들이 있었다. 나는 그들이 이야기해주는 경험들을 흥미롭게 들었고, 1966년 정부가 최종적으로 베트남에 개입하기로 결정하고 많은 사람들과 물자를 보낼 때, 자원입대했다.

원 자료에 대한 메모 분석

방금 본 자료에서 참여자는 자신의 배경과 과거가 어떠했고, 왜 입대했는지에 대해 설명을 하고 있다. 그렇지만 이러한 자료는 중요하다. 참여자는 입대하기 전의 삶에 대한 이야기로 인터뷰를 시작한다. 나는 인터뷰 현장에 없었기 때문에 그가 왜 그런 방법으로 시작했는지 확신할 수 없다. 아마도 인터뷰 시작 전 Strauss로부터 이러한 정보를 말해달라고 부탁받았을 것이다. 아니면 참여자 자신이 느끼기에 이야기를 시작하기 전에 멍석을 깔고, 지금과 비교하여 과거의 자신에 대해 설명하는 것이 필요하다고 생각했을 수 있다. 나는 이 문단의 핵심 개념을 '자아 찾기와 자원에 대한 결정을 설명하기'로 개념화할 것이다. 같은 문단에 여러 하위개념들이 존재하는데, 이를 통해 그가 실제로 전쟁에 가기 전에 그에게 있어 참전이 갖는 의미를 엿볼 수 있다. 여기서 참여자는 '전쟁 전의 자신'에 대해 이야기하고 있다. 베트남에 간 후 '자아 찾기'를 다르게 할 수 있고, 참여자가 회상을 하면서 당시에 대한 생각이 달라지기 때문에 이러한 구분을 하는 것이 필요하다. 자아 찾기 또는 설명의 일부인 다른 개념들은 '가정 배경'으로 '중산층', '신앙심 깊은', '신을 경외하는', '화목한', 그리고 특히 '애국적인'과 같은 상세한 설명을 포함한다.

'애국심'은 향후 탐색이 더 필요한 흥미로운 아이디어이다. 베트남에서 싸웠던 모든 사람들이 애국심이 있어서 그리 했을까 의구심이 있다. 베트남 전쟁 동안 징병제는 여전히 행해지고 있었다. 내가 생각하기에 애국심에 대한 이야기의 중요함은 참여자가 나중에 국가와 애국심에 대해 냉소적이게 되었다는 부분에서 나타나는 것 같다. 입대 당시 그는 국가와 애국심이라는 관념에 몰입해 있었다. 애국심을 통해 그에게 있어서 전쟁의 의미란 국가가 당신이 부를 때 응답하는 것임을 엿볼 수 있다.

또 다른 가능한 개념은 '전쟁까지의 여정(path to war)'으로 그를 베트남으로 이끈 것들에 대한 이야기이기 때문이다. 자신의 위치 찾기보다 '전쟁까지의 여정'이 더 나은 개념이라고 결론내릴 수도 있다. 지금으로서는 확실하지 않기 때문에 '전쟁까지의 여정'을 '자아 찾기'에 포함할 것이다. '전쟁까지의 여정' 아래에 있는 개념들은 전쟁 이야기를 들은 것, 간호사인 점, 자원입대(나중에 언급하고 싶은 개념), '6주간의 놀라운 사건'이 된 것, 장교가 된 것과 전쟁 지역으로 신속히 배치된 것을 포함한다. 그의 '경로(path)'에는 '바로(straight)'와 '빠르게(quick)'의 차원이 있다. 당시 군 입대에 대한 내부갈등이나 전쟁 자체에 대한 부정적인 느낌에 대한 기색은 없다.

방법론적 노트

이전에 주어진 메모에는 내가 첫 번째 문단의 주제라고 생각하는 '찾기(locating)'라는 주요 개념이 있다. 메모를 작성하기보다 여백에 라벨을 붙여서 자료를 분석한다면, '위치 찾기'의 경우 해당 자료의 옆에 있는 여백에 '위치 찾기'라고 쓰고, 같은 문단에 있는 개념들에 대해서도 그렇게 할 것이다. 연구자가 자료를 분석하는 방식은 개인적인 문제이고, 자신에게 가장 편한 방식으로 해야 한다. 나는 메모를 작성하여 분석을 하는데, 단지 자료에 라벨을 붙이는 것에서 더 나아가 개념을 찾아내고 발전시키는 방식으로 분석하기 때문이다. 이 자료의 경우, 나는 '자신의 위치 찾기'와 관련 하위개념들('가정배경', '애국심', '전쟁까지의 여정') 사이의 연결점을 찾는다. 그리고 중요한 점은 개념의 상위개념과 하위개념으로 부르지만 상위와 하위라는 점이 중요한 것이 아니라는 것이다. 내가 '하위' 개념이라고 부르는 개념들인 '가정배경', '전쟁까지의 여정', 그리고 '애국심'은 '찾기'의 수식자(qualifier) 또는 확장자(extender)이다. 이 개념들은 자신의 위치 찾기의 속성이고 차원이며, 참여자가 전쟁에 나가기 전의 찾기에 대해 설명한다. 초보 분석가들이 하는 실수는 개념의 레벨들을 구분하지 못하는 것이다. 개념에 라벨만 붙이고, 분석과정 초기에 개념을 개발하지 않는다. 개념 목록만 있고 어떤 개념들이 상위개념이고 어떤 개념들이 상위개념들을 묘사하거나 속성으로 분류되는지 구분하지 못한다면 향후 개념을 발전시킬 때 해야 할 일이 더 많아진다.

상위개념들은 자료에서 표현된 주요 아이디어나 주제를 나타낸다. 연구자가 다음 인터뷰를 분석할 때 비슷한 자료에 붙일 이름이 생긴 것이다. 다음 인터뷰를 분석할 때 연구자는 두 인터뷰 자료를 비교하면서 이 사람 또한 '자아 찾기'를 하고 있다고 말할 수 있다. 다음 사람이 '자아 찾기'에 대해 말하는 부분에서 첫 번째 인터뷰 자료와 다르거나 비슷한 부분은 무엇이며 '자아 찾기'라고 명명한 개념을 더욱 발전시킬 수 있는 부분은 무엇인가? 예를 들어 새로운 참여자가 "징집되기 전에 나는 항상 문제아였고, 나의 가족을 슬프게 했기 때문에 입대는 나와 가족을 위해 최선의 방법이었다." 라고 말할 수 있다. 아니면 "내가 자원입대한 이유는 집에 저축해놓은 돈이 적어서 입대가 대학에 갈 수 있는 돈을 마련하는 유일한 방법이었기 때문이다."라고 말하거나 "나의 가족은 이민자 가족이고, 나의 새 국가를 위해 무엇인가 하고 싶었고, 그래서 자원입대했다." 라고 말할 수도 있다. 각각의 경우 참여자는 '가정배경'의 개념에 있는 차원들의 다양함을 보여주고 '자원'한 이유를 말하면서 입대 전 '자아를 찾고' 있다. 개념들에 있는 차원의 다양함을 찾는 것은 이론의 밀도를 높이고 이론으로 하여금 차이를 설명할 수 있도록 돕는다.

이번 자료영역에서 '자아 찾기'는 '입대 시점'으로 정하는 것과 같이 더 자세히 수식될 수 있다. 분석가는 인터뷰 전반에 걸쳐 이 개념을 유념하면서 전쟁 전, 전쟁기간, 그리고 전쟁 후 기간 동안 참여자가 어떻게 '자아'를 '찾는지에 대한 판단을 통해 '자신'이 전쟁 후 어떻게 변화하는지 판단할 수 있다. 분명히 하자면, '자아 찾기'는 참여자가 자신을 어떻게 인식하는지에 대한 디테일을 이야기할 때 참여자가 어떻게 말하는지에 대한 분석가의 해석이다.

메모 2

2006년 6월 10일

개념: 전쟁 경험: 비전투원이 되는 것 vs. 전투원이 되는 것

원 자료

나는 베트남에서의 대부분의 시간을 이동하거나 후송병원에서 일하며 지냈다. 우리는 헬리콥터를 타고 전방 응급치료소에서 사람들을 후송하곤 했는데… 특별히 정해진 경계선이 없어서 뭐라고 말하기는 어렵다. 경계선은 하루에도 두세 번씩 변경되었지만 전방 응급치료소는 분쟁지역에 있었다. 우리는 가장 심각한 부상병을 75마일 정도 떨어진 사이공으로 후송했고, 덜 심각한 부상병들은 25~30마일 정도 떨어진 후송병원으로 후송했다.

메모

이 문단의 중요한 개념이나 주제는 '전쟁 경험'이다. 자료에 개념적 라벨을 붙여서 분석을 한다면 이 개념을 컴퓨터 프로그램의 코드로 사용하게 될 것이다. 메모를 사용해서 자료를 분석하기 때문에 메모의 앞부분에 그 개념을 쓴다. '전쟁 경험'은 변화, 즉 이전에 참여자가 가정환경에 대해 이야기한 자료로부터의 전환을 의미한다. 이제 참여자는 베트남에서 있었던 경험에 대해 말하고 있다. 그는 간호사였기 때문에 '비전투원'으로 생각될 수 있다. '비전투원'인 점은 '전쟁 경험'이라고 불릴 수 있는 것에 영향을 주는 적절한 변수로 보인다. 비전투원의 경험은 '전투원' 또는 최전선에서 싸우는 군인의 경험과 어떻게 다른지 궁금하다. 비전투원이라는 점은 전쟁 경험으로부터 보호받는 것을 의미하지는 않는다. 이 남성은 내가 개념적으로 '분쟁지역'으로 규정한 전투지역으로 들어가서 75마일 떨어진 '안전지역'으로 부상병을 후송해왔지만, 누군가를 죽여야만 하는 것은 아니었다. '전투원'은 무엇을 의미하는가? 나는 전쟁의 전투원과 비전투원을 이해하기 위해 좀 더 많은 정보가 필요했다. 어쨌든 전쟁에 관한 일반적인 문서자료에서 얻은 지식을 기반으로 비교분석을 할 수도 있다. 전투원이 되는 것은 대체로 '인생이 위험함'을 의미한다. 전투원은 '부상당하고' '죽은' '동료들'을 보게 된다. 전투원은 '전투'에서 '죽이거나' 혹은 '죽임을 당하는' 의식구조를 갖고 있다. 또한 전투원은 적과 접촉하는 동안 계속되는 '공포와 스트레스'를 겪는 것을 의미한다. 전쟁에 있는 것은 '사냥꾼'이 되는 것과 비슷하지만, '사냥꾼'이면서 동시에 잠재적 '먹이'라는 점에 있어서 흥미를 더한다. 이는 서로 이기기 위해 싸우는 폭력적인 비디오 게임 같지만, 전쟁의 경우 '죽임'은 '실제'이다. '적'은 당신을 죽이기 위해 존재하고 당신이 먼저 그를 죽이지 않으면 당신을 죽일 것이다. 실제로 전장에 있어보지 않는 한 전쟁의 의미와 동시에 사냥꾼이자 먹이가 되는 것에서 오는 지속적인 스트레스와 공포를 완전히 이해할 수 없을 것이다.

비전투원들은 잘못된 시간에 잘못된 장소에 있지 않는 한, 전투에 참여하지 않는다. 그들은 적을 죽이기 위해 안전구역에서 나가지 않으며, 그들이 공격받았을 때만 그렇게 한다. 이 특정 비전투원의 업무는 '부상당한 자를 간호'하는 것이었다. 그의 '적을 사격'하는 경험은 '간헐적'이었으며, 대부분 전장에서 부상당한 전투원들을 후송할 때 경험했다.

비전투원이라는 점이 전쟁을 위한 노력에 기여도가 적다는 의미는 아니지만 경험이 다르게 프레임되는 점은 있다. 물론 맡은 역할에 달려 있다. 전장에 있는 위생병들은 전투에 직접적으로 참여하지 않아도 총에 맞고 부상당한다. 내가 읽은 바로는 전쟁 기간 동안 전투원들이 겪는 스트레스와 전쟁 후 겪는 적응 문제의 대부분을 베트남으로 갔던 많은 간호사들이 똑같이 경험했다고 한다(Moore, 1992; Smith, 1992; Van Devanter, 1983). 이러한 비교를 바탕으로 나는 '전투원'에 대한 이론적 표본추출을 하였다.

방법론적 노트

이전 메모의 서두에 새로운 개념이 있다. 첫 문단과 두 번째 문단을 비교한 결과, 주제들이 확실히 달랐다. 이번 자료에서 그는 베트남에서의 실제 경험을 이야기하고 있고, 따라서 '전쟁 경험'의 시작부분으로 개념화된다. 이 개념은 연구에 참여한 모든 사람들이 전쟁 경험이 있기 때문에 좋은 개념이고 사람마다 약간씩 다르기 마련이다. 메모는 하위수준 개념들을 묘사하는 동시에 탐색적인데, 그 이유는 질문에 답을 하기보다는 더 많은 질문을 끌어내기 때문이다.

분석 전략들 중에 '만약 그랬다면 (what if)' 전략은 비교하고 질문하는 것에 추가로 '전투원과 비전투원의 차이는 무엇인가?'라는 비교하는 질문을 하도록 이끈다. '전투원'과 '비전투원'을 비교함으로써 이 참여자의 경험은 두드러진다. 내가 이러한 비교를 할 때 '전투원'에 대한 자료는 갖고 있지 않았다. 나는 일명 '이론적 비교'를 해야 했다. '이론적 비교'에서 분석가는 한 개의 자료를 다른 자료와 비교하는 것보다는 경험이나 일화를 바탕으로 비교를 한다. '이론적 비교'에서 나온 '전투원'에 관한 아이디어는 연구에 쓰이지 않을 것이다. 이 기술은 '비전투원'의 의미에 관해서 자료의 의미를 더 자세히 서술하는 데만 사용된다. 더 중요한 것은 이러한 '이론적 비교'를 하면서 '전투원'에 대해 더 많이 생각하고 더 알고 싶어졌다는 것이다.

메모 3

2006년 6월 10일

개념: 일반적 메모: 군대 체계

메모

이 메모는 특정한 원 자료와는 관련이 없고 메모 2를 작성하는 동안 생각한 것을 메모한 것이다. 부상병은 부상의 정도에 따라 다른 곳으로 후송된다는 문장을 읽으니 군대는 '규칙'과 '방식'의 '거대한 체계'라는 생각이 다시금 들었다. 군대는 군인들과 공급품을 곳곳에 수송하고, 질병이 있거나 부상당한 군인들을 치료하며, 부대에 식사를 제공하고, 무기를 공급하고, 공격 계획을 세우는 등의 일을 해야 한다. 군대에서는 모든 행동에 정책, 방식, 그리고 체계가 있다. 또한 엄격한 규율은 단체의 안녕을 위해 필수적이다. 그 외의 다른 방법으로 어떻게 젊은이들로 하여금 나가서 적을 쏘거나 저격당하도록 할 수 있겠는가? 군인들은 명령이 잘못되었거나 이치에 맞지 않아도 반드시 복종해야 한다. 전쟁을 해 나가는 방식은 상상을 초월한다. TV에서 최근의 이라크전을 보고, 오로지 전쟁을 벌이고 지원하기 위해 설립된 군대체계가 있다는 것을 알게 되었다. 군인들이 없다면 전쟁은 없을 것이고, 이러한 지원 없이는 군인들이 전투하지 못할 것이다. 나는 군인들이 전쟁을 어떻게 생각하는지가 지원체계로부터 도움을 받는 정도와 그들이 자신이 싸우고 있는 전쟁에 대해 어떻게 생각하는지에 의해 설명될 수 있다고 본다. 헬리콥터나 보충 부대와 같은 지원체계가 필요할 때 제공되는가? 보급품이 제공되는가? 전쟁 사이에 휴식시간을 가질 수 있는가? 부상당한 경우 적절한 간호를 받는가? 첫 번째 참여자가 이런 전체적인 그림에 들어온 것은 이때이다. 그는 부상병을 간호하는 지원체계에 속해 있었다.

방법론적 노트

메모를 볼 때 자료와 연구자 사이에서 일어나는 정신적인 대화 또는 브레인스토밍에 주목한다. 메모에서 나는 질문을 하고 비교를 하며 아이디어를 내놓는다. 자료와의 대화는 지루하고 때때로 두서없지만, 이는 사고과정을 자극하고 자료를 더 수집하는 이론적 표본추출을 하도록 탐구를 안내하기 때문에 분석에 있어서 중요하다. 그리고 무엇보다도 분석가로 하여금 자료 속으로 들어가 본능적으로 자료를 느낄 수 있도록 도와준다.

연구자들은 연구 주제에 대해 매우 강한 호기심을 가지고 있지만 그에 대한 경험은 거의 없다. 전쟁에 나가는 것, 또는 '전쟁 경험'이 무엇인지 이해하기 위해서 분석가는 참여자의 말을 통해 그 경험에 대한 느낌을 가져야 한다. 분석이 '강제된' 것으로 보이지 않는 것에 주목하면 된다. 질문하고 비교를 하는 것은 자료를 가지고 작업할 때 자연적으로 일어난다. 분석가가 다른 사람의 경험을 완전히 이해할 수 없을지라도 연구자가 자료와 작업을 많이 할수록 의미에 더 민감해진다. 또 다른 요점으로 내가 큰 팀에서 작업할 때, 팀 구성원들이 서로 비슷한 논의를 하곤 했다. 팀으로 작업하면 재미있다. 다른 사람의 아이디어들은 사고를 하도록 자극하고, 곧 모든 사람들이 참여해서 분석이 진전된다. 팀으로 작업할 때, 생각을 상호 자극하여 분석이 더 빨라지는 것 같다. 이때 누군가는 '서기(note keeper)'를 맡아서 메모를 작성하는 것이 중요하다.

메모 4

2006년 6월 11일

개념: 자아 찾기: 의미를 찾기 위해 노력함

원 자료

가만 보자……. 나는 21살로 꽤 젊었고 애국심이 매우 강했으며, 열정적이었으며 우리가 거기에 있으며 그렇게 할 모든 권리가 있다고 생각했다. 대부분의 군인들이 적에 대해 항상 느끼는 것처럼 나도 강한 반 베트남주의자였다.

메모

여기서 참여자는 또 다시 자신의 입대 및 베트남에 가기로 한 결정에 대한 의미를 찾고 있다. 그는 다음의 특성으로 애국적이고, 열정적이며, '거기에 있으며 그렇게 할 모든 권리가 있다'고 생각했다. 적에 대해 '군인들은 그렇게 느껴야 하기' 때문에 그는 '반 베트남주의자' 였다. 이러한 진술을 하는 동안 그는 과거를 회상하며 왜 입대했는지 마치 연구자뿐 아니라 자신에게도 설명하려고 노력하는 것처럼 보였다. 하지만 이러한 '자아 찾기'는 매우 중요한 점을 나타낸다. 전쟁 참가자의 관점에서 그 경험을 이해하기 위해 연구자는 오직 과거를 회상하며 자신이 어땠는지 설명하는 참여자의 관점에서 볼 수밖에 없다. 인터뷰를 하는 시점에서 참여자의 경험과 전쟁에 대한 시각은 당시 그들의 느낌과 다를 수 있다. 베트남에 갔던 시점과 인터뷰가 진행된 시점 사이에 이 사람은 전쟁을 다른 시각으로 보게 되었을 수도 있다. 인터뷰의 후반부에 그는 중요한 말을 했다. '사는 동안'에는 경험을 평가하기란 어렵다. '사는 동안'의 경험과 '회상하는' 경험이 있다. 과거를 돌아볼 때 비로소 우리의 행동과 경험들이 시각이 된다. 회상은 언제나 현재의 지식으로부터 구성된다. 대상자들에 의해 만들어진 또 하나의 가정이 있다. 바로 군인들은 적에 대해 그렇게 느껴야 한다는 것이다. 군인들은 어떻게 느껴야만 하는가? 나는 알 수 없다.

메모 5

2006년 6월 11일

개념: 전쟁의 모순

원 자료

그곳에 있는 동안 나는 양심의 가책과 모순을 느끼기 시작한 것 같다. 하지만 크게 신경 쓰지 않았다. 너무 많은 일들이 일어나고 있었기 때문에 그것에 대해 많이 생각할 수 있는 여유가 없었다. 그리고 잘 모르겠지만 내가 무엇을 하는지 돌아보고 평가하지 못하도록 하는 일종의 무의식적인 메커니즘이 아니었을까 한다. 내가 원하지 않았기 때문인지 아니면 선택하지 않았기 때문인지 모르겠다. 잘 모르겠다. 어떤 일을 하고 있는 동시에 그 일에 대해 평가를 하는 것은 어렵다.

메모

대상자가 전쟁에 대한 태도를 바꾸게 된 계기가 된 '양심의 가책'을 처음 느낀 것은 '베트남전 경험' 동안이었다. 그에게 어떤 일이 일어나면서 전장에 들어간 순진한 젊은이에서 영화에서 보던 전쟁이 전부가 아니라는 것을 알게 된 사람으로 바뀐 것이다. 그가 모순적이라고 생각했다는 사건들이 '양심의 가책'을 촉발시켰는데, 무엇이 모순적이었다는 것일까? 그가 태어난 사회의 도덕적 기준을 의미한 것이라고 추정된다. '모순'이라는 단어는 무엇을 의미하는가? 그는 당시 부상병을 간호하는 '경험 중'으로 너무 바빠서 '양심의 가책'에 크게 신경 쓰지 않았다고 말했다.

메모 6

2006년 6월 11일

개념: 심리적 생존 전략들

메모

이 메모는 예전 현장노트에 썼던 메모이다. 본래 모든 사람들은 도덕적 모순을 다루는 '심리적 전략'을 가지고 있으며, 회피(avoidance)는 그 중 하나이다. 나는 그의 '회피'를 '심리적 생존 전략'이라고 코딩할 것이다. 왜냐하면 참여자 인터뷰 끝에 말한 것처럼 자신이 본 것과 행한 일들에 대해 너무 많이 생각하게 되면 전쟁에서 심리적 그리고 신체적으로 생존하기 어려울 것이기 때문이다. 너무 생각하지 않는 것, 또는 '평가하는 것'에 대해 이야기한다. 그리고 인터뷰 말미에는 그 경험으로 인해 '무뎌지는 것'에 대해 이야기한다. 즉 시간이 지남에 따라 그는 무엇인가에 대해 너무 깊이 생각하지 않는 법을 배운 것이다. 무엇인가에 대한 지속적인 노출은 사람을 무감각하게 만드는 경향이 있고, 그것이 아마도 '무뎌지는 것'의 의미일 것이다. 이제 '회피'와 '무감각화' 두 가지의 심리적 생존 전략이 있다. 이 연구를 계속할수록 더 많은 전략들을 찾게 될 것이라고 확신한다.

메모 7

2006년 6월 11일

개념: '전쟁 경험'에 대한 나의 회상

메모

나는 인터뷰에서 잠시 벗어나 '전쟁 경험'에 대해 개괄적인 메모를 쓰고 싶다. '전쟁 경험'의 속성의 일부에 대해 생각해보고 싶다. 대상자의 전쟁 경험은 "나쁘지만은 않았다(그는 '좋았다'는 말은 하지 않았다)"와 "매우 나빴다"로 나타나는 것으로 보인다. 경험은 '시간이 지나면서' 계속된다. 따라서 개인의 경험은 시간이 지남에 따라 달라질 수 있다. 경험은 '계속되는 것'임에도 불구하고, 주로 젊었던 시절에 일어난다. 따라서 그의 전쟁 경험은 그의 현재와 미래에 잠재적인 결과를 미친다. 이는 한 사람으로 하여금 책임감 있고 자립적이며 능력이 있도록 강제하여 더 빨리 성숙하게끔 만들 수 있다. 부정적인 효과도 있을 수 있는데 특히 그 사람이 다쳤거나 증오에 찼거나 분노하고 엄격한 성격이 되는 경우에 그러하다. 참전한 사람들 대부분은 당시에 어렸고, 처음에는 전쟁에 대해 다소 무지하다. '전쟁에 대한 이미지'는 미화되었고 이야기로 들었거나 책에서 읽은 것이다. 베트남전 이전에는 영화들은 전쟁 영웅들을 칭송하지만 전쟁의 공포를 실제로 보여주지는 않았다. 실제로 전쟁을 경험하면 전쟁의 이미지가 더욱 실제적인 것으로 바뀌게 된다. 그가 전쟁 경험을 그의 일생에서 '이상한' 시간이라고 표현한 것에 대해 나는 아직 혼란스럽다. 아마도 그는 전쟁이라는 것은 군사훈련을 얼마나 받았느냐에 상관없이 그 누구도 대비할 수 없는 초현실적인 경험이라는 것을 의미하는 것 같다. 전쟁에 대해 완전히 이해하려면 '직접 경험해봐야' 한다. 그것은 마치 최악의 악몽에서조차 꿈꿔보지 못한 세계에 들어서는 것과 같다.

메모 8

2006년 6월 11일

개념: 전쟁 문화와 그것의 모순

원 자료

인간의 생명이라는 가치처럼 내가 신성하게 여겼던 많은 것들이… 사라지는 것을 본 것 같다. 1966~1967년까지의 구정 대공세(Tet Offensive)에서 북베트남이 반격하여 대승을 거두었을 때 나는 그 현장에 있었다. 'Cu chi'라고 불리는 마을이 있었는데, 베트콩들이 지나간 자리에는 남베트남인의 시체들이 길을 따라 장작더미처럼 쌓여있었고, 나는 그것을 보고 아무 느낌도 없었던 기억이 있다. 단지 '이봐, 이건 전쟁이잖아!'라는 생각만 들었던 것 같다. 혼란스러웠다. 이전까지는 누군가 죽으면 어쩔 줄 몰라 했기 때문이다. 병원에서 근무하는 동안 누군가가 죽어가고 있으면 매우 걱정되고 속상하기 마련이다.

메모

우리는 "인간의 생명이라는 가치처럼 내가 신성하게 여겼던 많은 것들이… 사라지는 것을 본 것 같다."라는 문장을 읽으며 '전쟁 문화'라고 부르는 것과 그것이 함축하고 있는 도덕적 모순에 놀라게 된다. 그리고 이 문화에서 생활하고 살아남는 것을 강요당할 때 개인적인 변화가 생긴다. 살인과 죽음이 너무 만연했기 때문에 사람들은 이를 규범으로 받아들이기 시작했다. 내가 보기에 '전쟁 문화'는 이 인터뷰의 주요 주제이다. 이는 전쟁의 의미가 생겨나고 작용과 상호작용이 발생하는 맥락 또는 배경이다. 분석을 진행하는 동안 '전쟁 문화'는 한 범주가 될 것이다. 연구를 하면 할수록 '민간 문화(civilian culture)'와는 분명히 다른 '전쟁 문화'라는 개념에 깊은 인상을 받았기 때문이다. 그렇다면 전쟁 문화는 무엇이며, 민간 문화와는 어떻게 다른가? 민간의 문화는 개인이 성장한 사회의 가치, 전통, 신념 및 기준을 아우른다. 이는 매일 우리의 태도와 행동을 규정한다. 전쟁 문화는 무엇인가? 전쟁 문화는 군사체계에 의해 정의 내려진다. 이 역시 그 자체의 규칙과 규범이 있다. 전쟁 문화에서 기능하기 위해서는 민간인의 태도와 신념은 제쳐놓고 새로운 것에 적응해야 한다. 전쟁 문화에서는 적으로 지명된 사람을 쏘는 것은 괜찮다. 전쟁의 목적은 '교전 규칙' 내에서 모든 수단을 이용하여 적을 굴복시키는 것이다. 시민 문화에서는 사람들은 보통 총을 쏘면서 다니지 않으며, 만약 누군가 아프거나 상처를 입으면 그를 살리기 위해 무엇이든 한다. 사회로부터 '교육받은' 가치관을 제쳐놓는 일은 매우 어려운 일이다. 역할을 하고 살아남기 위해서는 어떻게든 민간인의 삶과 전쟁 간의 '불일치를 조정해야' 한다. "이봐, 이건 전쟁이잖아!"라는 말에 모든 것이 담겨있다. 전쟁은 죽음과 파괴를 의미하기 때문이다. 이것은 대상자 그리고 아마도 다른 이들이 민간 문화와 전쟁 문화 간 '불일치를 조정'하기 위해 사용한 '심리적 생존 전략' 중의 하나이다. 나는 또 다른 '심리적 생존 전략'을 알게 되었고, 이는 바로 '상황에 맞추기 위해 도덕적 가치를 재정의함'이다.

메모 9

2006년 6월 13일

개념: 귀향하여 삶을 살아가기

원 자료

나는 그곳에서 1년을 머물렀다. 돌이켜 보면 그렇게 끔찍한 해는 아니었다. 시간은 빨리 흘러갔고 나는 많이 성숙해졌다. 나는 1967년에 돌아왔는데 그때 평화 운동이 시작됐다. 사이공 다음으로 내가 처음으로 도착한 곳은 샌프란시스코 공항이었다. 그들은 우리에게 유니폼을 벗고 민간인의 옷으로 갈아입도록 했다. 왜냐하면 공항에 있는 사람들이 베트남에서 돌아온 군인들에게 이것저것 던지며 살인자라고 불렀기 때문이다. 나는 정말 화가 났다. 나는 그곳에서 좋은 일을 하고 왔다고 생각했는데, 어떻게 우리를 이런 식으로 취급할 수 있는가?

메모

위에서 대상자는 베트남에서 '귀향'으로 전환한다. 이 섹션은 흥미진진하다. 그가 전쟁에서 집으로의 전환을 묘사하기 때문이다. 그의 경우 전환은 꽤 순조로웠다. 그는 베트남에서 계획했던 일들을 하며 지내고 있다. 그가 전후 계획을 세운 이유는 흥미롭다. 그를 붙잡아주고 아마도 그가 생존하는 데 도움을 주었을 것이다. 그는 우리에게 '미래를 계획하기' 라는 또 다른 생존 전략을 제공했다.

그는 집으로 돌아간 후 또 다른 모순을 발견했다는 점을 말한다. 고향에 있는 사람들은 전쟁과 그의 참전에 대해 그와는 다른 관점을 가지고 있었다. 그와 다른 사람들은 나라의 부름에 응답했고 목숨을 걸었는데, 고작 '깨끗하지 못한' 행동을 한 사람으로 취급받는다는 사실이 그를 화나게 하였다.

메모 10

2006년 6월 13일

개념: 환멸감의 증가: 전쟁의 새로운 의미

원 자료

시간이 지나면서 그것에 대한 나의 느낌은 변화하였다. 우리에게 거기에 있었다는 것이 무감각해졌다. 애국심을 잃는 것은 어려우며 포기하기도 어렵다.

메모

이것은 단편적이지만 중요한 정보로, '전쟁에 대해 진화하는 의미'를 잘 엮어서 보여주고 있다. 그가 전쟁에 참전했을 때 그것은 '옳은 일'이라고 생각했고, 그 후 전쟁은 '무의미'한 것이라는 생각을 하기 시작했다. 하지만 그 사이 많은 일이 있었다. 전쟁뿐만 아니라 사회적 불안, 연이은 전쟁들 그리고 에이즈의 출현도 있었다. 전쟁은 그가 눈을 뜨게 했다는 점에서 변화를 위한 촉매제였다. 부상당한 사람들과 죽음이라는 현실은 환멸감의 씨앗을 심었다. 그 후의 사건들은 환멸의 씨앗을 성장하게 하였다. '도덕적 모순'과 '양심의 가책'을 처음 느꼈을 때 변화가 일어나기 시작하며 현재까지 계속되고 있다. '자아 변화'와 '의미의 변화' 또한 이 인터뷰의 주요 테마이다. 내 생각에 환멸감의 일부는 베트남전에서 돌아온 군인들을 괴롭히는 평화시위자들과 참전했던 사람들에 대한 사회의 인식부족으로 생겨난 분노에서 온 것으로 보인다. 게다가 거기에는 젊은이들을 전쟁터에 보냈으면서 동시에 최선을 다해서 싸우지 않은 정부에 대한 분노가 있다. 나는 이러한 분노가 베트남전 참전군인들에게 얼마나 만연해 있는지 궁금하다. 베트남으로 가지 않고도 전쟁이나 정부에 대한 환멸을 느낄 수 있다. 대상자는 감정과 모순이 너무 많이 담겨있는 경험에서 의미를 찾으려 애쓰는 것으로 보인다.

방법론적 노트

나는 바로 전의 메모에서 초보 연구자들이 자주 그러하듯 인터뷰 대상자의 기분을 '태도의 변화' 또는 '애국심을 잃어감'이라고 코딩할 수도 있었다. 그러나 분석가가 노력해야 하는 것은 대상자가 한 말의 본질을 알아내는 것이다. 다시 말해 명확한 것에 초점을 두기보다 드러나지 않은 문제가 무엇인지 이해해야 한다. 우리는 또한 '환멸'이라는 개념에 '전쟁의 의미'라는 개념을 연결시키고 그 의미가 시간과 장소에 따라, 그리고 여러 경험의 결과에 따라 어떻게 발전하는지 묘사한다. 또한 일부 메모들이 '전쟁 경험'과 '심리적 생존 전략'과 같은 두 가지 개념을 어떻게 합치는지도 주목해서 보자. 이는 14장에서 설명될 축코딩의 예로, 두 개 이상의 개념 간의 관계를 보여준다.

메모 11

2006년 6월 13일

개념: 성숙의 디딤돌로서의 전쟁: 자아의 변화

원 자료

내가 생각하기에 나는 그 경험으로 인해 무엇인가를 하고자 하는 동기가 생겼다. 나는 그 당시 아마 스물두 살이나 스물세 살이었을 것이다. 무엇이었는지 기억나지는 않지만 나는 제대 후 하고 싶은 일들을 계획했었다. [군에서의] 기간을 채우기 위해 X로 돌아왔다. 나는 대학에 지원하여 간호학 학사와 석사 학위를 받았다.

메모

참여자는 전쟁 참전이 그로 하여금 공부를 계속하고 인생을 위해 무엇인가 하게 만든 동기를 주었다고 말한다. 그는 인터뷰 말미에 전쟁이 자신을 성숙하게 만든 여러 가지 이유들(책임을 져야 하는 것, 좋은 롤모델이 있었던 것, 그리고 자신이 동성애자라는 사실을 받아들이는 법을 배우게 된 것)을 언급한다(인터뷰의 전문은 부록 B 참조). '그의 일생에서 일 년' 뿐이었던 시간이고, 전체 성장과정 중의 '한 시점'이었을 뿐이다. 나는 전쟁이 그에게 있어서 '전환점'이었기보다는 중요한 '발달상의 이정표'라고 생각한다. 따라서 이 자료에는 '자아 변화'라는 또 다른 과정이 있다. 그의 경우 그것은 성숙의 과정이었다. 전쟁은 자신의 내부에서의 변화를 위한 디딤돌이었던 것이다.

메모 12

2006년 6월 13일

개념: 침묵의 벽

원 자료

나는 매우 바빴다. 파트타임 일을 하며 학교에 다녔다. 너무 바빠서 그 모든 경험에 대해 생각할 수 없을 정도였다. 나는 과거는 뒷전으로 하고 계속해서 삶을 살아나갔다. 이 시점에서는 전쟁이 내 인생에 부정적 영향을 미치지 않았다고 말할 수 있다. 시간이 흐르는 동안 전쟁과 살인에 대한 내 생각이 어떻게 변해 갔는지 잘 모르겠다. 무엇이 변화를 일으켰는지, 성숙하는 과정이었는지, 아니면 전쟁의 온갖 모순을 알게 되고 전쟁의 무익함을 느꼈기 때문인지 잘 모르겠다. 나는 보통 이런 것을 의식하게 하는 상황을 피해 왔다. 베트남에 관한 영화는 절대 보지 않았다. 그런 것들에게는 전혀 끌리지 않았다. 끌리지 않았던 이유는 모르겠다. 나는 베트남에서 알았던 사람들과 친분관계를 유지하려고 노력하지 않았다. 나는 군대에서 나왔다. 그런 것들을 더 이상 원하지 않는다는 것을 알았기 때문에, 나는 나왔다.

메모

이 모든 베트남 경험에서 흥미로웠던 부분 중의 하나는 '침묵의 벽'이다. '전쟁 경험'을 둘러싸고 있는 자신 내부의 벽, 경험을 둘러싼 자신 내부의 벽 그리고 외부세계와의 벽이 있다. 퇴역군인들은 전쟁에 대해 생각하거나 말하는 것을 달가워하지 않는다. 특히 외부인이 있을 때 그렇다. 이 연구의 대상자를 찾고 있을 때 나는 '침묵의 벽'을 경험했다. 대상자가 되어 달라는 요청에 단 한 사람만 동의했다. 어떤 대상자는 나의 요청에 응답했지만 인터뷰는 원하지 않았다. "내 아내에게조차 베트남에 대해 얘기하지 않는데 왜 당신에게 말해야 하죠?"라고 그가 나에게 말했다. 내가 내릴 수 있는 결론은 대다수의 베트남전 퇴역군인들에게 전쟁은 매우 '끔찍한 경험'이었다는 것뿐이다. 게다가 군인들이 제대 후 받았던 대우는 그들을 침묵의 벽 뒤로 더욱 밀어 넣었다. 이 인터뷰에서도 입증되었듯이 그들은 자기들끼리 이야기하지도 않는다. 이 남성은 그의 배우자나 형제들에게도 전쟁에 대해 이야기한 적이 없다. 이 대상자는 '계속 바쁘고', '다른 사람에게 말하지 않고', '베트남에 관한 영화나 책을 읽지 않으면서', 즉 '추억'을 떠오르게 하는 그 어떤 것도 하지 않음으로써 침묵의 벽을 유지했다. 예전에 내가 퇴역군인병원의 수간호사들을 대상으로 연구한 경험에 의하면, 일부 퇴역군인들은 여전히 악몽과 '그 당시 장면이 떠오르는 현상(flashbacks)'에 시달리고 있으며, 일부는 전쟁과 모든 일어난 일들을 잊으려 마약을 하거나 술을 마셨다.

방법론적 노트

이쯤 되면 독자들은 분석을 어떻게 시작하는지와 분석과정에서 메모의 기능에 대해 잘 알게 되었을 것이다. 분석을 시작할 때 모든 개념들과 범주/주제들은 임시적인 것으로 생각되며 이후의 자료에 대비되어 추가, 제거, 또는 수정될 것이다. 다음의 메모들은 모든 인터뷰가 끝난 후에 작성된 것으로 이 시점에서 '전쟁 경험'에 대한 나의 생각을 요약하고 종합한다.

메모 13

2006년 6월 14일

개념: 인터뷰 전반에 대한 인상

메모

며칠간 이 인터뷰 자료를 작업하면서 인터뷰 전반에 흐르고 있는 양가감정에 대해 놀랐다. 그의 말들에서 여전히 전쟁에 대한 분노와 묻힌 감정을 볼 수 있었다. 설명하긴 어렵지만 노력해볼 것이다. 아직 많은 것들이 가려져 있는 것이 느껴지는데, 아마 의도된 것은 아니고 얼버무리거나 좋은 말로 포장된 것 같다. 그가 말하지 않은 것은 아니다. 그는 분명 말했다. 그러나 그가 Cu Chi에서 '시체들이 나무를 쌓아올린 것처럼' 쌓아져 있는 것에 어떻게 반응했는지에 대해 말했던 방식을 말하는 것이다. '이것은 전쟁'이므로 모든 것이 설명되고 이런 일들은 '예상할 수 있는' 것이다. 이 인터뷰는 최근 방송기자들이 이라크 전쟁을 취재한 방식과 유사하다. 불쾌한 부분은 제거되었다. 시청자들은 피, 땀, 공포는 보지 못했다. 대상자는 야전병원에서 근무했고 헬리콥터를 타고 부상자들을 수송하는 임무를 맡았다. 그는 팔다리가 찢겨나간 군인들, 노출된 장기, 수십 개의 시체 운반용 부대 등 끔찍한 것들을 봤음이 틀림없다. 그는 공포와 지속적인 스트레스로 미쳐버린 군인들과 분명히 접촉했을 것이다. 그는 이런 것들에 대해 말하지 않는다. 감정이 빠져있다는 느낌이다. 그는 베트남에서의 경험으로 세상의 일들에 대한 그의 느낌이 바뀌었다고 말하기는 한다. 그가 '무뎌졌다'고 말한다. 그러나 전쟁에 의해 유발된 그대로의 감정들은 깊고 어두운 내면에 봉인되어 있다. 그의 이야기에서는 분노와 죄의식이 느껴진다. 정부가 베트남으로 사람들을 데려갔지만, 정작 '전쟁'이라고 선포하지 않고 전적으로 도와주지 않은 것에 대한 분노이다. '아무것도 해결하지 못한 헛된 전쟁'이었다는 것에 화가 나 있다. 그는 평화시위자들이 이 전쟁을 잘못되었다고 말하는 것에 대해 분노한다. 누군가는 '잘못된 전쟁'이었다고 말하는 것에 자신의 목숨을 바친 사람들이 있다는 것을 그는 알기 때문이다. 그는 조국을 믿고 애국주의와 미화된 이미지에 넘어간 자신에게도 분노한다. 또한 같은 인간이고 다친 '적'에게 더 동정심을 갖지 못하거나 신경 쓰지 못한 데에 대한 죄책감과 분노도 있다. 그에게 베트남전 기념관은 감동적이고 매우 뜻깊다. 그는 목숨을 바친 사람들에 대한 인정을 바랐다. 그는 악단과 청중이 있기를 바랐고, 누군가가 그 전쟁이 의미가 있었다고 말해주기를 원했다. 그러나 그는 그 곳에 혼자 서 있었다. 그가 기념관에서 친구의 형제 이름을 찾아보고는, 모든 감정을 묻고 다시는 돌아오지 않을 것이라고 한 점은 흥미롭다. 인터뷰 말미에서 그가 말한 것처럼 정부는 베트남전을 전쟁이라고 선언하지 않았다. 바로 이 사실이 후에 이루어진 인터뷰들을 흥미롭게 만든다. 나는 그에게서 이런 '회고의 관점'을 본다. 나는 그 당시와 현재에 대한 그의 다른 시각을 통해 전쟁을 본다. 그리고 오랜 시간이 지난 지금조차 침묵의 벽을 깨기란 어렵다는 것을 알게 되었다.

메모 14

2006년 6월 14일

개념: 주제/범주의 요약 메모

메모

우리는 인터뷰에서 다양한 주제와 범주들이 전개되는 것을 보았다.

1. 첫 번째 주제/범주는 '전쟁 문화'이다. 전쟁은 그 자체의 문화가 있으며, 이 문화는 '민

간인'의 행동 규범과 기준과 자주 '충돌'하는 일들이 벌어지는 문화이다. 이런 갈등은 '양심의 가책', 더 낫게는 '모순'으로 경험되었다. 더욱이 전쟁 문화는 초현실적이고, 누군가와는 상관없는 나라에서 일어난다. '적'은 기회가 주어지면 당신을 죽이거나 포로로 잡을 것이다. 전쟁에서 싸우는 군사 체계에 의해 설정되고 강화되는 규칙의 문화로, 모든 군인들이 복종해야 하는 체계이다. 즉 가라는 곳에 가야 하는 때에 가야 하고, 하라는 것을 해야 하는 체계이다. 적과 싸우기 위해 정글로 가라고 하면 두려워도 가야 한다. 전투, 죽음, 파괴의 문화이고, 공포를 이기기 위해 심리적 그리고 신체적 생존 전략을 요구한다. 책임을 지고 생존하는 행동 자체만으로 성숙 과정을 가속화시키는 문화이다. 이러한 제목 아래에 나는 '적', '분쟁지역', '안전지역', '군사 체계', '전투원'과 '비전투원', '심리적 그리고 신체적 생존전략'과 같은 개념들을 포함하고자 한다. 이 시점에서 내가 '변화하는 자아'라고 부르는 주제 또는 범주가 있다. 나는 지금 이 범주를 어떻게 다루어야 할지 잘 모르겠다. 그러나 전쟁 경험에 의해 자아가 점진적으로 변화하는 것과 관계가 있는 것 같다.

애국적이고 열성적인 젊은이가 눈에 띈다. 많은 사람들이 매우 젊었고, 베트남에서의 몇 년간의 경험을 통해 사람은 때로는 더 좋게 때로는 더 나쁘게 변화했다. 우리의 대상자의 경우, 베트남에서의 경험은 성숙의 과정이었다. 이는 자신이 누구인지 깨닫고 미래에 대한 계획을 세우는 데 도움이 되었다. 다른 군인들은 매우 다르게 영향을 받았을 수 있고, 이는 앞으로의 자료에서 보게 될 것이다. 대상자는 '저곳'에 있는 누군가가 자기를 죽이고 싶어 한다는 사실을 깨달으며 빠르게 성장했다. 이 주제에서는 '전쟁으로의 경로', '자아 찾기', '디딤돌로서의 전쟁', '전쟁 동안의 경험', 그리고 '삶을 살아나가기'와 같은 '전쟁 직후의 경험'과 같은 개념을 포함시킬 수 있을 것 같다.

세 번째 주제는 '전쟁의 의미의 변화'와 관련이 있다. 대상자처럼 대부분의 젊은이들은 열정과 전쟁에 대한 미화된 개념으로 가득 찬 상태에서 참전하지만, 결국 이 전쟁의 헛됨에 대해 환멸을 느끼게 된다. '아무것도 변하지 않았고 아무것도 이루지 못하였다.' 이 표제 아래에는 '자원입대', '평화 운동', 그리고 '침묵의 벽'과 같은 개념을 포함시켰다. 나는 이 인터뷰에서 침묵을 본다. 퇴역군인들은 그들의 전쟁 경험에 대해 말하고 싶어 하지 않는다. 전쟁에 대한 책을 읽거나 영화를 보러 가지 않는다. 여기에 나와 있는 침묵의 벽에 대한 이유 중의 하나는 경험의 본질 그 자체이다. 다시 말해 전쟁의 잔인함, 적의 집요함, 많은 죽음과 부상, 특히 그 죽음과 부상의 대상이 동료들이었을 경우, 이를 목격하는 데에서 오는 허탈감 때문이다. 이 경험에 덧붙여, Isaacs (1997)은 군인들이 귀향할 때 그들의 희생과 노력에 대한 인정이 부족하다고 말했다. 다른 전쟁들과는 달리 악단이나 퍼레이드는 없었다. 사실 군인들은 전쟁과 그 곳에서 일어난 파괴에 대해 자주 비난을 받는다. 그리고 우리의 대상자와 같이 일부 군인들은 정부가 전쟁에 적극적으로 나서지 않았다고 믿는다. 정부는 명확한 목적 없이 불분명한 이데올로기적 이유로 공산주의에 대항하는 전쟁으로 사람들을 보내놓고서는 적절한 지원을 해주지 않았다. 정부는 적에 대한 이해가 없었고 그들의 전투력을 과소평가했다.

메모 15

2006년 6월 14일

개념: 이론적 표본추출을 위한 질문과 방향

메모

우리는 인터뷰 코딩을 통해 추후 자료 수집(이론적 표본추출)의 방향을 잡는 데 사용될 수 있는 일련의 질문들을 가지게 되었다. 이 참여자는 군대에 있었고 '비전투원'이었다. 이 인터뷰와 관련하여 모든 분석이 이루어진 후 다음과 같은 한 가지 중요한 질문을 남겨두었다. 전투원의 관점에서 전쟁은 어떠했는가?

방법론적 메모

방법론적 관점에서 위에서 제기된 질문들은 다음 자료를 모으는 데 방향을 제시해준다는 점에서 중요하다. 분석은 '전투원'과 '비전투원'의 개념을 제공한 인터뷰에서 시작하였다. 인터뷰는 비전투원과 이루어졌다. 분석 결과, 그가 전쟁에 대해 "그리 나쁜 경험이 아니었다."고 말한 점에서 그의 경험이 내가 기대했던 것과 여러 면에서 확실히 달랐다. 방법론적 언어를 사용하자면, 그가 '그리 나쁘지 않았다고' 그의 경험을 '입체적으로 표현(dimensionalizing)'한 점이 나로 하여금 '적과 싸워야 했던 전투원에게는 그 경험이 어떠했는가?' '같은 방식으로 경험하고 설명했을까?' '아니면 다른 방식으로?' 같은 질문들을 하게 하였다.

이것이 바로 이론적 표본추출이다. '전쟁 경험'의 개념은 참여자의 언어로 '그리 나쁘지 않은' 것으로 입체적으로 표현된다. 나는 직관적으로 그가 전방에서 실제적인 전투에 참여하지 않았고 사람을 죽이지 않아도 되었기 때문에 그리 나쁘지 않았을 것이라고 추론하였다. 이러한 질문은 전투원이 그들의 경험을 '비전투원'과 같게 혹은 다르게 기술하는지를 확인하기 위해서 전투원에게서 자료를 수집하도록 이끌었다(이론적 표본추출). 그렇게 함으로써 나는 '전쟁 경험'에 대한 이해를 넓히는 것뿐 아니라 '전투원'과 '비전투원' 그리고 '전쟁 경험'에 대한 개념이 서로 어떻게 연관되는지를 보았다.

개념/코드의 목록

이 시점에서 나는 메모에 많은 수의 개념과 코드를 기록한 상태이다. 하지만 이 목록 자체가 중요한 것이 아니라 개념들을 탐색한 메모를 갖고 있다는 사실이 중요하다. 이 개념들은 다음 장에서도 계속해서 다루어지고 발전될 것이다. 또는 새로운 자료를 어떻게 해석하느냐에 따라 이 개념들은 버려지거나 합쳐질 수도 있다. 또한 새로운 메모가 작성되면 더 많은 개념들이 목록에 추가될 것이다.

1. 자아 찾기: 입대 시점
2. 자원입대 vs 징병 vs 징병기피
3. 비전투원이 되는 것 vs 전투원이 되는 것
4. 적군
5. 안전지역과 분쟁지역 혹은 죽음의 구역
6. 군대 체계
7. 전쟁 경험과 모순을 막거나 최소화하기 위한 전략
8. 전쟁 경험
9. 전쟁의 문화와 모순
10. 심리적 생존 전략
11. 적군과 심리적 생존 전략
12. 정서적 경계 풀기
13. 전쟁에서의 도덕적 모순과 심리적인 생존 전략
14. 군대 체계 내에서의 모순
15. 상황을 정상화하기: 또 다른 생존전략
16. 도덕적 모순
17. 귀향과 삶을 살아가기
18. 미국의 실패: 전쟁에 적대적인 환경
19. 환멸감의 증가: 전쟁의 새로운 의미
20. 성숙하는 디딤돌로서의 전쟁: 자기변화
21. 침묵의 벽
22. 침묵의 벽을 깨기
23. 생존
24. 의미를 찾으려 노력하기: 전쟁 기념관에 감

방법론적 노트

이러한 개념들을 나열한 목적은 다음 장으로 넘어가기 전 독자들의 기억을 환기시키기 위함이다. 연구자가 컴퓨터 프로그램을 사용하는 경우, 개념이나 코드 목록은 이미 구성되어 있다. 그러나 개념을 단순히 목록화하는 것은 근거 이론의 핵심이 아니라는 점을 명심해야 한다. 분석에 있어서 중요한 것은 바로 개념에 들어가는 생각과 속성과 차원에 따라 개념을 발전시키는 일이다.

핵심 요약

이번 장은 초기 코딩을 보여주고 있다. 나는 자료를 다룰 수 있는 크기로 쪼개고, 메모에 있는 자료에 대해 생각하고, 그 자료의 의미에 대한 해석을 바탕으로 자료를 개념화하는 것으로 분석을 시작했다. 해석에 도달하기까지 많은 브레인스토밍, 질문, 비교, 사색을 하였다. 입대 시 '자아 찾기'와 같은 개념을 개발하려는 시도도 있었다. 또한 이 시점에서 범주가 입증되지 않고 개발되지 않은 채 남아있더라도 몇 개의 가능한 주제나 범주의 윤곽이 그려졌다. 이번 장에서의 거의 모든 분석은 다음 자료 수집에 대한 방향을 제공하였다. 다음 자료 수집을 안내하는 질문은 바로 이것이다. '전투원'인 점이 '전쟁 경험'에 대한 인식을 바꾸는가? 다음 장에서 이전 분석을 기반으로 하면서 다음 자료를 사용하여 분석을 계속할 것이다. 하지만 다음 장에서는 개념을 찾는 것에서 더 나아가 속성과 차원에 따라 개념 개발에 중점을 둘 것이다.

사고, 글쓰기, 그룹 토의를 위한 활동

1. 본 장의 유의사항으로 돌아가서 코딩한 예를 본다. 예시를 생각해보고 수업시간에 토론해본다.
2. 분석 과정에 대해 메모하고 무엇을 배웠는지 쓴다. 메모에 대해 그룹과 토론해본다.
3. 그룹 멤버나 강사가 제공한 자료, 인터뷰 또는 관찰 등을 분석해본다. 여러 가지 다른 방식으로 분석해본다. 먼저 여백에 개념을 달아보고, 그 다음에는 알맞은 개념 수준에 따라 당신의 생각을 반영하는 메모를 작성한다. 두 가지 코딩 방식의 차이에 대해 토론해본다.

CHAPTER 13

속성 및 차원에서의 개념 개발

Developing Concepts in Terms of Their Properties and Dimensions

연구자 입장에서 독창적이고 알찬 자료 분석은 기민한 질문, 정답을 위한 끊임없는 검색, 적극적인 관찰, 그리고 정확한 회상 등이 요구된다. 자료 분석은 자료를 함께 맞추어보고 명확하게 하며 결과를 선행조건과 연결하고 귀속시키고자 하는 과정이다. 그것은 추측과 검증, 교정과 수정, 제안과 방어의 과정이다(Morse & Field, 1995, pp.125-126).

표 13.1 핵심 용어

비교 분석(Comparative analysis): 사건과 사건의 유사점과 차이점을 비교하는 것이다. 이전에 코드화된 사건들과 개념적으로 유사하다고 발견되는 사건들은 동일한 개념적 명명이 주어지고 같은 코드 아래 놓인다. 코드 내 코드화된 각각의 새로운 사건은 그 코드를 정교화하고 다양성을 초래하는 일반적인 속성과 차원이 추가된다.

개념적 포화(Conceptual saturation): 각 범주와 주제에 대한 각각의 속성과 차원을 전개하고 다양성을 설명하기 위해 충분한 자료를 얻는 과정이다.

개방 코딩(Open coding): 원 자료의 해석된 의미를 설명하기 위해 자료를 분해하고 개념에 대한 윤곽을 기술하는 것이다.

이론적 표본추출(Theoretical sampling): 도출된 이야기 전개와 관련되어 보이는 개념에 근거한 자료수집이다.

이 장에서 우리는 12장에서 시작된 분석을 토대로 베트남 참전용사의 연구에 대한 시범을 계속할 것이다. 이 분석의 단계에서 제시하는 것은 전투원과 비전투원의 베트남 전쟁 경험이 어떤 차이가 있는가이다. 자료 수집과 분석은 다음과 같이 진행된다. 나는 전투원이었던 참여자 2와 3에게 수집한 자료를 비전투원이었던 참여자 1의 자료와 비교할 것이다. 비교는 개념 수준에서 이루어질 것이다. 좀 더 구체적으로 말하자면, 자료는 관리 가능한 부분으로 분류된다. 각 자료의 조각은 면밀하게 검토될 것이다. 만일 두 개의 새로운 인터뷰 자료가 12장에서 분석된 인터뷰 자료와 개념적으로 유사하다면 동일한 개념적 이름으로 코딩될 것이지만 이때 나는 이 개념에 대하여 무엇을 배웠는가도 질문할 것이다. 이것은 속성과 차원의 관점에서 개념을 상세하게 설명하여 개념에 대한 이해를 넓혀준다. 예를 들어, 두 번째 인터뷰에서의 사건이 입력 시점에 '자아 찾기'로 코딩되었다면, 나는 이 참여자가 입력 시점 어디에 있었는지를 알고 싶을 것이다. 나는 입력 시점에서 자아 찾기에 대해 더 많이 배울 것이 무엇인지를 질문할 것이다. 언급된 차이점들은 원래 개념을 상세하게 설명하고 확대하는 데 사용될 것이다. 또한 이전 자료에는 없었던 추가개념을 찾을 것이다.

개념적 흐름을 따라 비교하는 것과 더불어, 추가적인 이론적 표본추출을 유도하는 이론에 기초한 질문을 지속할 것이다. 연구는 분석과 메모작성, 새로운 질문과 좀 더 많은 자료 수집을 유도하는 자료 수집의 끊임없는 과정이다. 이 접근법에서 본래 질문은 분석 중 발견된 것을 고려하여 반복해서 수정된다. 이것은 본래 질문이 연구의 매개 변수를 설정하는 데 중요하지만, 그것은 분석과 연구가 계속 진행될 수 있도록 연구 중에 나오는 질문만큼 중요하지 않다는 것을 의미한다. 전반적인 자료 수집과 분석 과정은 연구자들이 각 범주 또는 주제를 속성 및 차원에 대해 완벽하게 설명하기 위한 충분한 자료를 확보하여 다양성(우리가 개념적 포화라고 의미하는 것)을 충분히 설명할 때까지 계속된다.

첫 인터뷰에 대한 분석을 시작하기 전에, 나는 단지 일반적이고 매우 개방적인 질문만을 가지고 있었다. 그 질문은 "전쟁 동안 베트남에서 복무한 사람들의 베트남 전쟁 경험은 어땠는가?"였다. 나는 연구의 방향을 잡지 못하고 있었다. 첫 인터뷰 자료에서 얻은 자료의 해석이 나를 다음 자료 수집으로 이끌어주었다. 첫 인터뷰의 분석은 전투원과 비전투원과의 전쟁 경험의 차이점에 대한 질문을 가지도록 하였다. 질문이 첫 번째 인터뷰의 분석 후에 조금 더 구체적이라는 점에 주목하자. 나는 전쟁 경험을 조사하고 있는데 비교분석을 통해 전투원과 비전투원을 비교하고 속성과 차원의 유사점과 차이점을 찾는다. 이것은 이론적인 표본추출의 모든 것이다. 의도적으로 사건과 상황을 찾고, 비교를 하면서 그 과정에서 개념을 발전시킨다. 연구를 안내하는 자료를 허용하는 것은 일부 연구자, 특히 초보 연구자에게는 아마도 너무 개방적일 것이다. 일부 연구자와 위원회는 보다 체계적인 접근법을 선호한다. 좀 더 구조화된 접근방식이 반드시 잘못된 것은 아니다. 그러나 연구자가 분석 중에 발생하는 질문에 대한 답변을 자유롭게 찾는다면 개념의 이론적 발전이 일어날 가능성은 더 높아진다. 근거이론은 학습 과정이며, 격려와 시간 및 훈련을 통해 연구자들은 자신들의 본능을 기꺼이 더 신뢰하고 흥미로운 자료들을 따른다.

유의사항

본 장을 읽을 때 다음 사항에 유의해야 한다.

- 개념적 흐름에 따른 인터뷰 간의 자료 비교
- 이론적 표본추출을 통해 추가 개념 개발을 위한 질문하기
- 잠정적인 범주 식별
- 개념에 대한 속성과 차원의 연결

이 장에서 이용된 인터뷰에 대해

이번 장에서 이용된 인터뷰는 12장에서 사용된 것과 다소 차이가 있다. 이 장에서 나는 '비구조적 인터뷰(unstructured interview)'를 통해 작업하였다. 참여자는 그가 보았던 대로 그의 이야기를 할 수 있도록 허용되었으며 참여자의 이야기가 끝났을 때 인터뷰 진행자는 인터뷰에서 제기되었고 좀 더 구체성이 요구되는 관점에 대한 질문을 한다. 다음의 두 인터뷰는 다르며 참여자들이 연구자가 제기한 질문에 대답했기 때문에 소위 '반구조적 인터뷰(semi-structured interviews)'라 할 만하다. 질문은 첫 번째 인터뷰 분석에서 파생되었다. 연구자는 참여자들이 제공할 수 있는 다른 자료를 추가할 수 있도록 허용하였다. 이런 방법으로 인터뷰를 하는 것은 선택의 문제가 아니었다.

나는 면대면 비구조적 인터뷰를 선호하지만 현 시점에서는 비구조적 인터뷰를 하는 것은 불가능하였다. 그러나 나는 분석을 발전시키는 분야로써 중요한 추가 인터뷰 자료를 얻게 되었다. 첫 번째 인터뷰를 분석한 후, 나는 "전투원들과 인터뷰를 해야 한다는 것을 깨달았다. 불행히도, 나는 베트남에서 근무한 전투원으로 인터뷰하기에 적절한 사람을 알지 못했다. 나는 베트남 참전용사와 연락할 수 있는지, 잠재적 연구 참여자가 있을 것인지를 인터넷으로 알아보기로 결정했다. 나는 채팅에서 베트남 전쟁 참전용사를 찾았고 연구 참여자로 요청했지만 단 한 명만 응답해주었다.

처음에는 사람들이 나의 연구에 참여하지 않은 것에 실망했다. 사실, 한 명의 참전용사는 "이 경험에 대해 아내와 이야기 할 수 없는데 어떻게 당신과 말할 수 있을까요?"라고 썼다. 좋은 지적이다. 연구 인터뷰에 동의한 사람 중 인터넷에서 만난 참여자 2는 베트남 전쟁에 관해 다른 사람들을 교육하려는 욕구를 가지고 있었기 때문에 자신의 경험에 대한 질문에 기꺼이 대답할 것이라고 말했다. 질문에 대한 참여자 2의 반응은 간단했지만 매우 정직하고 강력했다.

윤리적 고려

추가적으로 인터넷을 통해 인터뷰를 할 때 윤리적 기준을 유지하기 위한 조치를 취했다는 것을 독자들에게 확신시키고자 한다. 함께 일한 웹 사이트는 폐쇄된 사이트이고 참여자들은 나에게 연락해야 한다. 사이트에 메시지를 남길 수는 있지만 누구와도 채팅할 수 없다. 최종적으로 웹 사이트를 통해 접촉한 2명의 참여자에게 인터뷰의 이유와 어떤 자료가 사용될지를 명백하게 공개하였다. 나는 참여자들에게 그들이 반응을 하고 반론을 제기할 수 있도록 자료의 사본을 보내기까지 했다. 또한 서명된 동의서를 받고 기밀유지 및 익명성 보장을 위한 조치를 취했다(Flicker, Haans, & Skinner, 2004; Hamilton & Browers, 2006).

인터뷰 분석

참여자 2와의 인터뷰는 두 부분으로 이루어져 있다. 두 부분 모두 부록 C에서 볼 수 있다. 분석은 첫 번째 인터뷰에서 시작한다.

메모 1

2006년 6월 20일

개념: 자아 찾기: 전쟁 참전

원 자료

내가 베트남에 갔을 때 나는 21살이었다. 나는 평범한 남부의 가정에서 왔고, 아버지는 교사, 코치 및 운동 감독이며, 어머니는 주부, 그리고 나보다 19개월 어린 여동생이 있었다. 나는 결혼하거나 약혼하지 않았다. 아버지는 이탈리아의 Toretta 지역의 B24에서 50개의 전투 임무를 수행한 2차 세계대전 전투 참전용사다. 우리 가족은 베트남에서의 전쟁이 아니라 내 선택을 지지했다.

메모

자아 찾기의 개념은 본 인터뷰에서도 적용되었다. 이 인터뷰에서, 신상 정보는 연구원이 제기한 직접적인 질문에 대한 응답으로 제공되었다. 이 응답자의 '가족 환경'은 참여자 1과 매우 유사하였다. 참여자 2의 가족은 중산층이며 친밀하고 서로에 대한 지원을 아끼지 않았다. 그의 아버지는 제2차 세계대전 중 군대에서 복무했다. 두 참여자 모두 온전한 중산층 가정에서 왔다는 사실은 매우 흥미롭다. 왜냐하면 베트남에서 복무한 사람들은 주로 소수민족 또는 저소득층 가정에서 왔기 때문이다. 베트남에서 복무한 남성과 여성은 소외계층과 저소득계층의 비율이 불균형을 이루고 있었지만, 명백하게 모든 사람이 이 비율에 들어가지는 않는다. 두 참여자의 다른 점은 참여자 1은 간호사로 훈련해 전투원이 될 가능성이 없었다는 점이다. 그는 해병대로 자원하지 않았다. 해병대가 되면 '전투원'으로 최전방에 배치될 수 있다. 본 분석의 '자아 찾기' 개념으로 되돌아가서, 우리는 '나이', '교육' 및 '가족 환경'과 관련된 속성을 확인했다. 이 경우, 우리는 '젊음'을 연령의 범주로(25세 이하) 추론할 수 있다. 가족 환경의 범주는 '중산층', '온전한', '애국적인' 또는 '의무적인'과 '지지하는 가족'을 포함한다. 교육의 범주에는 '대학 교육'을 포함한다.

방법론적 노트: 분석에서의 컴퓨터

분석하는 동안 연구자들은 머릿속에 여러 가지 생각을 가지고 있다. 개념 목록과 수많은 메모를 계속해서 목록화해 나가기 위해서 컴퓨터를 사용할 수 있다. 11장에서 나는 컴퓨터가 분석자가 개념을 변경하거나, 메모를 복구하고 이미 완료된 자료에 쉽게 접근할 수 있게 할 것이라고 설명했다. 그런 면에서 컴퓨터는 훌륭한 분석 도구이고, 우리가 이미 확인했던 다른 분석 도구들에 추가로 사용될 수 있다. 그러나 컴퓨터는 연구를 진행하는 데 필요한 생각을 하지는 않는다. 이전에 언급한대로 오직 사람만이 가능하다. 이것이 바로 인적 요소가 질적 연구를 수행하는 데 중요한 요소인 이유이다. 컴퓨터 프로그램은 흥미롭지만, 분석가들은 자료 분석 프로그램이 분석 책무를 벗어나게 해준다는 생각에 속지 말아야 한다. 바로 앞 장에서 '전쟁 경험'이라는 개념에 초점을 둔 분석을 기억해보자. 나는 그 사람이 '전투원'이었는지 '비전투원'이었는지에 따라서 '경험'이 매우 다를 것이라고 가정했었다. 이 생각은 경험에 대한 기술이 매우 다를 것이라는 나의 직감을 확인하는 것이었다.

비교하는 관점에서 흥미로운 것은 두 참여자의 가족 배경과 입대 시기가 공통적이라는 것이었다. 따라서 더 확인할 필요는 있지만 차이점은 베트남 도착 후 그들에게 발생한 사건들과 관련이 있을 것이다. 자료를 조사할 때 생기는 의문은 경험과 어떤 차이가 있는지를 결정하는 것인데, 가령 한 사람이 전투원이고 다른 사람이 비전투원이라는 사실과 관련해 볼 때 차이를 만드는 유의한 것이 무엇인가? 독자들은 내가 분석을 할 때 종종 우리(we), 우리에게(us), 우리의(our)라는 용어를 사용한다는 것을 알 것이다. 이런 용어는 독자뿐 아니라 연구자와도 관련이 있는데 이는 연구자가 독자와 분석적인 여정을 하고 있다는 의미이다.

독자는 12장에서 16장까지 모든 내용을 읽을 필요가 없다. 난 분석 과정을 지켜보는 데 흥미가 있는 사람들을 위해 상당히 상세하게 표현하였다. 그러나 일부 독자는 메모를 건너뛰고 자신이 관심이 있는 내용에만 초점을 둔다.

참고: 앞 장에서의 분석은 개념, 확인, 탐색인 개방코딩에 집중되어 있다. 본 장은 개방코딩을 근거로 작성하였으며 새로운 개념을 확인하면서 개념을 상세히 설명한다.

메모 2

2006년 6월 20일

개념: '자원병' 되기

원 자료

1964년도에 입대했을 때 모든 해병대원이 그랬던 것처럼 자원하였고, 베트남에서 징집병과는 복무하지 않았다.

메모

앞에서와 같이 대상자는 '자원병'이다. 그는 해병대를 '엘리트' 및 '잘 훈련된' 군단으로 생각하였으며 모두 자원병으로 구성된 Marine Corps에서 복무했다. 이것은 자신을 '6주(군대)의 경이'로 묘사한 참여자 1과는 완전히 다른 대조를 이룬다. 이 참여자는 해병대에 입대한 날짜가 1964년임을 알려준다. 전쟁 관점에서 볼 때, 자원했을 당시 베트남에 파견된 유일한 미군 병사가 자문 인력이기 때문에 매우 중요한 사실이다. 그들의 책무는 남베트남군을 훈련하고 지원하는 것이었다. 이것은 참여자가 베트남에 갈 목적으로 해병대에 지원한 것이 아님을 보여주며, 베트남에 간 것이 우연임을 말한다. 그가 해병대에 끌린 것은 '원인' 그 자체가 아니며, 해병대가 의미하는 헌법에 보장된 국가 방위와 권리 보호라고 이야기한 것은 첫 번째 대상자와 약간의 대조를 이룬다. 참여자 1은 징집병보다 한발 앞서 나가기 위해 육군 간호사 군단을 지원했다. 미국은 베트남에 대한 개입을 늘렸고 베트남에 파견될 것을 알았다. 그는 '당시에' 미국이 '베트남에 있을 권리가 있다'고 생각했고 '옳은 일을 한다'고 생각했기 때문에 신경 쓰지 않았다. 참여자 1이 그가 징집될 것이라고 생각하지 않았다면 그는 아마도 군 복무에 자원하지 않을 것이다. 반면에 참여자 2는 이미 해병대이기 때문에 베트남에 갔고 전쟁이 점점 더 심해지고 있었다. '전쟁으로 가는 길'은 달랐지만 결국 둘 다 결국 베트남에서 복무했다.

메모 3

2006년 6월 20일

개념: 전투원 되기

원 자료

나는 해병대 소총수였고, 3.5인치 로켓포도 다룰 수 있었다.

메모

이제 나는 사안의 핵심에 도달한다. 이 참여자는 '전투원'이었다. 사실 그는 자신을 그렇게 정의한다. 그는 '적'과 싸우는 최전선의 병사였다. 적이 부상당했을 때만 적과 접촉한 첫 참여자와 대조를 이룬다. 자료를 보면서 그가 '전투원이 된 것'이 전쟁 경험에 대한 우리의 이해를 어떻게 형성하는지 주목하는 것은 흥미로울 것이다.

메모 4

2006년 6월 20일

개념: 적군, 전쟁 경험 그리고 전쟁 문화: 개념과 메모 연계

원 자료

베트콩은 잘 훈련되고 규율 잡힌 부대였으며, 테러, 살인 그리고 고문을 통해 지역 마을에 기반을 마련했다.

메모

이 인용문과 지금까지의 분석을 통해 우리는 '전쟁 경험'이 싸우고 있는 '적군'으로 일부 정의된다고 가설을 세울 수 있다. 이 참가자는 적을 '잘 훈련된' 및 '규율이 잘 잡힌' 것으로 정의한다(이들은 참가자가 설명하는 '적군' 개념의 속성들이다). 그는 적을 '잘 훈련 받았다'고 표현하면서 훈련과 규율을 인정했다. 그는 '적군'에 대해 더 많이 알려준다. 그는 적군이 종종 '테러 활동'을 통해 '마을과 마을 주민을 통제했다'고 말한다. 이 전쟁 문화의 일부분은 평범한 사람들이 종종 의지에 반하여 '적군'에게 피난처 및 지원을 제공해 '전쟁에 휘말려 들었다'는 것이다. 이로 인해 모든 시민(남성, 여성 또는 어린이)이 잠재적으로 '적군'이었기 때문에 미군은 '적군'이 누구인지 정의하기가 어려웠다. 그래서 전투원은 '잘 훈련된' 적군과 마주칠 뿐만 아니라 마을 사람들과도 싸워야 했다.

방법론적 노트

이전의 메모에서 '전쟁 경험'을 '적군'과 '전쟁 문화'의 개념들과 연계하여 주목해보자. 이 연계는 인터뷰가 두 번째임에도 불구하고 발생하였다. 이 연계는 일시적이다. 이 개념들 간의 가능한 관계는 앞으로 수집되는 자료에 의해 확인될 것이다.

메모 5

2006년 6월 20일

개념: 전쟁 경험, 군대 체계, 그리고 전쟁 문화(세 개념이 연계되어 있음)

원 자료

나와 같은 해병대원들은 '왜'라는 질문이나 상황의 정치적인 측면에 대한 의심 없이 명령을 따르도록 광범위하게 훈련 받았다. 이것은 나의 일이었기 때문에 나는 주저 없이 죽일 수 있었고, 그 일을 하도록 훈련을 받았다. 동료들이 부상당하고 죽임을 당하는 것을 보는 것이 일상화되기까지는 오랜 시간이 걸리지 않았다. 시간이 지나고 생존하면서 죽이는 것은 습관과 자기 방어가 된다. 해병대는 원인과 관계없이 다른 해병대와 군단을 위해 싸운다.

메모

여기서 '전투원'인 해병대원들이 명령을 따르기 위해 '광범위하게 훈련되었다'는 것은 이 전투원들이 누구인지 또는 그들의 직업이 무엇인지 설명한다. '전쟁 문화'는 '살인'의 문화이며, 그것은 이 사람의 '직업'이다. 이것은 비전투인으로부터 '전투원'을 구성하는 것이 무엇인지를 정의한다. 그들은 '적'과 접촉할 뿐만 아니라 '적'을 죽이기 위해 훈련을 받는다. 살해한다 또는 살해된다는 개념은 '전투원'의 일일 '경험'의 상당 부분이다. 살해한다는 것을 모두가 당연한 일로 받아들여야 한다. 군인으로서, 당신은 살인을 좋아하지 않을지도 모른다. 그러나 이 참여자가 말했듯이, 당신은 '생존'을 위해 해야 한다. 죽거나 상처 입은 동료들에 대한 참여자 반응은 흥미롭다. 죽음을 보는 것이 일상화되어 가는가? 또는 점점 생존에 필요한 '심리적 생존 전략'인 '차단제' 중의 하나인가? 이 참여자가 제기한 또 다른 요점은 그가 '원인'을 위해 싸우고 있지 않다는 것이다. 전투 시 '원인'은 너무 추상적이고 너무 멀리 있다. 기본적으로 전투에서 병사들은 그들과 동료들의 삶을 위해 싸우고 있다.

메모 6

2006년 6월 20일

개념: 전쟁에 말려듦(새로운 개념)

원 자료

복무 시 나는 항상 지원을 받았다. 일부 동료들은 거기에 있고 싶어하지 않았다. 선택의 기회가 있었다면 아무도 사활이 걸린 전투 상황에 있고 싶지 않을 것이다.

메모

그가 말했듯이, 다른 사람에게 총을 쏘거나 맞기 위해 전쟁에 나가기를 원하는 사람은 거의 없다. 문제는 젊은이들이 다양한 이유로 군대에 합류하는 것이다. 이들 중 몇몇은 사상적인 이유 때문에, 모험을 위해, 기술이나 훈련을 받거나, 혹은 집을 떠나가기 위해 합류한다. 그들은 무엇이 전쟁에 수반되는지 전혀 모른다. 전쟁의 현실을 마주할 때, 서로에게 친절한 중산층의 삶을 살았던 청년에게 엄청난 충격이 된다.

메모 7

2006년 6월 20일

개념: 짐을 짊어짐(새로운 개념)

원 자료

모든 참전용사와 그렇지 않은 일부 전투원들은 살해, 학살, 친구와 가족의 상실로 평생 동안 영향을 받는다. 어떤 사람들은 적어도 외향적으로는 다른 사람들보다 부담을 덜 받는다.

메모

여기에서 참여자는 명확하게 설명한다. 살해와 학살은 평생 동안 전투 참전용사들에게 부담이 된다. '짐을 지는 것'은 in vivo code이다. 베트남 전쟁에서 싸운 남자들은 징병을 유예 받거나 징집을 회피하기 위해 캐나다에 간 사람들과 달리 전쟁의 '짐을 지고' 만다. 그들은 집에 머물던 많은 친구들과 달리 생존하기 위해 싸웠고, 많은 사람들은 전쟁에서 패배한 것에 대한 '짐'을 지니고 있다. 일부 참전용사들이 전쟁 경험과 그들이 겪었던 많은 손실에 관해 언급할 수 있었다는 것이 흥미롭다. 아마도 그들은 '심리적 생존 전략'에 대해 더 많은 레퍼토리를 갖고 있었고 여전히 가지고 있기 때문일 수도 있다. 혹은 아마도 그것에 대해 이야기하는 도중 짐(부담감)의 일부를 놓아 버릴 수 있었기 때문이다. 나는 '짐을 지다'의 개념을 표시하고 싶다. 왜냐하면 나에게 이 개념은 일부 참전용사의 잔잔한 분노와 '침묵의 벽'을 설명해주기 때문이다.

메모 8

2006년 6월 20일

개념: 짐을 짊어짐과 전쟁의 의미(연결된 메모)

나는 이 참여자가 오늘까지 짊어진 '전쟁의 짐'에 놀랐다. 이 짐과 더불어서 '해결되지 않은 분노'가 있다. 나는 점점 발전하고 있는 중요한 개념 목록에 '짐을 진다'를 추가하였다. 또한 나는 '전쟁의 의미'와 같은 개념을 좀 더 발전시키고 있음을 알 수 있다. 이 남자에게 베트남 전쟁은 '불명예스러운 평화'로 간주된다. 이것은 그가 입대했을 때 국가와 전쟁에 대한 자신의 감정과 대조되며, 전쟁의 의미가 끊임없이 진화하고 있음을 나타낸다. 명예는 전쟁에서 이기는 것이지 철수하지 않는다는 것이 그의 인식이다. 그로서는 협상된 합의안을 수락함으로써 미국이 58,000명의 생명을 잃었으며 약 30만 명이 부상당했다는 것이다.

저널 노트

연구자로서, 나는 이 자료들과 작업하는 것이 매우 어렵다는 것을 알았다. 나는 이 사람들의 고통을 느끼며, 전쟁에 참여한 사람만이 이 경험을 받아들일 수 있다고 생각한다. 나는 내가 주어진 단어에 담긴 느낌의 깊이를 전달하는 것에 있어 매우 부족하다고 느낀다. 연구자로서 이야기를 정확하고 공정하게 제시하는 것에 대해 나를 신뢰하는 사람들에게 매우 깊은 책임이 있음을 안다. 이 연구에서 내가 담고자 하는 것은 그들의 이야기이다. 이러한 경험의 복잡성을 끌어내기 위해 평화 행진을 포함하여 그 당시 진행된 모든 일의 맥락에서 배치되어야 한다.

방법론적 노트

참여자 2의 진술 분석을 근거로 하여 나는 이론적인 표본추출과 관련하여 추가 질문을 했다. 나는 '전쟁 경험', '전쟁 문화' 그리고 '해결되지 않는 분노'를 더 알고 싶다. 그렇기 위해서는 나는 '전투원'이 된다는 것에 대한 추가적인 자료를 수집해야 한다.

메모 9

참여자 2와 인터뷰 중 2번째 부분

2006년 6월 10일

개념: 전쟁의 심리적 여파와 침묵의 벽(두 개념을 연결)

참여자 2에 대한 연구자 질문: 내 친구가 진행한 첫 번째 인터뷰에서는 몇 가지 주제들이 나왔는데, 당신이 그 주제에 대답할 수 있는지 궁금합니다. 다음 개념에 대해 더 얘기해줄 수 있나요? 하나는 '전쟁 문화'와 전쟁 문화가 표준적인 행동과 어떻게 갈등하는지에 관한 것입니다. 그 갈등 때문에, 내 친구는 '양심의 가책'을 겪기도 했습니다. 그러나 살아남을 수 있는 유일한 방법은 그 생각들을 제쳐두고, 적군을 '적군'으로 간주하는 것이었습니다. 그는 '적군'은 기회가 주어지면 자신을 죽일 사람으로 간주하였고, 베트남인을 비하하는 단어를 쓰며 인간으로 취급하지 않았고, 그 주제에 대해 언급하지 않았어요. 사실 그는 인터뷰 전까지는 전쟁 중 또는 후에 누구와도 전쟁에 관해서 이야기 한 적이 없었습니다. 그는 복귀했을 때 모든 반전쟁 활동과 토론을 피하면서 단지 대학 생활에 몰두했을 뿐이었죠. 앞서 언급한 것들이 그 당시 또는 그 후에 뇌리에서 떠나지 않았나요? 당신은 어떻게 그것을 처리하였나요?

원 자료: 참여자 답변

매일 내 뇌리에서 떠나지 않았어요. 그 당시를 기억하지 않고 지나간 날들이 없을 정도였습니다. 나는 1990년 말까지 37년간 내 아내를 포함해 누구에게도 베트남에 대해서 말하거나 언급한 적이 없었습니다.

메모

이것들은 영향력 있는 단어이다. 이 참여자는 참전용사들 중 누군가를 죽이거나 동료가 죽는 것을 보지 않았다면 이러한 경험으로부터 벗어날 수 있었다는 것을 명확히 했다. 정서적 고통, 반성, 후회, 그리고 끔찍한 기억이 있다. 일상 세계에서 활동하기 위한 한 가지 방법은 참여자 1이 묘사한 것처럼 '자아'의 깊은 곳에서 그 기억을 숨기고 고통과 고뇌를 유발하는 모든 것을 피하는 것이다. 그러나 나는 베트남에서의 경험에 대해 이야기하지 않은 이유 중 일부는 다른 사람들이 이해하지 못해 그에 대한 (잘못된) 판단을 내릴 수 있다는 두려움인지 궁금하다. 당신이 겪은 일, 당신을 쫓는 환상, 당신이 해야 했던 일들, 그리고 밤에 찾아오는 그 두려움에 대해 어떻게 설명하는가? 오랜 세월 동안 지울 수 없는 경험을 가지고 간다는 것은 경험의 깊이와 느린 효과를 지적한다. 가장 사랑하는 사람과 이야기하기 힘들다는 것을 볼 때 그 고통은 그를 거의 마비시킨다.

메모 10

2006년 6월 20일

개념: 생존: 기회의 문제?

연구자 질문: 당신은 전쟁을 생존 경험이라고 생각한다고 했습니다. 그렇다면 당신을 살아남을 수 있게 만든 전략들은 무엇입니까?

원 자료: 참여자 답변

전쟁에서 살아남는 것은 순전히 운입니다. 내가 적시에 잘못된 장소에 있지 않았다는 거죠. 단지 운입니다. 조심하거나, 겁쟁이가 되거나 또는 장비와 뒤편에 숨어 있는 것만으로 전쟁에서 살아남을 수는 없습니다. 나는 작은 상처 없이 전투원으로 복무한 사람들, 보름이나 한 달 안에 죽은 사람들도 봤어요.

메모

참여자는 '기회의 문제'로 묘사한 '육체적 생존'에 대해 이야기하고 있다. 이 전쟁은 적군이 '잘 훈련되고', '규율이 잘 잡힌' 상태이며 교활했기 때문에 사상자가 많았다. 사실, Moore와 Galloway (1992)는 '그 방문에서 나는 한 가지 교훈을 제외했다. 그 교훈은 사망 이야말로 이 끈질긴 적을 과소평가했기 때문에 지불하는 대가라는 것이다(49쪽).' 내가 읽은 바에 따르면, 적군은 종종 마을에 숨어서 해병대가 지나갈 것으로 예상되는 길을 따라

지뢰와 부비 트랩(은폐폭탄)을 설치했다. 마을 사람들은 종종 같은 경로를 걸어갔지만 부상당하지 않았기 때문에 지뢰가 어디에 설치되어 있는지를 알고 있었음을 보여 준다(Anderson, 1981). 해병대는 다른 해병대를 죽거나 부상당한 채로 내버려 두지 않았기 때문에 적군은 부상당한 해병대를 미끼로 사용했다(Waugh, 2004). 적군은 저격수를 나무에 숨겼고, 잎사귀 때문에 시야가 차단되어 고엽작전(에이전트 오렌지)을 실행했다. 적군 또는 함정을 볼 수 없다면 '생존이 위협 당했기' 때문에 네이팜 폭탄 또는 고엽제를 사용해 잎을 없애야 한다. 군대의 관점에서 보면 말이 된다. 그러나 불행하게도, 전쟁에 휘말린 무고한 마을 사람들에게 군사 전략에 따른 피해가 있었다.

메모 11

2006년 6월 20일

개념: 심리적 생존 전략에 대한 추가

연구자 질문: 당신 주위에 발생하는 죽음에 대해서 어떻게 대처했습니까?

원 자료: 참여자 답변

전쟁에서는 주위에 죽음과 신체의 손상이 있으며, 그것을 받아들이는 것은 습관의 문제가 됩니다. 정신적으로 모든 대학살에서 자신을 떼어 내고 다른 장소와 다른 시간에 마음을 두게 되죠. 가족과 사랑하는 이들과 함께 따뜻하고 건조하며 깨끗하고 안전한 침대가 있는 집에서 오랜 시간을 보냅니다. 해병대원들이 다른 사람들보다 대학살에 대처하는 훈련을 더 잘 받았습니다. 더 나은 군대는 아니지만 훈련이 잘 되었고 서로 가깝죠.

메모: 비교하기, 자세하게 설명하기, 개념 연결하기

죽음, 파괴, 신체의 손상이 '전쟁 문화를 구성한다'. '전쟁에서 살아남으려면' 현실을 받아들여 살해와 죽음을 받아 들여야 한다. 이 참여자가 참여자 1이 말한 것과 매우 비슷한 내용을 말해 주는 것이 흥미롭다. 첫 번째 참여자는 '미래에 대한 계획을 세우고' '심리적으로 현장에서 빠져 나오는 것'이 그가 살아남는 것을 도왔다고 진술했다. 그는 전역을 했을 때 할 일에 대한 공상에 빠졌다. 이 참여자는 또한 자신이 집에서 안전하고 따뜻한 침대와 가족들 곁에 함께 있다는 생각을 했다. 나는 '미래에 대해 생각하는 것'과 가정이 정신적으로 도피하는 데 도움이 될 뿐만 아니라 유혈과 어려움에도 불구하고 계속 나아갈 수 있는 '정신력'을 제공한다고 추측한다. 나는 이 심리적 생존 전략을 '정신적 도피'라고 규정하지만, 이 꼬리표는 그 정신적 생존 전략의 복잡성이나 심오함에 거의 영향을 미치지 않는다. 이 인용문은 전투원과 비전투원이 모두 자신을 지키기 위해 심리적 생존 전략을 사용해야 한다는 것을 말해준다.

메모 12

2006년 6월 20일

개념: 심리적 전략: 정신적으로 자아 제거

연구자 질문: 어떻게 신경을 쓰지 않을 수 있나요?

원 자료: 참여자 답변

나는 정신적으로 내 자신을 대학살로부터 벗어나게 하려고 애썼어요. 만약에 내가 계속 대학살에 대해 생각을 하고 그 생각이 나를 집어 삼킨다고 생각하면 '다음 번에는 내가 죽겠구나'라고 항상 느꼈거든요.

메모

이 짧은 인용구는 심리적 전략의 역할에 대한 이전의 가설을 확인하면서 모든 것을 말해준다. 정신적으로 지금 일어나는 일에서 스스로를 벗어나야 한다. 현재에 너무 집중하면 '전쟁 경험'에서 육체적, 정신적인 생존능력에 심각한 영향을 미친다.

메모 13

2006년 6월 20일

개념: 고통스러운 기억들이 반복적으로 상기됨

연구자 질문: 적군과 접촉한 적이 있습니까? 그 때는 어땠나요?

원 자료: 참여자 답변

시체나 죽어 가고 있는 적군들과 접촉한 적이 있습니다. 나는 죽어 가는 모습을 봤고, 지금도 그 당시의 모습이 생생합니다. 우리는 베트남 공화국 군대와 밀접한 접촉을 가졌고, 어떤 경우에는 베트콩인 것으로 확신했습니다. 베트남인 적군이나 아군에는 차이점이 없었어요. 그들은 다른 문화와 종교를 가졌지만 인간이었습니다. 나는 결코 아군 혹은 적군을 비인간적이거나 악당이라고 생각하지 않아요.

메모

이러한 단어들은 매우 강력하다. 수년 동안 그는 죽거나 죽어가는 적군들과 아군들의 죽음을 여전히 상상할 수 있다고 생각한다. 이것은 당신을 영원히 괴롭히는 '뇌리를 떠나지 않는 망령'이다. 다치거나 죽을 때 아군과 적들은 똑같다. 그들은 피를 흘리고, 고통을 느끼고, 고통을 겪고, 죽음을 두려워한다. 많은 베트남인들 또한 이 전쟁에서 사망하고 부상당했다. 기억해야 할 중요한 사실이다.

메모 14

2006년 6월 20일

개념: 전쟁의 여파: 해결되지 않은 분노, 화, 우울 그리고 침묵의 벽(여러 개념들을 연결)

연구자 질문: 그러면 지금은 어떻습니까?

원 자료: 참여자 답변

베트남 참전부터 현재까지 나는 친구와 가족, 사랑하는 사람과 함께 지내며 그 기억을 완전히 잊었습니다. 나는 술을 전혀 마시지 않았는데, 술이 분노, 화, 우울증의 가장 강렬한 정신적 공격을 초래할 것이기 때문입니다. 신병 훈련소와 베트남에서 함께한 동료가 40년 만에 나를 찾고 모든 기억이 돌아오지 않는 한 나는 오늘 그것에 대해 이야기하지 않을 것입니다. 함께 복무한 형제와 이야기하는 것은 쉽지만 일반 대중과는 할 수 없어요. 이 동료는 무기 소대의 기관총병이었어요. 우리는 서로를 정기적으로 보게 되면서 마치 마약을 하는 것처럼 우리의 모든 기억을 서로에게 버릴 수 있었습니다. 나는 결코 문제를 삼거나, 질문을 하지 않았고, 악몽이 왔을 때 나를 조용히 붙잡고, 단호한 지지를 보내주는 여자를 운 좋게 만났습니다.

메모

베트남에 관한 자신과 다른 사람들 사이의 '침묵의 벽'뿐만 아니라 베트남에 대한 기억과 감정을 없애기 위한 '자기 자신 안에 놓인 벽'도 있다. 술은 그러한 방어를 늦추고 분노, 화, 우울증을 범람하게 한다. 다른 참전용사는 기억을 없애기 위해 술을 마셨다. 다시 말하지만, 이것은 '치유'의 문제로 되돌아간다. 참여자 2는 근본적인 분노와 화에 대해 알려준다. 참여자 1이 직접적으로 표현한 것은 참여자 2와 동일한 정도는 아니지만 그 또한 해결되지 않은 문제가 많다고 생각한다. 나는 '전투'에 참여했는지에 대해 차이점이 있다고 가정한다. '개념적으로' 각자가 베트남의 기억을 묻었고 양측 모두가 오늘날까지도 '짐'일뿐만 아니라 '고통스러운 기억들이 반복적으로 상기됨'이 되는 '양심에 가책'을 느끼고 있다는 점에서 참여자 1과 2 사이에는 유사점이 있다.

참여자 1은 그다지 좋지 않은 것들과 결합된 좋은 추억을 가지고 있다. 참여자 2에게는 좋은 기억이 없는 것 같다. 그런 강렬한 감정을 만들어내는 전투 자체가 무엇인지 궁금하다. 전쟁에 참가한 적이 없어 나는 추측만 할 뿐이다. 그러나 나는 베트남인 참전용사들이 쓴 회고록에서조차도 적군을 향한 분노가 넘쳤다는 것에 대해 놀랐다. 동료들의 죽음과 훼손에 대한 분노 그리고 복수하려고 하는 강한 열망이 있었다(Waugh, 2004). 사실, Bird (1981)는 "전투의 사상자가 실제로 우리에게 와서 몰아냈다(43쪽)"고 말했다.

여기에 표현된 분노는 미국 정부가 '불명예스러운 평화'를 받아들이게 한 평화 행진가들에게 향하는 것으로 보인다(Sar Desai, 2005). 세월이 지난 후에도 기억은 여전히 생생하고 악몽은 너무나도 진짜 같다는 사실은 매우 놀랍다. 민간인은 전쟁 후에도 삶을 살아간다. 그러나 참전용사들의 삶은 영원히 영향을 받는다. 이 개인이 자신의 해병대 전우들과 이야기함으로써 약간의 안도감을 얻었으며, 사랑스럽고 지지하는 아내를 두어 '귀향' 후 괴롭히는 기억을 다룰 수 있는 환경을 얻었다.

메모 17

2006년 6월 20일

개념: 침묵의 벽 유지

원 자료: 참여자 답변

Corbin 선생님, 마지막으로 저는 당신에게 베트남 참전용사들에 대한 이러한 질문을 하는 것이 공격적인 반응을 야기하고 때로는 제 웹사이트를 후원하는 사람들을 포함해 다른 이들의 폭언을 야기한다는 사실을 모르고 있다면 이에 대해 경고하고 싶습니다. 나는 그 질문들 대부분을 사실대로 말할 것입니다. 나는 메시지 게시판을 선택하고 편집한 적이 없으며, 사람들은 그것을 알고 있습니다. 우리는 복무한 모든 군인뿐만 아니라 언론의 자유를 위해 목숨을 바쳤습니다. 언론의 자유를 누가 검열하겠습니까? 나는 수년간 당신과 같은 교사와 학생들, 특히 참전 용사의 견해를 미약한 시도로 이해하여 그들의 견해를 만들려고 하는 다수의 견해에 관련되지 않은 사람들에게 기본적인 조언을 제공해 수용하려고 했습니다. 만약 일부 사람들이 떠나라고 하면 개인적으로는 받아들이지 않았으면 합니다.

메모

이 참여자는 '침묵의 벽'을 건드리지 않는 것이 낫다고 말한다. 이 참전용사들이 느끼는 상처는 깊고 심오하다. 경험에 대해 말하면 오래된 기억을 되살리고 해결되지 않은 분노를 되살린다. 그러나 전쟁이 끝난 지 오랜 후에도 왜 이렇게 분노가 많이 존재하는지 명확히 이해되지 않는다. 그것은 특정 개인이나 사물에 초점을 맞추지 않은 불특정의 확산된 분노 유형인 것 같다. 왜 군인이 끔직한 기억과 분노를 버리지 않았을까? 전쟁에 대해 무엇이 있을까? 이 질문은 더 검토해야 하며, 이론적인 표본추출이 도입되어야 한다. 참전용사들은 전쟁에 대해 말하지 않을 권리가 있고 결국, 그들은 그것을 얻었다.

메모 18

2006년 6월 20일

개념: 치유: 요약 메모

인터뷰의 이 부분에서 내가 깨닫게 되는 것은 전쟁의 여파가 어느 정도인지 그리고 이러한 참전용사 중 일부에게서 치유가 거의 이루어지지 않은 점이다. '전쟁의 고통스러운 기억이 반복적으로 상기되는 것'이 전투병과 지원병 둘 다 괴롭히는 것으로 보인다. 이 망령은 죽은 자의 망령 이상일 것이다. 이 망령은 또한 전투의 기억, 소음, 공포 및 혼돈을 포함한다. 많은 참전용사가 평범한 삶을 살아가고 있지만, 일부에서는 수면 아래에 분노로 분출될 수 있는 화산이 있다. O'Shea (2003)는 이것을 '내면의 야수'라고 부르는데, 그가 말한 야수는 그의 전 인생을 빼앗아갔다.

방법론적 노트

각 인터뷰 시에 '전쟁 경험'에 대한 지식과 이해가 확장된다는 것을 주의해야 한다. 참여자 2의 인터뷰를 코딩할 때, 나는 '고통스러운 기억들이 반복적으로 상기됨'과 '짐을 짊어짐'같은 새로운 개념을 찾아냈다.

분석은 또한 추가적인 자료 수집과 분석으로 안내하는 질문을 유도한다는 것을 주목해야 한다. 그것이 내가 자료 수집과 분석을 교대로 해야 한다고 강하게 믿는 이유이다. 연구자는 연구를 시작할 때, 질문에 대한 모든 답을 알고 있을 수 없다. 이것은 관련된 질문이 생기고 자료와 상호작용을 할 때만 가능하다. 만약에 모든 자료가 빨리 수집된다면, 추가적인 참여자들에게 이러한 질문들을 하거나 개념들 간의 가능한 관계에 대한 이론을 확인 또는 폐기하는 기회를 잃을 수 있다.

비록 이론적 표본추출을 하는 것에 대한 생각이 다소 복잡하게 들릴지 모르지만, 그렇지 않다. 이론적 표본추출은 논리적 사고를 따른다. 예를 들어, 나는 '잔재된 분노'라는 개념에 놀랐다. 나는 그것에 대해 더 많은 것을 알고 싶었다. 나는 참여자 3이라고 불리는 다음 참여자와 분노에 대해서 많은 정보(이론적 표본추출)를 수집할 수 있었다.

참여자 3

참여자 2와 인터뷰 후 나는 같은 웹사이트에서 나와 이야기하고 싶다는 다른 해병대원으로부터 메일을 받았다. 그는 베트남에서 복무하지 않았지만 보스니아와 그레나다에서 복무했다. 나는 왜 분노하는지를 그에게 질문했다.

메모 1

2006년 6월 21일

개념: 남아있는 분노와 귀향

원 자료: 참여자 답변

분노는 여러 가지 이유로 발현됩니다. 이는 신병 훈련소에서 시작되는데, 분노는 사람들을 보호하고 방어하며 살인을 할 수도 있도록 만듭니다.

분노는 사람을 좌절시키고, 위협하며, 때때로 짜증나게 합니다. 정신이 온전한 사람이라면 하지 않을 행동을 하게 만들기 때문이죠. 전쟁에 가서 경험을 한다면 원자처럼, 분노가 넘치게 되고 열을 창출합니다. 분노는 변덕스러워요. 당신은 당신의 삶의 방식을 지키고, 국가와 여성, 아이들을 보호하고, 신성한 존재의 이유를 지키기 위해 어딘가로 파견됩니다. 당신은 단지 미국인이라는 이유로, 적군이 당신을 싫어한다는 사실을 이해하지 못하며, 이 때문에 화가 나기도 합니다. 어릴 때부터 당신이 들었던 모든 것을 보호해야 하기 때문에, 분노는 점차 쌓이게 되며, 이 모든 것들이 없어질까 두려움에 떨게 되는데 이로 인해 분노는 가중되며 당신은 자신에게 주어진 일을 하게 됩니다. 당신이 이겨서 집으로 돌아가면 모두가 보호받게 되며 우리가 당신을 보호하는 동안에도 걱정으로 인해 아무도 잠을 이루지 못합니다.

이제 당신은 그것이 낭비라고 생각하기 시작합니다. 친구들이 헛되게 죽어갔고, 나는 무엇 때문에 총에 맞고 있는 것인가? 생각할수록 더욱 화가 나기 시작하죠. 이때의 당신은 원자가 분열하는 원자폭탄같이 계속해서 반응하게 됩니다. 이미 폭발하기 시작한 이 혼합물에 알코올을 첨가하는 순간, 당신은 지옥을 맛보게 되죠. 이해가 가지 않을 거예요. 나는 옳은 일을 했는데, 해병대였고 미국을 보호했으며 이는 내가 해야 할 일을 한 것뿐입니다. 그런데 왜 삶은 이렇게 고통스럽고, 왜 나는 더 이상 여기 있고 싶지 않을까? 당신은 이에 대해 생각하기 어렵습니다. 이것을 논리적으로 정리하는 데 도움이 될 사고패턴도 없죠. 이제 도파민이라는 호르몬이 작용하면 흥분과 공포가 끊이지 않기 때문에 감정적인 안정을 유지하기 위해 뇌에서 돌아다니던 호르몬이 제대로 역할을 하지 못하며 머리끝까지 화가 나게 됩니다. 여러분은 지금 스스로가 원했던 일을 할 수 없어요.

분노는 일련의 체인과 같으며 뇌의 화학적 반응은 계속됩니다. 여기에 잭 다니엘을 더하면, 분노는 이 체인 중 하나가 부서질 때까지 사라지지 않습니다. 이것이 바로 '귀향'하는데 수년이 걸리는 이유입니다.

나는 이것이 당신의 질문에 대한 답이 되기를 바랍니다. 이 정보를 이용하여 더 많은 사람들이 '귀향'할 수 있도록 도와주세요. 당신은 우리 모두가 귀향하도록 함으로써 나를 도울 수 있습니다.

메모

이 자료는 '정신적으로 상당히 부담스러운' 자료이다. 그가 전투에 참가하는 모든 젊은이들에게 그가 제시하는 이유는 어떻게 대변되는가? 나는 이에 대해 아는 바가 없다. 나는 이 참여자가 묘사하고 있는 것이 다른 것들과도 관련이 있다고 확신하는데, 사람들은 대화를 통해 많은 것을 공유하기 때문이다. 해당 참여자의 목록에, 참여자의 친구들이 죽거나 다치는 것을 보면서 생기는 '상실감'을 추가해야 할 것이다. 나는 얼마나 많은 베트남 참전용사들이 외상 후 스트레스 장애 진단을 받았는지 궁금했다. 이는 내가 확인해야 할 또 하나의 개념이기 때문이다. 필자가 이곳 베이 지역의 퇴역 군인 병원에서 연구를 하던 당시 경험한 바로는 치료를 받고 있는 많은 참전용사들이 약물과 알코올 중독자라는 사실이었다. 나는 한 참전용사가 분노에 대해 묘사한 방식이 매우 마음에 들었는데, 그는 분노를 신병 훈련소에서 시작해서 전쟁 경험과 함께 자라는 과정으로 묘사했다. 많은 젊은 군인들이 신병 훈련소를 거치지만 모두가 분노에 휩싸이는 것은 아니다. 내가 생각하는 분노의 주요 조건은 전쟁 경험의 극심한 압박과 스트레스이다. 게다가, 전투원이 집에 돌아왔을 때, 젊은 군인들은 전쟁에서의 경험과 별반 다를 바 없는 일을 사회에서 경험하는 것으로 보인다. 나는 일반 대중들이 신경을 쓰지 않는다고 말하는 것은 아니다. 단지 그들은 스스로의 삶에 매몰되어 있을 뿐인 것이다. 나는 또한 '귀향'이라는 그의 'in vivo colde'를 정말 좋아한다. '물리적인 귀향'은 '민간인의 삶에 재적응'이라는 의미에서 '심리학적 귀향'만큼 중요하다. 이는 상당한 시간이 걸리는 과정이다. 나는 참전용사들 밴드에게 음악을 연주해 달라고 요청하는 것이 아니라 그들이 겪은 일을 약간이나마 이해해주고 존중해주길 바란다고 생각한다.

하지만 '귀향'에 문제가 발생하면 시간이 소요된다. 사람들이 전쟁 중일 때는 주변에서 무슨 일이 일어나고 있는지 생각하기에는 시간이 없다. 사람들은 좀 더 미래에 대한 꿈이나 전쟁이 끝나면 무엇을 할 것인지 등과 같은 종류의 생각을 하기 마련이다. 그러나 그들이 '귀향'했을 때 전쟁 때의 경험은 플래시백의 형태 및 기타 형태로 돌아와 사람들을 괴롭힌다.

메모 2

2006년 6월 20일

개념: 요약 메모: '귀향'

필자는 '귀향'이라는 개념을 좋아하며 그것이 하나의 카테고리가 되어야 한다고 생각한다. 이는 일반인의 삶으로의 전환을 나타낸다. 집에 돌아오자마자, 많은 참전용사들은 회상, 나쁜 기억 그리고 분노로 나타나는 '무거운 짐'을 지고 있다. 몇몇 참전용사들의 경우 만족스러운 삶을 다시 시작하기 때문에 그 '부담'을 떨쳐 버릴 수 있지만 상당수 다른 이들은 지금까지도 베트남의 짐을 지고 있는 것 같다. 분명 '귀향'이란 사람에 따라 다르게 일어난다고 생각된다. 개인에 따라 이 속도는 사람의 성숙도, 심리적 구성, 전투 경험 유무, 전쟁 경험 등에 따라 달라질 수 있으며 이는 육체적인 귀환 이상의 의미를 갖는다. 이는 '전쟁의 짐'을 벗어던지는 '심리학적 귀향'이어야 하는 것이다. 분명 분노는 신병 훈련소에서 시작되지만 모든 분노가 거기서 촉발되는 것은 아니다. 신병 훈련소에서 경험과 '전쟁 경험'은 결합되어야 하며 나쁜 기억과 분노의 '치유'와 '해방'의 정도는 무엇보다도 집에서 그들을 보듬어 주는 지원 시스템과 관련이 있을 것이다(조사자의 가설은 유입되는 자료와 대조해 보아야 한다).

방법론적 노트

'집에 오다'와 '떠나다'의 개념에 관해서는 더 많은 이론적인 표본이 제시된다. 그러고 나서 참여자 3에게 다음과 같은 질문을 했다. "왜 몇몇 참전용사들의 경우 분노를 떨쳐 버리고 '집으로 돌아오는 것'이 그렇게 어려운 것인가?" 이하에서는 그의 대답에 대해 이야기한다.

메모 3

2006년 6월 20일

개념: 남아있는 분노와 공포의 각인

원 자료: 참여자 답변

내가 연구 중 발견한 사실은 참전용사들이 부인, 협상, 분노, 수용이라는 안타까운 과정을 겪고 있다는 것입니다. '공포의 각인' 이후, 한 군인의 기억 속에는 하나의 영상이 삽입되었습니다. 영상은 종종 대처 훈련으로 재생되고, 그 각인이 점차 옅어질 때까지 계속하여 재생됩니다. 분노는 생명의 상실, 순수의 상실, 즐거운 나날들의 상실, 권력의 상실 및 많은 것들의 손실 등을 수반하기 때문에 주요한 감정으로 남게 됩니다. 해당 군인의 평균 연령은 18~25세입니다. 이 나이 때 당신은 어떤 기억을, 왜 기억하고 있습니까? 대학, 봄방학, 친구들, 밤 새워 공부하는 사람들-이러한 기억들은 참전용사가 기억하는 전쟁에서의 기억과 대비되는 즐거운 추억들입니다. 중요한 것은 참전용사들로 하여금 자신이 모르는 사이에 대처 훈련을 하도록 만드는 것인데, 왜냐하면 그들이 대학 시절 여러분이 배우고 사용했던 '비판적 사고'를 사용할 수 있도록 배운 적이 없기 때문입니다. 참전용사들이 대처 훈련을 사용하기 전까지 그들은 감정적으로, 또는 인지적으로 진보했다고 할 수 없습니다. 그들은 고통스러운 기억이나 호르몬 불균형 등에 시달립니다. 심리적 항상성 유지를 위해서는 상담뿐 아니라 약물 치료도 필요합니다. 나는 의료적 치료, 상담, 다른 참전용사들의 지원 네트워크 등을 이용하여 아내와 함께 대처 훈련에 대해 배웠고, 그것이 바로 15년 후 다시 한 번 대학으로 돌아간 이유입니다. 후회는 또 다른 고민이 됩니다. 후회하는 일을 해본 적이 있습니까? 후회는 감정적 혼란을 가져오며 결국 분노를 촉발합니다. 이는 여러분이 그 사슬을 깰 때까지 계속됩니다.

메모

참가자 3은 하나의 예를 보여 주었지만, 그의 말은 왜 분노가 그렇게 오래 계속되는지에 대한 통찰력을 준다. 먼저 '전쟁 경험'의 특성인 '공포의 각인'을 생각해보자. 여러분의 뇌에는 끔찍한 기억들의 각인뿐 아니라 전쟁 중에도 일반 사람들의 삶이 꽤 정상적으로 돌아가고 있었다는 사실도 들어 있다. 전쟁 중 젊은이들은 이에 대해 생각할 여유가 없다. 그러나 집에 돌아 왔을 때 그들은 '잃어버린 시간'과 '잃어버린 경험'을 갖게 되며 이는 만회되기 어렵다. 여기에 끔찍한 기억, 악몽, 호르몬 불균형 등이 더해져 이 모든 것들이 분노를 만들어 내고 이를 지속시킨다. 또한 '젊음'이 있다. 젊다는 것은 보통 신체적으로는 강하지만 반드시 심리적으로도 강하지는 않기 때문에 분노는 새로운 '대처 능력'과 '개입'을 통해 '분노의 사슬'이 깨질 때까지 계속되는 경우가 많다.

메모 4

2006년 6월 20일

개념: 개념의 요약 메모

이 장에서는 일부 연구자들처럼 개념 또는 코드 목록을 작성하는 대신, 개념을 메모에 통합하여 진행 중인 분석의 일부로서 활용한다. 이는 코드 목록을 유지하는 대신 분석을 진행하고 개념 트랙을 유지할 수 있도록 하는 또 다른 통합 과정이다.

우리가 이 두 인터뷰의 분석을 통해 얻은 것은 다음과 같다. 첫째, 전쟁이 무엇인지를 이해하고 그 속성과 차원의 일부를 식별하는 측면에서 '전투원'의 개념을 더 크게 발전시켰다. 이 두 사람은 내가 분석을 더욱 진전시키고 새로운 개념을 추가할 수 있도록 많은 것을 말해주었다. 특히 해병들은 잘 훈련된 군인들이다. 그들의 일은 '적군과 교전' 하는 것과 '살해'하거나 살해당하는 것이다. '전투' 동안 그들은 명분을 위해서가 아니라 생존을 위해 싸웠으며, 전쟁터에 있는 동안 진정으로 신뢰할 수 있는 유일한 사람들, 바로 동료 군인들을 구하기 위해서 싸웠다. 전체적으로 전투원들의 초점은 생존에 맞춰져 있었고, 생존을 돕기 위해 많은 '심리적, 육체적 전략'을 개발했다고 말할 수 있다. 둘째, '전쟁'의 경험은 전투원들 자신을 변화시키며 남은 인생 동안 스스로에게 짐을 짊어지게 만든다.

비록 전투원은 '살상 훈련'을 받지만, 살인은 사람들이 자라면서 배우는 '사회적 관행'에 반하는 것이기 때문에, 이는 양심에 반할 뿐 아니라 그러한 일을 해야만 하는 상황에 대한 분노를 남기게 된다. 세 번째로는 '민간인의 삶'에서 '전쟁 지역'으로 옮겨갈 때 그리고 '귀향'할 때 신체적, 심리적, 도덕적으로 '주요 조정'이 이루어져야 한다. 하지만 베트남 참전용사들이 갖고 있는 '고통스러운 기억'과 양심의 가책 때문에 참전용사들은 이러한 조정을 하지 못하고 돌아오며 이로 인해 그들이 집에 돌아왔을 때, '적응'은 쉽지 않게 된다. 민간인들은 전투원들이 무엇을 겪었는지 완전히 이해하지 못했다. 그들은 퇴역 군인의 어깨에 민간인의 전쟁에 대한 견해와 도덕성에 대해 설명할 책임을 지워놓았으며 전쟁을 '부당한 전쟁'이라고 불렀다. 참전용사들은 이들 전쟁에 부분적으로 책임이 있었기 때문에 그들은 '양심의 고통'과 '고통스러운 기억'에 몸부림쳐야 했다. 또한 '불명예스러운 평화'라는 개념이 있는데, 참전용사들은 그 개념이 정신적으로나 육체적으로 부상당한 군인들의 목숨을 고려하지 않는다고 믿는다. 훈련소에서 시작해 전투에서 점차 커진 분노는 참전용사들이 집에 돌아와 자신의 삶과 그동안 행복했던 민간인의 삶을 비교하기 시작하면서 점차 강화된다. '전투원'의 개념은 이 분석을 통해 상당히 발전되었다. 필자는 또한 '분노'와 그 분노의 지속을 조장하는 '귀향' 상황에 대해 상당히 발전시킬 수 있었다.

하지만 이 연구에는 아직 큰 구멍이 남아 있다. 전투원들이 분노를 느끼는 전투에서는 도대체 무슨 일이 일어나는가? 전투 중에 전투원들은 어떻게 느끼는가? 이러한 질문에 답하기 위해서는 '전투'에 대한 더 많은 자료를 검토해야 할 것이다.

방법론적 노트

전투원과 비전투원의 전투 경험은 여러 가지 면에서 매우 다르다고 판단한 바, 나는 이제 '전투'에서 무슨 일이 일어나는지 더 조사해 보고자 한다. 문헌 조사를 수행한 바로는 전쟁에서는 적군과 직접 대면에서부터 폭격 임무를 수행하는 조종사가 되는 것, 그리고 총을 맞는 일 등 다양한 일들이 벌어질 수 있다. 나는 '전투'의 주요 해설자가 적군에게 해를 입히고, 동시에 자기 자신을 안전하게 지키려는 생각을 가지고 있기 때문에 '적군'과 어느 정도 관계를 가지고 있다고 생각하고 있다. 분석을 계속하려면 자료가 더 필요하다. 나는 인터넷을 통해 더 많은 참전용사들에게 연락하거나 친구들에게 자료를 빌릴 생각도 해보았으나 충분한 시간이 없었다. 많은 연구자들과 마찬가지로 나 역시 시간의 제한을 받고 있기 때문이다.

이론적인 표본추출과 '전쟁' 개념의 이해 확대

더 많은 자료가 필요했지만 어디서 찾아야 할지 확실하지 않았기 때문에 나는 베트남 참전용사들이 쓴 회고록에 의지했다. 내가 그 회고록을 발견했을 때, 나는 보물 정보를 발견했다고 느낄 정도였다. 분명 나는 회고록을 쓴 참전용사들이 차분하고 조리 있는 사람들이었을 것을 안다. 분명 그들의 이야기가 모든 참전용사들의 이야기를 대표하는 것은 아닐 것이다. 하지만 글을 쓰는 이들의 경우 통찰력을 가지고 있는 경향이 있으며 그들의 글은 연구 목적에 큰 도움이 될 것이라 생각이 된다. 내 생각엔 많은 참전용사들은 글을 통해 베트남이 다른 이들에게 어떤 나라인지를 설명하는 것은 물론, 베트남에 대한 고통스러운 기억을 묻어 버리는 목적으로 회고록을 작성했던 듯하다. 회고록을 읽고 분석하며 이전의 분석에서 이론적으로 파생된 질문에 대한 후속 조사를 시행하고 있다. 다음과 같은 질문에 대한 답을 얻고자 한다. "전투란 무엇인가?" "이것은 어떠한 감정을 일으키는가?" "전투원들은 이에 어떻게 반응하고 이를 묘사하는가?"

방법론적으로 회고록을 코딩할 때는 분석 과정이 인터뷰 자료 처리 과정과 같다는 것을 인지하는 것이 중요하다. 독자들의 관점에서 볼 때 중요한 것은 '이론적으로 자료를 어떻게 사용하여 이전의 분석에서 파생된 질문들을 분석할 수 있는가' 이기 때문이다. 본인이 코딩한 첫 번째 회고록은 전 해병인 Ray Hildreth와 공동 저자 Charles W. Sasser의 ≪힐 488≫이다. 이 책은 2003년 Simon & Scgyster에 의해 출판되었고 이 책의 이름대로 Hildreth의 전투에 대한 이야기를 묘사하고 있다. Hildreth와 함께 전투에 참가한 사람들 중에서 한 명은 명예 훈장을 받았으며 네 명이 십자 훈장을 받았고, 13명의 남자가 실버스타를 받았으며 18명에게는 퍼플 하트가 주어졌다. 일부 훈장은 사후에 수여되었다. 이 책에 묘사된 사건들 중 일부는 중요 사건을 강조하기 위해 각색된 것으로 보이지만, 대부분의 경우 전체적인 이야기는 진실한 것처럼 보이며 베트남과 관련된 다른 회고록과 비슷하다. 나는 인용문을 직접 사용하는 대신에 Hildreth가 책에서 제시한 설명을 필자 식으로 의역해서 표현했다.

전투를 묘사하는 것은 해당 전투에 참여한 군인들에게도 쉽지 않다. 더욱이 이 경험을 간접적으로 얻으려고 하는 연구자들에게는 훨씬 어려운 일이다. 하지만 왜 전쟁 경험이 젊은 군인들을 그렇게 깊고 오래 괴롭히는지를 이해하기 위해서는 전투에서 무슨 일이 일어나는지 아는 것이 중요하다. 나는 이 분석에서 다양한 경험의 측면들을 이해하기 위해 노력할 것이다.

윤리적인 고려사항

책에 있는 직접적인 인용문을 사용하는 것이 아니라 저작권법을 위반하지 않도록 다음과 같이 메모를 변경한다.

메모 1

2006년 6월 21일

개념: 정찰 미션

원 자료: 참여자 답변

정찰대가 정찰하는 동안, 적군이 활동하는 마을에 맞닥뜨렸다. 보통 마을들은 남자, 여자, 아이들로 구성되어 있다. 그러나 이 마을의 주민 구성은 보통 마을과 상당히 달랐고, 적군의 작전 기지인 것으로 보였다. 정찰 팀은 이 정보를 본부로 보냈고, 곧 미국은 그 마을에 공습을 감행했다. 정찰대는 폭격에도 불구하고 그곳에 남아 계속되는 적군의 활동에 대한 정보를 수집했다.

해설적 메모

이 부분에서 알 수 있는 것은 적군이 마을을 이용해 싸웠다는 것이다. 이는 베트남과 미국 사이에 '중간에 갇힌' 민간인이 있었음에도 불구하고 마을들이 폭격을 당한 이유를 설명해 준다. 흥미롭게도, 적군은 폭격이 시작되었을 때 철수하거나 도망치지 않고 작전을 계속했다. 또한 이 정보에 대해 흥미로운 것은 몇몇의 전투원들이 정찰을 하거나 소규모의 적군에게 군사 폭격을 감행했다는 것이다. 그러나 정글에서 작은 그룹으로 움직이는 것은 공격에 취약했고, 그들의 임무는 '싸움'이 아닌 '발견'하는 것이었기 때문에, 소총 이외에는 싸움을 위한 도구가 거의 없었다. 그들은 가벼운 것만 소지하였는데, 그들이 '발견'할 때는 보통 움직이는 중이었기 때문이다.

메모 2

2006년 6월 21일

개념: 발견 및 대기

원 자료: 참여자 답변

정찰대의 부대원 중 한 명이 자신의 전화를 가지고 정찰 중인 특전부대와 일반지역에 위치한 남베트남 군대 간 전화를 엿듣지 않았었다면 정찰대는 공격에 혼비백산했을지도 모른다. 그 경고는 '경계'의 의미를 가지고 있었는데 이는 한 무리의 적들이 밖으로 나와 주위를 맴돌며 누군가를 찾고 있는 것처럼 보였기 때문이다. Hildreth의 정찰 팀(Hildreth & Sasser, 2003)은 이 메시지를 듣고 그들이 베트콩에 의해 발견되었다는 것을 깨달았고 진격하는 군대의 유력한 목표물이라는 사실을 감지했다. 불행히도 날이 어두워지고 너무 늦었기 때문에 그들은 헬리콥터를 요청할 수 없었다. 정찰 팀은 위치를 유지하고 구조를 위해 아침까지 기다려야 했다. 가볍게 움직일 생각이었기 때문에 그들은 무거운 포탄은 가지고 있지 않았고 방어를 위해 소총, 약간의 여분의 탄약, 그리고 몇 개의 수류탄만을 보유하고 있을 뿐이었다. 이들은 공격에 대비해 2명으로 구성된 팀을 언덕 주변에 배치하였고 키가 큰 풀을 이용해 위장했다.

해설적 메모

이 자료는 전투원들이 항상 전투를 위해서만 기지 밖으로 나가는 것이 아니며 따라서 항상 '전투'를 준비하였던 것은 아니라는 것을 말해 준다. 때때로 적군들이 그들에게 다가오고, 군인들은 싸우지 않고 적으로부터 도망칠 수 없다. 다행히도, 이 정찰 팀은 라디오 대화를 충분히 숙지함으로써 경고를 얻었고, 적어도 경계를 늦추지 않고 다소 준비를 할 수 있었다. 문제는 그들이 본격적인 전투를 위해 필요한 총이나 무기를 가지고 있지 않았다는 것이었다. 이 시점에서 그들은 얼마나 많은 '적군 전투원'들이 있고 공격이 얼마나 격렬할지 가늠할 수 없었다.

메모 3

2006년 6월 21일

개념: 공격이 시작되다

원 자료: 참여자 답변

사람들은 적군이 오기를 기다렸다. 그리고 마침내 한 군인이 움직임을 인지했고 그 방향으로 총을 발사했다. 다른 이들은 이를 전투가 막 시작하려는 신호로 받아들이고 총을 쐈다. Hildreth는 "그때 나는 예기치 못하게 죽음에 대한 공포로 인해 얼어붙었다."라고 말했다(Hildreth & Sasser, 2003, p.197). 미국 병사 한 명이 곧 부상을 입었고 그의 비명 소리가 밤하늘을 찔렀다. 그 비명 소리를 듣는 것이 Hildreth에게는 큰 고통이었다. 마침내 의료진이 부상당한 병사에게 다가가 모르핀을 주사했고 비명 소리가 그쳤다. 하지만 전투는 막 시작되었고, 그는 첫 번째 부상자에 불과했다. 이것은 정찰 팀의 첫 번째 전투 경험이었다. Hildreth는 이에 대해 "처음 전투에서 전투를 이해하는 것은 어려웠다"고 말했다. 위성 전화를 사용하여, 소대는 공중 지원을 요청했지만 너무 어두웠고 적이 너무 가까이 있었기 때문에 폭탄 투하를 위해 비행기를 파견하는 것은 아군에게 너무 위험하다고 여겨졌다. 하지만 비행기는 조명탄을 쏘아 높은 풀에 숨어 있는 적을 더 쉽게 발견했고 당시 Hildreth는 옆에 있던 동료가 죽는 것을 보았다. 친한 동료의 죽음은 그에게 강한 심리적 영향을 끼쳤다고 그는 말했다. 그것은 그가 그만큼 쉽게 죽을 수도 있다는 것을 깨닫게 했다.

해설적 메모

Hildreth는 우리에게 전투에서 무슨 일이 일어나는지에 대한 통찰력을 주고 있다. 전투 훈련에도 불구하고, Hildreth는 그가 어떻게 반응할지 확신하지 못한다. 싸움에 대한 Hildreth의 첫 번째 반응은 '두려움'과 '제자리에서 얼어붙는 것'이었다. 참가자 2가 우리에게 말했듯이, '아무것도 하지 않는 것'은 동료가 살아남기를 원하는 경우 좋은 전략이 될 수 없다. 그것은 단지 그를 부상이나 죽음의 위험에 처하게 할 뿐이다. 하지만, 나는 처음 몇 분간의 전투 동안에 일어날 두려움과 혼란을 상상할 수 있다. 전투원들에게는 무슨 일이 일어나고 있는지 무엇을 해야 할지 확신하지 못하는 순간들이 있기 마련이다. 방금 입수한 자료는 또한 우리에게 '전투' 기간 동안 죽음이 결코 멀리 있지 않다는 것을 말해 준다. 생존은 '모험'과 '기술'과 마찬가지로 '기회'의 문제이다.

메모 4

2006년 6월 22일

개념: 두 번째 공격

원 자료: 참여자 답변

수적 열세에도 불구하고 정찰 팀은 일시적으로 적을 격퇴했다. 그러나 미군은 적들이 재정비 중이며 다음 공격을 계획하고 있다는 사실을 알고 있었다. Hildreth는 "기다림만큼 나쁜 것은 없다"라고 말했다. 언덕 위의 병사들은 대나무 막대기를 두드리는 소리를 들었고 두 번째 공격이 막 시작하려는 순간이라는 사실을 알게 되었다. 두 번째 공격은 더욱 격렬했다. 많은 구조 헬리콥터가 사망자와 부상자를 태우기 위해 전투 지역으로 날아갔지만 금방 격추되었다. 그 지역의 다른 구조 헬기들은 임무를 중단했고 상황은 절망적으로 보였다. 적은 50구경 기관총을 들고 왔으며 Hildreth는 총이 발사되었을 때, 마치 언덕 전체가 부서지는 것처럼 느껴졌다고 말했다. 소대장은 부상을 입었다. 많은 이들이 부상의 위협에 노출되었지만 싸웠다. 이 시점에서 Hildreth는 싸움이 초현실적인 성격을 띠게 되었다고 진술했다. 그는 그들이 모두 죽을 것이라고 확신했다. 그 당시 Hildreth는 "한 남자의 머리가 날아가 버린 채 내 옆에서 죽은 후로 움직이지 않았다. 나는 죽었지만 매장되지 않은 사람들 사이에 누워 있었다." 그러나 적군의 우위에도 불구하고, 적군은 두 번째로 격퇴당했다.

해설적 메모

실제 전투 중에 전투 훈련이 어떻게 진행되었는지에 대해 주목하는 경우 흥미로운 사실을 발견할 수 있다. 비록 처음에는 겁을 먹고 다소 혼란스러워하지만, 사람들은 자동적으로 반격 태세에 돌입한다. 그들을 움직이는 것은 생존 본능이다. 하지만 Hildreth가 우리에게 말한 대로, 당신도 당신 주위의 사람들처럼 죽을 것이라는 느낌을 받게 된다. 가장 흥미로운 것은 사람들이 사용하는 전략으로 전투에 참여하고 있는 동안 '초현실적 성과의 싸움', '진행을 지켜보는 것' 등을 포함하여 '정신적으로 회피하는 전략'이다. 이는 전쟁의 공포에서 살아남기 위해 매우 중요한 전략인 것 같다. 두려움, 공포, 죽음의 냄새는 참전용사들이 전쟁터에서 뿐만 아니라 나중에 집으로 돌아갔을 때 스스로 깊이 묻어 버리고 싶어 하는 것이다. '전쟁 경험'은 비록 전쟁의 역할이 따로 있음에도 불구하고 결코 완전히 벗어날 수 없는 '고통스러운 악몽'으로 참전용사의 집까지 따라간다.

메모 5

2006년 6월 22일

개념: 전투에서의 전환

원 자료: 참여자 답변

세 번째 공격을 준비하며 적군은 "해병대 자식들 오늘 죽었어!"라고 소리를 지르기 시작했다(Hildreth & Sasser, 2003, p.261). 적군의 고함소리는 해병대의 사기를 꺾는 대신, 그들을 격분하도록 만들었고, 오히려 사기를 돋우는 결과를 낳았다. 해병대는 베트콩에게 소리를 지르기 시작했다. 이는 해병대가 상황의 부조리를 깨닫기 전까지 몇 분 동안 지속되었다. 그들은 적과 고함을 치며 싸우고 있었는데, 고함을 지르는 행동이 그들을 절망에서 벗어나게 했고, 생존하려는 의지를 다시 한 번 다지게 했다. Hildreth는 "그것은 싸움의 전환점이었다."고 말했다(Hildreth & Sasser, 2003, p.263). 해병대의 결의는 전술 항공 지원국으로부터 받은 지원 덕분에 더욱 강화되었다. 아직 어두웠지만 전투가 격렬해짐에 따라 미군 폭격기들이 그 지역으로 이동하여 적에게 폭탄을 투하하기 시작했다. 그러나 폭탄은 적을 막지 못했다. 그들은 계속 전진했다. 해병대는 전투를 계속했고 싸움은 새벽 무렵에 끝났다. 해병대가 아직도 그 언덕을 지키고 있었다. 그러나 정찰대가 지불한 대가는 컸다. 소대 내의 대원 18명 중 6명이 사망했고 12명이 부상을 입었다. 부상자들 중에서 오직 3명만이 도움 없이 걸어 나갈 수 있었다. 이 경험에 대해 Hildreth는 "우리 중 누구도 다시는 19살로 돌아가지 않을 것이다"라고 말했다(Hildreth & Sasser, 2003, p.264). Hildreth는 "사망자와 중상자들이 대피하기를 기다리며 베트콩 무리의 움직임을 포착하자 나는 몸을 돌려 분노에 휩싸여 총을 쏘기 시작했다"고 말했다. 그는 계속해서 이렇게 말했다. "나는 내려가서 내가 죽인 적군을 보았다. 그들이 바로 Adams(동료)를 죽인 사람들이었다. 나는 그들을 보았지만 아무것도 느끼지 못했다. 나는 내가 다시 무엇인가를 느낄 수 있을지 알 수 없었다." 이 시점에서 그는 말했다. "나는 부상을 입고 혼란스러워 하는 해병이었다. 충격과 공포로 미쳐갔던 것이다(Hildreth & Sasser, 2003, p.265)."

해설적 메모

'전투원'이 된다는 것은 '전쟁 경험'을 아주 확실한 방법으로 정의하는 것처럼 보인다. 이 상황에서 하룻밤, 몇 시간 만에 한 젊은이가 젊음의 순수성을 잃고 훨씬 나이를 먹어 버렸다. 과연 '전쟁'이란 무엇일까? 전쟁을 '원인'의 관점에서 다르게 정의할 수도 있지만 전쟁은 '생존을 위한 치열한 투쟁'이라고 밖에 말할 수 없다. '생존을 위한 투쟁'은 이 연구의 참가자들이 전쟁을 정의하는 방법이며 그들이 전쟁에 주는 의미이다. 전투 중 그들에게는 두려움, 공포, 슬픔, 절망, 충격, 분노, 그리고 살고자 하는 결의 등 다양한 감정들이 생겨나는 것처럼 보인다. 전투에 참가하는 경우 사람을 망칠 수 있다.

나는 Hildreth가 '망치는'이라고 했을 때, 이것은 정신적으로 혼란스럽고 멍해졌으며, 죽고 죽이는 것이 쉬운 것이라는 것을 이해하기 위해 남겨진 노력을 의미한다고 생각한다. 아마도 분노는 누군가가 다른 사람을 죽이는 것과 관련하여 사람에게 내재된 제재를 극복하기 위해 필요한 감정일 것이다. 사람을 죽이려면 분노가 필요하다. 지적했듯이, 일단 분노가 솟구치고 아드레날린이 치솟아 오르면 이를 제어하기가 어렵다. 분노는 전투원이 열을 식히고 나면 나중에 후회할 수도 있는 행동들로 이어질 수 있다.

방법론적 노트

나는 이제 몇 개의 인터뷰와 회고록을 분석했다. 회고록을 읽다 보면 Hildreth (Hildreth & Sasser, 2003)의 기록이 다른 지상군, 해병대, 조종사들의 회고록에 동일하게 반영되는 것을 확인할 수 있다. 베트남에서 싸우거나 비행한 사람들은 동일하게 일반적인 생존 이야기를 하고 있는 것 같다. 하지만 세부적인 내용의 경우 그들이 어떤 분야에서 근무했는지, 그들의 역할과 경험이 무엇인지에 따라 조금 다를 수 있다. 지금까지 분석한 회고록으로는 Alvarez와 Pitch (1989), Bell (1993), Caputo (1977), Downs (1993), Poster (1992), Nahu tang (1991), Foster (1992), Herr (1991), Marrett (2003), Moore & Galloway (1992), Nhu Tang (1986), Rasimus (2003), Santoli (1981, 1985), Terry (1984), Trotti (1984), Yarborough (1990) 등이 있다.

그 회고록들에서는 내가 수행한 인터뷰를 검증하였고 베트남에서 복무한 많은 사람들이 전쟁의 기운을 떨쳐내지 못하고 집으로 돌아갔기 때문에 이에 대해 기술할 필요성을 느꼈다. 이 시점에서, 나는 더 많은 분석적 질문들을 하려고 한다. 정확히 누가 적군이고 왜 그들이 그렇게 지속적인 적이 될 수 있었는가? 미국은 어떻게 베트남에서 전쟁에 연루되었는가? 그리고 정치적, 사회적, 환경적 조건들은 어떠하였는가? Hildreth와 Sasser 같은 사람들은 어째서 싸워야만 했는가? 나는 이러한 질문들이 맥락과 관련된 질문이라는 것을 알고 있다. 따라서 나는 조사를 확대하고 전쟁을 이해하기 위해 좀 더 광범위한 거시적인 문제들을 조사하고자 한다. 예를 들어, '참전 시점'에서 '귀향'과 같은 '그 자체의 변화' 뿐 아니라 '그 너머' 그리고 '심리적 생존 전략' 등과 같이 이미 기존 범주에는 미시적 맥락요소들이 존재한다. 이 분야에서 필자가 열거한 것은 보다 거시적인 사회정치학적 프레임과 이것이 전쟁 경험에 미치는 영향이다. 이론적 표본추출의 일환으로서 다음의 자료 수집 및 분석에서는 거시적 문제에 대해 다루고자 한다.

핵심 요약

단순히 개념 목록을 작성하는 것이 아니라, 나는 개념을 메모에 기록한다. 왜냐하면 이를 통해 필요한 연결을 할 수 있기 때문이다.

이 장에서는 '전투원'의 개념을 포함할 수 있도록 확장된 '전투'의 개념을 탐구하고 발전시켰다. 물론 전투원 개념의 탐사와 발전이 분석의 주된 초점이었지만, 추가 자료에 따라 새로운 개념(예: '고통스러운 기억이 반복적으로 상기됨', '귀향' 및 '부담을 짊어짐' 등)이 파생되었다. 이 장에서 독자들이 가져가야 할 가장 중요한 두 가지 사항은 분석에 대한 메모의 중요성과 개념을 연결하는 것은 분석자가 자료에 몰입하는 초기단계를 지나면 다소 자연스럽게 이루어진다는 것이다. 연구자는 메모를 사용하지 않았다면 발견된 모든 아이디어를 추적하는 일이 불가능했을 것이라는 사실을 쉽게 알 수 있다. 물론 우리 중 몇몇의 기억력은 매우 좋거나 이론적 표본추출을 통해 중요한 분석적 질문에 대한 후속적 조치를 취할 수도 있다. 분석은 너무 복잡해졌고 개념적인 발전이 수반되었기 때문에 관련 아이디어들이 기록되지 않고는 유지될 수 없었다. 또한 분석에 컴퓨터가 매우 도움이 되었다는 사실을 지적하고 싶다. 물론 컴퓨터 분석을 사용할 때 기계적인 방법으로 분석에 접근해서는 안 된다. 자유로운 사고, 생각을 바꾸고 아이디어를 확인할 수 있는 연구자의 능력이 매우 중요하다. 또한 '자료의 자취(date trail)'를 따라 정량적인 연구를 통해 발견한 사실이 매우 설득력이 있으며 관련도가 높아 이러한 과정이 매우 흥미로운 과정이라는 사실을 알게 되는 것 역시 중요하다.

일반적으로, 연구 조사가 끝날 때 분석 결과는 일련의 발견 사항으로 제시된다. 연구자들이 그 연구 결과에 도달하는 과정에서 겪은 일에 대해서는 거의 언급되지 않거나 짧게 이야기된다. 이 책을 쓰면서, 책의 내용 이상의 것을 독자들에게 주고 싶었으며 독자들에게 분석적 경험을 선사하고 싶었다. 다음은 본 장을 완성한 후 작성한 메모이다. 나는 독자들이 분석적 여정에 대한 통찰력을 얻을 수 있도록 이를 여기에 배치한다.

메모

2006년 6월 21일

개념: 이론적 민감성

이 연구 프로젝트를 시작한 이후로 내가 얼마나 많이 변했는지에 주목해 보면 흥미로운 사실을 발견할 수 있다. 읽고 있는 인터뷰와 회고록이 연구 초기와 전혀 다른 내용을 담고 있는 것이 아니라 내가 그들이 말하는 것에 훨씬 더 민감해졌다는 것이다. 그러므로 말하고자 하는 것의 중요성을 전달하기 전 어느 정도 자료에 몰두하는 것이 필요하다. 자료에 노출되면 민감도가 증가하며 자료를 분석하는 것은 양파 껍질을 벗기는 것과 같다고 말할 수 있다. 가정과 신념의 층을 하나씩 제거할 때마다 분석가는 더욱 깊게 이해할 수 있게 된다.

'이론적인 민감성'이라는 것은 바로 이것으로 자료의 의미를 좀 더 조정한다는 의미이다.

저널 노트

자료에 대한 민감도가 증가하는 것 외에도, 흥미롭게 생각하는 것은 이 프로젝트를 시작한 이후로 나 자신의 변화이다. 이제 나는 전쟁 이야기를 읽으면 감동하지 않을 수 없다. 이전에도 전쟁에 관한 영화를 보고 책도 읽어 봤지만 분석 동안 일어난 분석가와 자료 간 상호작용은 전투원에 대한 생각과 느낌을 바꾸어 놓았다. 그것은 짧은 시간 동안 군인이 되는 것이 어떤 것인지를 제대로 느끼며 다른 이들의 역할을 맡아 보는 것과 관계가 있는 것 같다. 나는 우리가 어떤 전쟁도 참전용사의 시각으로도 바라볼 수 없을 것임을 안다. 자료를 다루면서 젊은이들이 베트남에서 전투를 시작하게 된 상황과 교전 규칙에 분노를 느꼈다. 전쟁 기간 동안 및 전쟁 후에 몇몇 이들에게 고통이 남겨진 것들이 슬펐고 적군과 '전쟁에 휘말린' 민간인 마을 사람들을 동정하게 되었다. 전쟁은 분명 모두에게 힘든 시기였다. 동시에, 감정이 연구를 하는 데 방해가 되지 않는다는 것을 인지할 수 있었다. 연구자들은 감정을 느끼면서도 동시에 참가자들의 이야기를 공정하게 이해할 수 있는 능력을 유지해야 하고, 분노와 다른 감정에 휩쓸리지 않아야 분석가로서 효과적으로서 역할을 수행할 수 있다.

나는 아직도 베트남 전투원들의 상황이 어땠는지 이해하는 데 어려움을 겪고 있으며 문제를 더 잘 이해하기 위해서는 맥락적 요인을 더 자세히 조사해야 한다. 맥락적 요인이란 전쟁의 경험을 만들어 낸 요인들, 즉 베트남 전쟁 전후의 정치적, 사회적, 역사적 상황이다. 이것이 나의 연구 방향이다. 이 단계에서 분석과 관련된 주된 질문들은 다음과 같다: 무엇이 전투원들로 하여금 싸우게 만들었는가? 그리고 그러한 상황을 초래한 역사적, 정치적, 사회적 요인들은 무엇인가?

사고, 글쓰기, 그룹 토의를 위한 활동

1. 유의사항으로 돌아가서, 이 장의 분석 사례에서 이들을 적용한 것을 찾는다. 수업에서, 연구자들이 이 점들을 어떻게 처리했다고 생각하는지에 대해 토론한다.
2. 이 분석에서 연구자의 역할을 생각해 보고 만약 연구자가 다르다면, 그 분석이 어떻게 다르게 보일 수 있는지 생각해본다. 같은 자료를 어떻게 분석할 것인가? 이것으로 무엇을 얻을 수 있는가?
3. 아이디어를 적어 두고 교실에서 이를 토론해본다.

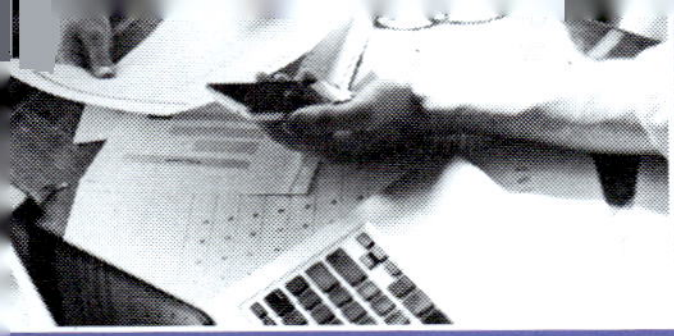

CHAPTER

14 맥락에 맞는 자료 분석

Analyzing Data for Context

베트남에서 미국의 실패 경험은 일차적으로 폭동 원인을 잘못 진단했다는 사실에서 출발한다. 공산당과 반 디엠파 및 이후 반 키파와 반 티에우파 등 베트남에 필요한 정치적, 사회 경제적 개혁에 실패한 이들이 모두 동일한 정도로 분쟁에 기여하지는 않았다. 베트남에서의 갈등은 군사적 해결책이 아니라, 많은 이들의 국가 재통일이라는 욕구를 충족시켜 줄 수 있는 정치적 해결책을 요구하고 있다(Sar Desai, 2005, p.120).

표 14.1 핵심 용어

조건/결과 매트릭스(Conditional/consequential matrix): 분석가가 분석 가능 범위를 식별할 수 있도록 돕는 분석 전략. 이때 분석 가능 범위는 모든 상황에서의 운영을 통한 작용—상호작용으로부터 나온 결과이다.
맥락(Context): 맥락은 매우 복잡한 개념으로 조건 배경 및 예상되는 결과 내의 작용—상호작용에 대해 설명한다. 이를 통해 맥락은 이론의 설명력과 개념을 강화한다.
과정(Process): 조건의 변화에 대응하여 취해진 작용—상호작용의 적응적 변화

마지막 장에서, 자신과 동료 병사의 '생존'은 공산주의의 원인이라기보다는 만약 그들이 베트남에서 전투원이 되었다면, 미국 군인의 주요 대상이었다고 확신한다. 본 장에서는 생존이 위협받는 이유를 더 잘 이해할 수 있도록 맥락이라는 관점을 다룬다. 분석자로서 나의 첫 번째 임무는 거시적 측면에서 전쟁이 일어난 역사적, 사회적, 정치적, 문화적, 환경적 조건을 탐구하는 것이다. 추상적인 의미에서 '조건'은 전쟁에 싸우는 사람들에 의한 조건이라기보다 자아나 다른 사람에 대한 위협이나 위험으로 고려되었기 때문에 우리의 두 번째 임무는 특정 시점에서 전투원이 인지하는 '위험'의 조건을 연결하는 것이다. 더욱이 중요한 것은 우리가 문맥적 요소를 단순한 배경 요소로만 나열할 것이 아니라, 생존 위협이라는 설명과 같이 전투원들 스스로가 생각하는 조건보다 거시적인 조건 및 전투원들이 위협으로부터 살아남을 수 있도록 취했던 일련의 행동 사이에서 연결고리를 만들어야 한다는 것이다.

유의사항

본 장을 읽을 때 다음 사항에 유의해야 한다.

- 생존이 일어나는 맥락에서의 정치적, 사회적, 환경적, 문화적, 역사적 조건을 탐색하는 것
- 전투원들에게 생존 위협이라고 인지되는 조건들이 어떻게 제시되는지 조사하는 것

전쟁의 맥락

우리가 앞에 놓인 자료를 이론적으로 표본추출하게 될 때 탐색해야 할 첫 번째 질문은 바로 "전쟁의 원인이 무엇이며, 특히 베트남 전쟁에서 전투원들이 경험한 조건이 과연 무엇인가?"라는 것이다. 이는 다른 전쟁에서의 전투원들이 비슷한 조건을 경험하지 않았음을 의미하는 것이 아니다. 그러나 베트남 전쟁에서는 전쟁의 위험이 매우 높았음에도 불구하고 미국이 전쟁을 일으킨 원인이 다소 모호했다는 점에서 차이가 있다(다른 나라에 대한 공산주의의 위협). 전쟁이 일어나게 된 원인은 전쟁의 성격 및 정책과 관련된 역사적, 정치적, 사회적, 환경적, 문화적 조건에 기반을 두어 결정된다. 또한, 워싱턴과 하노이의 지도자들은 개인적, 집단적 야심, 과거 사건에 대한 이해, 국가 이익 등에 기반을 두어 결정을 내린 바 있다.

우리는 메모의 형태를 이용하여 사회, 정치, 역사에 대한 분석을 시행할 것이다. 메모는 왜, 누가, 무엇을, 어디서라는 질문에 대답하는 형태로 이루어지며 '전쟁의 맥락'이라는 개념을 탐색하는 첫 단계가 될 것이다.

저널 노트

나는 본 장을 위한 분석을 하면서 수렁에 빠졌음을 인정한다. 베트남 전쟁과 관련하여 살펴보아야 할 자료가 너무 많았고 자료들은 머릿속에서 빙빙 돌아 나를 과포화 상태로 만들었다. 프로젝트를 맡은 후, 나는 스스로가 자료의 기술적 측면에 몰입되어 개념적으로 사고하지 못했다는 사실을 깨닫고 처음으로 돌아왔다. 세부사항보다 개념에 집중해야 한다는 사실을 알게 된 것이다. 맥락에 대한 본 섹션의 자료는 다음의 출처에서 참고하였다.

Ellsberg (2003), Isaacs (1997), Langguth (2002), McMaster (1997), McNamara, Blight, Brigham, Bierstaker, & Schandler (1999), Nhu Tang (1986), Sallah & Weiss (2006), Santoli (1985), Sar Desai (2005), Sheeham (1988), Summers, (1999), Tucker (1998).

메모

2006년 6월 27일

개념: 전쟁의 맥락

'전쟁의 맥락'은 육체적, 심리적, 도덕적 위험을 포함한 전투원의 경험을 의미한다. 위험은 전쟁 경험을 구조화하고 전쟁에 의미를 부여하며 생존을 위협하는 조건으로부터 야기된다. 위험이 무엇인지, 왜 발생하는지를 확인하기 위해서는 과거로 돌아가 미국을 전쟁에 연루시킨 사람이 누구인지, 왜 그 시기에 그 장소에서 전쟁이 발생하였으며, 누가 전쟁과 관련된 정책을 설정하였는지, 적군은 누구였으며 교전 규칙은 무엇이었는지, 왜 전쟁이 이렇게 오랜 기간 지속되었는지, 그리고 어떻게 종전이 이루어졌는지 등의 역사적 사실을 탐색해야 한다.

본 메모는 상당히 중요하다. 이와 관련하여 많은 자료가 있지만, 이들 모두를 본 장에서 관심 있게 다루지는 않을 것이다.

왜 미국은 베트남에 있었는가?

미국 전투원이 베트남에서 싸운 이유는 무엇인가? 상당 기간 동안 베트남은 프랑스의 식민지였다. 베트남 사람들은 프랑스를 상대로 저항 운동을 벌였고 1954년 승리를 거두었으며 강한 민족주의가 대두되기 시작했다. 그러나 프랑스로부터의 독립이 국가의 통일로 이어진 것은 아니었다. 제네바 협정에 따라 베트남은 북위 17도선을 기준으로 북쪽의 공산주의와 남쪽의 비공산주의, 두 부분으로 분단되었다. 제네바 협정에서는 베트남 통일 문제를 해결하기 위한 방안으로 2년 내 자유선거의 시행을 규정하고 있었으나, 미국 정부를 등에 업은 남베트남 정부는 제네바 협정에 서명하기를 거부했다. 이러한 거부의 배경에는 자유선거가 실시될 경우 남베트남이 공산주의자들의 손아귀로 넘어갈 것이며 뒤이어 캄보디아, 라오스 등의 나머지 동남아시아 국가들 역시 '도미노 효과'로 인해, 공산주의화 될 것이라는 두려움이 자리잡고 있었다(Sar Desai, 2005, p.68). 이는 공산주의에 대한 두려움이었으며 도미노 효과는 미국이 베트남에 개입한 이유이기도 했다.

그동안 남베트남에서는 정치적 문제가 발생했다. 1954년 Ngo Dinh Diem이 남베트남 대통령으로 임명되었다. 그는 원래 북쪽의 가톨릭 신자였는데 전통적으로 불교인 남베트남으로 이주해온 터였다. Diem은 처음부터 종교적, 정치적 반대 세력과 군사적으로 대립했다. 그는 미국으로부터 받은 국가 재건 자금으로 군대를 조직하고 무장화하는 데 사용했다. Diem은 사이공 지역의 정부 요직을 자신의 친인척으로 채웠고 수세기 동안 지속되고 있던 불교 전통을 혼란에 빠뜨렸다. 이로 인해 베트콩은 남베트남 정부의 부패로부터 구제를 부르짖을 수 있었으며 많은 주민들은 부패한 정부를 지원하는 미군에 맞서 싸우거나 최소한 미군을 지지하지 않는다는 이유로 베트콩을 옹호했다. 국가가 분단되었을 때 많은 공산주의자들이 월북하였음에도 불구하고 아직 수천 명의 공산주의자(베트콩)들이 통일에 대비하여 남쪽 지역에 잔류하고 있었다. Diem 정권이 무너지자, 정치적 불안정이 뒤따랐는데 많은 군사 지도자들이 불안정을 통제하기 위해 전쟁을 벌였고 지도자들의 리더십 부재는 베트콩 군대가 이 지역으로 침투하게 되는 계기로 작용하였다. 북베트남 군대와 보급품은 호치민 길을 통해 남쪽으로 이동했는데, 이들 중 상당수는 중립 지역인 캄보디아와 라오스를 통해 이동함으로써 미군과 베트남 군대의 감시망으로부터 벗어날 수 있었다.

누가 미국을 전쟁에 연루시켰는가?

Kenndy 대통령은 남베트남 군대에 군사 고문을 파견하였는데 이러한 결정에는 미국이 남베트남 군대에 훈련 지원 및 정보와 같은 군사 원조를 제공하는 경우 베트콩을 상대로 쉽게 승리할 수 있을 것이라는 계산이 깔려있었다. 1963년 Kenndy가 암살당하자 Johnson이 후임으로 임명되었는데, 그는 확고한 어젠다를 이미 가지고 있었지만 베트남에 대해 어떠한 결정을 내려야 할지 확신하지 못하고 있었기 때문에 Kennedy 정부의 정책 입안자에게 의지할 수밖에 없었다. Kenndy 행정부의 젊은 정책 고문 중 한 명이었던 McNamara가 베트남 전쟁의 정책 책임자로 발탁되었지만 그는 군사적 지식을 가지고 있지 않았다. 그는 포드사에서 일했던 과거 경험을 살려 전쟁에 자신의 비즈니스 감각을 적용하였으며, 베트남 분쟁에 대해 북베트남을 상대로 '점차적인 압박'을 가하는 계획을 세웠다.

적은 누구인가?

적은 누구이며, 그들은 왜 그런 전쟁을 벌여야 했는가? 중국과의 분쟁을 시작으로 1,000년이 넘는 기간 동안 베트남인들은 주권 유지를 위해 점령국과 싸워야 했으며 마지막으로 베트남을 점령했던 나라는 바로 프랑스였다. 프랑스로부터 독립하고자 하는 강한 열망은 민족주의 운동을 일으켰으며 공산주의자와 비공산주의자를 불문하고, 중국으로부터의 혁명에 고취된 많은 베트남 젊은이들은 프랑스 타도를 목적으로 중국으로 건너가 혁명가로 성장하고자 했다. 혁명 열풍의 계기는 공산주의가 아니라 민족주의였던 것이다. Ho Chi Minh을 포함한 베트남인들은 "먼저 민족주의자였으며 공산주의자는 그 다음이었다(Sar Desai, 2005, p.53)". 이러한 강한 민족주의로 인해, 그들은 엄청난 적을 맞이할 수밖에 없었다.

누가 전투원이었는가?

1960년대 초기는 Kenndy 시대로 불리었고, 국가와 인류에게 봉사하는 이상주의가 득세하던 시기였다. 또한 이와 동시에 쿠바 미사일 위기와 공산주의 침략에 대한 두려움으로 인해 미국 특유의 삶의 방식은 변해가고 있었다. 제2차 세계대전 이후 한 세대가 지나갔고 대부분 전쟁의 이미지는 죽음과 파괴의 현실이 아니라 영웅에 초점을 맞춘 영화에서 비롯되었다. 따라서 많은 젊은이들은 자국에 봉사하기 위해 공산주의자와 싸울 준비가 되어 있었다. 그들은 애국심으로 충만하였고, 전쟁에 냉소적이지 않았다. 이후 계속된 전쟁으로 인해 그들은 전쟁에 냉소적으로 변해갔고, 소득 없는 전쟁이 길어질수록 군대와 국가의 사기는 떨어져갔다.

전쟁에 대응하는 전략적 계획은 무엇인가?

McNamara의 계획에는 중대한 공격이란 존재하지 않았다. 오히려 북베트남을 대상으로 한 일련의 통제되고 제한된 군사 행동을 통해 느린 압박(폭격 임무)이 가해졌다. 폭격은 북베트남의 기반 시설을 손상시킴으로서 평화 협상 시 남베트남의 입지를 강화하려는 목적을 지니고 있었다. 이러한 McNamara의 계획에는 애초부터 결함이 있었다. 첫째, 그의 계획은 전쟁을 승리로 이끄는 계획이 아니라 '봉쇄' 계획이었다. 즉 전쟁에 대해 이해하는 민간인을 대상으로 하였고 군사적 전략이나 작전 수행이 아니라 전쟁의 당위성에 기초하고 있었다. 제안하는 모든 군사 행동들은 시행 전 워싱턴에 알리고, 승인을 받아야 했으며, 종종 군사 행동의 전략적 이점이 없어질 때까지 조치를 미루어야 했다. 다시 말해, 전쟁 수행 책임자인 합참(Joint Chief Staffation)은 적절한 전쟁 수행 방법을 알리는 기회가 거의 없었다. 더욱이 그들은 전쟁을 승리로 이끄는 방식으로 수행할 수 있는 자유가 주어지지 않아 무력감을 느낄 수밖에 없었다.

둘째, McNamara의 봉쇄 및 전략적 폭격 계획에는 북베트남에 폭탄을 투하할 만한 기반 시설이 거의 없다는 사실을 무시했다. 북베트남은 산업화된 사회가 아니었다. 그들이 가진 대부분의 무기와 탄약은 중국이나 러시아로부터 수입되었거나 남베트남 군대(미국의 군수물품)에서 얻은 것이었다.

셋째, 이 계획에는 제네바 협약 작성 시 반영되었던 북베트남의 재통일에 대한 의견이 고려되지 않았다.

마지막으로, 이 계획에는 폭격이 베트남 국민에게 미칠 영향이 고려되지 않았다. 이러한 폭격은 베트남인들의 의지를 약화시키기보다 도리어 강한 분노를 야기했고, 어떤 비용이 들더라도 항전할 것이라는 결정을 내리게 되었다(McMaster, 1997, pp.323-334).

전쟁은 어디에서 일어났는가?

전쟁은 주로 북위 17도 아래의 남베트남에서 일어났다. 전쟁 초기 베트남에는 실제 전투 병력이 거의 전무한 실정이었고 1965년까지 남베트남 군대는 미국의 지원에도 불구하고 베트콩의 상대가 되지 않는다는 사실만이 재확인될 뿐이었다. 자연스럽게 이 전투는 미국의 전쟁이 될 수밖에 없었다. 본토 국민에게 알리지 않고 베트남에 군대를 파견하기 위해 단편적인 군사 배치가 이루어졌으며 시간이 지남에 따라 병력을 점차 늘리는 전략이 사용되었다. 처음으로는 베트콩의 공격을 받은 미군 기지를 방어하기 위해 18,000명의 군인이 남베트남에 파견되었으며 1968년 구정 대공세(Tet Offensive)가 일어났다. 테트(Tet) 전투에서 베트콩은 군사적으로 패배하여 거의 괴멸되다시피 했지만 정치적으로는 승리했다. 전쟁의 잔혹함과 격렬함으로 인해, 미국 여론은 전쟁에 등을 돌렸으며, 북베트남인들은 미군 병사들에게 상해를 입히거나 심지어는 죽임으로써 미국에서의 반전 여론에 불을 붙였고 베트남에 있는 미군의 사기를 저하시켰다(Nhu Tang, 1986).

베트남 전쟁 당시 미국인들의 상당수는 베트남에 대해 알지 못했다. 베트남은 미국과 매우 다른 기후와 지형을 가진 나라로 전투원들은 정글에서 습기와 열, 비를 상대로 악전고투해야만 했다. 더욱이 기생충, 모기 및 온갖 종류의 질병을 옮기는 미생물들로 인해 전투원들은 위험에 노출될 수밖에 없었다.

미국의 베트남전은 어떻게 종결되었는가? 평화 행진, 잔학 행위의 언론 보도, 높은 사망자 수는 대중들로 하여금 전쟁을 반대하게 만들었다. 1974년 파리에서 평화 협정이 체결되었고 미군 병사들은 비로소 철수할 수 있었으며 북베트남 군대들은 남베트남군을 상대로 대규모의 군사 캠페인을 벌였다. 1975년 사이공이 무너졌고 공산당의 장악으로 전쟁은 종결되었다. 흥미로운 것은 베트남 민족해방전선의 전면에서 미국을 상대로 열심히 싸웠던 비공산주의자들이 전쟁 후 기진맥진되었음을 느꼈다는 점이다. 수천 명의 남베트남인들은 박해를 받거나 본국 송환을 위해 감옥에 보내졌으며, 사랑하는 국가를 버리고 외국으로 도피하여 현재 프랑스나 다른 나라에서 외국인으로서 살아가고 있다. 분명 이 전쟁에서 승리한 이는 아무도 없는 것처럼 보인다. Nhu Tang (1986)의 저서인 ≪베트콩의 기억(A Viet Cong Memoir)≫ 헌정사에서 이러한 점을 지적하고 있다.

국민의 자유를 위해
스스로를 희생했다고 믿었던
우리 어머니와 아버지
그리고 배신당한 내 동료들에게

방법론적 노트

이전에 제시한 사회, 정치 및 역사적 조건들은 조건/결과 매트릭스의 다양한 수준에서 확인될 수 있으며 누가, 무엇을 어디서, 언제, 왜 라는 질문에 대한 답변이 된다. 근거이론 연구에서 단순히 흥미로운 배경 지식이라는 이유로 일련의 조건을 제시하는 것만으로는 충분하지 않다. 작용–상호작용이 상황의 중심에 있기 때문에 조건과 작용–상호작용의 의미를 연결하는 일은 매우 중요하게 여겨진다. 대부분의 경우, 전투원들은 조건 자체를 심각하게 인식하지 못했다. 오히려 군인들은 베트남에 있는 동안 스스로가 인지한 위험에 처한 조건에 의미를 부여하였다. 우리는 전투원들이 싸우는 상황을 어떻게 인식하고 있는지 더 잘 이해하고자 자료를 조사한다. 그들은 왜 싸워야만 했을까?

저널 노트

나는 이 시점에서 쉽게 분석에 도달하지 못했으며, 많은 글을 읽고 생각하며 메모를 쓰고 또 써야 했다. 내가 전달하고자 하는 가장 핵심적인 내용은 자료에 대해 생각하는 시간이 얼마나 중요한가이다. 때로는 제한적인 시간만이 주어질 수 있다. 나는 스스로의 의무를 제쳐 놓을 만큼 큰 보조금을 받고 있지 않다. 또한, 나는 질적 연구가 급히 진행되어서는 안 된다고 강하게 강조할 수도 없다. 연구자들은 민감하게 생각할 수 있고 그를 통해 생각이 깊어질 수 있도록 시간을 따로 마련해 두어야 한다. 물론 학생들이 이 책에서 설명하고 있는 이러한 상세한 유형의 분석을 좋아하지 않는다는 사실도 이해하고 있다. 학생들은 이러한 유형의 연구에 손이 너무 많이 간다고 생각한다. 물론 방법론 서적을 작성하고 있는 이 시점에서 나 또한 연구를 시행할 수 있는 지름길이나 더 쉬운 방법을 찾기를 원하고 있다. 그러나 결국 우리는 연구자들이 심층적인 분석을 시행할 시간을 기꺼이 감당해야 '질적' 연구를 성취할 수 있다는 사실을 알고 있다. 연구자들은 자료, 참여자, 전문가나 우리 자신을 결코 바꿀 수 없다.

'전쟁의 맥락'과 '생존'과의 연계

분석으로 돌아가서, 분석 초기에 파생된 개념 중 하나는 '전쟁 문화'였다. '전쟁 문화'는 전투원이 활동하고 있는 맥락으로 묘사되었다. 본 장에서 '전쟁 문화'라는 개념은 '전쟁의 맥락'으로 이름이 바뀌었으며, 나머지 시범 연구 프로젝트에서도 위와 같이 언급될 것이다. 본 장의 이 섹션에서 우리 독자들과 연구원들은 기억을 살려 다음과 같은 질문에 답해야 한다. 전투원들은 싸워야만 하는 상황에 대해 어떤 의미를 부여하고 그 조건을 설명했는가? 우리는 이제 '전쟁의 맥락'이라는 개념을 '공개하는' 단계에 있다. 전투원이 조건에 부여한 의미를 이해하는 일은 매우 중요한데, 이는 차후 작용–상호작용의 기반에 대한 설명이 될 것이기 때문이다.

우리는 베트남에 대한 자료로 돌아와 더 큰 사회정치적 조건(거시적)이 어떠한 방식으로 전투원에 의해 즉각적으로 인지되어 자신이 싸워야 하는 이유(미시적)에 대한 조건으로 연결될 수 있는지 설명하고자 한다. Philip Caputo (1977)의 ≪전쟁에 관한 소문(A Rumor of War)≫이라는 회고록은 우리가 발견한 회고록 중 특히 통찰력이 돋보이는 책이다. 이 책에서는 전쟁에서 사람들의 인식을 통해 조건의 의미를 명확하게 설명하고 있기 때문이다. Caputo는 그의 책이 '전쟁에 대한 이야기', '사람들이 전쟁에서 하는 일' 및 '전쟁이 그들에게 한 일(p.xiii)'에 대해 이야기하고 있다고 말했다. 이는 '전쟁의 맥락'과 '생존'이라는 두 개념 간의 연계를 발견하고자 하는 우리의 목적에 완벽히 일치한다.

Caputo는 1963년 해병대에 합류하였고, 1965년 3월 8일 중위 계급으로 베트남에 파견되어 13개월 동안 복무했으며, 이후 기자로서 사이공의 몰락을 취재하기 위해 1975년 베트남으로 돌아갔다. 군인이자 언론인으로서 책을 썼다는 사실은 그가 귀중한 정보원이라는 사실을 보여준다. 자료를 읽으며, 나는 전투원들이 전쟁 상황에 대해 어떠한 인식을 가지고 있는지 구체적으로 알고자 했다. 사람들은 워싱턴에서 어떠한 결정이 내려졌는지에 대해 알지는 못했지만 '위험' 또는 생존 위협의 형태로서 해당 조건을 느끼거나 경험할 수 있었다. 위험은 '물리적', '도덕적' 및 '심리적'으로 개념화될 수 있다. 이하의 메모는 조건과 관련하여 제시되며 전투원이 위험에 관한 조건에 대해 부여한 의미는 메모의 표제 아래에서 확인될 수 있다.

메모 1

2006년 6월 23일

조건 1: 이상주의와 젊음

우리는 해외로 갔다. 그 당시 해외는 환상으로 가득 취하게 하는 분위기가 있었으며 이는 우리의 젊음만큼이나 비난받을 만한 요인이었다(Caputo, 1977, pp.xiii–xiv).

애국심과 이상주의로 가득 찼던 젊은이들은 그들의 나라를 지키기 위해 군대에 합류했다. 일부는 자원했고, 일부는 징집되었다. 젊은 군인들의 전쟁에 대한 이해는 주로 영화에서 나온 것이었기 때문에 대부분의 경우 베트남에 도착했을 당시 '유혈과 고통, 고난의 광경을 볼 준비가 되어 있지 않았다'. 그들은 전쟁의 '현실'로부터 강하게 충격을 받았고 생존은 그들로 하여금 드라마틱하게 태도를 변화시킬 것을 요구하며 '전쟁은 신체적 위험을 동반한다'는 사실을 인지하도록 만들었다. 이러한 태도의 변화는 그들이 직면한 상황에서 낭만을 앗아갔고, 그들로 하여금 이러한 상황을 '수용'하지 못하더라도 적어도 '전쟁은 살해하거나 살해당해야 한다'는 인식과 군인은 유혈과 죽음으로부터 심리적으로 단련되어 살아남아야 한다는 생각을 가지도록 하였다.

메모 2

2006년 6월 23일

조건 2: 무력감

사람들은 살해되거나 상처를 입었고 우리 경비대는 이전이나 그보다 더 전과 같은 장소로 싸우러 나갔다. 상황은 변화되지 않았다(Caputo, 1977, p.182).

여러 가지 전쟁 회고록을 읽는 경우, 일반적으로 전투원에게는 무력감이 느껴지는데 이는 자신이 찾은 조건을 바꾸는 데서 오는 무력감이다. 베트남 전쟁 당시에는 징병이 그대로 유지되었다. 초기 전투원, 특히 해병대원들은 대부분 자원자였다. 그러나 시간이 지남에 따라 군인의 수요가 늘어난 반면 자원자의 수가 줄어들었기 때문에 점점 더 많은 청년들이 군대에 징집될 수밖에 없었고 징집된 이들은 기본 군사 훈련만을 받고 최전선에 파견되었다. 그러나 적의 우세함을 발견한 이들은 바로 '전투원'이었으며 전쟁으로 인해 가장 많은 사상자가 되기도 하였다. 최전방 군인들에게 주어진 이름은 많음을 의미하는 '졸병(grunts)'이었다. 졸병들은 군사 활동 계층구조의 최하위 활동인 '더러운 살인 작업'을 해야 했고 스스로 '군사적 상황을 제어할 힘이 없어 심리적, 물리적 위험'을 떠맡아야 한다는 사실을 확인해야만 했다. 그들은 스스로의 행동 및 갈 수 있는 장소를 통제할 수 없었고 스스로 어디에도 갈 수 없었기 때문에 성취감을 느낄 수 없었다.

무력감의 개념은 분석적으로 흥미로운 개념으로 이를 통해 종전 후 참전용사가 지니고 있던 분노를 일부 설명할 수 있다. 적어도 연구자는 이를 가정하고 차후 이와 관련된 조사를 시행할 수 있다. 전선의 군인은 자신에게 내려진 지시가 설사 이해가 되지 않고, 스스로의 생사가 걸린 일이라는 사실을 알아도 지시를 받은 대로 명령을 수행하는 일 외에 할 수 있는 일이 거의 없었다.

메모 3

2006년 6월 23일

조건 3: 혼란스러운 교전 규칙

이 전쟁을 정의한 '교전 규칙'은 상당히 '혼란'스러울 수 있다. Caputo의 말을 인용해보면, "교전 규칙에 따르면, 무장하지 않고 뛰어가는 베트남 사람을 쏜 것은 도덕적으로 옳았지만, 서 있거나 걷는 사람을 쏘는 일은 잘못된 것이었다. 또한 근거리에서 적을 쏘는 일도 잘못이었다(p.218)".

어리고 미숙한 전투원이 어떻게 '교전 규칙' 하에 공공연하지만 은밀한 규칙을 통해 제시된 '신체적, 심리적 및 도덕적 위험'으로부터 스스로의 행동 방향을 결정할 수 있었을까? 병사들은 전투가 벌어지고 있고, 주변에서 살인이 일어나는 상황 하에서 어떻게 '옳고 그름'을 유지할 수 있었을까? 어떻게 스스로의 삶이 위협받고 있다고 느꼈을까? 어떻게 상황이 옳지 않기 때문에 쏘지 않을 수 있었을까? 젊은이들이 스스로의 행동과 목격한 상황으로 인해 혼란에 빠지고, 환멸을 느끼며 해서는 안 되는 행동을 해버렸다는 사실은 그리 놀라운 일도 아니다. 더 나아가서 만일 군인이 자신의 생명이 위급할 정도의 위험에 빠지는 경우, 그는 멈추어 서서 '교전 규칙'에 대해 생각하거나 행동의 도덕성에 의문을 제기할 수 있을까? 아니면 그는 먼저 행동하고 후에 염려하게 되는 것일까?

메모 4

2006년 6월 24일

조건 4: 다른 사람의 전쟁에 참여

Caputo가 처음 베트남에 도착했을 때, 그는 자신이 파견된 이유가 다낭(Da Nang)의 공군 기지를 방어하고 베트콩을 상대하지 않기 위해서였다고 말했다. 1965년 초, 전쟁은 여전히 베트남 전쟁으로 정의되고 있었으며 Caputo는 착륙했을 때 그가 들은 말은, "좋아요, 확실히 얘기합시다. 사람들에게 우리의 사명은 방어에 국한되어 있다는 것을 분명히 합시다(p.35)." 였다.

그러나 시간이 지나면서 남베트남 군대만으로는 북베트남 군대의 침투를 막을 수 없음이 분명해졌고 베트남에 있는 미군의 목적은 바뀌었다. 초기 미군은 북베트남이 남베트남을 장악하지 못하도록 막는 것을 목표로 삼아 정찰, 훈련 및 지원 제공에 집중하였으나 이후에는 '주요 전투력과 관련된 위험'을 떠맡기까지 했다. Caputo는 "전쟁은 더 이상 '그들의 전쟁'이 아니라 우리 전쟁이기도 했다. 합작 회사(p.68)처럼 되어 버린 것이다."라고 말했다. 그러나 집에서 수천 마일 떨어진 곳에서, 미국 청년들은 왜 다른 나라에서 자신들이 싸우고 있는지 이해하는 데 어려움을 겪어야 했으며 이는 마치 다른 나라의 공산주의가 생소한 것과 마찬가지였다.

메모 5

2006년 6월 24일

조건 5: 생사의 경계에 들어서다

미국 군대가 베트남에서 주요 전투 병력이 되었을 때, 그들은 '생사의 경계에 서 있는 위험을 감수했다.' 전쟁 지역에서 죽거나 다치는 위험은 상존하고 있었으며 전쟁을 위한 '훈련'은 실제로 '전쟁에 참가하는 것'과는 매우 달랐는데 실제 전쟁에서의 위험이 매우 높았기 때문이다. 그들은 생과 사의 경계에 있었다. '살아 있는' 경험을 통해 성취할 수 있는 배움도 분명하였다. 만일 군인들에게 살 수 있는 기회가 주어진다면 그는 상황이 요구하는 대로 매우 빠르게 '초보'에서 '격전의 용사'로, 일반 사람에서 살해자로 변할 수 있어야 한다. Caputo (1977)는 '격전의 용사'가 됨으로써 얻을 수 있는 몇 가지 결과에 대해 다음과 같이 설명했다.

우리는 변하기 시작했다. 처음 베트남에 왔을 때 지니고 있던 소년 같은 어색함을 벗어던지고 점차 전문적이고, 간결해졌으며 거칠어졌다. 우리의 심장 근처에는 굳은살이 박이기 시작했고 감정적인 방탄조끼는 양심의 가책이나 감정을 무디게 만들었다(p.90).

메모 6

2006년 6월 24일

조건 6: 결단력 있고 경험 많은 적과의 싸움

미군이 베트남에서 전투를 장악했을 때 그들은 미국의 '우수한' 군사력 덕분에, 전쟁은 짧은 격돌이 될 것이라고 생각했지만 곧 이것은 잘못된 가정으로 판명되었다. 잘 훈련되고 동기 부여가 된 적과 싸우는 위험이 존재했던 것이다. 적들은 정글과 마을 지형을 어떻게 활용할 수 있는지 잘 알고 있었다. 그들은 보급품을 숨겼고 지하에 생계와 의료시설을 갖춘 터널을 파 놓았으며 마을과 산책로 주변에는 부비트랩과 지뢰를 설치했고 중국과 러시아제 무기로 잔뜩 무장했다. 또한 적들은 캄보디아와 라오스를 통해 공급 경로를 구축함으로써 미군 병사들의 손으로부터 안전하게 보급품을 지켰다. 미국인에게는 군대 기술이 있었지만 베트콩에게는 군사 기술과 동기 부여가 있었던 것이다.

메모 7

2006년 6월 25일

조건 7: 불편한 지형

베트콩이 유일한 적은 아니었다. 미군 병사들은 정글 훈련을 받았지만, 베트남의 정글에서 싸울 때의 모든 위험에 대비한 훈련을 받지는 못했다. 병사들은 열과 비에 오랫동안 노출된 상태로 행진을 하고, 나무와 관목을 베어 길을 만들었으며 밤에는 모기, 거머리, 열대의 피부병에 시달리며 야영을 해야 했다. 그것은 미국 청년들에게 '호의적의지 않은' 환경이었다.

메모 8

2006년 6월 25일

조건 8: 명확한 방향 감각이 없는 전쟁

미국 정부가 정한 '정책'과 '교전 규칙'은 군대가 적을 물리칠 수 있는 방식으로 행동하는 능력을 제한함으로써 위험을 창출하고 있는 것으로 인식되었다. 북베트남 병사들은 미군 병사들이 캄보디아, 라오스 등으로 도망친 자신들을 추격할 수 없다는 사실을 알았기 때문에 공격 후 캄보디아, 라오스 또는 북베트남의 안전 지역으로 후퇴할 수 있었다('교전 규칙'에 따르면 군인들은 캄보디아, 라오스 또는 북베트남으로 갈 수 없었다. 비행기의 경우 이 지역에서 비밀 임무를 수행했지만 미국 정부가 설정한 규칙에 따르면 심지어 이들 지역에서 수행할 수 있는 비밀 업무조차 제약을 받았다).

또 다른 명백한 문제는 미국인들이 이 곳에서 영토를 영구적으로 확보하고 심리적 위험을 야기하는 문제들에 관심이 없다는 것이었다. 미군은 교전 규칙에 따라 전투가 끝나면 방금 싸운 적을 남겨두고 기지로 돌아감으로써 적들이 방금 빼앗은 땅을 다시 수복하고 때로 이를 위해 죽을 수도 있는 여지를 남겨주었다. 어떤 경우 병사들은 다시 같은 장소로 나가 같은 영토를 위해 싸워야 했으며 이는 젊은이들에게 좌절감을 안겨주었다. 젊은 병사들은 그들이 하는 일의 목적을 인식할 수 없었다. 심지어 조종사조차도 왜 상당한 위험을 감수하며 그들이 반복적으로 같은 지역에 폭탄을 투하하여야 하는지에 대해 의아해 했다. 첫 번째 폭탄 공격이 끝난 후 적군은 공격 준비를 갖추고 비행기를 기다리고 있는 반면 전투원들에게는 전략 계획이 없어 보였다. 명확한 군사적 이득이 없음에도 끊임없는 인명 손실과 상해가 발생했고, 이는 사기를 떨어뜨렸다. Caputo는 이에 대해 "사람들은 죽어 가고 있었지만 아무 것도 성취하지 못했다(p.213)."고 말했다.

메모 9

2006년 6월 26일

조건 9: 사람 숫자로 측정한 성공

베트남 전쟁에서 미국이 채택한 전쟁 정책은 적들의 사기를 깨고 공산주의자인 베트콩과 북베트남 정규군을 북베트남으로 몰아넣는 것이었다. 군대의 일은 '찾고' '파괴하는 것'이었으며, 전투의 성공은 '시체 수'로 측정되었다. 전투 후 군인은 전장을 돌아다니며 죽어 가고 상처 입은 적군과 미군의 수를 세었고 이는 도덕적, 심리적 위험을 불러왔다.

메모 10

2006년 6월 26일

조건 10: 문화적 분열

이 전쟁에 참가한 미국 젊은이들은 베트남 문화나 역사에 대해 거의 알지 못했다. 많은 젊은 병사들이 베트남에 가기 전 그 국가가 어디에 있었는지조차 알지 못했던 것이다. 군인들은 베트남 마을 주민들이 자신들과 같은 방식으로 상황에 대응할 것을 기대했으며 베트남 사람들이 미국인의 기대에 부합하지 않을 때, 그들을 인간으로 취급하지 않았다. 이러한 문화적 분열은 도덕적인 위험으로 이어졌다. 병사들이 베트남 사람을 비인간으로 취급하고 스스로 저지른 잔학 행위로부터 자신에게 면죄부를 주도록 허용했기 때문이다. Caputo의 소대가 순찰 중 불타 버린 마을에 당도했다. 처음 Caputo는 다른 군인들이 저지른 일을 보고 부끄러움을 느꼈다고 말했다. 이어 마을을 지나치면서, 그는 마을 주민들이 지나가는 병사들에게 증오와 분노 같은 감정을 나타낼 것이라고 예상했다.

그러나 마을 사람들은 외적으로 감정을 나타내지 않았고 Caputo는 이러한 감정 표출의 부족은 그의 동정심을 경멸로 바꾸어 놓았다고 말했다. 몇 년이 지나서야 그는 마을 사람들이 왜 그러한 방식으로 행동하는지 이해할 수 있었고 "그들은 끝없는 전쟁, 흉작, 질병 등 너무나 많은 불행을 겪었고, 그것들을 받아들이고 견디는 법을 배웠던 것이다(pp.124-125)."라고 말했다.

메모 11

2006년 6월 26일

조건 11: 군대의 일정한 교체

베트남 전쟁 기간 동안 전투원의 근무 기간은 근무 장소에 따라 다소 차이가 있었다. 일부 조종사의 경우 베트남에서의 근무 기간은 1년으로 정해져 있었던 반면 다른 조종사들의 경우 100개의 임무를 완수한 후에야 복무가 해제되었다. 해병의 경우 베트남에서의 근무 기간은 13개월이었지만 다른 군인의 경우 12개월이었다. 1년을 기준으로 하는 이러한 복무 기간은 이 정도의 시간이 지나면 병사가 '노련해져' 자신과 다른 사람들을 보호할 수 있게 되며 그의 의무가 끝났다고 느끼기 때문이었다. 그 후 병사들은 그룹에 도움이 되기보다는 위험을 가져다주는 '신참'으로 교체되었고 초보자뿐만 아니라 노련한 군인들에게도 신체적 위험을 안겨주었다. 베트남 전쟁에서는 사상자 비율이 높았기 때문에 정상 교체 계획에 비해 초보자나 경험이 없는 군인들로 교체되는 비율이 높았다. 그러나 초보자에게는 단점이 있었다. 생존 기술이 부족하여 죽음의 위험이 높아졌던 것이다. 또한 그들은 높은 사고 발생가능성이나 '아군 오발 사격' 가능성에 노출되기도 하였다.

메모 12

2006년 6월 26일

조건 12: 동료 병사와 친구의 부상이나 사망을 목격

전쟁은 두려움과 분노를 유발할 뿐 아니라 복수에 대한 갈망으로 인한 도덕적 위험을 야기할 수도 있다. 소대장으로서 전장에서 수개월을 보낸 후, Caputo는 전장에서 벗어나 본부에서 일하게 되었다. 그의 새로운 업무는 매일 미국인과 베트남인의 사상자 비율을 기록하는 것이었다. 그러나 작업을 수행한 지 수개월이 지나자 Caputo는 악몽을 겪기 시작했다고 말했다. 그는 미친 듯이 두려워하며 죽거나 상처를 입을 위험이 증가하더라도 다시 전투를 필요로 했다. 스스로가 견디는 고통을 적에게 전가하고 싶었다는 것이다.

메모 13

2006년 6월 26일

조건 13: 치명적인 장비를 소지한 적

시간이 지남에 따라 전투의 강도가 증가했다. Caputo가 처음 베트남에 갔을 때와 비교하여 전투는 더 격렬하게, 자주 발생했다. 그는 나중에 언론인으로 최전선으로 돌아 왔을 때, 그가 전장에 없었던 기간 동안 전쟁의 본질이 바뀌었다는 사실을 발견했다. 남베트남의 훈련되지 않은 베트콩과 비교하여 북베트남 정규군의 수가 증가했던 것이다. 북베트남인들은 호치민 길을 통해 남베트남으로 진입했으며 AK-47 소총과 수류탄을 운반했고 중국과 러시아가 공급한 클레이모어 지뢰를 보유하고 있었다. 북베트남인들이 보유하고 있는 이 무기들은 모두 치명적이어서 상처를 입거나 사망할 위험을 증가시켰다. Caputo는 그가 기자로 베트남에 돌아왔을 때 "베트남전은 더 이상 게릴라전이 아니었다(p.207)."라고 말했다.

메모 14

2006년 6월 26일

조건 14: 신체적 상실

전쟁이 격렬해짐에 따라 미군은 적을 '탐색'하고 '파괴'하기 위해 보다 많은 순찰을 실시했기 때문에 밀림으로 들어가기 전 충분히 휴식을 취할 수 없었다. 더위에 노출된 상태에서 행해진 장시간 행진, 질 좋은 수면의 부족, 달리면서 하는 식사, 스트레스, 긴장 및 공포는 사람들에게 신체적 상해를 야기시킬 뿐 아니라 신체적 위험을 증가시켰다. Caputo는 "내가 속했던 본부는 한 달에 약 200번 순찰을 실시했으며 밤마다 이는 계속되었다. 사람들은 계속하여 지친 상태였다(p.237)"라고 말했다.

메모 15

2006년 6월 26일

조건 15: 신체적 피로에도 불구하고 전투

극도의 신체적 피로에도 불구하고, Caputo와 사람들은 점점 더 많은 시간을 적을 찾는 데 쓰고 있었다. 어느 날 Caputo의 소대는 베트콩의 거점이라 추정되는 마을에 당도했다. 소대가 마을을 향해 나아갈 무렵, 베트콩 군인들은 다가오는 미군 병사들을 공격한 뒤 마을 주민들이 화가 난 병사들을 맞닥뜨리도록 내버려둔 채 도망쳤다. Caputo는 병사들이 마을에 도착했을 때, 그들은 '이성을 잃었다'고 말하고 있다. 마을 사람들이 공포에 사로잡혀 있는 동안 미군 병사들은 돌아다니며 모든 건물에 불을 지폈다. Caputo는 자신은 병사들을 막을 힘이 없었다고 말했다. 마을을 태우는 것은 '거의 감정적으로 필요한 일'이며 수개월간의 공포, 좌절감, 긴장감을 없애는 수단인 것 같았다. 이는 Caputo가 '우리의 고통을 덜기 위해 다른 이들을 괴롭히는 일'이라고 말하는 종류의 위험을 초래했다(Caputo, 1977, p.228).

메모 16

2006년 6월 26일

조건 16: 전쟁 맥락에서의 생존: 위험에 의해 정의된 맥락

분석에서 이 모든 것은 무엇을 의미하는가? 이는 개인, 집단의 생존에 대한 위협 및 위험으로부터의 생존을 통해 '전쟁의 맥락'이 감지되었음을 의미한다. 위험은 육체적, 정신적, 도덕적인 성격을 띠고 있었다. 전투원이 육체적으로 살아있는 상태, 심리적으로 건전하고 도덕적 청렴성을 유지하는 상태를 유지하려면 그들은 위험을 극복하거나 적어도 이를 최소화하는 전략을 가지고 있어야 했다. 날마다 전투에 참여하는 일만으로도 분명 어려운 일이다. 그러나 아무런 영토를 얻지 못하거나, 전쟁에 대한 목적이 보이지 않거나 싸움이 끝나지 않고 적이 계속해서 당신을 죽일 준비가 되어 있는 경우 전투원에게 남겨진 유일한 과제는 그가 할 수 있을 때까지 살아 있는 동안을 견디고 생존하는 일인 것이다.

방법론적 노트

분석을 통해 독자는 연구가 어떻게 계속 진화하는지를 볼 수 있다. 이는 개방코딩에서 시작하여 개념을 연결하고 자료 분석과 범주를 추가로 연결하며 맥락을 확보하는 과정이다. 코딩은 상당히 고도의 작업이지만 프로젝트가 형태를 갖추어 감에 따라 충족되게 된다. 아직도 할 일이 많이 남았지만, 이제 나는 방향을 찾은 듯한 느낌이 든다. 이제 분석 결과가 연구 과정을 인도할 것이며 바로 내가 분석을 통해 얻은 지점이다.

핵심 요약

이 장의 목적은 전투 경험과 전쟁에서의 상황을 파악하여 '전쟁의 맥락'이라는 개념을 확인하고 확대하는 데 있다. 우리는 '생존'이라는 개념을 생존 위협 및 위험으로 인식되는 조건과 연결했다. 또한 연구자들은 위험을 신체적, 도덕적 및 심리적이라는 3개의 범주로 개념화했다. 이러한 위험은 베트남 전쟁과 관련된 보다 큰 사회적, 정치적, 역사적 조건으로 거슬러 올라갈 수 있다. '전쟁의 맥락'에 대한 개념을 확인하고, 이를 정교하게 분석함으로써 차후 자료 분석이 가능해졌고, 다음 단계로 넘어가 전투원들의 작용–상호작용 전략을 식별할 수 있게 되었다. 이러한 작용–상호작용은 스스로의 생존확률을 높이기 위한 행위였으며 위험이 내포되어 있었다.

사고, 글쓰기, 그룹 토의를 위한 활동

1. 본 장의 시작 부분에 있는 유의사항으로 돌아가서, 연구자가 이러한 분석 포인트를 어떻게 수행했는지에 대한 사례를 제시한다.
2. 이 장을 모델로 이용하여 맥락에 대한 이해가 경험에 대한 이해를 어떻게 강화하는지(이 경우에는 전투 경험)를 설명한다. 우리의 분석에 따라 연구자가 어떠한 방식으로 '전쟁 문화' 대한 개념을 확장하고 정교하게 조직하였는지 배경 논리를 확인한다.
3. 맥락에 대한 분석적 초점이 상징적 상호작용주의론자 및 실용주의자의 이론적 관점과 어떻게 관련되어 있는지 수업에서 탐구해본다.
4. 자신의 연구 프로젝트를 수행하고 있다면 분석을 통해 맥락을 도출하는 방법을 설명한다.

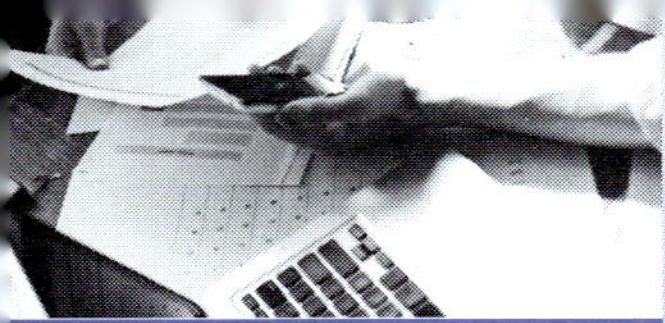

CHAPTER

15 과정을 분석과 연계

Bringing Process into the Analysis

이 비행기는 중국해를 넘어 오키나와 쪽으로, 죽음의 손아귀에서 자유로 향해 나아가고 있다. 우리 중 누구도 영웅이 아니었다. 우리는 응원하는 군중, 퍼레이드로 돌아가지 않을 것이며 그리고 대성당 종을 울리지도 않을 것이다. 우리는 견뎌야만 했다. 우리는 살아남았고, 그것만이 우리가 거둔 유일한 성취였다(Caputo, 1977, p.320).

표 15.1 핵심 용어

전투원(Combatants): 스스로가 살해당하거나 상처 입기 전에 적을 죽이거나 상해를 입힐 목적으로 적과 싸우는 자. 전투는 반드시 살해를 목적으로 하고 있지 않으며 지상, 공중 또는 바다에서 수행되는지 여부와는 관계없이 공포를 조장하거나, 이익을 얻거나 적의 재산을 파괴할 목적으로 수행된다. 살해 및 상해는 전투의 부수적인 효과일 뿐이다. 그러나 이 전쟁에서 성공은 시체 수로 측정되었다.

과정(Process): 조건의 변화에 대응하여 취해진 작용–상호작용 흐름의 적응적 변화. 변화는 원하는 결과를 얻거나 목표를 달성하기 위하여 필요한 것으로 간주된다. 작용–상호작용은 전략적, 일상적, 무작위적, 독창적, 자동적이거나 깊은 고려 후 취해진 행위일 수 있다.

이전 장에서는 분석과 맥락을 연결하는 방법을 소개했다. 신체적, 정신적, 도덕적 위험의 형태로 인지된 생존 위협, 특히 이 전쟁의 상황으로 인해 야기된 도덕적 위험을 다루기 위해서는 조건과 생존 사이의 연결 과정이 필요했기 때문이다. 베트남에서의 생존 기회를 높이기 위해 전투원은 위험을 내포하거나 극복해야 했으며 이는 전투에서 성공뿐 아니라 생존을 목표로 하는 일련의 작용–상호작용 전략을 수행함으로써 실행되었다. 본 장에서는 근무 기간 동안 전투원들이 사용하는 몇 가지 전략을 살펴보고 과정과 분석을 결합할 것이다. 이 장의 초점은 전쟁의 맥락을 더 발전시키는 데 있다. 그러나 이번에는 상황에 초점을 맞추기보다 위험으로부터 살아남기 위해 취해진 작용–상호작용에 초점을 맞출 예정이다. 생존에 초점을 맞추는 이유는 무엇일까? '생존'의 개념은 모든 인터뷰와 회고록에서 어떤 형태로 나타난다. 애국심, 모험에 대한 열망, 조종사에 대한 열망, 전쟁에서 승리자가 되기를 원하는 것 등 다양한 이유를 가지고 전쟁에 참여한 이들의 이야기에서, 궁극적인 목표는 오래도록 살아남아 집으로 돌아가는 것이다. 모든 인터뷰와 회고록은 본질적으로 생존에 대한 이야기이다. 왜냐하면 그들의 경험에 대해 말할 수 있는 이들은 살아남은 사람들이기 때문이다. 생존에 대해 생각하기 시작하자, 나는 수많은 정보가 머릿속에 떠다니는 것을 발견했다. 생존은 일회성이 아니라 전쟁의 상황이나 조건의 변화에 대응하여 취해진 계속적 행동들이기 때문에 과정이 자동적으로 분석에 반영되게 된다.

유의사항

본 장을 읽을 때 다음 사항에 유의해야 한다.

- 속성과 차원을 위한 자료를 추출하며 '생존' 개념을 발전시켜 나간다.
- 전투원들이 스스로의 생존 확률을 높이기 위해 다양한 위험 상황에서 사용한 작용—상호작용에 대해 탐색한다.
- 작용—상호작용이 상황에 어떻게 적응되는지 확인해야 한다.

이 장에서는 다시금 메모의 형식을 사용한다. 그러나 이제 메모는 공개적인 탐색이기보다 이전 분석에 대한 요약으로서의 성격을 더 많이 띠고 있다. 연구과정에서 분석의 성격이 어떻게 바뀌는지 주목할 필요가 있다. 요약 메모는 분석가가 이 시점에서 모든 분석 결과를 모으는 데 도움이 되기 때문에 매우 중요하다고 볼 수 있다. '생존'이라는 개념을 보다 발전시키고자 먼저 이전 분석의 메모를 다시 읽는 방식을 취했다. 이후 다시 읽은 메모를 토대로, 이론적 표본추출을 작성하며 동시에 주요 문제를 파악할 수 있도록 요약 메모를 작성하였다. 또한 생존을 위협하는 상황의 사례를 찾고 전투원이 생존의 기회를 높이기 위해 어떤 일을 했는지 알아보았다.

메모 1

2006년 7월 8일

개념: '생존'과 '전쟁의 맥락' 연계

메모

우리가 '생존'에 대해 이미 알고 있는 사실은 무엇이며 이는 '전쟁의 맥락'과 어떻게 연결되어 있는가? 생존과 맥락은 전투원이 다양한 전쟁 상황에 직면함에 따라 인지하게 되는 위험을 통해 연결된다. 위험은 상황에 따라 높거나 낮아질 수 있다. 대부분의 경우, 베트남에 있는 전투원들은 미국을 베트남 전쟁에 연루되도록 만든 거시 정치적 또는 사회적 이슈에 관해서는 생각하지 않았다. 그들은 주로 그들이 당면한 위험 상황에 관심이 많았고 생존의 기회를 높이기 위해 이를 관리해야 했다.

먼저 다음의 위험 조건을 검토해 보자.

1. 젊은 혈기와 이상주의
2. 전투 상황에서 느끼는 무력감
3. 혼란스러운 교전 규칙
4. 다른 누군가와 전쟁에서의 싸움
5. 생과 사의 경계 직면
6. 결단력 있고 노련한 적과의 전쟁
7. 험난한 지형에서의 전투
8. 목적의식 없는 전쟁
9. 적의 시체 수를 측정하여 성공 여부 판단
10. 문화적 단절
11. 부대의 지속적인 교체
12. 동료 병사와 친구들의 죽음
13. 치명적인 무기를 소유한 적과의 싸움
14. 육체적 피로가 누적된 상태에서의 전쟁
15. 육체적 피로감으로 인한 심리적, 정신적 피로감

명백한 것은 생존 전략의 레퍼토리가 자동적으로 생존을 보장하지는 않는다는 것이다. 생존 전략을 사용할지라도 위험은 매우 높으며 항상 치명적인 요소가 산재하고 있다. 생존에 중요한 것은 상황에 맞는 전략을 적절한 시기에 사용하는 능력이다. 예를 들어, 전투원이 너무 오랫동안 얼어붙어 꼼짝하지 못한 상황에서 화재가 났을 경우, 그의 생존 확률은 크게 떨어지게 된다. 이를 고려할 때 우리는 분명 생존할 수 있는 일련의 '개입 조건'이 존재한다는 사실을 알 수 있으며 이들 조건 중 일부는 생존 가능성을 높이고 다른 일부는 기회를 감소시킨다.

메모 2

2006년 7월 8일

개념: '생존'

메모

전쟁 상황에서 생존 능력을 높이거나 저하시키는 개입 조건은 무엇일까? 다음은 필자가 확인한 몇 가지 예이다.

1. 생존 전략을 활용하여 전투원의 능력을 향상시킬 수 있는 몇 가지 조건이 존재한다. 여기에는 노련한 군인, 동료 병사와의 강한 유대관계 형성, 조직원으로서 전쟁 참여, 훌륭한 리더십, 전투에 집중하는 일, 적절하게 유지 및 관리되는 자원 및 장비 보유, 어려운 시기의 지원 등이 포함된다. 물론 이들 각각의 '개입 변수'는 모두 중요하지만, '노련한 군인'과 '훌륭한 리더십' 변수는 더욱 중요하다. 노련한 군인은 전투원이 상황을 정확하게 읽고 신속하고 단호하게 대응할 수 있게 만들어 준다. 훌륭한 지도자를 갖는 일 역시 매우 중요한데 이는 훌륭한 지도자일수록 사기를 고취시키고, 지도와 규율(특히 강압적인 조건에서 유지하는 일이 매우 중요)을 유지하며, 행동을 조율하여 줌으로써 개인과 소대의 생존 확률을 증대시켜 주기 때문이다.
2. 위와는 반대로 생존 전략 활용 능력을 저해하는 몇 가지 조건 역시 존재한다. 여기에는 전쟁에서의 초보자, 전쟁의 열기 속에서 두려움과 스트레스를 통제하지 못하는 것, 부족한 리더십, 부족한 자원, 시간이 지남에 따라 '쇠약해지는' 일 등이 포함된다. 특히 피로누적과 사기 저하가 동반되는 경우 이는 더욱 생존 전략을 저해하게 된다. 이 중에서도 가장 중요한 요인은 부적절한 리더십과 지쳐 나가떨어지는 일이다. 육체적으로 지치는 경우 위험에 주의를 기울이고 신속히 대응할 수 있는 능력이 떨어지게 되며 무능한 리더십은 실제로 전투원을 더 큰 위험에 빠뜨릴 수 있다. 또한 정신적으로 약화되는 경우 도덕적인 결정을 내릴 수 있는 능력이 저하되고 스트레스에 대응하기 어렵게 된다.
3. 생존은 집단적 측면을 가지고 있다. 생존에는 개별 행동이 필요하지만 사람들이 팀으로서 함께 일하거나 다른 사람을 대신하여 행동하는 경우 역시 생존 확률을 높일 수 있다. 영웅, 의료진, 구조헬기 조종사, 의사 및 간호사, 기술자, 기술자 및 공급 인력과 같은 지원 인력과 함께 하는 경우 이러한 상황을 종종 목격할 수 있다. 심지어 전투에서조차 군인은 함께 적과 맞서 싸워야 한다. 전쟁 상황에서 일부 병사들은 위험에 관

계없이 상처 입은 동지를 구하기 위해 전선에 나서기도 한다. 육군 및 해군 의료진들은(해군 의료진은 해병대에 위생병이 없다는 이유로 해병대에 배속되어 있었다) 전투원과 함께 전투 지역에 파견되어 병사들과 같은 위험을 감수해야 했다. 적군은 부상당한 병사가 구조대로 가는 경우 기회를 놓치지 않고 총을 발사하였으며 북베트남에는 구조를 전문으로 하는 조종사가 있기도 했다. 그들은 부상당한 자들을 구출하고 적 너머의 소대를 구하였으며 매복된 채로 고립된 군대를 위해 지원 전력으로서 활동하였다.

4. 생존 확률을 높이는 조건은 리더십이다. 비록 지금까지는 리더십이 메모에서 많이 언급되지는 않았지만, 회고록을 읽을 때부터 이는 생존에 매우 중요한 요인인 것으로 보였다. 훌륭한 지도자는 규율과 질서를 유지하며 군대의 사기가 떨어지지 않게 조율하고 팀워크를 키운다. 그들은 전투원들이 전쟁의 압력에 어떻게 반응하는지 파악하고 있으며 어떤 이들을 지도자로 신뢰하고 다른 이들을 지원하고자 하는지, 어떤 이들을 신뢰하지 못하는지, 어떻게 문제를 해결하는지, 어떻게 하면 최소한의 손실만으로 어려운 상황에서 벗어날 수 있는지 파악하고 있다. 지도자는 실제로 실현할 수 있는 능력을 갖추고 있으며 지도자를 따라 싸우려는 부하들을 존중한다. 부하들이 자신들을 위해 최선을 다할 것임을 알기 때문이다. 잘못된 지도자는 실수로 자신의 부하를 위험에 빠뜨리며 명령이나 규율을 유지하거나 병력의 사기를 북돋워줄 능력이 없다. 부적합한 리더십이 계속하여 유지된다면, 압박감을 받는 상황 하에서 팀워크가 개선되기는커녕 혼란이 벌어져 개인과 조직의 위험을 증가시킬 수 있다.
5. 생존을 위한 주요 조건 중 하나는 바로 유동적인 전투 중 상황에서 작용-상호작용을 조정할 수 있는 능력이다.

작용과 상호작용 생존 전략

다음으로 다른 조건 하에서 상황 변화에 따른 대응 전략으로서 전쟁의 위험을 관리하기 위해 전투원이 사용하는 다양한 작용 및 상호작용 생존 전략에 대해 이야기하고자 한다. 이 과정을 개념화하는 방식은 단계적 방법을 사용하지는 않지만 본 연구에서는 매우 효과적으로 작용하게 된다.

메모 3

2006년 7월 8일

개념: 생존 전략의 패턴

메모

생존은 다양한 위험 상황에서 위험을 관리하기 위한 작용-상호작용 전략을 취하고 끊임없이 변화하는 상황과 후속 위험에 대응할 수 있는 전략을 취하는 것으로 정의된다. 즉, 작용 및 상호작용 전략은 인지된 위험에 대한 반응이며 위험의 본질이 변하는 경우 목표를 달성하는 데 필요한 위험 관리 전략도 변화하게 된다. 필자는 작용과 상호작용이 전략적이라 생각하는데 이는 이러한 수단이 베트남에서의 생존 능력 향상을 목표로 하고 있기 때문이다. 전략 중 상당수는 일상적으로 사용되었으며 즉 비전투 상황에서 전투에 대응하는 일을 목표로 삼았다. 다른 전략들의 경우 전투 상황에서 발생하는 문제를 다루는 데 더욱 특화되어 있었다. 중요한 요인 및 분석과 프로세스의 결합은 전략이 상황에 적합하였는지, 생존이 더욱 역동적이고 지속적인 과정인지와 관련되어 있다. 이하의 전쟁에 대한 준비 및 개별 행동, 팀 전략과 일련의 행동, 즉각적인 문제 해결 및 조정된 행위, 탈출과 회피: 결정적이고 특별한 전략적 행동 등은 서로 다른 전쟁 조건 하에서 위험을 관리하기 위해 사용되는 전략의 네 가지 패턴을 보여주고 있으며 아래에서 논의될 것이다.

전쟁에 대한 준비 및 개별 행동

일부 전략은 전쟁과 관련된 심리적 스트레스와 긴장을 다루기 위해 사용되었다. 이러한 전략은 반복적이라는 특징을 가지고 있으며, 적용 과정에서 다양한 형태로 반복되었다. 비록 이러한 전략들이 분명 필요하지만 언제, 어디서, 어떻게 진행되는지에 따라 개별적으로 적용되어 왔다. 이러한 전략들은 신체 건강뿐만 아니라 정신 건강과 도덕적 청렴성 유지라는 목표를 가지고 있다. 전투원이 인식하는 정도 및 위험을 감수하려는 수준은 전투원이 전쟁 상황에서, 부대나 스스로를 안전하게 지키고 전투태세를 유지하는 데 얼마나 필요한 조치를 취하는지에 따라 입증되었는데 이는 실제 전쟁 상황과 연결되어 있지 않은 경우에도 유효하였다. 군인들은 언제, 어디로 적을 공격하러 나서야 할지 알 수 없었기 때문이다.

덥고 습한 환경에서 생활함으로 인해 야기되는 물리적 위협을 줄이기 위한 전략과 전술 중에는 말라리아 약 복용 및 오염된 물질을 정화하기 위한 요오드 알약의 사용, 곰팡이 감염을 확인하기 위한 정기적인 손발 검사, 수풀에 접근할 때 여분의 양말 사용, 통증이 심각해지기 전 의료진에 신체적 변화를 보고하는 일, 깨끗한 식수 보급, 적절한 수분 유지, 안전모 착용, 자외선 차단복 착용, 작업 순서 지키기, 기기를 항상 가까이 두며 알람이나 전화에 신속히 대응하는 일 등이 포함되어 있었다. 또한 순찰 중이거나 전투 임무를 수행할 때 전투원은 특히 위험을 야기할 수 있는 환경을 확인하고, 자신과 동료 병사 및 다른 조종사(전투 조종사인 경우)를 주의 깊게 관찰해야 했다.

전쟁과 관련하여 심리적 스트레스 및 긴장을 다스리기 위한 전략도 필요하였다. 긍정적인 전략으로는 전투에서 이기고 사명을 완수하며 동료들과 연대를 구축하는 일 등이었다. 그러나 모든 전략이 건설적인 것은 아니었다. 분명 심리적으로 도움이 되지만 신체 건강에 해로운 전략도 있기 때문이다. 예를 들어, 일부 전투원은 과도한 약물이나 알코올 사용으로 전쟁의 현실로부터 도피하고자 했다. 이러한 활동은 일시적으로 현실을 잊을 수 있게 만들어 주었지만 파괴적이고 중독성이 강한 경향이 있었다. 알코올의 경우 언제나 과도하게 사용되는 것은 아니었지만 긴장 완화 효과와 사회적 연대에 매우 효과적이었기 때문에 종종 휴식을 취하기 위해 사용되었으며, 사교의 중심에 자리하고 있었다. 회고록에서는 해변에서 휴식을 취할 때 간부용 숙소나 파티에서 알코올을 사용하는 것에 대해 언급하고 있다. 총에 맞아 구출된 조종사들을 위한 전통으로 이들을 구조하느라 관여했던 사람들에게 술을 한잔 사는 전통이 있었는데 그들은 생존을 축하하기 위해 술을 곁들여 파티를 벌였다. 전투원들은 종종 가장 가까운 마을에 가서 파티를 하고 여자를 데려오곤 했는데 이러한 활동은 그들의 일상생활을 조금이나마 정상화시키고 스트레스를 완화시키는 행위로 간주되었다.

물론 모든 군인이나 조종사가 술을 마시거나 마약을 이용하거나 여자를 찾았던 것은 아니다. 많은 이들이 비번 시간에 건전한 스포츠 활동에 참여하거나, 편지를 쓰거나, 카드놀이와 같은 활동에 참여하거나, 책을 읽거나 공부했고, 마을에서 자선 활동을 하거나, 다음 임무 또는 전투 전에 휴식을 취하곤 했다. 또 다른 심리적 전략으로는 고향의 여자친구를 생각하거나, 베트남 전쟁 이후의 삶을 상상함으로써 베트남에서의 삶과 잠시 떨어져 생각해보는 일을 들 수 있다. 이러한 시간을 가짐에 따라 많은 전투원들이 전쟁의 광경과 소리를 견딜 수 있었고 일시적으로 마음속에서 전쟁의 안 좋은 면을 잊을 수 있었다.

종종 사용되는 전략으로는 적에 적대감을 드러내는 방법이 있었다. 그들을 '쓰레기'라고 부르거나 기타 경멸적인 단어를 사용함으로써 심리적으로 적의 위협을 완화시킬 수 있었던 것이다. '양심의 가책'과 전투원들이 목격했던 잔학 행위 사이의 도덕적 딜레마를 해결하기 위해 병사들은 종종 목격했던 사건들을 '전쟁의 본질'이라고 부르는 부정적인 사건으로 재구성하곤 하였다. 병사들은 종교에 귀의하여 스스로를 회복시키고, 마음의 위안을 얻었으며 몇몇 병사들과 의료진들은 인류애를 유지하기 위해 고아원에서 일하였으며 베트남 마을 주민이나 남베트남 병사와 배급을 공유하였고 마을 사람들과 우정을 유지하기도 했다.

팀 전략 및 일련의 행동

수년에 걸쳐, 군대는 전투와 관련하여 증가한 위험을 관리하기 위해 제도화된 상호작용 전략을 수립해 나갔다. 이러한 전략은 종종 정책과 절차의 형태로 이루어졌으며 다양한 인력들의 업무 조정을 통해 수행되었다. 시간 및 장소에 따라 차이는 있었지만 이러한 전략 수행 준비에는 훈련이 포함되는 경우가 많았다.

지상군과 비행 및 해군 요원들을 대상으로 전쟁 전반에 걸쳐 제도화된 전략이 상당수 있지만 본 장에서 다루는 전략의 예로는 조종사가 임무에 파견될 때마다 수행되는 활동을 통해 관찰된다. 임무의 성공적인 수행을 위해서는 팀의 업무 특성 및 '행동의 일치 및 상호작용'의 필요성을 고려해야 한다. 잘못된 정렬이 하나만 있어도 생명이 손실될 수 있기 때문이다.

조종사는 정치인 및 군사 전략에 의해 확립된 교전 규칙에 따라 익숙하지 않은 지역에 들어가 대담한 적과 전투를 벌이기 위해 고성능 항공기를 타고 수년간의 교육을 받게 되며 또한 격추 당했을 경우를 대비해 정글 생존 학교에 다니기도 한다. 임무를 수행할 시기가 되면 최고 군사 당국자부터 비행기에서 일하는 사람들을 모두 고려하여 임무 계획을 짜게 된다. 조종사들은 새벽 전에 어떤 날의 비행기에 누가 탑승할 것인지, 어떠한 활동을 할 것인지 브리핑을 받으며 하루를 시작했으며 아침 식사가 끝나면 높은 고도에서 고속으로 비행할 때 야기되는 위험에 대비할 수 있는 '복장'을 착용해야 했다(Trotti, 1984, pp.22-25). 조종사가 착용했던 첫 번째 옷은 비행복이었는데, 이는 조종사가 총격을 당하여 격침당하는 경우 정글에서의 삶을 견딜 수 있도록 고안된 재료로 만들어졌다. 비행복 위에는 G수트라 불리는 거들을 덧입어 복부, 허벅지, 종아리 등의 취약한 부분을 보호하고 쇼크를 방지하도록 했다. G수트 위에는 고정장치를 착용하였는데 이는 기동 중 조종석 주위에서 흔들림에 견디고 탈출할 때 충격을 몸 전체에 분산시키기 위해 설계된 복장이었다. 마지막으로 조종사는 생존조끼를 착용하였으며 이는 격침되었을 때 생존에 필요한 물건을 담고 있었다. 조끼에는 총기, 칼, 암호첩, 지도, 상어 퇴치제, 격퇴 로프, 라디오 송신기, 수통, 1파운드의 쌀, 낚싯줄, 심지어 고통을 견디기 위한 모르핀 등이 들어 있었다. 조종사가 모든 복장을 착용한 후에야 그는 비행기에 탑승할 준비가 되었다고 말할 수 있었으며 탑승하는 경우 또다시 일련의 제도화된 절차들이 진행되어야 했다. 첫 번째로 조종사는 자신의 자리에 다리를 묶어 탈출 시 다리가 의자에 꼭 붙어 있을 수 있도록 하였으며 산소마스크와 안전모를 착용하여야 했다. 이후 그는 G수트에 플러그를 꽂았다.

물론, 임무 사이에 비행기는 제도화 된 일련의 점검을 거쳐야 했다. 비행기는 총격 및 기타 임무를 마친 후 지원 인력에 의해 점검되었다. 각 비행기에는 승무원이 배정되었는데 그들의 업무는 비행기가 비행 능력을 유지하고 이륙할 준비가 되었는지 확인하고 연료를 공급하는 일이었다. 또한 이 중간에는 각 조종사가 이륙 전과 이륙 중에 수행하는 단계별 절차가 설정되어 있었다. 절차의 목적은 비행 제어 및 통신 시스템이 제대로 작동되는지 확인하는 것이었으며 이러한 과정에서 이착륙 지시를 내리는 인력 역시 따로 배정되어 있었다.

베트남 조종사는 종종 선임 조종사와 윙맨과 함께 비행하였다. 적의 영토를 비행할 때 조종사는 표적에 집중해야 하므로 적을 감시할 수 없었기 때문이다. 윙맨의 역할은 조종사가 폭탄을 떨어뜨리는 동안 조종사를 커버하는 것이었다. 그런 다음 선임 조종사가 윙맨을 감싸고 윙맨은 폭탄을 떨어뜨렸다. 임무 중 항로 조정은 필수 절차였으며 다른 기지(각기 다른 역할을 수행하고 있었음)에 들러 재급유를 해야 했다. 만일 조종사의 시계가 꺼져 일정이 지연되는 경우 모든 조종사와 임무가 위험에 처할 수 있었다. 전투기의 경우 많은 연료를 사용하였으며 조종사의 임무에는 1~2회 연료 보급이 포함되었는데 이와 관련해서도 세부적인 안전 절차가 필요하였다. 목표 지역에 도달하면 조종사는 롤링, 뱅킹, 조종사가 '윙크'라고 부르는 기술을 사용하거나 몇 분 간격으로 고도 변경이나 항로 변경 등의 전략을 수행함으로써 적의 총격을 피해야만 했다. 이 모든 작용–상호작용들이 하나의 사명을 수행하기 위해 필요한 절차들이었다. Trotti (1984)는 하노이에서 2명의 조종사가 탑승한 비행기가 충돌하여 추락하자(조종사가 구조됨) 임무를 완수한 후 다음과 같이 언급하였다.

> *바로 그것이었다. 목표물을 향한(공격) 15초를 위해 100시간의 훈련을 했다. 우리는 6톤의 폭발물을 10에이커의 땅에 투하하기 위해 3만 파운드의 연료와 250만 달러의 비행기를 소비했으며, 지불한 가격만큼의 가치가 있었는지는 곧 알게 될 것이었다(pp.96–97).*

즉각적인 문제 해결 및 조정된 독창적인 행위

모든 전투 상황에서 일상적으로 수행되는 전략이 요구되는 것은 아니다. 모든 위험 상황 하에서는 항상 우발적인 사고로 인한 '현장 문제'나 새로운 문제가 발생할 가능성이 있기 때문이다. 전투 중 추락한 조종사 또는 부상당한 병사를 구출하는 것은 매운 어려운 문제이며 무엇인가가 잘못될 수 있는 가능성을 내포하고 있다. 제도화된 구출 절차가 마련되어 있었지만 문제는 종종 현장에서 해결되어야 했고, 생존 기회를 늘리기 위한 즉각적 문제 해결이 요구되었기 때문에 구출에는 어려움이 있을 수밖에 없었다. 아마도 베트남에서 발생한 가장 극적인 구조 작업 중 하나가 바로 적선에 격추된 미국 조종사의 수색 관련 작업이었을 것이다. 구조 작업은 미리 계획되었음에도 불구하고 계획대로 진행되지는 않았다. 구조 작업은 '조정된' 새로운 조치의 필요성으로 정의되었다. 구조 작업에는 고도로 훈련을 받은 개인의 문제 해결 능력이 필요했으며 이는 일반적으로 구조자와 구조 요청자를 포함한 관계자 모두에게 상당한 위험을 가져다 줄 수밖에 없었다. 이하에서는 구조 작업의 성격 및 조정된 상호작용의 특징 등에 대해 관찰할 수 있다. 구조대원이 직면한 다양한 위험, 현장에서 발생한 문제 해결 방법 및 이러한 위험을 관리하기 위한 새로운 방법 등에 유의하며 다음 사례를 살펴보자.

베트남 전쟁 중 적군 내에서 조종사를 구출하기 위해 특별한 팀이 조직되었으며 이들은 대개 북베트남, 캄보디아 또는 라오스 등에서 활동하여야 했다. 구조에 특화된 항공기는 스카이레이더(Skyraider)라고 불리는 항공기였으며 단일 엔진이며 프로펠러 구동으로 움직였고 제2차 세계대전 당시 사용되었던 모델이었다. 일반적으로 격침된 항공기를 구하기 위해 두 대의 스카이레이더가 출동하여야 했으나 선임 조종사는 실제 구조 작업을 수행하지 않았고 실제 작업은 헬리콥터에 맡겨졌다. 구조 작업 중 스카이레이더의 역할은 방어기로 활동하며 적을 조종사로부터 떨어뜨려 놓고 헬리콥터를 보호하는 일이었다. 스카이레이더를 운전했던 한 공군 조종사의 경우 샌디라 불리었는데 그들은 서로를 샌디라 부르며 교신했기 때문이었다. 구조 작업과 관련하여 졸리 그린(Jolly Green)이라 불리는 또 다른 항공기가 있었으며 항공기의 탑승 조종사들은 졸리라고 불렸다.

한 스카이레이더의 조종사인 Marrett (2003, pp.156~161)은 다음과 같은 구조 이야기를 전하고 있다. 당시 F-4 팬텀 제트기가 폭파 임무를 맡고 임무를 수행하던 중 라오스의 호치민 길에서 격침되었는데, 당시 비행기에는 2명의 조종사가 타고 있었다. 한 명의 조종사는 탈출할 수 있었고, 다른 조종사는 비행기에 실려 격추되었다. 살아남은 쪽은 탈출 과정에서 골절을 입었지만 송신기를 활성화시키고 자신의 위치를 기지에 알릴 수 있었다.

F-4가 격추된 직후, 두 명의 스카이레이더 조종사와 헬리콥터 승무원이 구조대에 파견되었다. 비행기가 목표 지역에 접근하는 과정에서 스카이레이더 한 대가 총에 맞았다. 조

종사는 안전하게 탈출하였으나 이제 적군의 손아귀에 남겨진 조종사가 두 명이 되었고, 저녁이 되자 구조 작업은 중단되었다. 이튿날 새벽, 두 대의 스카이레이더와 졸리가 구출 작업을 완료하기 위해 해당 지역으로 파견되었다. 첫 번째로 구출된 조종사는 심하게 상처를 입었다. 그러나 다른 조종사는 적군에 포위되어 나무에 숨어 있었다. 구조 작업을 완료하려던 순간 또 다른 스카이레이더가 격추당했고 조종사가 사고로 사망했다. 결국 남은 조종사는 구조를 기다리는 동안 또다시 숨어 있어야 했다. 세 번째 구조 팀이 이어 다시 파견되었으며 구조 작업을 수행했다. 조종사를 헬리콥터에 끌어올리는 동안 작은 총격이 잇달았으며 헬리콥터의 승무원 중 한 명이 헬리콥터 뒤로 이동하여 총격을 퍼부었다. 헬리콥터가 이륙하면서 헬리콥터에서 사격을 하던 승무원이 총에 맞아 다리를 다쳤으며 그 순간 헬리콥터가 격침당했다. 이때, 구출된 조종사의 역할은 부상당한 승무원을 돌보는 것으로 바뀌었고, 헬리콥터는 지상으로 추락했다. 그러나 기적적으로 헬리콥터에 있던 모든 이들은 충돌에서도 살아남았고(조종사는 이틀 만에 두 번 추락한 것이다), 다른 헬리콥터가 파견되어 결국 모두가 안전하게 기지로 돌아왔다.

이 구조 작업에는 많은 자원이 투입되었으며, 임무를 수행하는 과정에서 우발적인 행동 조정이나 관리 등이 요구되었다. 한 계획이 실패하는 경우 다른 백업 계획이 즉각적으로 실행되어야 했던 것이다. 구조 작업은 장비, 인력, 의사소통의 조정과정으로서 대부분의 경우 적응적 전략 작용–상호작용을 통해 문제를 해결한다는 특징을 지니고 있다.

탈출과 회피: 결정적이고 특별한 전략적 행동

베트남 전쟁에서는 전투원들이 적지에 임무를 수행하기 위해 파견되거나 매복에 붙잡혔거나 적지에서 혼자 발견되는 등 극심한 위험 상황에 놓인 경우가 상당수 존재했다. 적지에 혼자 남겨진 군인의 경우 그가 어디에 있는지 아무도 알지 못했고 심지어 그가 아직 살아 있는지 알 수 없었다. 탈출 및 회피 전략의 특징은 변화하는 위험에 적응하기 위해 과거의 경험과 지식을 활용할 수 있다는 것이다. 전투원이 혼자이거나 소그룹일 때 다른 인원이 구조 작업에 참여하는 것과는 달리, 탈출 작업에서 병사들은 스스로를 구출해야 한다. 다음의 예는 적으로부터 탈출하기 위해 취해지는 결정적이고도 특별한 전략적 행동의 예시이다.

본 사례는 Moore와 Galloway (1992)가 전한 제5대 캘버리 1대대 알파 소대의 전문가 James Young의 이야기이다. 어느 날 순찰 중에 미군들이 적의 매복에 둘러싸이게 되었고 치열한 전투가 일어났다. 전투 도중 미군의 기관총 몇 대가 적에게 탈취되었으며, 이후 미군에게 역으로 충격을 가하는 데 사용되었다는 사실이 알려졌다. Young이 조직의 안전을 지키기 위해 자원하여 기관총의 위치를 파악하였으며 총을 폭파하기 위해 공습을 시행하고자 했다. 울창한 수풀을 건너가는 Young은 머리에 총알을 맞았고 상처를 입은 그는 부대로 돌아가고자 길을 돌렸다. 그러나 그가 부대를 떠나 있던 단 몇 분 만에 적군이 미군을 포위했고 Young은 부대와 자신이 단절되었다는 사실을 깨달을 수밖에 없었다. 그가 가지고 있는 것은 몇 발의 탄약과 수류탄, 소총, 두 개의 수통 및 작은 거울뿐이었다. 그는 어디로 가야 할지 알 수 없었지만 부대가 어디에서 출발했고, 어디로 이동하기로 했는지를 다시 떠올렸다. 퇴각의 길에서 적의 총구로부터 스스로를 보호하기 위해 Young은 적의 저격수 근처의 나무를 총으로 쓰러뜨렸고 수풀을 향해 수류탄을 던졌으며 지그재그로 이동했다. 그는 적들이 그를 쫓는 소리를 들을 수 있었다. 그는 시냇가에 도달하자 나중을 위해 수통을 채우고 최대한 수분을 섭취했다. 그는 다른 이들이 시냇가에 접근할 수 없도록 길을 막아버렸고 골짜기에 올라가 그의 뒤에 펼쳐진 길을 확인했다. 어둠이 밀려오고 있었다. Young은 바위 뒤에 피난처를 마련했고 일기장을 꺼내 가족에게 메모를 썼다. 그때까지도 그는 심한 두통을 겪었고 물을 마실 때마다 구토를 해야 했다.

밤새도록 뒤척이고 나서야 Young은 잠시 눈을 붙일 수 있었다. 아침이 되자 헬리콥터의 소리가 들려왔고, 그는 그 헬리콥터가 미국인임에 틀림없다는 사실을 깨달았다. 수신호를 이용하여 신호를 보내려고 했지만, 실패하였고 그는 비행경로를 따라 탈출하기 시작했다. 곧 격렬한 전투가 벌어지는 현장을 목격할 수 있었다. Young은 큰 통나무 뒤에 숨어 전투가 끝나기를 기다렸다. 미군 전투기들은 곧 적을 물리치기 위해 폭탄을 떨어뜨리기 시작했으며 그는 폭탄에 다칠까 두려움에 질려 안전한 잔디밭을 찾아 돌아다녔다. 다시 어둠이 깔리기 시작했다. Young은 어두울 때 그가 수풀을 헤치고 나가는 경우 적이나 아군으로부터 총격을 받을 것이라는 사실을 인지하고 있었고 수풀에서 다시 하룻밤을 보내야 했다. 추워졌기 때문에 덤불을 이용하여 체온을 유지할 수 있었다. 전투는 밤새 계속되었으며 Young은 새벽이 되어서야 조심스럽게 미군 부대 주위에 접근할 수 있었다. 그는 결국 마지막 미군 부대가 지역에서 수송되기 직전 미군 부대에 합류하여 안전할 수 있었다(Moore & Galloway, 1992, pp.318-321).

생존을 위해 Young은 어렸을 때 배운 생존 기술의 레퍼토리를 이용하여 스스로가 직면한 위협과 위험에 자신을 적응시켜 부대로 돌아갈 수 있었다. 그리고 그는 생존에 대한 강한 동기를 얻었으며 이전에 습득하고 발전시킨 생존 기술을 이용하여 차분하고 신중한 태도를 유지하여 적으로부터 탈출할 수 있었으며 아군으로 돌아갈 수 있었다.

방법론적 노트

나는 분석을 이 시점에서 멈출 수도 있었다. 나는 맥락과 과정을 분석으로 통합하였고 연구 프로젝트로서 충분하였다. 그러나 아직 통합은 부족한 듯하다. '자아 변화', '전쟁의 이미지', '귀향'과 같은 범주는 아직 설명되지 않았기 때문이다. 이는 더 많은 분석 작업이 필요함을 의미한다. 이제 질문은 '이를 어떻게 합쳐 이론으로 만들 것인가?'이다. 제16장에서는 통합에 초점을 맞출 것이다.

핵심 요약

연구자는 단계, 수준, 정도, 목표에 따른 진전 또는 일련의 행동 측면을 고려하여 과정을 생각할 수 있다. 이 경우 과정은 서로 다른 전쟁 상황 하에서 생존 기회를 높일 수 있도록 설계된 일련의 적응형 작용-상호작용을 나열하게 된다. 일부 작용-상호작용은 전형적인 행위로 생각되며 반복적인 상황 하에서 지속적으로 수행되기도 한다. 기타 행위와 상호작용은 문제가 있는 상황 또는 우발적 상황에 대한 반응으로 도출되며 참신한 것으로 여겨지기도 한다. 일부 조치 및 상호작용은 개별화되어 있는 반면 다른 행동은 다양한 그룹 구성원 간의 행동을 조정하는 일련의 과정으로 요구되기도 한다. 자료에서 과정을 식별하는 마술과 같은 방법은 없다. 연구자는 메모와 원래의 자료를 연구하고 참여자의 작용 및 상호작용을 통해 주요 문제나 주제가 참여자들의 작용-상호작용을 통해 어떻게 처리되는지, 조건의 변화에 따라 작용-상호작용이 어떻게 변화되는지 추적해야 한다. 과정 확인 및 서로 다른 구조적 상황과 맥락의 연결 등은 연구자가 다양한 자료 조각들을 통합할 수 있도록 한다. 이 장에서의 패턴은 연구자가 그룹화 시킨 자료로부터 도출되었다는 사실에 유의해야 한다. 이는 다른 연구자의 경우 같은 자료를 가지고 다른 방법을 사용할 수도 있다는 의미이다.

사고, 글쓰기, 그룹 토의를 위한 활동

1. 본 장의 시작 부분에 있는 유의사항으로 돌아가서 연구자가 이 부분을 어떻게 수행했는지에 대한 몇 가지 사례를 제시하고, 이를 수업시간에 토론한다.
2. 분석에 과정을 결합하는 일이 어떻게 연구 결과를 풍부하게 할 것이라고 생각하는지 수업에서 토론해본다.
3. 이론과 과정의 관계는 무엇이라고 생각하는가?
4. 과정과 맥락을 결합하는 다른 방법을 생각할 수 있는가?
5. 우리가 이 장에서 과정을 제시하는 방식은 제2장에서 제시된 실용주의자와 상호작용주의자의 관점과 어떤 관련이 있는가?

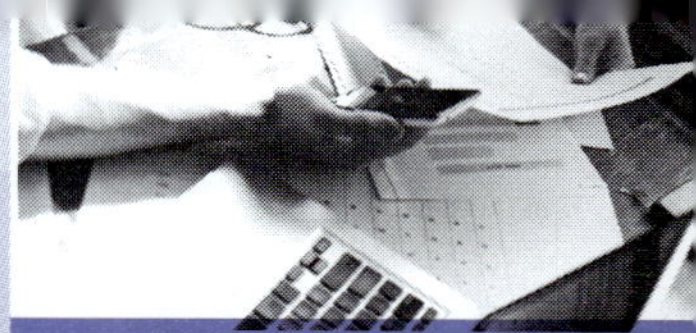

CHAPTER 16

범주의 통합

Integrating Categories

남아있는 것은 슬픔, 엄청난 슬픔, 생존의 슬픔입니다.
전쟁의 슬픔(Ninh, 1993, p.192).

표 16.1 핵심 용어

통합(Integration): 핵심범주 중심으로 범주를 연결하면서 이론을 정제하고 다듬는 것
반대 사례(Negative cases): 연구의 주요 결과와 대비되는 사례. 연구자가 계속하여 자료를 수집할 수 있지만, 반대의 경우를 찾았다고 해서 반대 사례가 분석가의 개념화를 부정하는 것은 아니다. 종종, 반대의 경우는 자료의 개념화에 대한 차원의 극단 또는 변형을 나타낸다.

이전 네 개의 장에서는, 베트남 전쟁 참전용사에 대한 전시 연구 프로젝트를 사용하여 자료 분석 방법을 설명하였다. 분석은 개방 코딩 또는 개념 식별에서 개념 정교화 및 연계에 이르기까지 또 맥락과 과정에 대한 자료 분석에 이르기까지 진행되었다. 이 장에서는 이론 구성의 마지막 단계인, 내가 발견한 내용을 통합하는 방법을 설명함으로써 전시 프로젝트를 완료한다. 근거이론을 가르치면서 통합단계가 이론 개발의 가장 어려운 측면이라는 것이 나의 경험이었다. 그것은 나에게도 쉽지 않다는 것을 독자들에게 알려주고 싶다. 동시에, 미숙하지만 동기부여가 된 연구자들도 통합이 가능하다는 것을 경험하게 되었다. 마침내 이론이 통합되면 엄청난 감정을 느낀다. 스페인어로 표현하면 'vale la pena(가치가 있다)'이다.

유의사항

본 장을 읽을 때 다음 사항에 유의해야 한다.

- 메모와 도표 복습하기
- 기술적인 요약 메모 모아두기
- 통합적인 도표와 요약 이용하기
- 이론 다듬기

메모와 도표 복습하기

이 책을 통해 나는 이론을 구성하는 것이 목표인 연구자라면 메모와 도표를 작성하는 것이 중요하다는 것을 강조하였다. 이제 메모와 도표 작성에 중점을 둔 이유가 분명해진다. 메모와 도표를 작성하는 것은 연구자가 자료를 소화하고 개념을 자신의 마음에 새기는 데 도움을 준다. 또 연구자가 이론에 개념과 밀도를 구축하고 변형을 추가하는 데 도움을 준다. 그런 다음 개념을 통합할 때가 되면, 메모와 도표는 연구자가 앞으로 나아갈 때 필요한 정보를 제공한다. 연구 프로젝트의 시작과 통합 시점에 도달하기까지 많은 시간이 지났기 때문에, 메모가 없다면 연구자는 분석의 모든 세부사항을 기억하는 데 어려움이 따를 것이다. 메모와 도표를 다시 읽고 세세하게 정리하는 것은 집안 가보를 거슬러 올라가는 것과 같다. 이것은 신중하게 저장되어 있는 분석의 산물을 염두에 두게 하고 분석 결과를 통합이라는 최종 분석 도약에 사용할 수 있도록 한다. 이 장에서는 메모와 도표 검토 방법에 대한 개요를 설명할 것이다.

메모와 도표를 복습하는 단계

1. 메모를 읽고, 도표를 검토한다.
2. 메모의 주요 개념에 대해 앉아서 곰곰이 생각한다.
3. 비슷한 주제를 다루는 메모를 세세히 정리하고 묶어본다.
4. 주제별 메모를 다른 이론적 체계로 정리한다.
5. 자료에 가장 적합한 부류를 선택한다.

메모를 읽고, 도표를 검토한다

연구자가 통합 작업에 직면했을 때 항상 불안한 순간과 압도당하는 느낌이 있다. 나는 그 느낌을 극복하기 위해 가장 먼저 앉아서 심호흡을 하고 긴장을 풀려고 했다. 그리고 나서 그 메모를 다시 읽고 도표를 검토하였다. 나는 연구의 시작 부분에서 쓰여진 중요하지 않은 것처럼 보이는 단어들이, 분석에 더 깊이 들어가고 이론적 민감성을 높여 나갈 때, 종종 중요한 역할을 하는 것을 보고 많이 놀랐다. 전에는 나에게 불명확했던 것이 갑자기 더 분명해지고, 이론의 구조가 내 마음에서 분명해지기 시작하였다.

메모의 주요 개념에 대해 앉아서 곰곰이 생각한다

메모를 읽은 후, 나는 앉아서 생각하고 다른 사람들과 내가 읽은 것에 대해 이야기했다. 그리고 나는 산책을 했다. 나는 생존이 연구를 통해 진행되는 주요 주제였지만 전체 이야기를 대표하지 않는다고 보고 계속 돌아가기를 반복하였다. 나는 다른 범주와 하위 범주를 이론으로 조직하기 위한 더 좋은 방법이 필요하였다. 나는 연구를 조직하는 나의 능력에 의구심을 가지고 있었고 때로는 모든 것이 사라지기를 바랐다.

비슷한 주제를 다루는 메모를 세세히 정리하고 묶어본다

나는 범주에 중점을 두되 더 낮은 수준 개념에 초점을 두지 않으면서 여러 가지 방식으로 메모를 분류하고 정리하였다. 범주의 각 배열은 다른 색다른 관점을 가지고 생존 이야기를 말하며 다른 주요 범주에 중점을 두고 있다. 그러나 그 방법들의 어느 것도 나를 만족시키지 못했다. 나는 다른 범주를 아우르는 개념이 필요하였다. 그리고 나는 그 깨달음의 순간을 맞이하였다. 첫 번째 인터뷰를 분석하는 동안, '다양한 현실과 조율하는' 개념을 확인했지만, 이 개념은 많이 기여하지 못했다. 다른 개념을 시험해보고 부족한 점을 발견한 후에, '다양한 현실과 조율하는' 개념에 포함된 가능성에 직면하였다. 그게 바로 깨달음의 순간이었다. 생존은 주요 주제로 남아 있지만, '다양한 현실과 조율하는' 개념은 일부 사람이 육체적으로 뿐만 아니라 심리적, 도덕적으로 생존하는 이유와 방법을 설명한다. 그 개념을 사용하면 다른 모든 범주를 하나로 묶을 수도 있다. 그것은 전쟁 이전의 자아에서부터 노련한 전투원이 되고, 집으로 돌아가게 되는 과정까지 개인의 변화를 설명하며, 생존의 가능성을 높이기 위해 필요한 변화를 포함한다. 이는 또한 다양한 위험 조건 하의 작용-상호작용에서 발생하는 적응을 설명한다. 나는 자료와 다른 사람들에게 개념을 시험해 보았고, 이것은 잘 맞는 것 같았다. 가능한 핵심범주를 찾았으므로 다음 단계는 주변의 주요 범주를 통합해보는 것이었다. 이 시점에서, 나는 통합의 단계로 가는 중이라는 안도감을 느꼈다.

주제별 메모를 다른 이론적 체계로 정리한다

나는 '변화하는 자아', '전쟁 이미지의 변화', '전쟁 문화', '생존 전략', '귀향'과 같은 몇 가지 주요 범주를 가지고 있다. 핵심개념인 '생존: 다양한 현실과 조율하기'는 생존의 능동적 요소를 강조하였고, 전쟁은 자아와 전투원들이 다양한 상황에서 적응하고 살아남기 위해 겪는 전쟁의 이미지 안에서 오묘한 변화를 의미하였다. '변화하는 자아', '전쟁 이미지의 변화', '전쟁 문화', '생존 전략'과 같은 다른 개념은 모두 '전쟁 경험'에 포함된다. 나는 이 개념들을 다르게 배열하려고 시도하였다.

자료에 가장 적합한 부류를 선택한다

결국 연구자는 핵심적인 개념을 정립해야 한다. 흥미로운 것은 조율이라는 것은 바로 그 정의에 따라 전이를 만들며 자기 자신을 변화시키고 전쟁의 이미지를 변화시켜야 한다는 것이다. 생존은 전쟁 전, 전쟁 중, 전쟁 이후의 서로 다른 '현실'이 어떻게 위험의 상황을 다루기 위해 조화되고, 각 부분이 어떻게 다른 부분들과 모여 전체적인 전쟁 경험을 형성하는지에 대한 것이라고 말할 수 있다. 현실은 전쟁 그 자체의 사건이 아니라 그 사건이 상황에 따라 나타나는 위험 측면에서 사람들에 의해 어떻게 인식되고 정의되는지에 관한 것이다. 마침내 정립한 개념은 '생존: 다양한 현실과 조율하기'의 핵심범주였다. 나는 베트남 전쟁 전, 중, 후 젊은이들이 이야기하는 전체 '전쟁 경험'에 대한 설명이라고 생각하였다. 그것은 Strauss (1987, p.36)가 명시한 핵심범주에 대한 모든 기준에 부합하며, 삶에서 어려운 상황에 적응해야 하는 사람들에 대한 다른 연구의 함의를 포함하고 있다. 나는 전쟁을 특별하게 만드는 것은 신체적 위험뿐만 아니라 심리적 및 도덕적 위험도 있기 때문이라고 생각한다.

자료로부터 정립된 이론은 근거가 있지만 최종적인 '이론' 또는 개념의 결합 방법은 연구자가 구성한다. 그 개념은 연구자가 해석하고 조직한 자료를 기반으로 한다. 연구자의 관점과 어느 부분을 강조할지에 따라 동일한 자료에서 여러 가지 다른 이론을 도출할 수 있다. 심지어 똑같은 연구자가 나중에 자료를 재구성하면 다른 이론적 구성으로 제안할 수 있다. 예를 들어 Strauss와 나는 가정에서 만성질환을 관리하는 부부에 대해 연구하면서 모은 자료가 '끝나지 않는 일과 돌봄: 가정에서의 만성적인 조건 관리하기' 라는 관점 중심으로 구성되었다(Corbin & Strauss, 1988). 그러나 우리는 핵심범주로 '신체 기능 장애' 또는 '정체성과 생체 장애'를 선택할 수 있었다. 두 가지 모두 연구에서 중요한 범주였지만, 시간이 지나면서 부부가 직면한 주된 문제는 부부의 각 구성원과 가정에서 만성질환을 관리하는 데 필요한 지속적인 관심으로 인해 관계의 본질상 고갈되었다는 것이다. '신체 장애'와 '정체성과 생체 장애'는 끊임없는 일과 보살핌의 조건이나 결과로서 이론으로 구축되었다.

기술적인 요약 메모 모아두기

핵심범주를 정하는 것은 통합의 시작일 뿐이다. 다음 단계는 그 개념을 중심으로 모든 개념을 모으는 것이다. 이 시점에서, 초보자 연구자들은 종종 나무 대신 숲을 보는 데 어려움을 겪는다. 너무 많은 세부사항과 개념들이 있어서 모두를 어떻게 조합할지 압도적인 것처럼 보인다. 여기서 요점은 뒤로 한 걸음 물러나서 주요 아이디어를 서술적인 문장으로 요약하는 것이다. 이번 장의 이 부분에서는 다음 내용에 대해 설명한다.

- 몇 문장으로 연구 결과 표현하기
- 요약 메모를 작성하기

몇 문장으로 연구 결과 표현하기

나는 지금 가능한 핵심 개념을 가지고 있지만, 내 머리 속에서 돌아다니는 모든 자료를 분류하는 데 어려움을 겪고 있다. 나는 개념들에 대해 잠시 잊어버리고, 동료나 참가자 혹은 친구에게 연구 스토리에 대한 세부사항을 생략하고 몇 가지 기술적인 문장만 사용하여 말해야 한다는 것을 깨달았다. 그것은 일관성 있고 논리적인 이야기여야 하므로 나는 다른 사람이 질문을 하고, 내 생각에 반박하고, 약간의 압박을 가하게 하였다. 이것은 내가 수집한 면담과 메모를 어떤 사람들에게 말로 전달할 수 있도록 도울 수 있다. 나는 스토리를 이해하고, 논리적이며, 자료에 적합하다고 느낄 때까지 지속적으로 기술적인 이야기에 대한 작업을 하였다.

요약 메모 작성하기

그런 다음 주요 기술적인 스토리를 요약 메모로 썼다. 나는 메모를 짧게 쓴다. 내가 원했던 것은 단지 내 아이디어의 골격을 조합하는 것이다. 베트남 연구로 돌아가서 저의 기술적인 이야기를 보려고 한다.

메모

베트남 재향 군인의 기술적인 이야기

젊은이들은 전례 없는 표준, 가치관, 신념을 지닌 민간 문화에서 나오는 전쟁에 나선다. 그것의 전체적인 것이 전쟁이 무엇인가에 대한 실체를 구성한다. 일단 군대와 베트남에서 청년들은 '전쟁의 현실'에 직면했거나 생존, 심리적 건강 및 도덕적 완전성을 위협하는 일련의 위험요소를 인식하였다. 그들이 살아남기 위해서는 군대, 심리적, 도덕적 생존 전략을 수립해야 하며, 팀원 중 일부는 단독으로 수행할 수 있고 일부는 팀의 일원으로 수행해야 한다. 그러나 청년들이 노련한 병사가 됨으로써 전쟁 전의 자기 자신과 전쟁의 상황을 조화시킬 수 없다면 위험을 감당하는 데 필요한 전략을 수행하는 것이 훨씬 더 어려워질 것이다. 이제 베테랑이 된 참전용사들이 집으로 돌아가면, 그들은 다시 전쟁에서와 다른 현실을 직면하게 된다. 이제 그들은 다시 한번 민간인의 행동 기준에 재 적응해야 하지만, 적응을 더디게 하는 것은 '전쟁의 유령'이었다.

통합적인 도표와 요약 이용하기

내가 가지고 있던 기술적인 이야기를 통해 분석적으로 혹은 이론적으로 다시 생각할 시간이었다. 그의 관점에서, 나는 다시 압도되기 쉬울 것이라는 것을 알고 있었기 때문에, 연구를 하는 동안 얻게 된 개념들을 가지고 일하기를 원하지 않았다. 나는 단지 주요 범주와 하위 범주에 집중하고자 했다. 내가 아는 각 범주의 모든 속성과 차원을 상세하게 설명하면 나중에 연구를 작성할 시간이 되었다는 것을 안다. 다음 장에서는 다음 내용을 살펴볼 것이다.

- 도표 작성하기
- 분석적인 요약 메모 작성하기

도표 작성하기

개념을 핵심범주 중심으로 통합할 때가 되었을 때, 나는 통합적인 도표를 작성하는 것이 매우 유용하다는 것을 알았다. 도표를 사용한 나의 경험에 의하면 도형이 논리의 단절을 식별하는 확실한 방법이라는 것이다. 범주 간 관계가 형성되고 논리가 '옳다고 느껴질 때'까지 작업과 재작업이 가능하다. 나의 입장을 명확하게 밝히기 위해 연구자가 핵심범주를 중심으로 주요 범주를 통합하기 시작하면, 연구자는 더 이상 내러티브나 기술적인 이야기를 쓰지 않기 때문에 더 이상 이야기라는 말이 적합하지 않다. 차라리 연구자는 지금 이론을 개발하고 있는 중이라는 표현이 더 적합하다. 연구자가 구성하는 최종 도표는 이론의 골격을 보여 주어야 한다. 즉, 핵심 개념과 주요 범주가 어떻게 어울리는가를 보여 주어야 한다.

이제 베트남 참전용사에 대한 연구로 돌아가면, 여기에 '생존: 다양한 현실과 조율하기'라는 핵심개념 중심으로 범주들이 어떻게 통합되었는지를 보여주는 예가 있다. 먼저, 만족스러울 때까지 작업하고 또 다시 작업한 도표가 있다. 그 다음에는 주요 범주와 그 하위 범주를 사용할 때 이론이 정교하게 정리된 요약 메모가 제시된다.

생존: 다양한 현실과 조율하기

도표가 완성되면 연구자는 도표를 가이드로 이용하여 요약 메모를 작성할 준비가 마무리 된다. 각 범주와 범주 간의 관계는 요약에서 설명되어 있다. 범주와 관련 하위 범주는 따옴표로 묶인다. 요약 메모와 도표는 나중에 결과를 기록할 수 있는 안내서를 제공한다.

분석적인 요약 메모 작성하기

생존은 연구의 주요 주제이다. 전쟁에 참여하는 모든 사람은 생존하기를 희망한다. 이 연구에서, 단독으로 또는 팀 노력의 일환으로 수행된 모든 작용–상호작용('생존 전략' 이용)은 위험을 극복하기 위한 것이었다. 위험은 조건에 따라

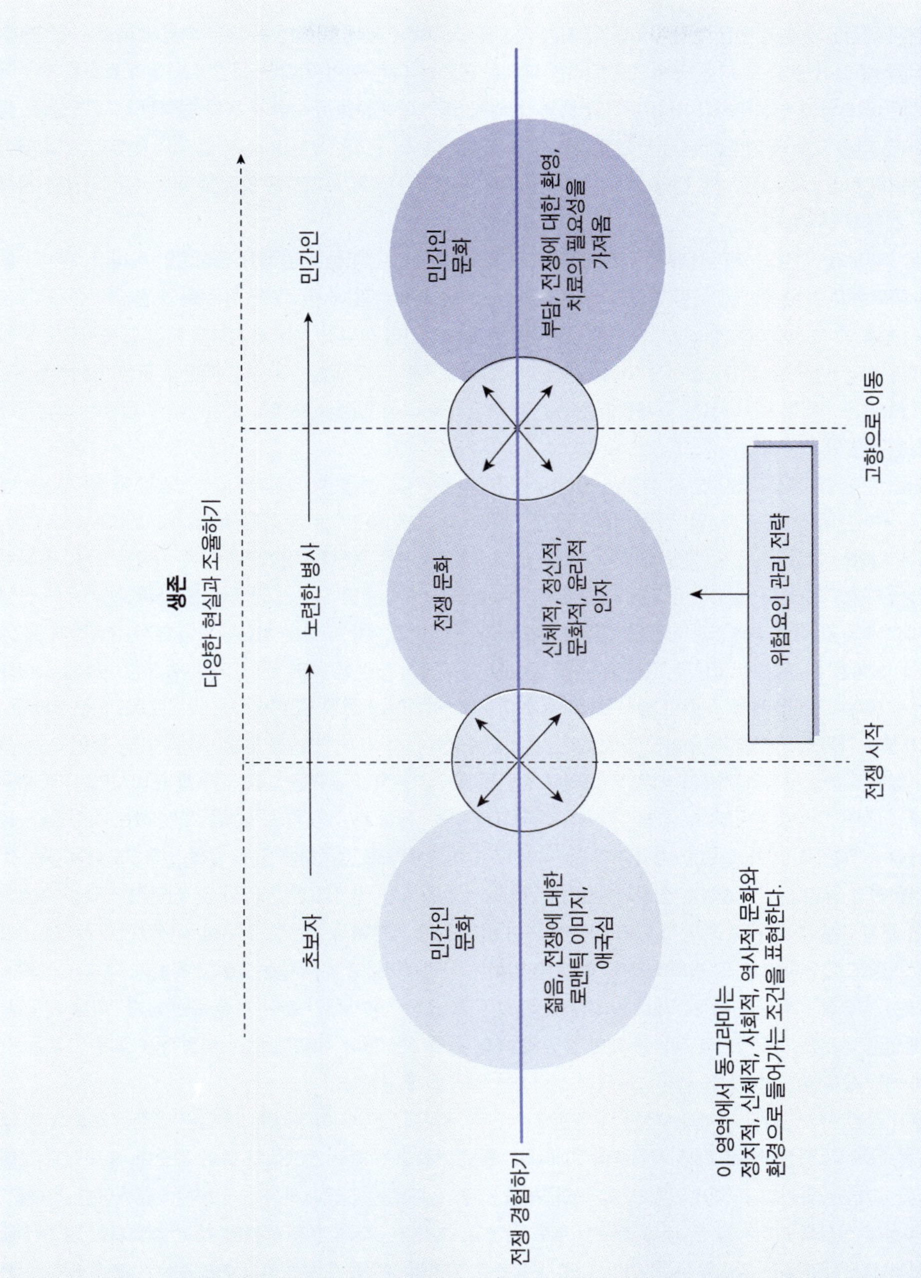

도표 16-1 생존: 다양한 현실로 조율하기

달라졌고 변화하는 조건의 배열에 따라 달라지기 때문에 생존을 지속적이고 신속한 적응 과정으로 만들었다. 생존에는 특정한 속성이 있다. 살아남거나 아니면 살아남지 못한다. 또한 전투원은 '생존'하지만 신체적, 정신적 또는 도덕적으로 상처받은 채로 집에 온다. 생존에는 '육체적 생존', '심리적 생존' 및 '도덕적 통합성의 생존'이 있다. 전쟁 지역에서 생존하는 데 필요한 많은 개인적, 집단적 전략에 참여하기 위해, 전투원은 자신의 민간 생활의 현실을 전쟁 영역에 있는 것과 관련된 위험을 현실로 만든 전쟁 이미지와 자기 자신을 조정해야 했다. 이 적응은 매우 빠른데 때로는 첫 번째 전투가 시작될 때 일어난다. 그 다음 군병으로 퇴역한 베테랑 군인은 다시 한번 민간인 생활의 현실과 조화를 이루어야 한다. 이것은 베트남에서 생존하고 미국 문화의 행동, 심리적, 도덕적 기준을 준수하기 위해 선택된 신체적 행동, 심리적 구획화 및 다른 도덕적 기준을 남겨 두고 떠나는 것을 의미한다. 이 문화는 전쟁이 시작될 때와 전쟁이 끝날 때까지 상당히 변화하였다. 나는 전쟁 전, 전쟁 중, 그리고 전쟁 후 자신과 전쟁의 이미지를 조정할 필요성을 '다양한 현실을 조율하는' 것이라 규정한다.

'조율'은 '자아'와 '전쟁의 이미지'에서 '조정'을 필요로 하고, 적절한 전략을 사용하여 전쟁뿐만 아니라 이후의 삶의 위험성을 극복한다. '현실'은 '전쟁 전 민간인'에서 '전투원', 그리고 '베테랑'에 이르기까지 문화의 일부인 신체적, 심리적, 도덕적 행동의 기준에 대한 인식을 의미한다. 조율은 일회성 사건이 아니라 시간이 지남에 따라 반복적으로 발생하며 개인의 일대기 동안 발생하는 조건에 따라 반복된다. '현실'은 여러 개가 겹칠 수 있기 때문에 조정이 어려울 수 있다. 다른 '현실'이 충돌할 때, 때로는 육체적인 생존뿐만 아니라 심리적 안정과 도덕적 청렴함을 위협하는 바람직하지 못한 행동을 유발할 수 있다.

'변화하는 자아'란 개인이 민간인의 삶에서 벗어나 전투로 나아가고 전쟁 후 사회에 다시 진입할 때 일어나는 변화를 말한다. 자아는 학생, 근로자, 딸, 아들, 아내, 남편, 연구자 등 여러 측면으로 구성된다(Strauss, 1969). 베트남에 간 젊은이들은 다양한 가족, 교육 및 생활 배경을 가지고 있다. 어떤 사람은 중산층 가정에서, 다른 사람은 더 낮은 사회경제적 가정을 배경으로 한다. 일부는 국가에 대한 깊은 의무감을 느끼는 반면 일부는 강제로 선발되었기 때문에 전쟁에 나섰다. 베트남에 간 이유나 배경과 상관없이 일단 베트남에 가게 되면, 젊은이들은 자신이 전쟁에서 경험하게 될 여러 가지 '위험' 상황을 처리할 수 있도록 자신의 신체적, 심리적, 도덕적 조정을 해야 한다. 자아에 대한 변화는 '전쟁 전 민간인'에서 벗어나 '신참'에서 '노련한 병사'로, 그리고 마침내, 이번에는 전쟁 경험이 있는 '민간인'이 되는 과정을 포함한다. 가정과 가족의 안전을 떠나 신병 훈련소에 가는 것이 전투원이 되기 위한 첫 걸음이었다. 신병 훈련 또는 기본 훈련에서 젊은이들은 전쟁의 기초를 배웠다. 그러나 청년들에게 기본적인 훈련은 실제 전투를 준비시키는 데 충분하지 않았다. 그것은 다양한 수단으로 적들이 당신을 죽이고자 하는 '현실'에 대항하고 전쟁을 하게 하는 것이었다. 생존은 베트남에 도착한 '신참'이 '노련한 병사'가 되는 것과 매우 빠른 속도로 행동하는 것에 달려 있다. '노련해지는 것'은 전투의 다양하고 끊임없이 변화하는 상황과 관련된 위험에서 생존하는 데 필요한 개인적 및 집단적 전략을 수행하는 데 필요한 군사 기술과 정서적, 도덕적 힘이 있음을 의미한다. 전쟁 경험에서 생존하기 위해 일어났던 '자아'에 변화가 있었듯이, 전쟁으로 인해 자아도 변화하였다. 결과 중 일부는 긍정적이었고 나머지는 그렇지 못했다. '자아'에 대한 긍정적 변화는 '성숙함', '자신감 획득', '새로운 기술 및 사회 기술 습득', '육체적인 자아'를 돌보는 방법, '다른 사람을 바라보는' 방법을 배우는 것, '자신의 행동에 대한 책임의 학습' 등을 포함한다. 자아에 대한 부정적인 결과는 '우울해짐', '실망하게 됨', '화가 남', '복수심에 넘침', '도덕적 청렴성을 잃음'을 포함한다.

전투원이 전쟁에서 경험한 위험과 부정적인 경험으로 인해 귀향에 있어 자아에 대한 또 다른 조정이 필요했다. 일부 베테랑들은 육체적, 정신적으로 다른 사람들이 기대해도 좋을 만큼의 상태로 전쟁에서 돌아 왔으며, 도덕성을 그대로 유지하였다. 그들은 약간의 조정이 있었고, '침묵의 벽'을 세우고, 때로는 전쟁에서 부상당하거나 살해당한 동지들, 민간인들, 적들의 정신적 이미지인 '유령'과 마주칠 수도 있었다. 그러나 군대의 도움 덕분에 가족, 지역사회 및 친구들이 조정을 하여 생산적인 삶을 영위할 수 있었다. 다른 사람들은 민간인 생활에 적응하기가 어려웠다. 그들은 엄청난 화를 내고, '유령'에 시달리며, '외상성 스트레스 증후군'을 나타내기도 했다. 많은 사람들이 전쟁으로 부상당하고 장애를 입었고 심리적 관심뿐만 아니라 상당한 의학적 관심을 필요로 했다. 분노와 귀신에서 벗어날 수 없거나 또는 중상을 입거나 장애인이 된 베테랑의 삶은 여전히 매일 매일의 투쟁이었다.

'전쟁의 이미지를 변화시키는 것'은 젊은이의 전쟁 인식에 대한 변화와 관련이 있다. 전쟁이 일어나기 전에 많은 젊은이들은 전쟁에 대한 '낭만적인' 개념을 가지고 있었다. 그들의 생각은 대부분 전쟁의 고난과 비극보다는 승리를 가져온 영웅과 전투에 더 중점을 둔 영화와 TV 프로그램에서 비롯된 것이다. 베트남 전쟁이 시작되자마자 많은 젊은이들은 미군의 힘과 적을 꺾을 수 있는 능력을 확신하였다. 그들은 전쟁이 곧 끝날 것이라고 믿었다. 전쟁 이미지의 첫 번째 변화는 일반적으로 신병 훈련소에서 발생하는데 그곳은 미래의 전투원이 전쟁을 하기 위해 모이는 장소이다. 그러나 신병 훈련소는 어려움이 있을 수 있음에도 '전쟁 중에 있는' 것과 같지 않다. 젊은이는 처음으로 적과 마주 칠 때의 두려움이나 죽이거나 살해당한다는 것을 깨달을 때 발생하는 심리적 트라우마를 준비할 수 없다. 육체적, 정신적, 도덕적으로 생존하기 위해서는 젊은이들이 전쟁의 낭만적인 이미지를 '전쟁과 죽음의 현실'과 보다 부합되는 이미지로 전환해야 한다. 발생하는 변화의 일부는 '적'을 당신을 죽이기 원하는 원수로 간주하도록 배우고, '리더'를 따를 필요성을 인식하고, 훈련이 필수적임을 배우는 것이다. 병사가 불쾌감을 느끼거나 이해가 안되거나, 군법정에 선다고 하더라도 '참여 규칙'과 '명령'에 순응해야 한다. 도덕적으로, 전쟁에서 선택하기 어려운 일이 있다. 병사는 전쟁이 '죽임을 허용'하지만, 동시에 무차별하게 살해할 수 없다는 것을 받아 들여야 한다. '강력한 지도자'가 있는 것은 생존에 중요하다. 강력한 지도자는 방향을 제시하고 경계를 설정하며 규율을 유지한다. 병사가 '인식된 현실'에 맞게 자신의 전쟁 이미지를 바꿀 수 있다고 하더라도 자기 자신에게는 결과가 따른다. 어떤 청년은 심히 상처를 입거나 너무 두려워서 심리적 충격을 받는다. 또 다른 청년은 도덕적인 나침반을 잃어버리고 자신이 원하지 않는 일을 한다. 그들이 전쟁 후에 집에 돌아 왔을 때 그들은 종종 그들과 함께 '유령'을 데려온다. 베트남에서 그렇게 '옳은 것'으로 보였던 살인이 종종 민간인의 삶의 관점에서 보면 '잘못'된 것처럼 보인다. 많은 참전용사들이 '귀향'에서 경험했던 관점이나 이미지의 충돌은 분노를 증가시키고 정부 및 동료 사회 구성원들에 대한 환멸감을 증가시킨다. 많은 병사들에게, 전쟁에 참여한 경험이 있는 사람과 자신이 가진 것을 경험한 사람만이 베트남에서 했던 일과 일을 수행해야 했을 때 느꼈던 이유를 이해할 수 있다.

'전쟁의 맥락'은 병사 개인이나 집단이 인지하는 위험을 야기하는 전쟁 관련 조건 및 상황을 나타낸다. 전투원은 베트남에서 발견된 조건을 생존을 위협하는 위험으로 규정함으로써 의미를 부여했으며, 따라서 다양한 형태의 작용-상호작용을 통해 관리되어야 했다. 전쟁의 맥락은 베트남 전쟁을 정의한 정치적, 사회적, 문화적, 개인적, 경제적, 역사적 조건의 결합에서 파생되었다. 미국 내에서 '미국의 전쟁 상황'은 전쟁에 대한 암묵적인 지원에서 국가를 분열시킨 '반전 운동'으로 넘어 갔고, 전투원들의 민간인 생활에 대한 재입국은 민간인들의 비난 때문에 더욱 어려워졌다. 때때로 군인은 '아기 살인자'라고 불리며, 분열되었다.

전쟁의 맥락에는 정부와 군대의 높은 수준에서 만들어진 모든 정치적, 군사적 결정이 포함되어 있다. 그것은 전쟁이 일어난 '물리적, 정치적 환경', '적'의 성격, '약속의 규칙', 그리고 '군대의 높은 이직'을 포함하였다. 이러한 조건은 전투원에게 생존에 '위험' 또는 '위협'으로 인식되는 '육체적, 정신적, 도덕적 상황'을 제시했다. 한 번에 높은 위험에서 낮은 것에 이르기까지 위험은 다양하였으며 남자들이 스스로 발견한 상황에 따라 변하는 경향이 있었다. 시간과 장소에 따라 다양한 수준의 위험을 만든 조건의 결합 방식 때문에 위험이 매번 달랐다.

위험을 제시하는 조건에는 다음과 같은 것이 있다.

1. 젊은 혈기와 이상주의
2. 전투 상황에서 느끼는 무력감
3. 혼란스러운 교전 규칙
4. 다른 누군가와 전쟁에서의 싸움
5. 생과 사의 경계 직면
6. 결단력 있고 노련한 적과의 전쟁
7. 험난한 지형에서의 전투
8. 목적의식 없는 전쟁
9. 적의 시체 수를 측정하여 성공 여부 판단

10. 문화적 단절
11. 부대의 지속적인 교체
12. 동료 병사와 친구들의 죽음
13. 치명적인 무기를 소유한 적과의 싸움
14. 육체적 피로가 누적된 상태에서의 전쟁
15. 육체적 피로감으로 인한 심리적, 정신적 피로감

'생존 전략'은 생존 기회를 높이기 위해 병사가 수행한 행동과 상호작용을 나타낸다. 이러한 전략을 사용하는 것은 다양한 조건에 의해 제시된 위험의 상황에 맞게 전쟁의 이미지와 이미지를 '조정'하는 병사의 능력에 달려있다. 병사가 사용하는 생존 전략은 지각된 위험과 일치해야 하며 '개인적', '제도적', '집단적 또는 구조적', '도피 및 회피' 패턴으로 분류될 수 있다. 비록 누가 베트남에서 돌아오고 돌아오지 않는지, 기회는 중요한 역할을 했음에도 생존을 원했던 적극적 구성요소와 생존에 필요한 전략의 엄격한 시행은 생존 가능성을 높이는 데 필수적이었다. 때로는 전쟁 조건에 장기간 노출되는 상황에서, 위험 부담이 커지면서 신체적, 정신적, 도덕적 건강을 유지하는 전략이 상황을 완화하지 못하고 병사가 신체적으로 쇠퇴하여 심리적, 도덕적으로 고갈되기 시작하였다.

'귀향'은 전쟁 지역을 떠나는 것 이상을 의미하였다. 귀향은 퇴역 군인들이 베트남을 떠나서 이제 자신이 속해 있는 조건에 맞추기 위해 '자기'와 '전쟁의 이미지'를 조화시켜야 한다는 것을 의미한다. 참전용사가 미국으로 돌아왔을 때 병사들이 베트남에 가기 위해 떠났던 방식과는 문화적으로 달랐다. 자신의 나라에 빚진 애국심의 감각은 이미 사라졌다. 친구들은 목숨을 잃지 않았고, 국가는 전쟁으로 인해 형성된 문화적 분열로부터 치유의 기간을 겪고 있었다. 참전용사들과 정치인들 그리고 전쟁 중에 일어났던 일들로 비난 받는 사람들과 더불어 베트남에서 복무했던 군인들에 대한 많은 적대감이 있었다. 참전용사들은 집에 왔을 때 맞설 문화가 있었을 뿐만 아니라 '남아있는 분노', '양심의 가책', '유령', '사회와의 단절'과 함께 정부, 사회, 심지어 자아에 대한 '환멸'을 가지고 있었다. 집으로 돌아가는 재향 군인들은 치유를 필요로 하였다. '치유'는 친구, 가족 및 치료 그룹의 지속적인 지원을 통해 분노, 죄책감, 후회 및 두려움을 없애는 것이다. 그들이 집에서 발견한 환경에 대처하기 위해 많은 참전용사들은 베트남 경험을 감싸는 '침묵의 벽'을 건설하였다. 그들은 가족이나 친구들과 이야기하기를 거부하고 상처를 묻어 자신의 삶의 일부에서 고립시키려 하였다. 시간이 흐르면서, 많은 지지를 얻은 일부 참전용사들은 결코 잊지 않은 채로 과거와 현재를 '조율하고' 민간인의 삶에 자신을 재조정 할 수 있었다. 그들은 전쟁 경험의 부정적인 면을 가지고 묵묵히 나아가면서 성숙한 삶을 살고 성공할 수 있었다. 다른 사람들은 '치유'에 어려움을 겪었으며, 일부는 오늘날까지도 '침묵의 벽'을 유지하였다. 그들은 분노하고 환멸을 느끼며 다양한 정도로 소외되었으며, 일부는 외상 후 스트레스 장애를 앓고 있거나 일부는 경험한 공포를 감추려고 술과 마약에 의존하기도 하였다.

결론적으로, 전쟁 경험은 '전투원이 생존하려면 화해해야 하는' 많은 다른 현실을 포괄하는 강력하면서도 삶을 바꿀 정도의 '생존'사건으로 묘사될 수 있다. 전쟁이 베트남에서 돌아 왔을 때 반드시 끝나는 것은 아니었지만, 남은 생애 동안 일부 참전용사들에 계속 나타났다. 전투원 자체가 아니었지만 간호사, 의사, 기술자 등의 지원 역할을 담당했던 많은 참전용사들조차도 전쟁 결과와 유사한 방식으로 지대한 영향을 받았다(Van Devanter, 1983).

사망한 사람들을 기리기 위해 벽 기념관(기억의 벽)이 세워진 반면, 살아있는 사람들의 고통도 그 속에 담겨 있다. 나는 초기 인터뷰에서 그들 주위에 세운 '침묵의 벽'에 의해 충격을 받은 기억이 있다. 이제는 이해한다. 그것은 그들이 '전쟁 경험'의 '현실'과 함께 살 수 있게 하는 매우 중요한 보호 기능을 수행해야 한다는 것이다.

방법론적 노트

이전의 메모는 전쟁 경험에 대한 설명을 제시하기 위해 분석을 통해 얻은 개념을 조직하고 있다. 아마도 더 나은 설명이 있겠지만, 전쟁 경험을 '생존: 다양한 현실과 조율하기'로 개념화하는 것은 자료에 적합하다. 주요 범주는 논리적으로 더 큰 틀에 적합하다. 이 틀은 사람들이 살아남지 못한 이유를 설명하지는 않지만(나는 죽은 이들에 대한 실제 자료가 없다), 병사들이 전쟁을 어떻게 인식하는지에 대한 통찰력을 제공한다.

이 연구를 시작했을 때, 나는 이 연구가 어디로 가고 있는지 전혀 몰랐다. 분석을 통해 얻은 질문과 개념만이 나를 이끌도록 했다. 필자는 자료를 수동적으로 받는 사람이 아니라 오히려 매우 능동적인 참여자이며, 질문을 하고, 생각하고, 메모를 작성하고, 도표를 작성하였다. 분석가와 자료 간의 상호작용은 늘 있었으며, 나는 자료를 형성하는 것뿐만 아니라 나 자신이 '형성'되도록 노력하였다.

이론 다듬기

이제 이론을 택하여 (a) 논리 간 차이를 확인하고, (b) 부족한 부분을 재작업하며, 각 주요 범주의 정보를 채우기 위해 작성하고 분류한 모든 메모를 사용할 때이다.

논리 간 차이 확인하기

이론을 반복하여 읽은 후에, 나는 논리에서 어떤 큰 차이를 발견할 수 없다. 개념은 내가 조직한 방식으로 적합하게 보인다. 나는 이론에 대한 요약을 여러 사람들에게 보여주었고, 사람들도 어떤 차이를 찾을 수 없었다. 나는 만족하며 다음 단계로 진행할 준비를 하였다.

채우기

핵심범주는 '생존: 다양한 현실과 조율하기'였다. 다양한 현실을 조율하는 것은 전투원의 '전쟁 경험'을 나타내며, 생존하기 위해 육체, 정신, 도덕적으로 해야만 하는 일이었다. 핵심범주 아래에는 '변화하는 자아', '전쟁의 이미지 변화', '전쟁의 맥락', '생존 전략' 및 '귀향'을 포함한 몇 가지 주요 범주를 포함한다.

여기에서 변화하는 자아와 변화하는 전쟁 이미지는 전투원이 전쟁 상황과 귀향에서 나타난 역경에 정면으로 맞서 자신을 조정하는 데 필요한 변화를 나타낸다. 전쟁을 하는 동안 육체적으로 생존하고, 심리적으로 안정하며, 도덕적으로 청렴할 수 있는 전략을 사용하고 집으로 돌아 왔을 때 치료하기 위해 전투원으로 '조율하기'가 필요하였다.

주요 개념과 사소한 개념에 대해 작성한 모든 메모는 현재 정렬되어 개념이 어떻게 서로 관련되는지에 대한 설명과 함께 세부사항을 채우는 데 사용된다. 채워 나가면서, 나는 조율이 어떻게 자아와 전쟁의 이미지의 변화를 통해 일어나는지 설명했다. 나는 전투원이 전쟁하기 전에 누구였는지, 그들이 신참에서 노련한 군인으로 어떻게 변화하였는지, 그리고 노련한 상태에서 어떻게 전쟁에서 직면한 여러 문제를 해결하고 귀향하여 치료할 수 있는 생존 전략을 사용할 수 있었는지를 설명한다. 전쟁에서 전투원이 직면한 다양한 상황과 그들이 생존하기 위해 사용했던 전략을 설명함으로써 변형을 도입한다. 나는 전투원이 압도당하고 전략이 실패하였을 때 어떻게 사기가 꺾이며, 피로를 느끼고, 육체적, 심리적으로 또는 도덕적으로 지치는지를 설명한다. 전쟁 중 육체, 정신, 도덕적으로 '지치'는 것은 일부 퇴역 군인이 민간인 생활로 돌아갈 때 다른 사람들보다 왜 더 큰 어려움을 겪는지를 부분적으로 설명한다. 그들은 '전쟁의 외상', '유령' 및 '분노'를 떠나보낼 수 없었고, 일부는 외상 후 스트레스 장애를 겪었다.

연구에 제한된 요인

나는 여기서 결코 이 연구가 끝나지 않았다는 것을 말하려고 한다. 전투원의 관점에서 베트남 전쟁 경험을 더 잘 이해하기 위해서는 추가적이고 다양한 유형의 자료를 수집하는 것이 중요하다. 초점이 연구가 아니라 방법론에 집중되었기 때문에 이 작업을 수행하는 것은 책의 범주를 벗어나는 것 같다. 이 연구는 교육 목적으로만 진행되었다. 그러나 연구를 지속한다면, 나는 전투원과의 인터뷰를 더 많이 해야 하고 해군, 엔지니어, 의료진, 의사, 간호사, 군목 및 기타 군대와 같은 다른 군 복무 대표와 인터뷰를 해야 할 것이다. 전쟁에 직접 참여하지는 않았지만 전투 경험을 간접적으로 공유하는 전쟁터의 의사, 엔지니어, 군 지도자, 정치인 등으로부터 자료를 얻는 것도 중요하다. 이라크 전쟁과 아프가니스탄 전쟁 중 복무했던 젊은 남성과 여성들의 경험을 수집하고 이것을 베트남 전쟁 경험과 비교해 보는 것은 흥미로울 것이다.

기자들이 베트남 군대와 동행하여, 전쟁 경험에 관한 정보와 어떻게 전쟁에 대한 이미지를 통해 전쟁의 결과를 형성했는지 알게 되면 흥미로운 일이 될 것이다. '적'의 관점에서 '전쟁 경험'에 대한 더 많은 통찰력을 얻는 것 또한 가치가 있을 것이다. 그리하여 가정에서는 전반적인 평화 운동이 있었다. 이 연구의 일환으로, 나는 집에서 민간인의 이미지가 시간이 지남에 따라 어떻게, 누구, 또는 무엇에 의해 형성되고 재형성되었는지와 전쟁의 결말을 일으킨 반전 운동의 역할에 대해 더 많은 정보를 얻고 싶었다. 북베트남, 남베트남, 미국과 전쟁종식 협상 능력에 대한 강력한 쟁점들 사이에 보여지는 면과 보이지 않는 면 등의 전반적인 정책적 측면이 있다. 이 추가 자료가 관련성을 갖기 위해서는 전투원의 전쟁 경험과 관련이 있어야 하는데 이는 이 연구의 중심에 전투원들이 있기 때문이다. 따라서 할 일이 많이 남아 있다.

대부분의 연구는 전쟁에서 전투원의 연구만큼이나 복잡하거나 연루된 것은 없다. 기억해야 할 중요한 점은 프로젝트의 범위와 관계없이 연구자가 문제 또는 주제에 대해 가능한 많은 다른 관점을 포함해야 한다는 것이다. 다양한 시각은 통찰력, 풍부함, 깊이 및 변이 등을 더한다. 논쟁에 맥락을 고려하는 것도 중요하다. 연구 주제에 영향을 줄 수 있는 모든 맥락적 요인에 도달할 수는 없지만, 맥락이 얼마나 상황에 영향을 주고 상황에 대한 응답을 정의하는지를 아는 것은 설명에 깊이와 타당성을 부가한다. 나는 시간, 에너지 및 비용의 한계 내에서 일하는 것은 중요하다고 조언하지만 너무 빨리 프로젝트를 끝내지 않는 것도 중요하다. 작업의 질과 기여도는 조사의 깊이와 폭에 달려있다.

계획을 타당화하는 것

이론을 타당화하기 위해 내가 시도한 확실한 일이 있었다. 나는 그들의 의견에 대해 세 명의 인터뷰 대상자에게 결과를 보냈다. 딱히 많은 논평과 비판이 없었다. 인터뷰에 응한 사람들은 내가 그 결과에 도달한 과정이 흥미롭다고 생각하였다. 또한 계획을 세운 후에 나는 더 나은 회고록을 다시 읽었다. 나는 그 계획이 조사에 잘 부합된다고 느꼈다. 나는 내가 만난 베트남의 다른 참전용사들과 이야기를 나누었고 그들 또한 그 계획이 타당하다고 생각하는 것 같았다. 베트남 연구가 이 책의 일부인 연구과정을 설명하기 위해 수행되었기 때문에 나는 반대 사례를 찾지 않았다. 그러나 이 주제는 나에게 흥미로운 것으로 남아 있으며 더 많은 것을 하고 싶다.

핵심 요약

통합은 연구 목적이 이론 구축인 연구자가 해야 하는 분석의 마지막 단계이다. 통합은 아마도 모든 메모를 선별 및 분류하고 범주가 잘 어울리는 방식의 단서를 찾아야 하기 때문에 분석을 수행하는 데 가장 어려운 부분이다. 메모를 다시 읽고, 스토리 라인을 만들고, 도형을 작성하고, 단순한 사고를 하는 것만으로도 분석가는 최종 통합에 도달하는 데 필요한 기술을 구성한다. 질적 분석을 하는 것은 과학뿐만 아니라 예술이며, 최종 통합 시점보다 분석이 더 분명해지는 시간이 없다는 것을 기억해야 한다. 통합에 대한 단서는 이 장에서 설명한 것처럼 연구자가 해석한 자료에서 찾을 수 있다. 예술이 등장하는 곳은 자료를 기반으로 '새로운 설명을 창조'하는 능력이지만 그것은 새로운 통찰력을 현상에 추가한다. 연구자는 계획이 작동되지 않는 시점(논리에 누락된 점이 있음)을 알아차리고 분석적인 이야기가 모두 제자리에 들어가서 올바르게 느껴질 때까지 계획을 기꺼이 분리하여 지속적으로 재검토해야 한다.

사고, 글쓰기, 그룹 토의를 위한 활동

1. 본 장의 시작 부분에 있는 유의사항으로 돌아가서 연구자가 이 유의사항을 어떻게 수행했는지에 대한 예를 찾는다.
2. 논리의 차이나 틈을 찾아보고 이론적인 표본추출을 통해 그 차이가 어떻게 고쳐질 수 있는지 설명한다.
3. 대체하는 핵심범주(내가 생각하지 못했던 것)를 고려해보고 다른 범주를 통합하는 방법을 보여주는 요약 메모를 작성한다.
4. 요약 메모를 수업에 가져와서 피드백으로 제시한다.

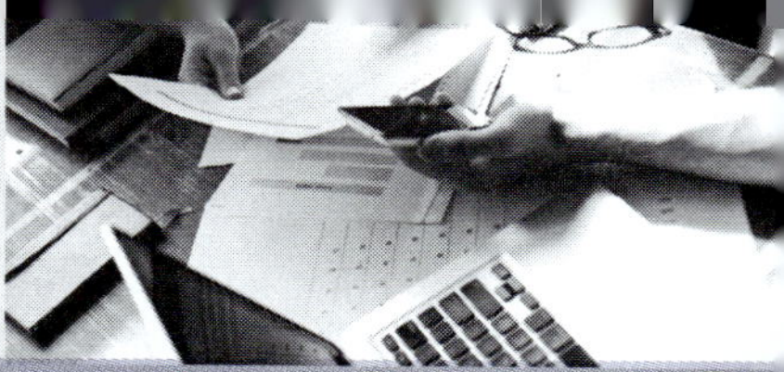

Finishing the Research Project

PART • 3

연구 프로젝트 마무리

예술가가 작업을 하는 동안 새로운 비전을 완성하지 못한다면, 그는 기계적으로 행동하고 마음속의 청사진처럼 고정된 오래된 모델을 반복하는 것이다.

John Dewey, 경험으로서 예술, 1934, p.50

이 시점에서 독자들은 많이 읽고 이해하고 다음 단계로 넘어갈 준비가 되어 있다. 자료를 수집하고 분석하고 이론을 가지고 있다. 하지만 매우 신중하게 만들어진 이론이 다른 전문가나 일반인들이 쉽게 이용할 수 없는 형태로 만들어졌다면 영향력을 잃은 것이다. 근거이론을 만들어낸 초기의 근거이론가들은 발표와 출판물을 통해 또 다른 작은 산을 선물하였다. 그들은 명확하고 간결한 방식으로 이론을 제시하는 방법에 의문을 제기하고 동시에 글쓰기 과정에서 수렁에 빠지지 않고 위원회와 동료를 만족시킬 수 있는 충분한 세부사항을 포함한다. 양적 연구를 작성하고 발표하기 위한 표준 모델이 있지만 일반적으로 질적 연구, 특히 근거이론을 작성하고 발표할 때 따르는 표준화된 지침은 거의 없다. 다음 제17장은 처방이 아닌 새로운 근거이론가가 불안을 극복하고 논문작성과 발표를 하는 데 도움이 되는 몇 가지 제안을 제공한다. 이 장을 철저하게 읽고 다른 근거이론가들이 이론을 조직하고 발표하는 방법을 연구하는 것이 좋은 시작이 될 것이다. 그런 다음 추측하지 말고 일단 시작하자!

또한 이 방법을 따르는 연구자는 자신이 만든 이론에 자신감을 가지기 바란다. 연구자가 자신의 연구를 확신한다면 동료 앞에 서는 것과 논문을 투고하는 것이 훨씬 쉬워진다. 확신은 당신이 만들어낸 이론이 '질'에 대한 기준을 충족시킨다는 사실에서 비롯된다. 연구자가 이론을 완성한 후, 제18장에서 제공된 기준을 이론에 적용하고 다른 동료들도 똑같이 수행하도록 제안한다. 누락된 부분은 채워질 수 있으며 실수는 '공개'되기 전에 수정될 수 있을 것이다.

마지막 장인 제19장은 학생의 질의응답을 다루고 있다. 이 장은 새로운 근거이론가들의 많은 질문을 반영할 뿐만 아니라 질문에 대한 응답에서 방법이나 이론에 어떻게 반응할지를 제안한다.

끝으로 나와 함께 이 분석 여정에 참여해 준 모든 분들께 감사드린다. 이 책에서 나는 Strauss의 방법을 '삶'으로 가져왔을 뿐만 아니라 많은 사람들에게 선물 받은 연구의 비전과 지혜를 전달하고자 한다.

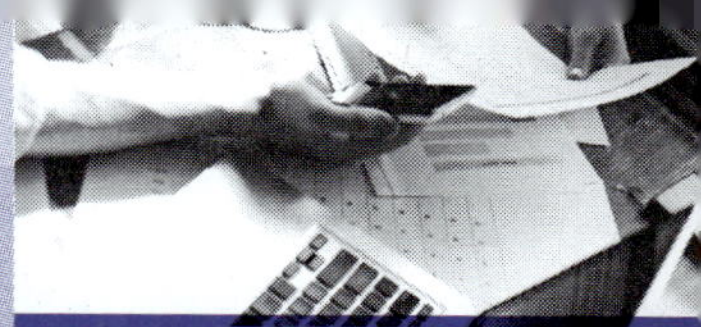

CHAPTER 17

학술논문, 단행본, 학위논문 작성과 연구에 대한 논의

Writing Theses, Monographs, and Dissertations, and Giving Talks About Your Research

> *읽기와 쓰기의 행위에는 통찰력이 드러난다. [글쓰기 작업]은 텍스트 자료가 가지고 있는 해석의 중요성과 관련이 있다. 정확한 글쓰기 과정을 통해 연구 자료를 얻고 해석할 수 있으며 본질적인 연구문제를 이해할 수 있다(van Manen, 2006, p.715).*

연구는 동료학자, 전문직 종사자, 그리고 관련 비전문가들에게 유용하다는 검증을 통해 생성되는 지식이 될 때까지 완성되는 것이 아니다. 또한 글을 쓴다는 것은 연구자들이 생각을 명확히 정리하고 논문의 질에 크게 영향을 미칠 논리적 모순을 발견하는 데 도움이 된다. 이전 학생들 중 Paul Alexander는 1996년 9월 19일 다음과 같은 메모를 작성했다.

> *글쓰기를 통해 이론을 전체적으로 볼 수 있고, 어색한 부분을 잘 찾아낼 수 있다. 그래서 나는 다시 자료를 찾아보면서 이론의 다양한 측면에 대해 구상하고, 타당성을 입증하는 과정은 글쓰기 과정을 통해 계속적으로 이루어질 수 있도록 했다. 그러나 여전히 불가피한 질문이 있다. 어떻게 내가 발견한 것들을 정리해서 이론으로 만들고 내가 원하는 대로 독자들에게 이용하게 할 것인가?*

유의사항

본 장을 읽을 때 다음 사항에 유의해야 한다.

- 명심하기
- 발표 준비하기
- 학위논문 작성하기
- 단행본 작성하기
- 출판을 위한 논문 작성하기

명심하기

발표와 글쓰기는 주눅 들게 하는 작업처럼 보이지만 실제로는 다음의 세 가지 개념을 마음에 잘 새긴다면 그렇게 어렵지는 않다. 가장 우선해서, 연구자들은 자신이 연구한 이론이 자료를 잘 나타내며 질적으로 우수하다는 확신이 필요하다. 둘째, 조언에 근거하여 주의 깊게 편집한 후, 연구자는 논문을 내놓아 다른 사람이 평가하게 해야 한다. 셋째, 청중에 대해 아는 것이 글쓰기와 발표를 성공시키는 가장 핵심이다. 이 주제들을 요약하면 다음과 같다.

- 확신하기
- 내버려두기
- 청중

확신하기

연구자가 개발한 이론에 대해 확신을 갖는 것은 매우 중요하다. 신뢰는 논리적이고 치밀하며 창의적인 이론을 구성할 때 생긴다. 그렇다면 초보자는 어떻게 그것을 판단할 수 있는가? 18장에 기준을 제시했으니 참고하면 된다. 만약 연구자가 자신의 연구에 대한 평가에 정직하고 모든 요구사항을 충족시켰음을 알게 된다면 연구자는 자신이 완전한 이론을 만들었다는 명확한 확신을 느낄 수 있다. 또한 출판하기 전에 신뢰하는 동료들과 동료 연구자들에게 이론을 검증하도록 하면 가치 있는 피드백과 신뢰를 얻게 된다. 그러나 빈약한 자료는 얕고 빈약한 이론이 된다. 이론을 도출하는 과정은 지름길이 없다. 범주를 채우고 변수들을 보여주기에 충분한 자료가 있어야 한다. 과정과 맥락을 설명해야 한다. 만약 동료들에게 호의적인 반응을 받게 되면 연구자는 보다 많은 사람들에게 연구결과를 알리는 데 확신을 갖게 된다. 또 명심해야 할 점이 있다. 연구자가 전체 연구과정을 통해 참여자들과 라포를 형성하고 자료에 민감해질 때 그들은 상당한 자료를 축적할 수 있다. 연구자가 알고 있는 만큼 연구 주제에 대해 잘 아는 사람이 누구인가? 참여자들조차 다른 참여자들이 느끼는 것을 알지 못한다. 때론 자신의 상황에 너무 집중한 나머지 뒤로 한발 물러나서 전체적 내용을 볼 수 없다.

물론, 청중에게 말을 걸거나 처음으로 검토를 위해 논문을 보낼 때마다 언제나 주저하게 된다. 당연하다. 심지어 경험이 많은 연구자들도 (청중에게) 말을 걸거나 논문 비평가들에게 그들이 발견한 연구에 대해 검토 받을 때 예민해진다. 강의식 세미나는 분석연구나 대중 연설을 할 때 발표에 대한 자신감을 얻을 수 있는 기회다. 학회에서의 발표는 만약 호의적으로 받아들여진다면 연구 분석이 더 명확히 진전되고 논문작성을 하는 데 도움이 된다. 그럼에도 불구하고 어떤 사람들에게는 효과적으로 발표하거나 혹은 논문을 작성하는 것이 상당히 불안한 일이다. 어떤 사람들은 완벽주의자여서 그들이 이상적이라고 여기는 것보다 부족하게 보일 수 있다. 물론 이런 경우는 결과물이 없거나 지연될 것이다. 또 다른 사람들은 일반적으로 자신의 능력을 보일 방법을 알지 못해서 이런 종류의 일을 해내는 데 필요한 능력에 대해 질문을 쏟아낼 것이다.

가장 좋은 방법은 그냥 일을 진행해서 발표를 하거나 논문을 제출하는 것이다. 그러면 다른 사람들이 건설적인 비평을 통해 문제점이 어디에 있는지 알려줄 것이다. 이런 비평을 절대 부정적으로 보지 말아야 한다. 토론과 성장의 기회로 여기면 된다. 받아들여지지 않는다고 낙담하면 안 된다. 다시 시도하면 된다. 수년의 세월이 지나면, 다른 사람의 (수정) 제안은 줄어들 것이고 연구결과물의 질이 향상되었음을 알게 될 것이다.

내버려두기

마지막 초안을 편집할 때, 연구자들은 원고를 그냥 내버려두기 어렵다. 내버려두기는 자신감이 결여된 것으로 보일수도 있지만 그런 것이 아니라 단지 일시적으로 용기를 잃은 것이다. 내가 정말 상세하게 살폈는가? 맞게 고쳤는가? 이러한 의문들은 초안을 새로 쓸 때마다 재구성을 하거나 재작성을 하면서 맥락적 측면이든 혹은 편집적 측면이든 추가적으로 생기는 불가피한 상세한 부분에서 기인한다. 연구자로서 혹은 작가로서 성숙함이란 어떤 작품도 완성 혹은 완벽할 수 없음을 이해하는 데 있다. 만약 작가가 운 좋게도 개인, 소속 부서, 혹은 출판사의 마감기일에서 자유롭다면 편집적 측면이든 분석적 측면이든 완벽하게 손보기 위해 수주 혹은 수개월에 걸쳐 마지막 초안을 고치면 된다. 또는 동료 혹은 다른 사람에게 원고를 보내 건설적인 조언을 받을 수 있다. 결과적으로 연구자는 충분한 시간을 들여 작품이 완성되었다고 확신할 때 발표하면 된다. 연구자들도 출판사나 위원회에서 언제나 좋은 성과로 평가받을 수 있다. 내버려둔다는 것의 기본 논리는 글쓰기란 것이 전달되는 생각에 대한 누적이라는 것이다. 다시 생각하고 다시 쓸 수 있는 또 다른 기회인 것이다. 자신의 글에 대한 자신의 비평은 다른 사람이 주는 비평과 다르지 않다.

그러나 내버려두기는 심리적으로 훨씬 복잡하다. 기본적으로 내버려둠으로써 완벽한 작품에 대한 꿈이라는 함정에서 벗어나 새로운 프로젝트, 새로운 아이디어, 새로운 자료에 대한 마음을 열도록 하는 것이다. 도움이 되는 초안 재작업과 내버려두기 사이에서 균형을 잡는 일은 매우 중요하다. 언제, 어떻게 그렇게 해야 하는지에 대한 결정은 어렵다. 물론, 경험이 있는 연구자들은 좀 더 익숙하겠지만 결국 모든 연구자들은 자신의 적절함과 완성에 대한 내적 감각에 기댈 수밖에 없다.

청중

청중의 질문은 가장 중요하다. 대개 모든 발표와 작성된 연구 논문은 다른 청중들에게 발표되므로 각각 조금씩 차이가 나게 해야 한다. 논문과 학위논문은 위원회의 구성원들과 대학의 요구와 기대를 충족시켜야만 한다. 각각의 저널은 분야별로 전문성과 대상이 있다. 발표도 다른 연구자들, 현직 종사자들 그리고 비전문적 청중들을 대상으로 할 수 있다. 청중에 대해 잘 알지 못한다면 발표는 흥미가 없어지고 논문은 거부당하게 될 것이다. 당신이 발표해야 할 내용을 누가 들어야 하는지 알아보는 시간을 가져야 한다. 저널을 읽고 학술대회에 참석해야 한다. 프로그램 기획자와 저널 편집자들을 접촉해서 어떤 이슈가 있는지 알아내고 가능하다면 당신의 발표나 글쓰기를 그 이슈에 맞춘다.

만약 연구자가 학위논문을 쓰는 형식에 있어 어느 정도의 폭이 허용되는 전공이라면 대학 위원회가 아닌 다른 청중을 대상으로 쓸 수 있다. 출판사는 대개 초기 형태로 발표된 논문을 거부한다. 발표와는 다른 형식을 선호한다. 그래서 만약 당신이 단행본에 가깝게 논문이나 학위논문을 쓴다면 출판형태로 변형하기가 훨씬 쉽다.

단행본과 학위논문에는 몇 가지 명확한 차이가 있다. 가장 큰 차이는 단행본에 나타나는 이론이 개념적으로 더 완전해야 한다는 점이다. 다시 말하면 더 깊고 상세해야 한다. 단행본은 지면에 여유가 있고 페이지의 제약이 적기 때문에, 저자는 분석적 메시지를 전개하기 수월하다. 게다가 문헌고찰이나 방법론에 대한 제한이 적다. 단행본에서는 연구결과에 대한 논의에 이들을 포함할 수도 있다. 단행본은 학술논문이나 학위논문과 비교해서, 범주들과 범주들의 관계에 대해 보다 폭넓게 기술할 수 있다. 그리고 현장노트의 많은 부분을 포함시킬 수 있다. 현장노트에는 사례연구, 심지어 긴 인터뷰, 현장메모, 그리고 문건들이 포함된다. 연구자는 때로 단행본으로 확신을 유지하는 한 주제에서 벗어난 작고 지엽적인 문제를 꺼내 쓸 수도 있다. 또한 단행본은 더 제약을 받는 학위논문에서 빠뜨린 부분이나 학위논문 연구에서 미처 완성하지 못한 주제를 포함시킬 수도 있다. 서둘러 학위논문을 쓰느라 발생한 일관성의 문제를 단행본을 통해 교정할 수 있다. 학위논문 위원회는 결과를 강조하는 경향이 있지만 반면 단행본의 독자들은 연구 주제에 관한 폭넓은 논의뿐만 아니라 분석에 근거한 논쟁을 인정하거나 혹은 적어도 받아들인다.

청중을 고려할 때, 단행본의 저자들은 발표형식에 대해 좀 더 자유롭다. 어느 부분에서는 발표에 저자의 메시지를 반영하는 동시에 메시지가 의도한 청중에 대한 고려가 반영되어야 한다. 고려해야 할 질문들은 다음과 같다. 대상으로 한 청중들은 모두 동료인가 아니면 그들 중 특정 집단인가? 예를 들면 모든 간호사인지 단지 외과분야 간호사인지? 아니면, 사회학자, 사회복지사, 심리학자, 그리고 임상심리학자들처럼 여러 임상분야의 독자를 대상으로 하는가? 비전문가 집단을 위해 무엇을 쓰겠는가? 효율을 극대화하기 위한 학술논문을 위해서, 저자는 "내가 이 청중들 각각에게 말하고 싶어 하는 바는 무엇인가?" 라고 질문해야 한다. 또는 여러 청중들이 포함되었다면 "어떤 형식으로 청중들 각각에게 다가갈 것인가?"라고 질문해야만 한다. 대개는 명확하고 분명하게 전달하기 위해 충분한 서술적 세부사항이 혼합된 이론이 선호되는 형태이다. 다시 말하면, 발표의 형식과 모양은 발표 대상으로 삼은 청중에게 민감해야 하고 반영시켜야 한다.

만약에 저자가 학계 동료들과 비전문가 집단 모두를 대상으로 하길 원한다면, 두 대상 모두를 위한 어휘, 전문용어, 사례, 전반적 분위기, 글의 스타일까지 맞추어야 한다. 사회학자들에 의해 출판되는 많은 학술논문들은 학자들과 비전문가를 대상 독자로 삼는다. 때때로 대상 독자들은 비전문가이다. 예를 들어 Schneider와 Conrad (1983)가 쓴 간질에 대한 저서는 환자와 그 가족들을 대상으로 했다. 가끔은 비전문가인 독자나 동료들과 교수들을 대상으로 한다. 그런 학술논문은 ≪이혼 후의 재혼≫(Cauhape, 1983)과 같은 저서처럼 일반서로 출판된다.

다양한 독자들을 대상으로 집필하는 것은 일반적으로 집필자의 동료를 대상으로 했을 때보다 더욱 복잡하다. 그러나 많은 연구자들이 양심의 가책을 느끼지 않기 위해 과학적이고 전문적인 독자가 아닌 일반사람들을 대상으로 해야겠다는 의무감이나 열의를 느낀다. 때때로 그들의 연구를 학술논문이 아닌 저서를 쓰기 위한 발판으로 사용하기도 한다. 비록 타인의 연구나 전문 지식에 의해 소개되었다 할지라도, 논점을 제시하면서 방법적인 문제를 설명하는 것도 한 가지 방법이 될 수 있다(Strauss & Corbin, 1988). 또한 연구에 대한 충분한 정보를 갖고 있는 사람들을 대상으로 집필하는 것도 하나의 방법이다(Strauss, Schatzman, Bucher, Ehrlich, & Sabshin, 1964 참조).

발표 준비하기

연구자들은 출판 전 독자들이 연구결과를 어떻게 받아들일지를 미리 알아보기 위해 종종 구두발표를 한다. 실제로, 연구참여자들은 "당신들이 발견하고자 하는 것은 무엇인가요?", "적어도 우리에게는 미리 연구결과를 주어야 하지 않나요?"라는 질문을 하면서 직접적으로든지 간접적으로든지 연구자들에게 압력을 가하곤 한다. 물론 많은 연구자들은 발표 전에, 연구참여자들을 포함한 참가자들의 호기심을 풀어주거나, 연구원 동료들로부터 피드백을 얻기 위해 발표 시간을 갖는다. 그리고 연구 작업을 하고 있는 과정에서 꽤 이른 시기에 발표를 하기도 한다. 연구는 프로젝트 착수시기에 시작하기 때문에 질적 연구는 상대적으로 그들에게 먼저 보고를 할 기회가 주어진다. 또한, 이는 연구참여자들에게 들은 흥미로운 이야기 발표를 통해 청중들을 만족시켜주기 위한 것이므로 연구가 끝날 때까지 기다릴 필요도 없다. 이러한 조언들이 어느 정도 안심을 갖게 하지만 다소 일반적으로 들릴 수 있다. 논의나 연설을 준비하는 데 있어 몇 가지 실질적 제안을 하고자 한다.

- 청중을 규명한다.
- 한두 가지만 기억하도록 선택한다.
- 발표문과 개요를 준비한다.
- 원고를 작성한다.
- 파워포인트 프레젠테이션을 준비한다.
- 연습하고, 연습하고, 연습한다.
- 재미있고 흥미 있게 작업한다.

청중을 규명한다

동료 청중들은 추상적인 수준의 발표에 집중할 수 있다. 또한 그들은 연구 전략과 경험에 관한 이야기까지도 매우 흥미를 가지고 듣는다. 하지만 다른 일반적인 청중들은 충분히 이야기식으로 풀어 쓴 주제에 대한 것과 흥미로운 사례들만 들으려고 한다. 연구자들은 또한, 각각의 관객의 감상 수준에 맞춰 알맞은 어휘를 선택해야 한다. 어휘 선택이 잘못된 경우, 예를 들어 그 분야에 대한 전문적인 어휘를 빈번하게 사용하면 일반 청중들이 흥미를 잃거나 잘 알아듣지 못해 기분이 상할 수도 있다. 또한 지나치게 단순하고 쉬운 발표문은 연구원 동료들에게 매우 지루할 수 있다. 연구자들이 청중에게 가치가 있는 것을 말하는 것이 가장 중요하지만 동시에 시간의 한계를 고려해야 한다. 연구자들이 하는 최악의 발표는 너무 많은 자료를 발표하거나 시간을 넘겨 발표하는 것이다. 발표 내용이 너무 많거나 너무 길면 청중은 듣지 않는다. 또한 다른 사람의 발표시간까지 침범해 발표하는 것은 옳지 않다.

한두 가지만 기억하도록 선택한다

이야기의 내용은 가능한 한 청중의 입장을 고려해야 함을 기억해야 한다. 몇 가지를 더 언급하자면, 짧은 발표에서는(특히 이론을 개발했다면) 연구결과 전체를 발표하는 방법은 선호되지 않는다. 그러면 청중에게 많은 부담을 안겨줄 수 있다. 청중이 연구발표를 들은 후 이해하고 머릿속에 그 내용을 남게 하기 위해서 20분 안에 전반적인 이론 체계를 확실히 보여줄 수 있는 상당한 능력이 필요하다. 발표할 때 당연히 연구자들은 보다 흥미로운 사실에 대해 언급하기 이전에 주요 맥락에 대한 틀을 잘 짜놓아야 한다. 하지만 나는 한두 가지의 흥미로운 주제에 대해 파고들거나, 기술적인 예를 많이 들 때, 혹은 연구 참여자들에 대한 이야기를 할 때 구두발표가 좀 더 효과적이고 기억에 오래 남으며 이해도 더 잘 된다고 생각된다.

예를 들어, 베트남 참전용사에 관한 연구결과는 20분의 발표에 전반적 이론을 설명하기에는 너무 많고 복잡하다. 그래서 나는 연구의 주요 주제인 생존에 대한 설명으로 시작할 것이다. 그리고 생존에 대한 두 가지 중요한 하위 개념인 '노련한 군인되기'와 '탈진'에 초점을 맞출 것이다. 왜냐하면 하나는 생존하기 위해 필요한 능력이고 다른 하나는 생존을 어렵게 하는 것으로 생존에 관여하는 중요한 조건들이기 때문이다. 각각의 개념이 생존에 미친 영향을 설명하고 내 견해를 뒷받침하는 사례를 제시할 것이다. 나는 단지 큰 이론의 한 부분을 발표했음을 명확히 전달하고 청중이 연구에 대해 더 많이 알기 원한다면 나에게 연락하도록 제안할 것이다.

발표문과 개요를 준비한다

어떤 사람들은 왜 주제문을 통해 모든 생각을 하고 개요를 만들어야 하는지 물을 수 있다. 일이 너무 많기 때문이다. 그러나 이것은 중요한 작업이다. 당신의 요점을 전달하는 데 15분, 20분, 혹은 30분밖에 없다는 것을 기억해야 한다. 전달하고자 하는 주요한 논점에서 관심을 뺏는 말에 낭비할 시간이 없다. 주제문을 가지고 개요를 작성하면 주제에 맞춰 발표를 하는 데 도움이 된다. 베트남 참전요원들에 대한 연구로 돌아가면, 나의 다음 단계는 다음과 같을 것이다.

나는 말하고자 하는 주제와 관련된 모든 메모를 검토할 것이다. 메모를 지침삼아, 주요한 요점에 대한 요약문을 작성할 것이다. 요약문에는 발표의 논리가 담기고 베트남 연구의 예시와 유사하게 보일 것이다. '생존'은 전투요원들의 주요 초점이다. 전쟁에 나가게 된 젊은이는 비현실적이고 낭만적인 전쟁에 대한 이미지를 가지고 있으며 살인에 반하는 도덕적 기준이 포함된 시민적, 가족적 문화 속에서 발달된 자아를 가진 '초보'로 전쟁의 영역에 들어오게 된다. 태생적인 모든 위험이 존재하는 '말 그대로의 전쟁' 속으로 들어오자마자, 젊은이는 전쟁에 대한 이미지와 자아를 변화시켜 전쟁의 현실에 재빨리 적응해서 '초보'에서 '노련한 군인'으로 변해야 한다. '노련한 군인'은 전쟁에서 알게 된 다양한 신체적, 심리적, 도덕적 위험을 다룰 수 있는 전략을 발달시킨 사람이다. 비록 운명이 누가 살고 죽을지 결정하겠지만, 생존의 확률을 높이는 데 이 능력이 영향을 미친다. 그러나 전쟁으로 인한 스트레스와 압박이 너무 크고 오래 지속되면, '노련한 군인' 조차 '탈진'하기 시작하고 위험에 대한 대처 능력은 저하된다. 신체적 생존은 위험에 놓이고 심리적 안녕은 위협받으며, 도덕적 통합성은 무너진다.

나는 발표문을 기반으로 명확한 개요를 만들 것이다. 개요는 너무 길거나 상세할 필요가 없다. 발표에 포함시킬 뼈대 혹은 밑그림이다. 다시 베트남 연구를 통해 요약해보면 다음과 같다:

발표를 위한 개요의 예

생존: 다양한 현실과 조율하기. 주제문과 서두

A. 생존의 정의

B. 다양한 현실과 전쟁으로의 이행

C. 전투, 그리고 생존에 대한 신체적, 심리적, 도덕적 위험

D. 이와 같은 현실을 조율하는 것이 왜 생존에 중요한가

노련한 군인 되기

A. 노련한 군인의 정의

B. 노련한 군인이 되는 조건

C. 생존기회를 높이기 위해 노련한 군인이 사용하는 전략

D. 노련함이 어떻게 생존에 기여하는가

탈진

A. 탈진의 정의

B. 탈진이 일어나는 조건

C. 탈진의 징후

D. 탈진이 생존 혹은 부상에 미칠 영향

결론. '노련한 군인 되기'의 조건과 '탈진'의 징후에 대한 인식과 예방에 대한 제안들

청중들에게 발표자가 전반적 주제에 대해 한두 가지 측면만 발표한 것을 인식시키고 향후 발표와 출판을 통해 더 많이 소개될 내용이 있음을 명확히 해야 한다.

원고를 작성한다

발표를 하는 모든 사람이 완전한 원고를 만들지는 않는다. 어떤 사람은 파워포인트에 개요를 직접 작성하여 발표 슬라이드를 만든다. 대개는 시간이 얼마나 있는지에 달렸다. 어떤 사람은 촉박할 때까지 기다리다가 준비를 하고 글쓰기는 건너뛴다. 나는 다음과 같은 이유로 언제나 원고를 쓴다. 첫째, 논리를 점검하고 빠진 부분을 채울 수 있다. 둘째, 머릿속에 발표 내용을 명심하게 해서 슬라이드를 보고 말할 때, 생각의 흐름이나 중요한 것을 빠트리지 않게 된다. 셋째, 종종 청중들이 발표 원고를 요청할 때가 있다. 혹은 학술대회를 지원하는 후원자들이 발표를 원한다. 어떤 상황이라도 연구자는 논문에 대한 대비를 할 수 있다. 끝으로, 어떤 발표는 매번 새로운 청중에게 이루어지지만 되풀이되기도 한다. 한 번 이상의 발표를 하게 되면 계속 수정하지 않도록 심사숙고해야 한다.

파워포인트 프레젠테이션을 준비한다

예전에는 연구자들이 발표할 때 OHP (overhead) 슬라이드나 사진 슬라이드를 사용했다. 이는 OHP를 만들고 슬라이드로 처리할 수 있도록 미리 시간을 들여 준비해야 함을 의미한다. 요즘은 발표 준비가 파워포인트 때문에 훨씬 수월하다. 파워포인트로 발표 전에 금방 준비할 수 있다. 추천하진 않지만, 파워포인트 발표자료 준비를 위해 연구자들은 원래의 개요로 돌아가거나 발표자료를 작성하고, 그것을 가지고 작업을 해야 한다. 파워포인트의 장점은 차트, 표, 그림을 발표자료에 넣기 쉽다는 것이다. 오늘날 유용한 기술로 인해, 지루하고 앞뒤 없는 발표는 용서받을 수 없다. 딱 한 가지 제안을 하자면 너무 빡빡하고 어수선하게 슬라이드를 만들지 않았으면 한다. 단지 다른 사람이 기억했으면 하는 중요한 점만 담는다.

연습하고, 연습하고, 연습한다

연습은 지루하지만 초보 발표자들에게는 유용하다. 우선, 연습을 통해 발표시간을 확인할 수 있다. 시간이 없어서 발표를 서두르거나 생략을 해야 하는 것은 최악이다. 또 다른 실수는 말을 너무 빨리하게 되는 것이다. 발표 연습으로 당신의 스타일을 평가하고 실수를 찾을 수 있다. 연습은 또한 수정이 필요한 길고 이상한 문장을 찾는 데 좋다. 당신의 목소리를 미리 들어보는 것도 중요하다. 왜냐면 큰 방에서는 다른 소리가 나기 때문이다. 네 번째는 연습을 하면 연구자는 강조해야 할 부분, 잠시 멈춰야 하는 부분, 그리고 조금 빠르게 말해야 하는 부분을 알 수 있다. 당신이 여러 언어를 쓰는 청중들 앞에서 발표를 한다면 천천히, 그리고 명확하게 말하는 것이 매우 중요하다. 그리고 시간의 여유를 두어야 한다. 다섯째는 큰 회의에서는 발표를 하는 도중에도 사람들이 들어오거나 나가기도 한다. 이는 매우 신경이 쓰인다. 만약 발표자가 충분히 연습했다면 이런 상황에서도 생각의 흐름을 잃을 염려가 적어진다. 거울 앞에서 녹음기를 가지고 혼자 연습할 수 있다. 만약 가족이나 동료들과 연습한다면 보다 유용한 제안을 얻을 수도 있을 것이다.

재미있고 흥미 있게 작업한다

대부분의 청중이 지지적이어서 편안하고 즐겁게 발표를 하면 청중들도 그럴 것이다. 그러나 회의에서 발표를 듣고 또 듣는 것은 지루할 수 있다. 또한 학술대회에서 발표된 대부분의 내용은 그 주제에 특별히 관심을 가진 몇 사람들을 제외하고는 잊혀진다. 발표가 두드러질 무언가를 만들어야 한다. 이야기나 사진은 언어로 할 수 없는 포인트가 될 수 있다. 전문적인 이야기를 하면서 색깔 있는 슬라이드, 일화, 적절한 농담, 만화, 사진을 찾아서 연구결과에 흥미를 덧붙인다. 누군가가 아주 심오한 것을 말할 수 있다 해도, 흥미 없거나 복잡한 방식으로 말했다면 아무도 기억하지 못한다. 만약 어떤 사람이 별것 아닌 이야기를 했다 해도, 품위 있고 재미있게 말하면 모두가 그에 반응한다. 우리가 목표로 하는 것은 심오한 이야기를 재미있게 하는 것이다. 실수를 하거나 말을 더듬었다 해도 걱정하지 않아도 된다. 실수를 가벼이 여기고 수정하고 계속 하면 된다.

학위논문 작성하기

대부분의 학생들이 졸업을 원하고 학교를 졸업하고 좋은 직장을 얻기를 원한다. 그러나 졸업과 수료 사이에는 두려운 학위논문이 놓여있다. 학위논문은 수년간 연구한 결과의 정점이다. 학생들은 성취감을 얻는 것뿐만 아니라, 논문심사위원회를 만족시키고 대학의 요구를 충족시키길 원한다. 양적 학위논문 작성에 대한 지침은 대개 표준 형식을 따르기 때문에 명확하다. 그러나 질적 학위논문 작성에 대한 지침은 아주 불명확하다. 많은 위원회 구성원들은 질적 연구에 대한 경험이 전무하거나 거의 없다. 그리고 학생들 논문지도를 어떻게 해야 하는지도 알지 못한다. 조언자들은 학생의 글에 지나친 통제를 하려 하지 않으면서 동시에 학문적 기준을 충족시킨 논문을 완성하길 바란다. 학생들이 논문을 발표할 때, 대학과 교수들의 평판은 위태롭다. 어떻게 학위논문을 써야 하는지에 대한 지침을 주고 싶지만 무엇을 어떻게 포함시켜야 하는지 받아쓰도록 고집 부리게 하고 싶지는 않다. 하지만 학생들이 자신만의 방식으로 적용할 수 있는 느슨한 제안 몇 가지를 제공하겠다. 근거이론 학위논문의 일반적 양식은 다음과 같은 제목으로 요약될 수 있다:

- 1장: 연구문제의 중요성 기술
- 2장: 문헌고찰
- 3장: 방법론 설명
- 4장: 이론 개요
- 5장: 구체적인 내용과 예시를 포함하여 주요 요점을 강조한 이론에 대한 자세한 설명
- 6장: 논의, 적용 및 제안

1장과 2장에 대해서는 기준이 있기에 논의하지 않겠다. 한 가지만 덧붙인다면, 연구에 대한 질문과 문제는 연구를 시작할 때보다 연구를 완료한 후에 정하는 것이 훨씬 쉽다. 종종 자료를 통해 발견된 것들로 인해 최초의 연구 질문들은 변경된다. 똑같이, 학생은 연구를 하면서 도출되고 개발된 내용을 반영해서, 최초의 제안서에 담겼던 주제를 수정하거나 더하여 문헌고찰을

새롭게 할 수 있다. 근거이론에 관한 초보자인 내가 어디서부터 어떻게 학위논문을 쓰기 시작했는지에 대한 의문은 여전히 남아있다. 분석에서 도출된 모든 자료를 어떻게 구성하고 표현하는지에 관한 감이 없다. 어디에서 시작해야 할지 궁금해 할 학생들을 위한 몇 가지 제안을 한다.

- 다른 학위논문을 읽는다.
- 위원회 구성원들에게 그들이 기대하는 바와 제안할 것에 대해 질문한다.
- 방법론에 대한 장(chapter)을 쓴다.
- 메모를 모아서 검토한다.
- 개요를 작성한다.
- 다듬지 않은 초안을 작성하여 피드백을 구한다.
- 필요시 수정한다.

다른 학위논문을 읽는다

모든 근거이론이 다르기 때문에 나는 학생들에게 그들이 발견한 결과를 어떻게 써야 하는지 감을 잡을 때까지 다양한 근거이론 학위논문을 읽기를 권한다. 학위논문을 쓸 준비가 되었을 때, 나는 같은 대학의 다른 학생들이 쓴 모든 근거이론에 대한 연구를 읽었다. 뿐만 아니라 Glaser와 Strauss에 의해 쓰인 모든 학술논문을 읽고 분석했다. 나는 어떻게 이론을 설명하고 있는지 알기 원했다. 별것 아니어도 다른 사람의 근거이론을 읽는 것은 학생들에게 "만약 다른 사람이 할 수 있다면 나도 할 수 있다."는 자신감을 줄 수 있다. 그들도 다른 사람의 이론과 자신의 이론을 비교해서 더 새롭게 발전시켰다.

위원회 구성원에게 그들이 기대하는 바와 제안할 것에 대해 질문한다

위원회 구성원들은 질적 연구와 질적으로 수준이 높은 학위논문에 대한 의견을 가지고 있다. 지도교수가 질적 연구논문에 익숙해서 지지적이라면, 학생은 큰 갈등이나 어려움 없이 진행할 수 있다. 문제는 한 명 혹은 그 이상의 위원회 구성원들이 질적 연구가 양적 연구의 형식을 따라야 한다고 생각할 때 생긴다. 그렇게 할 수는 없다. 방법론에 관한 장을 만들어서 양적 연구에 딱 맞게 만들어진 근거이론에 대한 방법론이 아닌 근거이론의 원리를 설명해야 한다. 도출된 연구결과가 복잡하다면, 하나 이상의 장을 할애해서 이론에 대한 상세한 내용을 설명하도록 포함시킬 수 있다. 또한 근거이론을 설명하는 데 표가 중요하지만, 위원회 위원들에게 비록 양적 측면이 연구내용에 들어가 있더라도 통계를 담은 표가 아닐 수 있음을 고지하는 것도 중요하다. 대개 혼합된 방식으로 연구를 하는 연구자들은 치밀하고 잘 다듬어진 형태로 구성하기

보다는 양적 연구결과를 보강하거나 확장시키기 위해 결과를 묘사하여 일반화 시키려 한다.

학위논문을 쓰는 작업은 결코 쉽지 않다. 그러나 학생들은 필요 이상으로 어렵게 만들기를 원하지 않는다. 위원회 구성원, 특히 지도교수를 선택하는 연구 초기부터 과정은 시작된다. 나는 현명한 선택을 조언한다. 어떤 학생들은 학교나 지도교수와의 관계 때문에 지도교수나 위원회 구성원을 선택한다. 가장 그럴듯하지만 이 사람들은 근거이론 연구를 통해 학생을 지도할 수 있는 가장 적격한 사람이 아닐 수도 있다. 질적 연구절차에 대한 그들의 기대가 상이할 수 있다. 양적 연구가 잘 구조화된 연구설계를 요구하는 반면 근거이론 연구는 열려 있고 유연한 연구설계를 요구하는 분석을 통해 도출된 개념에 근거해서 자료 수집과정이 다시 필요하게 된다. 방법론에 관한 장을 쓸 때, 양적 연구와 질적 연구의 차이점 혹은 질적 연구방법론에 대해 알지 못하는 사람이 위원회의 구성원이라면 학생은 많은 곤란을 경험할 수 있다. 심지어 위원들이 질적 연구와 근거이론 연구에 경험이 있더라도 어떻게 하면 학생들이 연구결과를 잘 표현할 수 있는지 설명하는 것은 어렵다. 하지만 교수진은 학생들에게 질적 수준, 시간 변수, 그리고 구성에서 기대하는 바를 말해줄 수 있다. 그리고 학생들에게 자신의 전문분야에서 근거이론 연구의 훌륭한 예를 알려줄 수 있다.

방법론에 대한 장(chapter)을 쓴다

방법론에 대한 글쓰기는 중요하며 연구를 마치기 전에 마칠 수 있다. 글쓰기는 학생들이 연구제안서를 실제 연구로 수행할 수 있다는 감을 준다. (희망컨대) 일단 그들이 그 과정을 겪으면 그 방법에 대해 더 잘 이해하고 쓸 수 있게 될 것이다. 이때, 학생은 전문가는 아니지만 더 이상 초보도 아니다. 방법론에 대해 써보면 연구결과에 대한 관점을 잡을 수 있다. 왜냐하면 그들이 어떻게 그 이론에 도달했는지 분명하고 간결한 용어로 다른 사람에게 설명해야 하기 때문이다.

근거이론에서 방법론을 쓰는 장(chapter)의 형태에 대한 표준이 있다. 왜 이 방법론을 선택했는지, 어떤 철학에 근거했는지, 방법론적 과정, 그리고 연구설계는 어떤지에 대해 논해야 한다. 참여자 모집, 선정기준, 그리고 인권 보호에 대해 논의해야만 한다. 표본추출의 방법과 이유에 대한 설명을 해야 한다. 연구자는 공개 표본추출이 처음 몇 번의 인터뷰에 사용되었고, 개념이 분석을 통해 도출되었기 때문에 중요한 범주를 개발하기 위해 이론적 표본추출이 추가되었다고 설명할 것이다. 가능하면 어떻게 이론적 표본추출이 실행되었는지에 관한 예를 제시해야 한다. 물론 이 장에서 연구자가 어떻게 참여자와 만났는지, 참여자의 숫자는 몇 명이었는지, 자료 수집 과정에서 생긴 문제는 없었는지 설명해야 한다. 표본의 특성에 대해 설명하는 표를 사용할 수도 있다. 가능성은 끝이 없겠지만 독자들이 연구과정의 타당성을 판단할 수 있게 과학적 정보를 제공하는 것이 규칙이다. 메모를 하고 연구 일지를 쓰면 조사를 통해 발생하는 가정과 설계에 대한 수차례의 변화를 상기하는 데 도움이 된다.

내 관점으로 방법론 장에서 가장 중요한 것은 자료 관리와 분석 부분이다. 자료 관리는 자료의 녹음과 필사에 대해 논하고, 근거이론으로 어떻게 각각의 자료들이 분석되었는지 설명하는 것이다. 분석을 통해 도출된 개념들은 다음 자료수집의 기초가 된다. 분석에 대한 설명에는 다른 코딩방법에 대한 논의가 포함된다. 개념 정의를 위한 개방코딩, 개념 개발과 추상화를 위한 코딩, 그리고 문맥, 과정, 그리고 통합을 위한 코딩 각각에 대해 설명해야 한다. 각각의 코딩에 대한 예를 제시하면 도움이 된다. 몇 개의 문단에는 근거이론에 대한 메모와 표의 역할, 그것들을 통해 얻어지는 통찰, 발견을 통해 바뀌는 가정들에 대한 설명을 할 수 있다. 그리고 연구자가 연구를 하는 동안 설계가 변화되었다면 어떻게 변화되었는지 설명해야만 한다. 메모에 대한 한두 가지 예가 도움이 될 것이다. 단지 몇 가지 아이디어일 뿐이다. 위원회 구성원들이 다른 제안이나 필수사항을 알려 줄 것이다.

메모를 모아서 검토한다

메모와 표의 가치는 논문작성 시에 그 가치가 명확해진다. 학생들이 이론에 대한 명확하고 정확한 설명을 통해 도출하고 싶은 모든 정보는 메모 속에 있다. 이것은 매 분석이 끝난 후에 시간을 들여 메모를 했다는 것을 전제로 한다. 메모를 하지 않는 학생들은 근거이론에 대한 연구내용을 쓸 때 더 많은 어려움을 느낄 것이다. 메모를 하는 사람을 위한 몇 가지 제안이 있다.

1. 모든 메모, 심지어 현장메모도 당신의 이론이 확실하게 될 때까지 읽고 검토한다. 논리상 빈약하게 개발된 범주와 틈새를 찾는다. 만약 맞게 되었다면, 메모는 범주를 만든 현장메모를 참조한다. 현장메모의 인용은 개념을 묘사하고 정당화할 때 유용할 것이다.
2. 범주에 따라 메모를 분류한다. 이전의 메모들은 범주의 하위 범주가 될 수 있다. 그리고 그것들은 이론상 속성과 차원의 형태를 가진다. 많은 메모가 있을 것이다. 범주들 간의 관계, 하위 범주, 그리고 다양한 범주 각각을 설명하는 데 요약 메모를 활용하라. 최종 통합 메모와 표를 주의 깊게 읽는다. 후자는 이론에 대한 전반적 개요를 제공하는 첫 번째 결과 장의 구조가 된다.
3. 두 번째 결과 장에는 다른 조건에서 당신의 이론이 적용되는 과정을 설명할 수 있다. 이는 이론에 생명력을 불어줄 것이다. 문맥과 과정을 담은 메모로 돌아간다. 왜냐하면 많은 상세한 내용이 담겨있기 때문이다. 요점을 나타내는 인용과 사례를 활용한다.

개요를 작성한다

메모를 가지고 학생들은 각각의 결과에 대한 장의 개요 작성을 준비한다. 조사 결과는 두 개의 장으로 나누길 제안한다. 첫 장은 이론에 대한 소개를 한다. 두 번째 장에는 첫 장보다 더 상세한 내용을 서술하고 모든 범주와 그들의 관례, 그리고 이론이 가진 변수를 설명한다.

개요의 좋은 점은 연구자가 모든 사항을 만족할 때까지 놓고 싶은 자리에 놓고 다시 옮겨 놓을 수 있다는 것이다. 장의 구성이 맘에 들지 않으면 다른 방식을 시도할 수 있다. 연구의 깊이에 따라 결과는 둘 혹은 세 개의 장으로 제시할 수 있음을 기억해야 한다. 설계를 덧붙이고 싶으면 이에 대한 결과를 설명하는 장이 추가될 것이다.

다음에 베트남 참전군인 연구에 기초한 두 가지 다른 개요에 대한 예시를 그렸다. 학위논문을 쓰는 학생은 더 자세한 개요를 만들어야 한다. 여기에서 사용된 구성은 단지 연구자가 연구결과를 어떻게 조직하는지에 대한 하나의 예시일 뿐이다. 각자의 개요는 연구결과의 특성과 가장 효과적으로 이론을 설명하는 방법에 따라 달라질 것이다.

아웃라인, 첫 번째와 두 번째 연구결과 장(chapter): 이론 개요

첫 번째 연구결과 장에서 나는 이론에 대한 개요와 주요 범주와 하위범주들에 관한 정의와 설명을 할 것이다.

I. 주요 주제로서 생존: 다양한 현실과 조율하기
  A. 생존
    1. 생존의 특성
    2. 다양한 현실을 조율할 수 있는 능력에 따른 생존능력
  B. 다양한 현실과 조율하기
    1. 정의: '자아'와 '전쟁 이미지' 교정하기, 그리고 상황에 따른 적절한 생존전략 구사하기
    2. 다양한 현실 설명–민간인의 삶, 전투요원으로서의 삶, 전후의 삶
II. 자아 변화
  A. 자아의 여러 측면–전쟁 이전, 전쟁 중, 귀향 후의 자아
III. 전쟁 이미지에 대한 정의
  A. 전쟁 이전
    1. 전쟁 이전의 낭만적 이미지
    2. 신병훈련소에서 변화하기 시작한 이미지
  B. 전투
    1. 적으로서 적군
    2. 죽이거나 죽거나

C. 귀향

1. 이미지의 충돌: 베트남에서 옳게 보이던 전쟁이 귀향 후 그르게 보임

2. 전쟁에 대한 환멸

IV. 전쟁 문화

A. 정의: 살아남기 위해 작용–상호작용 전략을 통해 관리된 신체적, 심리적 그리고 도덕적 위험에 대한 내용

B. 정치적, 환경적, 사회적, 경제적, 역사적, 군사적, 그리고 개인적 조건의 조합에 의한 파생

C. 전쟁의 다른 양상에 맞춘 적절한 전략 구사로 증가된 생존 가능성. 노련해짐과 좋은 리더십으로 이루어진 전략의 활용

D. 감소된 신체적, 심리적, 도덕적 생존 기회와 초보, 탈진, 전쟁에 대한 환멸로 인해 부상 가능성 증가

두 번째 결과 장

I. 행위–전투요원으로서 사용되던 작용–상호작용 전략이 전쟁 중 그리고 귀향 후 생존의 기회를 확대하기 위해 사용됨

II. 다양한 조건에서의 생존전략

A. 전투준비와 일상의 전략

B. 일상 팀 전략과 행동 조정

C. 현장에서 벌어지는 문제해결과 행동의 조정

D. 탈출과 결단력 있고 비범한 행동 회피하기

III. 귀향

A. 전쟁 후 민간인으로 돌아옴

B. 전쟁과 전쟁에 참여한 사람들에게 동조하지 않는 조국 발견

C. 전쟁으로 인한 부담을 가지고 돌아옴

1. 잔존하는 분노

2. 떠도는 유령

3. 환멸

4. 양심의 가책

D. 생존 전술로 침묵의 벽 쌓기

연구자가 연구결과의 장(chapter)을 어떻게 써야 하는지에 대한 다른 예

이 장을 쓰기 위해, 나는 메모로 다시 돌아간다. 메모는 글의 개요와 이후 상세한 내용으로 장을 채울 때 실제 글쓰기의 토대가 된다. 연구결과는 다양한 상황에서 이론이 어떻게 작용하는지 보여줄 것이다. 그러므로 요점이 담긴 메모와 현장 메모 속의 다른 상황을 찾아야 한다. 연구를 진행하면서 작성한 모든 메모를 볼 수 있는 이 책의 독자들과는 달리, 학위논문 지도위원회 구성원들은 메모에 포함된 정보 모두를 볼 수 없다. 인터뷰, 관찰, 문건, 비디오 등 어떤 자료도 볼 수 없다. 그래서 현장 메모를 예시로 논문에 포함시키는 것이 중요하다. 실제 논문에 담긴 정보는 위원회 구성원과 논문의 독자들에게는 새로운 내용이 될 것이다.

I. 서론

A. '생존: 다양한 현실과 조율하기' 라는 개념이 이론의 중심이다.

B. 이는 전쟁 전 민간인으로서의 자아와 전쟁에 대한 이미지를 바꾸는 능력을 말한다. 젊은이들은 베트남 전쟁 중이나 전쟁 후에 전투원이 되는 과정과 귀향했을 때 받게 되는 계속되는 변화와 생명 위협에 대응할 수 있게 될 것이다.

C. 많은 정치적, 사회적, 경제적, 역사적, 환경적, 그리고 개인적 상황 속에서 위험은 생겨난다. 그리고 상황 속의 위험은 이 전쟁의 맥락을 만들며(여기 위험요소들이 있다), 이러한 위험을 관리하는 것은 전투요원으로서 다양한 상황에서 적용될 전략과 상호전략 수행을 요한다.

D. 전략들은 계속되는 전투 준비, 육체적 · 정신적 적합성, 도덕적 통합성, 팀 전략과 행동 수정, 현장에서 발생하는 문제 해결, 탈출 그리고 결단력 있고 비범한 행동 회피를 주제로 하여 분류된다.

II. 전쟁에 대한 초심자 됨

A. 상황 설명: 전쟁에서 자아 찾기

B. 작용–상호작용: 신체적 위협, 두려움, 그리고 도덕적 모순 다루기

C. 결론: 노련한 병사되기 혹은 부상자나 사망자가 됨

III. 장기간 전쟁에 노출

A. 상황 설명: 탈진

B. 작용–상호작용: 행동에 대한 통제 일부 상실

C. 결과: 회한, 죄책감, 처벌 가능성, 전사 혹은 부상

IV. 임무수행

A. 상황 설명: 위험의 특성

B. 작용–상호작용: 한 팀으로 협력

C. 결과: 임무완수, 전사, 혹은 부상

V. 적지에 갇힘

A. 상황 설명: 적지에 홀로 남겨진 자신 발견

B. 작용–상호작용: 적을 피하여 탈출

C. 결론: 탈출 혹은 포로가 됨

VI. 전쟁 포로

A. 상황 설명: 적군의 포로

B. 작용–상호작용: 생존과 심리적 안정을 위해 애씀

C. 결론: 생존, 그리고 석방 혹은 탈출, 전사

VII. 인생 재건: 전쟁 이후

A. 상황 설명: 변화된 자아와 변화된 전쟁 이미지, 죽어 떠도는 유령과 장애를 동반한 많은 참전용사들

B. 작용-상호작용: 떠도는 유령 잠재우고 침묵의 벽 세우기

C. 결론: 치유, 장애 받아들임, 외상 후 장애와 지속되는 분노에 맞선 삶

마지막 장

학위논문의 마지막 장은 대개 연구의 요약으로 시작한다. 연구에 의해 도달된 결론에 대해 논하고 연구의 한계를 포함한다. 이론이 다른 연구나 관련 이론을 확장하고 지지하며 반박하는지에 대한 논의를 포함하여 관련 분야 학문의 큰 흐름에 기여하는 바를 설명해야만 한다. 끝으로 교육, 임상, 그리고 다른 연구에 대한 제안이 있어야 한다.

다듬지 않은 초안을 작성하여 피드백을 구한다

연구자가 메모와 표를 검토하고 개요를 완성했을 때, 연구결과와 마지막 장에 대한 초고 작성은 어렵지 않아야 한다. 이 시점에서도 자료의 의미에 담긴 더 깊은 통찰과 이론 수정은 일어날 것이다. 이론은 결코 완성되지 않는다는 말이 있다. 그러나 학생은 내버려 둘 때라고 결정해야만 한다. 초고가 완성되었을 때가 위원회 구성원과 동료들이 글을 검토하게 할 시점이다. 희망사항이지만 그들은 적당한 시간 내에 검토할 것이다. 학생의 마감기한을 맞추기 위해 위원회 구성원들을 압박하는 것은 옳지 않다는 것을 명심해야 한다. 교수들은 종종 각자 자기 주제를 가진 여러 학생들과 작업을 한다. 학생들은 교수에게 적절하고 완전한 피드백을 하도록 충분한 시간을 줄 필요가 있다.

필요시 수정한다

학위논문이 위원회 구성원들에게 불합격되는 경우는 드물다. 지도교수는 논문이 완성되어서 단지 작은 수정만 필요하게 될 때까지 피드백을 줄 것이다. 그러나 이 시점에서도 문제가 생길 수 있는데, 왜냐하면 위원회 구성원 중에서 한 명 혹은 그 이상의 구성원이 근거이론방법을 이해하지 못하기 때문이다. 나의 한 학생은 논문을 처음으로 제출했을 때, 일부 위원회 구성원들 때문에 큰 어려움을 겪은 적이 있다. 그녀는 나에게 도움을 청하는 글을 썼다. 그녀의 연구결과가 원래 질문을 반영하지 않는다는 사실 때문에 위원들은 반대한 것 같다. 질문과 가정으로 시작한 근거이론 연구가 완전히 다른 어떤 결과로 발견되는 일은 근거이론 연구에서 드문 일이

아니라는 점을 위원회 구성원들에게 설명해야 했다. 연구를 하면서 이 학생의 참여자들은 그들이 처한 상황이 원래 질문을 뒷받침하지 않는다는 것을 지속적으로 언급하였다. 근거이론의 요점은 참여자들의 견해에서 이슈와 문제를 발견하는 것이다. 그들이 초기 질문에 동의하지 않더라도 연구결과를 무시할 수 없다. 연구참여자들이 말한 것에 맞게 원래의 질문이 수정되어야만 한다. 위원회 구성원들은 근거이론 방법의 진화하는 특성을 이해하였고 학위논문은 통과되었으며 그 학생은 큰 칭찬을 받았다.

단행본 작성하기

연구를 실행하면서 연구자들은 무엇에 관한 연구를 하고 있는지에 대한 분명한 감을 가지게 된다. 연구하는 동안 생기는 문제에 대해 실제 해결방법 또한 배운다. 글을 쓰는 동안에도 이 두 가지는 발생할 것이다. 물론 이밖에도 연구자들은 문장구성법이나 주제를 명확히 발표하는 방법과 같은 다른 능력들도 필요하다. 안타깝게도 글을 쓰는 자기 자신이 가장 큰 적이 되어야 한다. 부족한 글쓰기 능력 이외에도, 작성자는 글쓰기 방법을 가르쳐주는 서적에 실려 있는 흔한 글쓰기 장애를 가지고 있을지도 모른다[Becker (1986) 참조, Lamott (1994) 참조]. 글쓰기는 다음을 요구한다.

- 명확한 이론 만들기
- 구조를 시각화하기
- 작성할 내용 결정하기
- 상세한 개요 작성하기
- 학위논문을 단행본으로 전환하기
- 출판을 위해 팀으로 작업하기

명확한 이론 만들기

연구결과를 작성하려고 할 때, 연구원들은 이론을 검토하여 논리상 결함이 없음을 확인해야 한다. 통합적인 도형을 검토하고 메모를 분류하며 주요 분석 내용이 명확해질 때까지 선별작업을 수행해야 한다. 메모를 선별하는 작업이 끝난 후에 검토 과정이 이루어지고, 이는 세부적인 개요를 작성하기 위한 충분한 자료가 있을 때까지 계속된다. 선별 작업을 통해 분석 자료에 관해 의아한 부분과 논리에 맞지 않는 부분이 더 많이 생길지라도 반드시 이 작업을 수행해야 한다. 만약 그렇더라도 실망하지 말아야 한다. 어쨌든 연구내용만큼은 전반적인 개요를 착안해 옮겨야 한다. 가끔 어떤 사람들은 세부 개요 작성을 고려하지 않는 경우가 있지만, 자신뿐만 아니라 다른 학생들의 경험을 통해 발견한 사실은 최소한 전반적인 논리 구조를 설명해보는 것이 좋다는 것이다. 그렇지 않을 경우 발표할 전체 내용 구조측면에서 맞지 않는 부분이 생길지도 모른다.

분석 작업과 개요 간의 차이를 줄일 수 있는 몇 가지 절차가 더 있다. 먼저 내용을 구성하는 논리에 대해 골똘히 생각해 보는 것이다. 때때로 저자는 이를 잘 모르는 것 같지만 연구에 관한 모든 학술논문 즉 모든 연구 논문에 논리는 내재되어 있고, 이런 저자의 숨겨진 논리를 보여주는 신호가 문장과 문단의 형태로 존재한다(Glaser, 1978, pp.129~130). 이런 신호는 주어진 공표물의 중심이 무엇인지 첫 번째 문단이나 첫 페이지에 언급된 다음 다시 마지막 부분에 언급이 된다. 사본의 경우, 초안 작성이라도 반드시 핵심 분석 내용을 포함해야 하고, 논문과 모노그래프를 작성할 때는 발표하는 경우와 달리 단 한 페이지라도 전체 분석 내용의 설명과 해설을 넣어야 한다.

구조를 시각화하기

두 번째 절차는 잠재적 작품(다시 말하면, 작가가 원하는 책 혹은 논문의 개념적 형태로써)에 대한 구조를 시각화 하는 것이다. 구조를 시각화 하는 것은 공간에 대한 비유로 생각해 볼 수 있다. 예를 들어 ≪끝없는 일과 케어: 집에서 만성질환을 관리하기≫(Corbin & Strauss, 1988)에서는 다음과 같은 비유과정을 기술했다. 누군가가 집으로 걸어 들어가는 장면을 상상해 보자. 그는 현관을 통해 두 부분이 돌출되어 있는 큰방으로 들어가 뒷문으로 나온다. 그 뒤, 집 전체를 천천히 몇 개의 다른 창문을 통해 방을 면밀히 살펴보더니 지금은 방안의 다양한 사물과의 관계를 집중적으로 살펴보고 있다. 원고를 완성했을 때 그 형식은 공간상의 비유과정과 일치한다. 서문, 예비 장, 세 개의 장을 구성하는 큰 이론적인 섹션과 길고 자세하게 쓰여진 또 다른 섹션, 그리고 섹션 이전에 발표된 이론적 공식으로부터의 함축된 내용을 그린다.

작성할 내용 결정하기

질적 연구를 수행하는 연구자들은 연구결과로 무엇을 기술할지에 대한 결정을 할 때 어려움에 직면한다. 문제의 출처는 전체 연구과정을 통해 생산된 자료의 복잡한 구조에 있다. '전체 연구결과 중에 꼭 들어가야 할 내용은 무엇인가?', '전체 연구결과를 어떻게 몇 개의 장으로 그 내용을 분류할 수 있을까?'와 같은 점들이 큰 골칫거리이다. 무엇보다도 논문 글쓰기의 표준 체계에서는 한 가지 내용을 무작정 계속해서 자세히 설명하는 것을 허용하지 않는다. 즉, 연구내용을 보고할 때 한 주제를 얼마만큼 다루어야 하는가? 라는 질문이 발생한다. 이에 대한 답은 처음에 작성자가 주요 연구가 전하고자 하는 메시지가 무엇인지를 설정하는 것이다. 그리고 독자에게 그 메시지를 전달하기 위해 상세한 개념 설명을 덧붙여야 한다. 전체 연구내용의 중간 즈음의 실제 형태는 연구의 메시지와 구성요소가 앞뒤에 맞게 이루어져야 한다.

하지만 위의 답은 논문 혹은 학술논문을 작성하는 데 있어 그 양은 어느 정도가 되어야 하고, 개념적인 설명은 어떤 내용이어야 하며, 삭제되는 내용은 무엇인지에 대해 구체적인 설명은 불가능하다. '연구는 전반적으로 무슨 내용인가?' '연구 참여자가 쥐고 있는 문제점을 어떻게 해결할 수 있는가?'와 같은 질문에 대한 해답이 필요하다. 그 뒤에 충분한 개념 설명과 독자들에게 폭넓은 이해를 가능케 하는 충분한 예시가 있어야 한다. 연구 참여자들과 이론적 분야를 잘 아는 전문가들이 연구 내용을 듣고 이해하는 데 있어 만족해야만 한다.

상세한 개요 작성하기

분석한 결과를 글로 옮기는 세 번째 절차는 가능한 개요를 작성하는 것이다. 이후에 이론에 대한 점진적 발전이 명확히 보이는 각 부분들을 하나로 연결하는 설명을 쓴다. 각 장의 개요는 세부적이며 정렬되어 있다. 각각의 섹션과 그 하위 섹션에 포함되는 내용을 생각하는 과정으로 각 부분을 이루는 장과 전체 내용과의 관계를 고려하여 정리할 수 있다. 다시 말해, 이러한 결정의 핵심은 관련 가능성이 보이는 메모를 선별하는 것이다. 심지어 글을 쓰고 있는 동안에도 연구자는 세세한 내용을 담고 있는 메모를 자주 다시 살펴보며 내용을 착안해내야 한다. 서문에 해당하는 장에서는 이 글의 목적에 대해서 설명하고 분석 자료를 요약적으로 제시한다. 즉 논문이나 단행본의 전체적인 측면에 해당된다. 개요뿐만 아니라 이러한 진술 자체도 나중에 연구자가 필요성을 느낀다면 수정해야 한다.

단행본 개요의 예

만약 베트남전 퇴역군인이 살아남은 경험에 대한 학술논문을 작성한다면, 그 개요는 다음과 같다. 이 개요를 한데 모으는 데 있어서, 내 연구 결과물에 대한 이해는 제16장(통합범주)에서 다룬 것 그 이상이다. 일반적으로 연구자가 분석에 대한 결론을 내리고 학술논문을 작성하기 시작할 때까지 그 분석이 훨씬 더 정교해진다. 즉, 연구자는 좀 더 생각할 시간을 갖는 것이다. 여기서는 광범위하고 일반적인 개요만 제시하겠다. 세부사항을 작성하기 위해 메모를 사용하였다.

제1장: 서론

전쟁의 경험은 전쟁 전의 경험과 '전투 경험'이라고 부르는 전쟁 중의 경험, 그리고 '귀향과 그 후'라고 하는 전후 경험의 기간으로 나눌 수 있는 궤도이다. 한 사람이 전쟁에 나가게 되면, 전쟁은 '생존 경험'으로 여겨질 수도 있다. 왜냐하면 전시와 그 후 귀향할 때, 육체적, 심리적 그리고 도덕적인 위험에서 '생존'이 주된 논점 또는 문제가 되기 때문이다. 개인과 전쟁의 이미지는 전쟁의 궤도 처음부터 끝까지 계속해서 뒤엉키는 두 개의 실타래와 같다. 개인이 생존하려면 이 두 가지는 반드시 변화를 겪어야 한다. 이 변화는 '조화'의 과정을 통해 이루어지며, 이 과정에서 병사들은 현재의 상황에 맞닥뜨려 여러 위험들을 극복하는데, '노련한 병사'가 되게 하거나 '지치지' 않게 해주는 일련의 육체적, 심리적, 도덕적 방법들의 도움을 받는다.

제2장: 전쟁 이전 기간

자아

전쟁 전 '자아'는 젊고 이상적이며 전쟁을 경험해 보지 못한 자아이다. 이 시기는 발달시기로, 가족, 문화적 가치, 신념, 교육 그리고 그 외의 다른 경험에 영향을 받는다. 참전용사들 중 어떤 이들은 이상주의적이거나 애국심이 강하거나 모험을 좋아하거나 혹은 종교적이었다. 불안에 떠는 몇몇의 젊은이들도 있었다. 또 어떤 이들은 폭력 가정으로부터 벗어나기 위해 입대했으며, 어떤 이들은 그들이 저지른 불법 행위를 면제받기 위해 입대했다. 어떤 이들은 의무감이나 명예와는 상관없이 단순히 전쟁에 참여하기 위해 입대했으며, 또 어떤 이들은 감옥에 가기 싫어서 혹은 고향에서 벗어나고 싶어서 전쟁에 참여했다. 어떤 이들은 징병되었고, 징병된 이들은 전쟁터로 가기 싫어했다. 참전용사들은 문화적 신념 그리고 도덕성을 포함한 이러한 배경 때문에 전쟁터로 가게 되었고 적응력과 생존능력, 심리적 안정 그리고 도덕성을 유지할 수 있는 능력을 갖추게 되었다.

전쟁에 대한 이미지

전쟁에 대한 이미지 또한 전쟁 이전 시기에 형성되었다. 전쟁에 대한 이미지는 주로 전쟁영화나 텔레비전, 2차 대전에서 나온 이야기들로 꾸며졌다. 여러 매체에서 전쟁을 영웅적인 것으로 묘사했다. 국가와 동료 병사들을 위해 본인의 이익에 개의치 않고 헌신하는 영웅(들)이 늘 등장한다. 미국은 불패의 국가로 표현되며, 힘든 시기에도 항상 승자로 등장한다(퇴역군인들이 패전에 대해 어떻게 느끼는지에 대해 후에 영향을 받은 매우 중요한 점이다). 이러한 이미지 때문에 젊은이들은 베트남 전쟁에 가는 것을 선호했고, 전쟁에서 이길 것이고, 전쟁은 금방 끝날 것이며 모험적일 것이라는 헛된 믿음을 갖게 되었다. 군대에 입대한 젊은이들은 신병 훈련소에서 생존 경쟁에서 살아남는 훈련을 받은 뒤에 비로소 군인의 모습을 띠게 되었다. 고등 교육을 받은 자나 특별한 재능을 가진 자는 저격병 전문학교와 같은 사관학교나 비행학교로 보내졌다. 신병 훈련소에서 지내는 동안 자아와 전쟁의 이미지의 변화에 대한 사상이 주입되었다. 신병 훈련소에서 전쟁을 준비하고 생존에 필요한 인간적인 결속력을 증진시킬 수 있긴 하지만 적을 마주치는 것에 대한 두려움이나 적이 자기를 죽이기 위해 존재한다는 것 또는 피와 죽음의 냄새에 대해서는 전혀 알려주지 않았다.

제3장: 전쟁기간 또는 전투 경험

베트남 도착 후 첫 전투를 경험하면서, 그 동안 쌓아온 자아의 이미지와 전쟁에 대한 이미지는 파괴된다. 공포, 피와 죽음은 '현실'이 된다.

1. 전쟁터로 온 이상적이고 모험적인 풋내기 병사들은 이제 그의 생존을 위협하는 다양한 문제에 직면하게 된다. 오로지 생존만이 전쟁에서 집중해야 할 요소이다.
2. 계속하여 변화하는 환경 속에서 여러 문제들이 발생한다. 이는 국가의 역사적, 정치적, 사회문화적 상황과 그 국가의 정책을 결정하고 전쟁에 이르게 한 사람들의 개인적 이데올로기와 신념을 포함하는 다양한 양상에 기인한다.
3. 문제들은 전쟁의 상황 안에서 일어나며 생존을 위협하는 위험의 연속이다. 그 위험들은 육체적, 심리적, 도덕적인 것으로 상황에 따라 달라진다. 즉, 위험에 대한 개인의 인식이었으며, 작용/상호작용/정서의 반응 속에서 심리적으로 구성된 것들이다.
4. 이러한 문제를 해결하고 위험을 줄이기 위해서 참전용사들은 '노련'해지고, '녹초가 되지' 않게 하기 위해서 자신을 변화시켜야 했다. 이는 '과거의 자아와 전쟁에 대한 이미지의 조화'를 이루기 위해 필요했으며 '상황에 따른 현실'에 적응하기 위해 필요했다. 참전용사들은 자신이 위험할 때와 방어행동을 취할 때의 상황을 현실적으로 인지하고 있어야 했다.

제4장: 다양한 전쟁 상황 하에서 살아남기

1. 생존을 위한 행위는 개인적이고 획일적이며 집단적인 형식의 전략이었다. 이러한 전략은 상황에 따른 것으로 사망하거나 부상당하지 않기 위한 것이었으며, 육체적, 심리적으로 건강하고, 도덕성을 잃지 않기 위한 것이었다. 그리고 무엇보다도 이러한 전략은 유능하고 숙련된 지도자를 얻기 위한 것이었다.
2. 그러나 생존하기 위해서는 이러한 전략들이 행해져야 했다. 전략을 사용하는 것이 곧 생존의 '촉진제'였다. 운명적인 요소와 더불어, 전략을 사용하지 않았기 때문에 생존의

'장애물'이 발생했다.

3. 조화에 성공한 군인은 '노련한 병사'가 되었다. 그들은 자신을 보호하고 지치지 않기 위해 전략을 사용하는 데 능숙했으며 거기에는 행운의 요소도 빠질 수 없었다. 운이 나쁜 사람들은 결국 살아남지 못했다.
4. 전쟁의 다양한 상황에서 생존한 다수의 사례는 생존이론이 '작용'함을 보여준다.

제5장: 전쟁 후 기간 또는 귀향

생존은 그 자체의 문제를 지니고 있다.

1. 먼저, 참전용사들은 죄책감, 악몽, 전쟁의 유령들로부터 시달려야 했고, 전쟁터에서 살아남아야 하는 두려움이 늘 존재했다. 전후 경험은 종종 외상 후 스트레스 장애를 초래했다. 어떤 퇴역군인들은 심각한 부상을 겪었으며 영원히 장애인으로 살게 되었다. 그들은 신체장애가 심각했기 때문에 심리적인 것 그 이상의 치료가 필요했다. 몇몇 퇴역군인들은 전쟁의 상처를 여전히 가지고 있으면서도 치료된 후에는 전쟁의 경험을 '그렇게 나쁘지 않고' '성숙해진' 계기로 떠올렸다.
2. 사회도 변화하였다. 한때 적어도 암묵적으로 전쟁을 지지했던 국가는 이제 공공연하게 전쟁을 반대했다. 반전 시위가 일어났고, 징병 기피와 국기를 태우는 시위가 발생했다. 퇴역군인들은 조롱당했으며 몇몇 행위에 대해 수치스럽게 생각하게 됐다. 그들은 어떻게 그리고 왜 사람들의 태도가 변했는지, 그리고 전쟁에 나가지 않고 고향에 남은 젊은이들이 국가를 위해 희생한 참전용사들을 왜 이해하지 못하는지 납득할 수 없었다. 무려 58,000명의 사망자와 그보다 훨씬 더 많은 부상자들, 그리고 영구적으로 장애를 갖게 된 사람들의 흔적이 있는데도 말이다.
3. 참전용사들이 고향에 돌아와서 알게 된 사회의 상황을 자아와 전쟁에 대한 또 다른 '조화'라고 일컫는다. 이 조화는 '치유'하기 위해 필수적인 부분이다.
4. 몇몇 퇴역군인들은 자아와 전쟁의 이미지에 적응할 수 있었고 완전하게는 아니더라도 어느 정도는 '치유'할 수 있었다.
5. 하지만 다른 퇴역군인들은 조화에 이르거나 '치유'할 수 없었다. 살아남기 위해서 그들을 육체적, 심리적 그리고 도덕적으로 불안정하게 한 것들을 파괴시키고, '침묵의 벽'을 쌓아 올렸다. 침묵의 벽은 그들의 영혼, 공포, 가족과 사회를 유지하기 위한 것이었다. 마약과 술은 전쟁과 공포와 악몽에 대한 생각을 떨치게 해주었고, 악령들을 퇴치하기에 좋았다. 이러한 것들은 몇몇 참전용사들이 사회에서 살아남을 수 있는 유일한 방법이었다. 삼십 년이 지난 오늘날에도 몇몇 퇴역군인들은 여전히 분노에 가득 차 있고, 계속해서 전쟁

에 대한 생각과 그들 자신을 침묵의 벽 뒤로 숨기고 있다. 일부는 고통과 술과 마약의 세계로 자취를 감추었다.

제6장: 결론과 의의

오늘날, 우리는 전쟁이 젊은 남녀에게 미친 영향에 대해 많은 지식을 가지고 있으며, 참전용사들의 변화된 자아를 다시 조화시키기 위한 프로그램이 많이 생겨났다. 요즘은 전쟁 영화에서도 영웅적인 모습은 점점 줄이고 전쟁을 보다 현실적으로 그려낸다. 그러나 퇴역군인들을 위한 군대 혹은 공공의 지원이나 상담은 여전히 충분하지 않다. 이 연구에서는 참전용사들의 관점에서 본 전쟁 경험에 대한 이해가 가장 중요한 점이다. 그 경험은 생존을 위한 매일 매일의 노력 중 하나이며, 육체적 생존일 뿐 아니라 심리적이고 도덕적인 생존인 것이다.

1. 가장 효과적인 해결책은 모두 전쟁을 피하는 것이다.
2. 군대와 사회는 필수적으로 젊은 남녀에게 그들이 자아와 전쟁의 이미지를 '조화'시키는 데 필요한 기술을 제공하고 지원해야 하고, 다른 현실이나 전쟁이 기다리는 곳으로 그들을 이끌어야 한다. 그 다음에 '치유'하기 위해 필수적인 조화의 단계로 나가기 위해서, 귀향하자마자 지원과 상담이 제공되어야 한다.

학위논문을 단행본으로 전환하기

학위논문을 단행본으로 어떻게 변환시킬 수 있을까? 이 질문에 대한 지침은 앞부분에서 함축적으로 제시되고 있다. 한편, 논문의 저자는 후에 학위논문이 단행본 형식으로 변환할 수 있느냐는 중요한 질문에 직면하게 된다. 이러한 결정에 관련된 몇 가지 질문을 신중하게 고려해야 한다. 아래의 순서에 따라 살펴보자.

1. 논문에 실려 있는 실질적인 소재, 연구결과, 이론적 공식들이 다양한 독자들을 위해 시간과 노력을 쏟아가며 쓸 가치가 있을 만큼 충분히 흥미로운 것들인가? 몇몇의 주제들은 발표하기에 좋은 논문이겠지만, 그 주제가 얼마나 중요하든지 간에 논문에 쓸 주제로는 적절치 않다. 비록 그 연구의 일부는 기삿거리로 출판되어 후에 많은 곳에서 인용될지라도 말이다.
2. 만약 충분히 중요한 내용으로 간주된다면, 단행본에 포함할 가장 적절한 주제들과 개념화를 어떻게 결정할 것인가?
3. 학위논문을 단행본으로 옮길 충분한 시간과 에너지가 있는가? 주제에 대해 여전히 흥미를 가지고 있는가? 주제를 충분히 파악하고 있는가 아니면 지루해하고 있는가? 자신

있게 쓸 수 있는가? 아니면 더 재미있을 것 같은 다른 주제나 분야로 주제를 바꾸어야 하는 것인가?

4. 학위논문을 충분히 만족하며 변환작업을 끝내는 일은 만족스러운 일이다. 독자와의 무언의 약속을 지키는 것과 결과적으로 만족감을 이끌어내는 것이 연구자들의 의무이다. 왜냐하면 독자들은 연구를 통해 많은 지식을 습득하는 입장이기 때문이다.
5. 논문을 작성하고자 하는 사람들이 고려해야 하는 질문들이 몇 가지 더 있다. 오로지 흥미, 시간의 여유, 에너지가 어느 정도 있다고 해서 경력을 목표로 단행본을 쓸 필요가 있을까? 일부 분야에서는 단행본을 쓰는 일보다도 논문 심사 저널에 출판된 연구들이 더 신망을 얻는다. 그러나 사회과학 분야를 포함한 다른 분야에서 연구소의 직원을 구한다거나 개인적으로 승진을 할 계획이라면, 단행본이 논문보다 더 비중 있게 평가받는다는 것을 알기 바란다.

때로는 교수진, 친구들, 스폰서 혹은 지인들의 조언에 혼란스러울 수도 있고 연구 작업에 방해가 될 수도 있지만, 위의 질문에 대한 답을 한다 하더라도 연구자는 여전히 그 내용들을 어떻게 단행본으로 작성해 낼 것인지에 대한 또 다른 질문들에 직면해야 한다. 사실, 이러한 질문에 대답하는 것은 투자해야 할 시간과 노력을 고려해봤을 때 단행본을 써야 할지 말아야 할지에 대해 영향을 미친다. 학위논문을 단행본으로 옮기는 작업은 앞장에서 다뤄졌던 사항들을 고려하여 조심스럽게 진행되어야 한다. 작가들은 예상 독자들을 충분히 고려해야 한다. 주제, 개념 그리고 이론상의 공식에 관해서도 마찬가지다. 독자들이 가장 흥미로워하고 가치를 두는 부분이 바로 주제, 개념, 이론상의 공식들이기 때문이다. 이러한 고민은 논문을 어떤 방식으로 쓸 것인지의 문제로 이어진다. 예를 들어, 어떤 형식을 사용해야 할 것인가? 이론적 공식들에 더 중점을 두고 서술적인 소재는 나중에 소개되어야 하는 것인가? 아니면 이러한 것들이 적절히 균형을 이루어야 할 것인가? 연구자는 주요 이론을 두고 현존하는 이론적인 공식을 사용하여 꾸밈없이 주장할 것인가? 아니면 주장을 드러내지 않고 암시해야 하는가? 등의 문제를 생각해 볼 수 있다. 논문의 방식에 대한 고려사항은 사용되는 어휘의 종류와 수준, 그리고 그 자료에 나타난 선택 양식, 단행본의 전반적인 분위기 등에 대한 결정을 수반한다.

앞서 이야기했듯이, 논문의 원본에 개념적인 정교함이 더해져야 한다. 논문에서는 생략되었지만 메모에서 이미 다루어진 이론적 소재들을 포함시키거나 불분명하고, 모호하고, 미완성이며, 일치하지 않는 이론적 공식들의 견해들을 충분히 생각해 봄으로써 정교함을 더할 수 있다. 작가들은 연구과정에서 참조한 이론서적과 연구가 함축하고 있는 메시지뿐만 아니라 후에 있을 연구를 위해서 많은 논의를 하고 싶어 할지도 모른다. 사업가나 정책입안자 등을 위해서도 말이다. 많은 연구자들이 단행본을 쓰며 형용할 수 없는 보람을 느꼈다. 다른 어떤 이들은 경력을 쌓거나 개인적인 명성을 위해, 또는 돈을 버는 투자의 목적으로 단행본을 써내기도 했다.

출판을 위해 팀으로 작업하기

두 명 이상의 연구자들이 공동 프로젝트를 진행하게 되면, 어떻게 작업이 진행될지에 대한 질문이 이어진다. 그 대답은 당연히 팀 구성원 간의 관계, 그들 각각의 능력과 관심도, 책임감 그리고 개개인의 활용가능시간에 달려있다. 어떤 작업은 팀원들의 다양한 지원을 받아 프로젝트의 주요 연구자가 주도적으로 쓴다. 또 다른 작업들은 단지 자료만 공유하는 것 이상의 진정한 의미의 공동적인 집필을 필요로 한다. 가능한 방법들은 상당히 많지만 이러한 작업들의 공통점은 공통 연구에 기초를 둔다는 점이다.

출판을 위한 논문 작성하기

아마도 대부분의 근거이론에 대한 학위논문들은 학술지 논문으로 볼 수 있다. 오늘날엔 이런 저널들이 온라인으로 출판되어 보다 많은 독자들에게 유용하게 쓰인다. 지식을 더 널리 유용가능하게 전달하기 위해, 근거이론 연구가들은 그들의 연구결과를 가장 잘 보일 수 있게 발표하기를 원한다. 학술지 출판을 위한 글쓰기는 학위논문이나 단행본을 쓰는 것과는 조금 다르다. 처음에 근거이론 연구자들에게는 학술논문을 합쳐 작업하는 일이 꽤나 두려울 수 있다. 논문 작성 시 염두에 두어야 할 것들이 몇 가지 있다.

- 독자
- 글쓰기 조건
- 학술지 선택
- 글 편집하기
- 피해야 할 함정들

독자

글을 쓸 때, 연구자가 말하길 원하는 잠재적 독자를 고려하는 일이 우선이다.

1. 첫 번째 가능한 집단은 동료들이다. 동료를 위한 글쓰기는 학문적 목적이 중요하다. 이는 관련 분야에서 인정받고 지위를 얻는 데 도움이 된다. 승진에도 중요하다. 동료

를 위해서 연구자들은 이론적, 실질적, 논쟁적, 그리고 방법론적 부분에 초점을 맞춰 글을 쓸 것이다.

2. 두 번째 잠재적 집단은 실무자들이다. 전문종사자들을 위한 글쓰기는 그들이 임상의 변화에 대한 열쇠를 가지고 있기 때문에 중요하다. 모든 연구자들이 연구 참여자들에게 빚을 지는 부분이기도 하다. 실무자들을 위한 논문은 이론적 틀에 대한 개괄을 제공해야 한다. 더 중요한 것은 사례를 제시하고 사례에 맞춘 실질적 연구결과를 포함해야 한다. 그리고 이러한 연구결과가 임상과 폭넓은 정책의 변화를 어떻게 하면 이끌어낼지에 대한 제안을 포함시켜야 한다.
3. 세 번째 잠재적 집단은 비전문가 집단이다. 질병이나 이혼과 같은 개인적인 경험에 대해 글을 쓰기도 하지만 모든 사람이 자신의 경험을 가지고 글을 쓸 수는 없다. 연구자들은 자신의 연구결과를 참여자들과 다른 일반 독자들에게 알려줄 의무를 가진다. 일반 독자를 위한 적절한 논문은 많은 예를 가지고 현실적 연구결과를 설명하는 것이다. (이혼을 하거나 아이를 입양하는 것과 같은) 자신의 경험을 다른 사람과 공유할 수 있다는 확신뿐 아니라 현재의 관행이나 정책에 대한 개혁, 자조를 위한 지침, 실무전문가들이나 기관을 통해 더 나은 서비스를 얻을 수 있는 방법에 대한 제안을 포함시켜야 한다.

글쓰기 조건

모든 연구결과는 글쓰기의 단단한 기초가 된다. 질적 연구는 넓은 범위의 가능성을 가진다. 이론적인 분석, 실질적 내용, 그리고 임상적 함의를 준다. 연구의 완성을 통해 연구자들은 문제나 독자에 대한 섬세함, 행위자나 관리자로서의 강함과 약함을 가질 수 있게 된다. 질적 연구자들 또한 무엇을, 누구에게 그리고 어떻게 써야 할지 결정할 때에 이러한 지식을 끌어내게 될 것이다. 이러한 문제에 대한 결정은 이번 장에서 다뤄지는 내용들과 많이 다르지 않은 과정과 근거들에 기초를 두고 있다. 몇몇의 중요한 차이점이 간단하게 소개되고 그 차이점들은 쉽게 이해될 것이다. 논문이 어떻게, 누구를 위해 쓰여질지에 영향을 미치는 몇 가지 조건들을 제시하겠다.

1. 앞에서 말했듯 연구자들은 연구과정 중에 논문을 발행할지를 비교적 빨리 결정할 수 있다. 연구자들은 다른 이유로 이를 결정할 수 있는데, 가령 연구결과를 임시로 나타내기 위해서이거나 스폰서들을 안심시키거나 만족시키기 위해서, 또는 그들이 지금은 쉽게 써내려 갈 수 있다고 하더라도 나중에는 쓰이지 않을 것을 대비하는 차원에서이다.
2. 때때로 연구자는 주어진 주제에 대해 출판해야 한다는 의무감을 가지거나 그렇게 강요받기 때문에 논문을 쓰기도 한다. 물론 이러한 동기부여는 연구자들이 무엇을 어떻게 쓸 것인지에 영향을 미친다.

3. 연구자들은 해당 분야에 대해서 연구하고 있다는 사실이 알려져 있기에 잡지나 편집본에 실릴 원고를 부탁받을 수도 있다. 또한 구두발표를 논문으로 변환시키도록 요구받을 수 있는데, 이는 청자들의 반응을 잘 이끌어내기 위해서이다.
4. 또한 글을 쓰는 데 마감기한의 유무가 영향을 미치기도 한다. 어떤 연구자들은 마감기한이 자극제가 되기도 하지만 다른 이들에게는 골칫거리가 되기도 한다.
5. 적어도 특정한 발행물에서 편집자가 허용한 페이지 수는 논문을 쓸지 안 쓸지, 무엇에 대해서 쓸지 그리고 어떻게 써야 할지를 좌우한다.

학술지 선택

초보 연구자들이 부딪히는 가장 어려운 문제 중의 하나가 연구를 발표하기에 가장 적절한 학술지를 고르는 일이다. 학술지와 논문의 성향이 일치해야 한다. 그렇지 않을 땐, 게재가 거절되고 논문을 쓰는 데 투자한 시간들이 물거품이 된다. 심지어 더 안 좋은 상황은 부적절한 독자들이 읽을 때이다. 연구자가 학술지에 대해서 잘 알고 있다면 전문지를 선택하는 일은 쉬운 일이겠지만, 그렇지 않은 경우에는 신중하게 전문지 발행에 대해 알아보아야 한다. 특정 학술지에 대해 잘 알고 있는 사람에게 상담을 받아보는 것도 좋은 방법이다. 이러한 방법은 마치 사회과학자가 사회복지학이나 의학 잡지에 글을 쓸 때처럼 독자들이 그 분야에 대해 문외한일 때 더욱 도움이 될 수 있다.

학술지를 선택할 때, 고려해야 하는 가장 중요한 점은 학술지의 유형이다. 가끔 질적 연구자들이 전통적 양적 연구 학술지에 연구결과를 발표하기도 하지만, 대부분의 질적 연구는 질적 연구와 관련된 발표를 위한 전문 학술지에 발표된다. 그러므로 출판을 위한 학술지를 고를 때는 우선 질적 연구를 출판하는 학술지를 찾아야 한다. 적어도 양적 연구만큼 질적 연구를 출판하는 학술지를 찾아야 한다. 진부한 말이지만 연구에서 언급하고 있는 특정 분야의 학술지를 선택해야 한다. 예를 들면, 만약 교육과정에 대한 연구를 했다면, 교육 학술지를 찾아야 하고, 행정 과정에 대한 연구는 행정 학술지가 가장 적절할 것이다. 온라인 학술지는 보다 넓은 선택지를 준다. 학술지를 선택하기에 앞서, 연구자들은 폭 넓은 독자에게 논문이 전달되도록 온라인 학술지를 고려해 볼 수 있다. 심사 학술지인가의 여부를 확인하고 고려하는 것도 중요하다. 왜냐하면 이들 학술지는 승진하는 데 더 우세한 점수를 줄 수 있기 때문이다. 추가로 고려해야 할 것은 학술지가 받는 논문의 수와 그 중에서 얼마나 출판이 되는지의 여부이다.

글 편집하기

학술지를 선택했다면 다음의 질문이 생길 것이다. 학술지의 목적과 특성에 부합하게 논문을 어떻게 편집할 것인가? 먼저 연구자가 할 일은 학술지가 기고를 원하는 연구자들에게 제공하고 있는 정보를 읽어보는 것이다. 온라인을 통해 찾을 수 있다. 향후 출판하려고 계획된 선정 주제가 당신의 연구 주제와 관련이 있는 학술지를 주목해야 한다. 만약 그런 학술지가 있다면 그곳에 기고하라. 만약 해당 년도에 연구에 맞는 적절한 주제를 찾지 못했다면, 다른 학술지를 찾아야 한다. 하나의 학술지에만 기고하려고 매달리지 않는 것이 좋다. 다른 학술지에서 당신의 주제를 반길 수도 있다.

연구자가 해야 하는 다른 질문은 연구의 어떤 측면에 대해 무엇을 어떻게 써야 하는가? 이다. 어떤 논문의 주제는 연구과정을 통해 자연스럽게 나타난다. 예를 들면, 만성질환자와 그 배우자에 대한 연구(Corbin & Strauss, 1984)에서, 부부들 사이의 다른 접근법 때문에 충격을 받았다. 아주 협력적 관계에서부터 상당한 갈등을 나타내는 범주가 넓었다. 그래서 논문은 각각의 변수에 대한 특성에 대해 설명하는 것을 주제로 하여 쓰여졌다.

질적 연구에 대한 가장 좋은 점은 흥미 있는 논문을 쓸 수 있는 다양한 측면이 많다는 것이다. 특성과 측면에 대한 각각의 범주를 개발하는 관점에서 근거이론 연구는 정말 그렇다. 이 범주들 중 한 두 가지로 논문을 쓸 수 있다. 범주에 대해 쓸 때, 저자는 변수의 범위와 관련 사례들을 제시해야 한다.

연구의 실질적 측면에 대해 쓸 때 논문은 정책이나 그것에 대한 개혁을 촉진하는 내용으로 쓰일 수 있다. 초보 연구자들이 개혁을 시작하는 것이 어렵다는 것을 알기 때문에 정책이나 개선을 제안한 논문 작성은 지연될 수 있다. 동료와 어울리거나 정치에 관여하는 것에 불편한 감정을 느낄 수 있다. 그들이 관여해서 하고 싶어 하는 것을 현실에서 관찰하게 됨으로써 아주 불편하게 될 때까지 그렇다. 어떤 경우에는 고쳐야 할 방향이 연구자들에게 불분명하다. 그리고 이전의 연구결과가 확대되어 증명되도록 연구를 확대할 필요가 있다. 정책에 대한 글을 쓰려할 때, 논점이 자료에 의해 지지될 수 있다. 또한 이론적 틀에 의해 명시적 혹은 함축적으로 뒷받침되기도 한다. 예를 들어, ≪새로운 의료체계 구축≫(Strauss & Corbin, 1988)이라는 책에서 미국의료체계 개혁에 대한 제안과 주장을 했다. 방법론적 이슈에 대해 쓴 다른 논문들도 있다. 그런 경우, 이론적 자료가 부차적이지만 주요 논점에 색깔을 부여한다. 방법론적 요지는 실질적, 이론적 측면 모두에서 독자들이 이해하는 데 필요하다.

이론에 근거한 논문이 논점이나 범주의 숫자 내에서 제한해야 된다는 주장으로 다시 돌아가 보면, 논의가 어떻게 진행될지 궁금해진다. 일반적인 대답은 학술논문을 쓰면서 논문의 목적을 수정해야만 할 때라고 한다. 첫 번째, 연구자들은 논점을 정한다. 연구자가 말하려고 하는 이론은 무엇인가? 그러한 결정은 연구과정 중에서 발생하거나 마지막 통합 도형을 떠올리거나 분류해 놓은 메모를 보고 내릴 수 있다. 베트남 연구에 관해서라면, 나는 생존을 위협하는 요소들,

그 위협요소를 다루는 전략, 또 그러한 전략을 촉진하거나 구속시키는 상황들에 대한 자세한 내용을 쓰고 싶을 것이다. 전반적인 내용과 더불어 논문의 논리를 염두에 둔 채 논문의 개요를 작성해야 한다. 논문의 개요가 완성되고 나면 연구자는 메모를 수집해서 하나의 주제를 성립하고, 이론을 뒷받침하고 넓은 독자층의 흥미를 끌 재미있는 이야깃거리를 가미시켜야 한다. 일반적인 현상의 '생존: 다양한 현실과 조율하기'에 관한 글을 쓴다는 것은 재미있을지 모르겠지만 이러한 작업을 통해서 나왔던 첫 번째 논문은 다소 이론적이지 못했다. 논문은 어떠한 주제에 관해 그의 동료 연구자들과 일반적인 독자들을 계몽시킬 생각으로 쓰인다. 보다 더 형식적인 이론을 이끌어 내는 것에 관한 언급은 훗날을 위해 남겨질 수 있다.

피해야 할 함정들

초보 연구자들에게는 한 번에 긴 논문 전체를 발표하고 싶은 유혹이 생긴다. 어떤 연구자들은 이론에 심취한 나머지 논문에 이론에 대해 쓰지 않으려 한다. 또 어떤 연구자들은 이론 전체를 언급하지 않으면 독자들이 말하고자 하는 바를 이해하거나 받아들일 수 없게 될까봐 걱정한다. 이미 언급했듯이 근거이론은 개념화되어 복잡하고 밀도가 높다. 논문 하나에 전체 이론을 전달하는 것은 어렵다. 아무리 숙련된 연구자라 할지라도 좌절감만 주기 때문에 전체 이론을 쓸 시도를 하지 말라고 충고한다. 한두 가지 범주만 담아서 솔직하게 불필요한 것을 제거하여 쓰는 것이 좋다. 그래서 독자들로 하여금 후속 연구를 기다리게 하는 것이다. 예를 들면, Strauss와 그의 동료들은 '의료에 관련된 일'에 대해 논문을 쓰고, '안전한 일'과 '편안한 일'과의 관계에 대해 썼다(Strauss, Fagerhaugh, Suczek & Wiener, 1985). 연구팀은 '안전한 일'이라는 논문에서는 그들의 이어지는 연구인 잠재적 위험성을 가진 의학장비에 관련된 글을 썼다(Wiener, Fagerhaugh, Strauss & Suczek, 1979).

논문을 쓸 때 너무 많은 세부사항을 담아서도 안 된다. 좁은 공간 속에 너무 많은 내용을 담으려는 시도는 연구자를 힘들게 하거나 설명의 명확성을 떨어뜨릴 수 있다. 논문에 넣어야 할지 말아야 할지를 결정하는 지침은 조금 껄끄럽고 냉정할 수 있지만 다음의 두 가지로 나타낼 수 있다. '명확성을 극대화하는 데 이러한 내용이 정말로 필요한가? 본질적인 이해를 최대화하는 데 이 내용이 필요한가?' 첫 번째 질문은 분석 그 자체와 관련되어 있다. 두 번째 질문은 인용과 사례별 자료를 포함시켜야 할지의 여부와 관련되어 있다.

학술논문의 초고는 친구들과 동료 연구자, 관련종사자 또는 일반인과 함께 읽으면서 개선되기도 한다. 다시 말해, 연구자는 자신이 속한 그룹이 초안을 검토해 주길 바랄 것이다. 또한 연구자는 내용을 적절히 통합해야 한다. 만약 이론적인 논문이라면 저자는 정책이나 관행에 변화를 위한 추천사항들을 만들기 위해 논문의 다양한 함의를 심사숙고하기를 바랄지도 모른다. 마침내 논문이 완성되었을 때 혹은 발행되었을 때, 연구자는 이미 다음 논문을 출간하기 위해서 생각하고 개요를 작성하고 작업을 시작하는 행동을 옮기고 있어야 한다.

핵심 요약

연구결과에 관한 구두발표를 준비하거나 서면보고서를 발간해 내는 일은 다른 연구자들에게 또 다른 도전이 된다. 엄청나게 복잡한 소재들이 채택 가능한 상황에서, 연구자들은 어떤 것을 누구에게 어떤 방식으로 전달해야 할지에 대해 어떻게 결정할까? 일반적으로, 구두발표나 논문에서는 연관된 개념들로 짜인 형태의 한두 가지의 개념만 설명하는 것이 일반적이다. 단행본에서 연구자들은 자세한 아웃라인을 설정하기 이전에 폭넓은 가능성을 염두에 두면서 자료들의 논리와 순서를 신중하게 고려해보아야 한다. 학위논문에서 준수해야 하는 기본 형식 때문에 자기 자신의 논문에 대한 문제점들이 나타나게 된다. 다시 말하지만, 연구자는 글의 흐름과 연속성을 유지하는 동시에 얼마나 많은 내용들을 포함시킬 것인지, 또한 중심 개요에 관련된 일면들을 어떻게 효과적으로 나타낼 것인지에 대해서 충분히 생각해야 한다. 기억해야 할 점은 심층 연구를 완성한 연구자들은 향후 수 개월간 쓸 수 있는 흥미로운 자료를 많이 갖게 될 것이고 그에 적절한 독자들 역시 확보했다는 것이다. 학위논문은 논문위원회 구성원들과 대학의 요구만을 고려해서 논문을 쓰기 때문에 논문 자체에 문제를 가진다. 한 장에 모든 논문의 결과를 넣을 필요는 없다. 연구결과를 두 장으로 나누어서, 한 장에는 이론에 대한 개괄을 쓰고 두 번째 장에 다른 환경에 따라서 이론이 어떻게 작용하는지를 보여주면 된다.

사고, 글쓰기, 그룹 토의를 위한 활동

1. 최근이나 과거에 했던 연구과제에 대해서 생각해 본다. 논문으로 쓰거나 발표를 할 수 있는 개념들은 어떤 것들이 있는가? 논문이나 발표를 위한 개요를 작성한다.
2. 베트남에 관한 연구사례에서 한두 가지의 개념을 고르고 개요를 작성해 본다. 당신이 투고하고 싶은 학술지의 독자들을 생각하고 작성한다.
3. 당신이 작성한 개요를 조원들에게 보여주고 그들의 의견을 들어본다. 그들의 의견에 동의하는 부분과 동의하지 않는 부분은? 정정한 부분은 무엇이고 어떤 점들이 개선되었는가?
4. 질적 연구가 발표된 학술지를 살펴본다. 그 중 잘 쓴 것과 너무 피상적이거나 불필요한 정보를 담고 있는 전문지를 하나씩 골라보고, 좋은 글을 만드는 데 필수요소라고 생각되는 것들을 비교 분석한다.

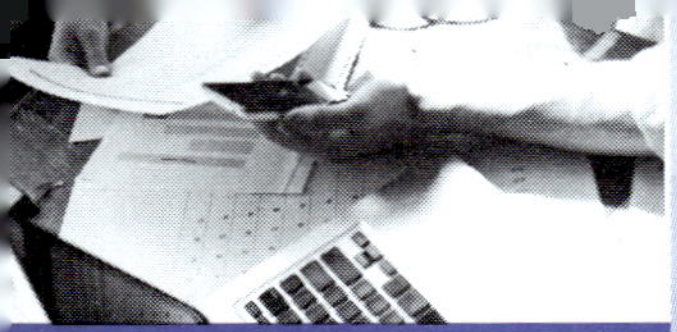

CHAPTER 18

평가 기준

Criteria for Evaluation

질이라는 것은 정의를 내리기가 어려우며 파악하기 힘들다. 하지만 막상 질 높은 연구와 맞닥뜨리게 되면 우리는 종종 질이라는 것에 대해 잘 알고 있는 것처럼 느낀다. 이러한 점에서 연구란 과학이라기보다는 예술이라고 말할 수 있다(Seale, 2002, p.102).

Seale이 기술한 것처럼, 질적 연구에서 우리는 질 높은 연구를 인지할 수는 있지만, 질이란 무엇인지 혹은 어떻게 이루어지는지에 대해 설명하기는 어렵다. 비록 나는 연구하는 동안 '질'이라는 것에 상당시간 연관되어 있었지만(Corbin, 2002, 2003) 평가에 대해 이번 장을 기술하면서 어려움을 느꼈다. 나는 어디서부터 시작해야 할지, 그리고 무엇에 대해 기술해야 할지 확신을 갖지 못했고 머릿속은 복잡했다. 내가 연구보고서를 살펴보면서 발견한 것은 모두가 평가의 필요성에 대해서는 동의하지만 평가가 무엇을 포함하고 있어야 하는지에 대해 일치하는 의견은 거의 없었다는 점이다. 우리가 '타당성'에 대해 평가하고 있는 것인가? 아니면, 평가에 대해 언급할 때에 '정확성(Mays & Pope, 1995)'이나, '진실성' 혹은 '우수성(Emden & Sandelowski, 1999)', 아니면 '신뢰성(Watson & Girad, 2004)'이라는 단어를 사용하는 것이 더 나은 것일까? 그렇다면, 여기서 의문점은 일련의 기준을 질적 연구의 모든 형식에 적용시킬 수 있느냐이다. 연구의 질적 상태를 평가하려는 생각은 이미 포스트모더니즘과 구성주의 사상이 이러한 방식의 오류를 지적하기 전부터 너무나 명백한 것으로 보인다. 만약 연구결과가 구성과 같고 진리가 '망상'과 같다면, 평가하는 기준 또한 구성이 되므로 논쟁의 대상이 될 수 있냐는 의문이 든다. Flick (2002)의 말에 따르면, 질적 연구를 어떻게 평가할 것인가에 대한 문제는 여전히 풀리지 않은 문제이다(p.218).

모든 논쟁에도 불구하고, 우리는 연구자로서 어떠한 기준이 있다는 것을 인지하고 있다. 나는 여전히 질적 연구가 '과학적(Morse, 1999)'이면서도 '창의적'이고 '예술적'인 시도라고 믿는다. 또한 최종적인 성과(연구결과)의 '질'이 Seale (1999, 2002)이 주장한 이러한 양상 모두를 반영할 것이라고 믿는다. Whittenmore, Chase와 Mandle (2001)이 주장한대로 "세련되고 혁신적인 사고는 적정한 주장과 증거 보고, 그리고 방법의 비평적인 적용으로 잘 어우러질 수 있다(p.527)". 이 장은 질적 연구의 '질'에 대한 사안에 대해 앞서 진술한 방법론을 기반으로 연구 평가 기준을 제시하고 있다.

유의사항

본 장을 읽을 때 다음 사항에 유의해야 한다.
- 문헌을 고찰한다.
- 질적 연구에서 질(quality)에 관해 정의한다.
- 근거이론 연구의 질 평가기준을 제시한다.
- 평가기준을 적용한 근거이론 연구를 보여준다.

문헌 고찰

어떤 주제에 관해 연구할 때 좋은 출발 가운데 하나는 관련 문헌을 고찰하는 것이다. 내가 시작하는 곳이다. 문헌 고찰은 다음의 주제로 묶을 수 있다.

- 타당성(validity)과 신뢰도(reliability)
- 신빙성(credibility)과 진실성(truthfulness)
- 엄격성(rigor)
- 과학성과 창의성
- 신빙성과 적용가능성(applicability)

타당성과 신뢰도

질적 연구를 적용한 문헌에 관해 자주 언급되는 주제가 타당성이다. 아마도 타당성이란 주제로 가장 많이 그리고 널리 인용되는 사람은 Hammersley (1987)일 것이다. 그는 연구를 기술하고 설명하고 이론화하는 것을 목적으로 하여 현상의 모습을 정확하게 나타내게 될 때 비로소 타당하다고 말할 수 있다고 했다(p.67). Winter (2000)는 타당성에 대한 설명을 푸코의 다양성에 대한 정의에서부터 끌어내고 있으며 이러한 타당성은 연구과정을 대변하는 진실적 체계의 정확한 연구방법과 공존한다(p.67). 이러한 '전문가들'이 '진실'과 같은 '타당성'과 연관되어 있다는 것은 명확해 보이지만 진실은 예전의 개념보다 더 복합적인 개념이다.

Silverman (2005)은 실제로 '타당성'이 '진실'의 또 다른 서술어라고 말했다(p.224). 그는 연구결과의 타당성을 높여줄 다섯 가지 전략을 제시하였다. 이러한 다섯 가지 방법은 연구자가 연구에 착수하면서 자료를 보고 추정하는 것에 대해 논박하는 '논박가능성 원칙', 적어도 한 가지 다른 경우에 대해 임시 추정을 시험해 보는 '지속적인 비교방법', 모든 사례들을 분석으로 통합하는 '포괄적인 자료 처리', 유형에 맞지 않는 사례들을 포함시키고 논하는 '표준에서 벗어난 사례 찾기' 그리고 양적 지표가 혼합된 방법 연구 구조에서 의미를 지니는 '알맞은 도표화'를 포함한다. Silverman (2005)에 따르면 신뢰도는 연구자가 선택한 범주들을 도표화하고, 인터뷰한 내용을 문서로 옮길 때 자료의 모든 양상을 하나도 빠짐없이 논문에 표기하는 것에 대해 확신할 수 있을 때 얻어진다고 한다(pp.209~226).

Morse, Barret, Mayan, Olson과 Spiers (2002)는 "연구과제 달성에 대한 신뢰도와 타당성이 외부 비평가들이 언급하기보다는 적극적으로 달성될 수 있도록 연구과정에서 사용하는 입증 전략의 중요성을 다시 한 번 고려해야 할 때이다."라고 주장하였다(p.9). 다시 말해, 연구자는 연구에서 타당성과 신뢰도를 확실히 하기 위해 반드시 전략적 행동을 취해야 한다. Morse와 다른 연구자들은 연구에서 '엄격한 적용'을 부여하기 위해 여러 가지 전략들을 열거하였다. 그들은 '연구자 반응성', '방법론적 일관성', '이론적 표본추출', '표본추출의 적절성', 그리고 '포화' 등을 포함하였다. 이러한 전략을 사용하는 것은 논리적이며 많은 종류의 질적 연구와 함께 사용될 수 있으며, 질적 연구의 과학적 관점을 지향하나 창조적 관점이라고 평가되지는 않는다.

신빙성과 진실성

Creswell (1998)과 Creswell과 Miller (2000)는 Lincoln과 Guba (1985)가 연구결과의 '신빙성'과 '진실성'이라고 명명한 것이 무엇인지 알아내기 위해서 여덟 가지의 각기 다른 과정들을 내놓았다. 여기에는 '한 분야에서의 장기간의 연구와 지속적인 관찰', '트라이앵귤레이션', '동료 리뷰와 디브리핑 이용', '반대 사례 분석', '연구자의 편견을 명확하게 밝히기', '참여자 확인', '풍부하고 심층적인 기술' 그리고 '외부 감사'가 포함된다(Creswell, 1998, pp.201~203).

엄밀성

Chiovitti와 Piran (2003)은 근거이론 연구에서 엄밀성을 얻기 위한 몇 가지 기준을 서술하였다. 여기에는 참여자들이 과정을 관리하게 할 것, 참여자들의 현상에 대한 이론적 구조를 확인할 것, 연구에서는 참여자들이 말하는 단어를 사용할 것, 현상에 대한 연구자의 개인적인 시각과 식견을 분명히 표현할 것, 연구자의 생각을 형성한 기준을 구체화할 것, 어떻게, 왜 연구에서 참여자들이 뽑혔는지 구체화할 것, 연구의 범위를 설명할 것, 어떻게 연구 보고서가 각각의 범주에 관련되어 있는지 기술할 것 등이 포함된다. 이러한 절차로 엄격한 연구결과에 이른다는 점에는 의심이 없지만, 상황, 과정, 밀도, 변동, 혹은 유용성에 대한 목록은 전혀 찾아볼 수 없다. 뿐만 아니라 Whittmore 등(2001)이 기술했던 타당성의 기준인 선명함, 창조성, 철저함, 일치, 민감도에 대한 목록도 전혀 찾아볼 수 없다.

Pryor (2009, p.1127)는 근거이론 연구에서 엄밀성을 높이는 모델을 개발하였다. 다음의 도표 18.1을 참조하시오.

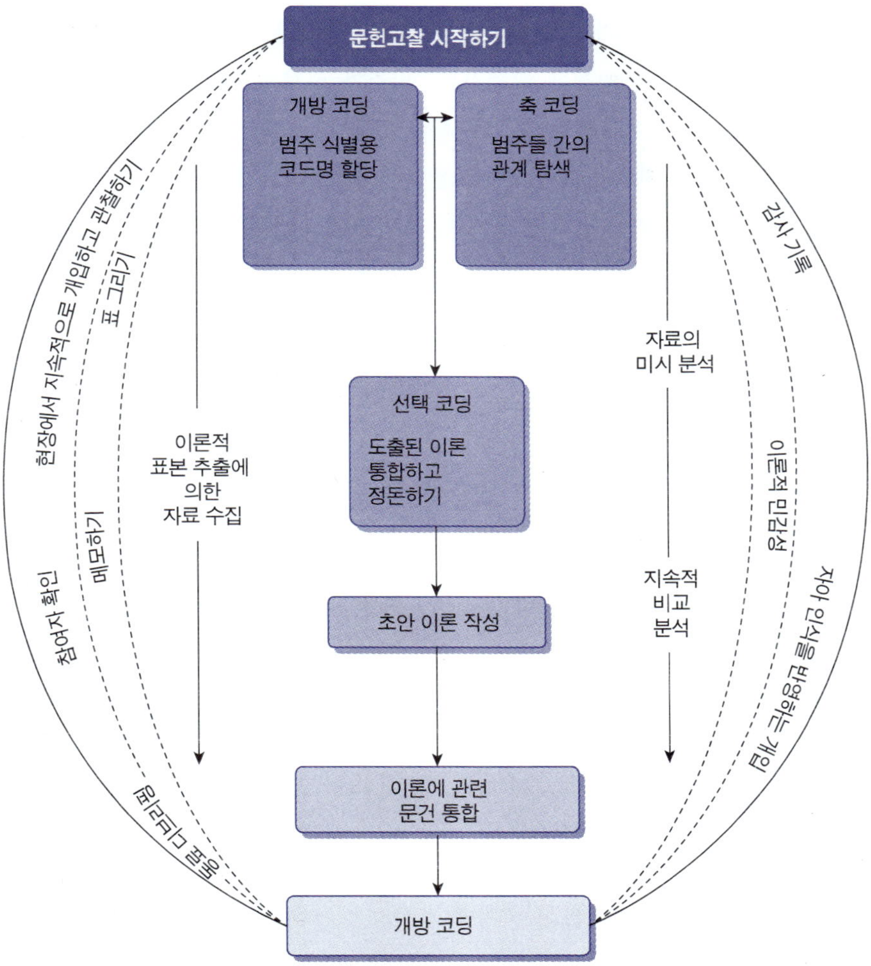

도표 18.1 근거이론의 구성요소와 엄밀성을 확보하기 위한 전략
출처: Pryor (2009).

과학성과 창의성

Charmaz (2006, pp.182~183)는 구성주의 근거이론을 평가하는 기준 목록을 제시하였다. 내가 지금껏 읽어본 모든 기준 목록에서 봤을 때, 그녀가 제공한 기준 목록이 질적 연구에서의 과학적이고 창조적인 양상을 모두 수용하기 때문에 가장 포괄적이다. Charmaz는 이러한 기준을 신빙성, 독창성, 반영성, 유용성 등의 네 개의 범주로 나누었다. 이 목록은 전적으로 실재하며 나는 이 목록에 대한 온전성을 다시 재현하고 싶지 않다. 그 대신 연구자가 스스로 질문해 보아야 할 질문의 모형을 제시하겠다. 예를 들어 신빙성에 대해 그녀는 "범주가 경험적인 관찰의 넓은 구역을 포괄하고 있는가? 모은 자료와 당신의 주장과 분석 사이에 강한 논리적 연결고리가 있는가?"라고 말했다. 반영성에 대해서는 "범주가 심사숙고한 연구의 완전함을 묘사하고 있는가?"라고 말했다. 그리고 유용성에 관해서는 "당신의 연구가 사람들이 그들의 삶에서 항상 사용할 수 있다는 해석을 제공하는가?"라고 물었다. Charmaz가 내놓은 평가 기준에는 단 한 가지 문제가 있다. 그들은 연구를 하는 도중이나 이후에 개인적인 평가를 요구하며 이러한 개인적 평가는 교묘한 성격을 띤다. 때문에 자신의 일에 대한 평가를 정확히 하기 위해서는 명확한 정도의 지적 교양과 경험이 요구되며 이는 또한 편견이 개입되는 것을 막을 것이다. 문헌에 있는 많은 논문들이 이론이라고 주장하는 것들은 사실, 이론이 아닌 설명이다. 이 둘의 차이를 알지 못해서 근거이론 연구가 이렇게 평가받는다.

신빙성과 적용가능성

다음으로 넘어가기 전에 나는 논의에서 중요하다고 생각하는 몇 가지 문헌을 검토하려고 한다. 초기의 저서에서 소개된 근거이론에서 Glaser와 Strauss (1967)는 다음과 같이 진술하였다.

> *자신의 이론에 대해 철저하게 연구를 한 연구자의 신념은 이 분야의 많은 연구자들이 입증하듯이 대개 흔들리지 않는다. 이 신념은 연구자의 분석이 자료를 바탕으로 한 그럴듯한 연구 분석을 말하는 것이 아니라 신빙성에 큰 자신감을 가지고 있다는 것을 뜻한다(p.225).*

Glaser와 Strauss는 '신빙성'이라는 단어를 '타당성' 보다는 '믿을 수 있는'이라는 의미로 사용했다는 점을 명심해야 한다. 저자들이 이러한 자신감을 높이 평가하는 이유는 연구자가 연구하면서 사회적 세계에 몰두하면 그것에 대한 '그럴듯한' 설명을 제시할 수 있는 것이 사실이기 때문이다. Glaser와 Strauss는 연구의 '신빙성'을 판단하기 위해 다음의 기준을 제시하였다. 비록 이론을 형성하는 연구가 문자로 쓰이긴 했지만 그 기준은 또한 연구의 보다 서술적인 형식이라는 데 의의가 있다(pp.237~250). 첫째, 독자들이 이 분야에 대신하고 있다고 느낄 수 있도록 세부사항과 설명이 충분히 있어야 한다(그래야만 독자들 스스로 판단할 수 있다). 둘째, 자료를 어떻게 수집했고 어떻게 분석이 이루어졌는지를 보여주는 충분한 증거가 있어야 한다(그래야만 독자들이 연구자의 연구결과에 대해 평가할 수 있다). Glaser와 Strauss는 복합적으로 집단을 비교하는 것이 이론의 신빙성을 더욱 높인다는 입장을 표명했다(왜냐하면 연구결과는 한 가지 이상의 집단에 기반을 두고 있기 때문이다). 마지막으로 연구자는 반드시 자신의 해석에 의거한 모든 자료를 명시해야 한다(pp. 223~235).

'신빙성'뿐만 아니라 Glaser와 Strauss (1967)는 기준을 제공하는 개념으로 '적용가능성'을 언급했다. 나의 관점에서 본다면 어떤 연구 결과물이든 반드시 '적용할 수 있어야' 한다. 그러므로 나는 Glaser와 Strauss (1967)의 기준을 언급하고자 한다. 적용가능성에 대한 기준은 얻어지고 사용될 분야에 '맞는' 이론, 비전문가부터 전문가까지 두루 손쉽게 이해할 수 있는 이론이어야 하고, 다양한 상황과 모집단에 적용이 가능한 충분히 일반적인 이론이어야 하며, 마지막으로 그 이론은 사용자에게 상황이 바뀌는 것에 대한 충분한 조작을 제공할 수 있어야 한다(pp. 237~250).

다시 생각해보면, 나는 Glaser와 Strauss가 우선 그들이 관심이 있었던 연구의 이론에 대해 말하고 있다는 것을 실감했다. 더 나아가 그들이 이론을 만든 연구처럼 묘사에 속한 것을 말하려는 것을 깨달았다. 만약에 연구결과가 '신뢰할 수 있는 것'이라면 그것은 연구결과가 손쉽게 사용될 수 있다는 점에서 믿을 수 있고 그럴듯하며 그리고 '적용가능'하다. 왜냐하면 연구결과가 통찰력, 이해 그리고 바뀔 수 있는 다양한 모집단과 상황에서의 연구를 제공하기 때문이다. 이는 곧 '진실성', '타당성', '신뢰성'에 대한 모든 철학적인 논쟁은 불필요하다는 뜻이다. 말하자면 '백문이 불여일견'인 것이다. 만약에 이것이 '들어맞으면' '유용'하게 된다. 이것을 설명할 수 있고 묘사할 수 있다면, 정확성에 대한 모든 걱정이 다 무엇이겠는가? 연구결과가 엄밀한 연구인지 의심받지 않으려면 반드시 연구과정에서 정확성이 확보되어야 한다.

결론

모든 문헌을 검토하고 많은 생각을 한 후, 나는 질적 연구에 대해 논할 때 타당성과 신뢰성이라는 용어를 사용하는 것이 편안하지 않았다. 이 용어들은 너무 많은 양적 의미(개인적 편견이지만)를 가지고 있다. 어쨌든 진실(truth)이라는 용어는 당신이 진실을 어떻게 정의하든 거슬린다. 그 용어는 어느 정도의 독단주의적 의미를 가진다. 질적 연구에 대해 논의할 때는 신빙성(credibility)이라는 말을 선호한다(Glaser & Strauss, 1967; Lincoln & Guba, 1985). 나에게 신빙성이란 연구결과가 현상에 대한 참여자, 연구자 그리고 독자의 경험을 반영하여 사실적이고 믿을 수 있음을 의미한다. 하지만 동시에 이론이 제공하는 설명은 자료에 대한 '그럴듯한' 해석일 가능성도 있다. 끝으로, 나는 각 방법론이 다른 이론에 기반을 두고 서로 다른 절차를 가지고 있기 때문에 동일한 판단 기준을 질적 방법론에 적용할 수 없다는 점에서 Rolfe (2006)의 의견에 동의한다. 각각의 방법들은 저마다의 판단기준이 필요하다. 그러므로 이 장에서 언급한 평가기준은 이 장에서 언급된 조사방법에 대한 것이다.

질적 연구에서 질의 정의

이전에 주어진 자료들은 질(quality)이라는 주제에 관한 고민을 하게 한다. 근거이론 연구의 질에 관해 평가 기준을 제시하기 전에 질의 의미가 무엇인지, 질을 구성하는 조건은 어떤 것인지 살펴보기로 한다.

- 질의 속성
- 질적 연구를 구성하는 조건

질의 속성

질의 속성이라는 것은 질적 연구에 적용되는 것인가? 질적인 질적 연구는 독자, 청중들이 "와~", "감동이에요", "이제 이해됩니다", "힘이 있습니다", "참여자의 신을 신고 걷는 듯 이해할 수 있어요", "내가 이 주제에 대해 그 이상 알지 못했던 모든 것을 알 수 있는 심도 깊은 연구입니다", "내 삶과 현실에 적용할 수 있습니다" 라고 말할 수 있는 연구이다. 다시 말하면, 질적인 질적 연구는 독자와 참여자의 삶에 대한 공명에 관한 연구이다. 그것은 흥미롭고 명확하며 논리적이어서 독자가 생각하게 되고 더 읽고 싶게 만드는 연구이다. 그것은 통찰력을 주며 감수성을 보여주고 신문에서 읽을 수 있는 '똑같이 오래된 것'이나 되풀이되는 것이 아니다. 자료에 대한 자신만의 결론을 도출할 수 있도록 독자에게 충분하고 상세한 설명을 통한 개념화가 포함된 연구이다. 그래서 독자가 연구자의 자료와 분석에 대한 타당성을 판단할 수 있게 한다. 그것은 자료에 기반을 두었지만 개념화시키는 데 창의적인 연구이다. 그것은 해당 주제에 관해 논의와 추후 연구를 자극하는 연구이다. 다시 말하면 과학적이며 창의적인 연구이다.

질적 연구를 구성하는 조건

모든 연구자들이 질적인 질적 연구를 원하지만, 많은 질적 연구들은 질적인 면이 부족하다. 표면적이고 듬성듬성하다. 질적 연구를 할 수 있는 몇 가지 조건들은 다음과 같다.

- 방법론적 일관성

- 목적의 명확성
- 자기인지
- 질적 연구 수행을 위한 훈련
- 참여자와 자료에 대한 민감성
- 열심히 하려는 의지
- 창의적 자아와 연계하는 능력
- 방법론적 인식
- 연구에 대한 강한 의지

방법론적 일관성

첫 번째 조건은 '방법론적 일관성'이다(Flick, 2002, p.219; Morse et al., 2002). 만약 연구자가 자신이 어떤 특정 방법을 이용하겠다고 말하면 그는 계획했던 대로 모든 관련된 과정을 이용하여 연구를 끝마칠 것이다. 이를 통해 연구자가 그들의 분석 기법을 이용할 때 창의적이지 않거나 혹은 어떻게 특정한 절차를 밟느냐를 말하려는 것은 아니다. 그러나 연구자가 Baker, Wuest와 Stern (1992)이 칭한 방법을 간과하거나 철학적으로 상이한 질적 방법을 결합시킨다면, 그리고 연구자가 방법의 단편인 주요한 절차를 모두는 아니지만 일부 이용한다면 그들이 이용한 방법에 연관된 일부 신용도를 잃기 쉽다. 특정한 어떤 것들이 방법론을 구성하고 이 방법론은 구성요소가 지속적으로 사용될 때, 오래된 관습을 통해 일정 수준의 '신뢰성'을 달성한다. 각기 다른 방법론을 혼합하는 것 또는 특정 절차 외에 다른 것을 일체 사용하지 않는 것은 신뢰성을 현저히 떨어뜨린다. 예를 들어 '근거이론'은 수많은 설이 있지만 여타의 설과 합치는 절차는 '끊임없이 비교하는' 분석 방식, 개념과 이론의 정립과정을 사용하는 것, 이론적 표본추출, 그리고 포화이다. 그리고 이론을 정립하고자 하는 연구자들에게 충분히 윤곽이 잡힌 이론의 구조는 필수 사항이다. 그러므로 연구자들이 한두 가지 정도의 절차만을 사용하거나 혹은 이론을 정립하지 않는다면, 연구자는 근거이론 연구를 했다고 말할 자격이 없다. 차라리 '이러이러한' 연구를 하기 위해 연구자가 근거이론과 관련된 몇 가지 절차를 사용한다고 말하는 것이 훨씬 더 정확할 것이다.

목적의 명확성

두 번째 조건은 연구의 목적을 명확히 하는 것이다. 연구자는 연구 초기에 목적이 서술인지 이론 구축인지를 확실히 해야 한다. 만약 연구자가 서술과 이론 중 무엇을 택할지 확실히 하지 않는다면 질이 좋은 연구를 하는 것은 어렵다. 연구 결과는 보통 뒤죽박죽되어 나타나고 좋은 서술이나 이론으로 남기는 어렵다. 연구 자료의 가치나 질은 그것이 이론이든 서술이든 어느 쪽에도 있지 않다. Sandelowski (2000)의 설명에 따르면 '질적인 서술'은 연구를 보완하는 역할을 하고 또한 다른 학문분야에도 적용된다. 모든 연구 자료의 가치는 그 실제 내용과 깊이와 발명된 상품의 혁신에 있다.

자기인지

세 번째 조건은 자기인지 능력을 갖는 것이다(Hall & Callery, 2001). 해석자로서 연구자는 연구 과정과 결과에 없어서는 안 될 존재이기 때문에 항상 자신의 선입견과 가설을 인지하고 있어야 한다. 연구자가 자료를 수집하고 분석하는 동안에 자신의 반응이나 느낌에 대한 메모를 자주 하고 학술지를 보유하는 것은 연구자로 하여금 연구자가 연구에 미치는 영향, 연구가 연구자에게 미치는 영향을 인식하게 하는 데 도움을 준다.

질적 연구 수행을 위한 훈련

네 번째 조건은 질적 연구를 수행하기에 앞서 연구자는 반드시 훈련을 받아야 한다는 것이다. 철학적 교육을 기반으로 할 뿐만 아니라 자격, 경험, 견해에 의해 이루어지는 연구자가 초래하는 분석은 연구결과의 질에서 큰 차이를 만들어 낼 것이다. 모든 사람은 질적 연구 활동에 참여하고 싶어 하고, 오늘날 실제로 그러한 듯하다. 현재 작업 중인 수많은 질적 연구의 질의 다양성 때문에 대부분의 연구들은 연구 자료라기보다는 아주 하찮은 신문 기고문 정도에 그치고 있다. 여러 문제점 중 한 가지는 많은 연구자들이 질적 연구를 하는 것은 쉽고 아무나 할 수 있는 것이라 생각한다는 것이다. 이는 말도 안 되는 소리다. 누구든지 수많은 자료로부터 몇 개의 주제를 찾아낼 수는 있겠지만, 모든 사람이 주제를 잘 정리하여 정립하고, 심도 있는 기술을 하거나 이론에 결과를 통합할 수 있는 것은 아니다. 양적 연구의 수행에 있어서 특정한 훈련을 받지 않으면 안 되는 것처럼, 질적 연구도 마찬가지이다.

참여자와 자료에 대한 민감성

다섯 번째 조건은 연구자가 주제, 참여자, 연구에 대해 '느낌' 또는 민감성을 가져야 한다는 것이다. 훌륭한 분석을 하기 위해서 연구자는 '참여자와 입장을 바꿔' 생각할 수 있고 자료를 '직감적인 수준'으로 느껴야 한다. 그렇지 않으면 자료의 양과 질이 모두 떨어질 수 있다. 신중하고 냉철한 연구자는 질적 연구의 '확실성'을 증대시킬 수 있겠지만, 참여자의 견해를 정확히 포착할 때 필요한 감정, 공감, 신중함, 주의력, 정직함(Davis & Dodd, 2002) 등을 잃는다면 연구결과의 '창의성'은 떨어지게 된다.

열심히 하려는 의지

여섯 번째 조건은 연구자가 열심히 일할 의지가 있어야 한다는 것이다. 질적 연구를 하는 것은 상당한 노력을 요하는 일이다. 시간, 생각, 일에 대한 의지로 연구가 완전하게 될 때까지 수 없는 퇴고를 해야 한다는 말이다. 또한 메모하는 것과 질적 연구와 관련된 다른 작업을 하는 데에도 시간이 든다. 연구결과가 서술이든 이론 구축이든 '양질'의 질적 연구를 수행하는 데에 지름길은 없다.

창의적 자아와 연계하는 능력

일곱 번째 조건은 자신을 이완하고 창의적 자아와 만나는 능력이다. 자신의 개념상의 틀(Wicker, 1985)에서 벗어난다는 것은 브레인스토밍을 하고, 거꾸로 뒤집어 생각해 보고, 이론적으로 비교하고 새로운 방식으로 생각해 볼 의지가 있다는 것이다. 질적 연구자는 새로운 생각에 개방적이며 참여자가 말하는 것의 핵심 혹은 의미를 얻을 수 있도록 유연하고 창의적 전략을 써야 한다. 사실, Hunter, Lusardi, Zucker, Jacelon과 Chandler (2002)의 '의미 만들기: 질적 연구의 창조적 구성요소'는 창의력이 질적 연구에 얼마나 중요한지를 보여준다.

방법론적 인식

여덟 번째 조건은 Seale (2002, p.108)의 저서에서 빌려온 용어인 방법론적 인식이다. 이 용어는 연구자가 연구과정을 통해 내리는 결정에 대한 함의를 인식해야 한다는 것이다. 방법론적 인식은 잠재적인 비평에 대한 기대와 자료 수집의 수행과 방법론적 문제점 발생 시 신뢰성을 증대시키는 방식의 분석을 요구한다.

연구에 대한 강한 의지

아홉 번째 조건은 연구 그 자체에 대한 의지이다. 질적 연구의 질에서 수많은 다양성을 발견할 수 있는 이유는 연구를 수행하기 위해 연구자가 자신의 지적 수준과 학구적인 부분을 투입하기 때문이다. '연구를 하는 것'에는 어쨌든 '전무후무한 필수 요소'이거나 지식인의 상징이라는 신비함이 존재한다. 그러나 어떤 사람들은 연구자보다 더 나은 교사이거나 실무자이다. 또한 다른 연구자에 비해 월등한 연구자도 있다. 우리가 전문가로서 실무, 교육 또는 연구에 최선을 다한 사람들에게 점수를 줄 수 있다면, 혹은 모두가 굳이 연구할 필요를 느끼지 않도록 할 수 있다면 질적 연구에서의 질은 큰 이슈가 되지 않을 것이라 믿는다.

근거이론 연구의 질 평가 기준

기준에 대한 모든 논란에도 불구하고, 사용된 방법론에 기초하여 각각의 질적 연구 형태에 대한 질적 기준을 제시할 필요가 있다. 모든 교원이나 학술지 심사자가 모든 질적 연구방법에 익숙한 것이 아니기 때문에 판단의 기초가 되는 기준 제시는 중요하다. 양질의 근거이론 연구를 통해 어떤 방법론과 이론의 구성요인이 기대되는가(Corbin & Strauss, 1990)?

첫째는 근거이론 연구를 검토할 때 특별한 기준을 적용하지 않고 논문이나 글을 전체적으로 읽는 것이다. 나는 일반적 인상을 남기고 싶다. 연구결과가 잘 쓰였는가? 의도에 맞게 공명과 관심을 끌까? 첫 부분을 읽을 때 더 많은 지식을 얻을 수 있어 더 읽고 싶어지게 하는가? 처음 읽고난 후, 나는 방법론과 이론적인 특정 요소를 찾기 위해 더 상세히 읽는다. 나는 기준이라는 용어를 싫어한다. 왜냐하면 평가과정이 '전부 아니면 아무것도 아님'이라는 식으로 독단적이기 때문이다. 그러나 연구자들은 이론 개발 목적 때문에 근거이론 방식을 사용하게 되면, 방법과 이론의 어떤 측면이 설명될 것이라고 기대할 수 있다. 그 측면들은 다음의 구성요소로 나뉠 수 있다.

- 연구자와 심사자가 근거이론 연구의 방법론적 일관성을 평가할 수 있는지 점검하기
- 연구자와 심사자가 근거이론 연구의 질적 측면과 적용가능성을 평가할 수 있는지 점검하기

연구자와 심사자가 근거이론 연구의 방법론적 일관성을 평가할 수 있는지 점검하기

1. 누가 표집 대상인가? 어떻게 초기 표본을 선정했는가?
2. 표본추출은 어떻게 진행되었는가? 어떤 종류의 자료가 수집되었는가? 다수의 자료 출처와 비교집단은 있는가?
3. 자료 수집은 분석과 번갈아 수행되었는가?
4. 자료 수집과 분석에서 윤리적인 측면이 고려되었는가?
5. (이론적 표본추출에 따라) 분석을 통해 자료 수집 개념이 도출되었는가? 아니면 (실제 이론적 표본추출방식이 아닌) 자료 수집 전에 문헌고찰을 통한 개념이 도출되었는가?
6. 이론적 표본추출이 적용되었고 그 과정에 대한 설명이 있는가?
7. 연구자는 참여자와 자료에 대한 민감성을 나타냈는가?
8. 메모의 증거나 예가 있는가?
9. 자료 수집 또는 자료의 포화에 대한 논의는 어느 시점에 끝났는가?
10. 이론적 표본추출, 개념, 범주, 관계 진술의 예와 함께 코딩 과정에 대한 기술은 있는가? 주요 주제 분류를 나타내는 사건, 사고, 혹은 행동(지표)은 무엇인가?
11. 핵심범주가 있으며, 핵심범주에 어떻게 도달하였는지에 대해 기술되어 있는가?

12. 연구결과에 근거하여 연구 설계의 변화가 있었는가?
13. 연구자들은 연구를 하는 중에 문제에 직면했는가? 반대 사례가 있었는가? 그 자료는 어떻게 다루어졌는가?
14. 방법론적 결정은 명확해서 독자들이 자료 수집(이론적 표본추출)과 분석이 적합한지 판단할 수 있는가?
15. 다른 전문가들이나 참여자들로부터 연구결과에 대한 피드백이 있었는가? 피드백에 기반하여 이론을 수정했는가?
16. 연구자는 연구저널이나 노트를 보관했는가?

연구자와 심사자가 근거이론 연구의 질적 측면과 적용가능성을 평가할 수 있는지 점검하기

1. 핵심범주는 무엇이고 주요한 범주들은 어떻게 연결되었는가? 이들 관계를 나타내는 도형은 있는가?
2. 핵심범주는 다른 집단 연구와 유사한 상황연구에 사용될 만큼 충분히 광범위한가?
3. 각각의 범주들은 속성과 차원의 관점에서 개발되어 깊이, 넓이, 변형을 보여줄 수 있는가?
4. 각각의 범주에는 이해를 제공하고 다양한 상황에서 적용될 수 있도록 이론에 생명을 불어넣는 기술된 자료가 있는가?
5. 맥락이 규명되고 이론으로 통합되었는가? 조건과 결과는 단순히 배경정보로 나열되어서는 안 된다. 자료들이 어떻게 작용과 상호작용의 흐름에 영향을 주는가에 대한 설명이 실제 분석 안에 녹아있어야 한다. 맥락에 대한 기술은 잠재적 사용자들이 그들이 적용하길 원하는 적절한 상황에서 이론이 개발되어 비교할 수 있도록 묘사되어야 한다.
6. 조건 변화의 관계에서 과정은 작용–상호작용의 형태로 통합되었는가? 작용–상호작용은 다른 상황에 적용가능한가? 다른 조건에서 어떻게 이론을 적용하는지 설명되어 다른 상황에 적용시킬 수 있는가?
7. 포화는 어떻게 설명되었고, 언제, 어떻게 범주가 포화되었다고 결정되었는가?
8. 연구결과는 연구를 완료한 전문가와 연구에 참여한 참여자들 모두의 경험에 울림을 주고 적절하였는가? 모든 세부사항이 나열되지 않아도 참여자들은 이야기 속에서 자신을 볼 수 있는가? 그들은 결과를 진실로 받아들이는가(Lomberg & Kirkevold, 2003)? 전문가들과 참여자들은 연구결과에 대해 전문적일 뿐만 아니라 감정적으로 반응하는가?
9. 이론상 공백이 있거나 연결이 누락되어 독자가 혼란스럽고 뭔가 결여된 느낌을 갖게 되는가?
10. 극단적이거나 반대 사례에 대한 설명이 있는가?
11. 이론에 변이가 내포되어 있는가?
12. 창의적이고 새로운 방식으로 연구결과가 소개되었는가? 연구자들은 새로운 것에 대해 논하거나 혹은 오래된 생각을 새로운 방식으로 소개하는가?
13. 연구결과는 상황에 대한 통찰력을 주고 정책을 개발하고 현실을 변화시키며 전문가들에게 새로운 지식을 부여할 수 있도록 지식을 제공하는가?
14. 이론적 연구결과는 의미가 있는가? 어느 범위에서 그러한가? 이론개발 연구나 연구 조사를 수행할 수는 있지만, 연구결과에 의미가 없을 수 있다.
15. 연구결과는 사회적이고 전문적 집단 사이에서 논의되고 아이디어를 교환하도록 할 잠재력이 있는가?
16. 연구의 한계는 명확히 제시되었는가?
17. 실무, 교육, 연구의 적용을 위한 제안이 있는가?

무한정 기준을 나열할 수 있지만, 이전에 주어진 자료가 이론의 질적 측면, 신빙성, 그리고 적용가능성을 충분히 가지고 있어야 한다. 평가기준에 대한 몇 가지 추가 의견이 있다.

첫째, 이전에 주어진 평가 구성요소 혹은 기준(누구의 것이든 간에)은 자신과 다른 사람들이 수행하는 근거이론 연구의 질적 평가에 활용될 수 있어야 한다.

둘째, 각각의 기준 혹은 기준들의 조합은 연구자 또는 다른 사람들의 연구발표에 의해 평가받는 독자나 연구자를 위해 어렵고 섣부른 평가 규칙으로 여겨져서는 안 된다. 기준은 지침을 의미한다. 특정 연구는 연구 상황에 맞게 수정된 평가 기준과 연구절차를 요구할지도 모른다. 특이하고 창조적인 주제 및 분석적 자료와 씨름하는 상상력이 풍부한 연구자는 연구하고 분석하는 데 있어서 다소 정석에서 벗어날지도 모른다. 이렇게 특이한 경우에는 연구자가 어떻게, 그리고 왜 일을 할 때 관습적인 방법에서 벗어났는지 알아야 한다. 또한 글로 적어두어야 하고 독자들이 그 연구결과에 대한 신뢰성을 판단할 수 있도록 남겨두어야 한다.

셋째, 연구자들은 특히 긴 발표 논문에 자신의 연구절차에 관한 간략한 개요를 제공해야 한다. 이것은 독자들이 분석적 논리와 연구과정의 전체적인 타당성과 신빙성을 판단하는 데 도움을 줄지도 모른다. 또한 이것은 특정한 연구가 다른 질적인 연구 형태를 사용하는 것과 얼마나 다른지를 독자들이 인식하게 만든다. 이런 정보들을 명시함으로써 독자들은 어떤 방법이 사용되었고 적합하지 않은 것이 무엇인지를 정확하게 알아야 한다. 다시 말해서 연구자는(연구의) 요점과 피할 수 없는 연구의 한계점을 확인하고 전달해야 한다는 것이다.

마지막으로, 연구자를 위한 특정한 발표 논문에 연구과정에 대한 개인의 연구 인식과 반응에 대한 짧은 설명을 포함시키는 것이 유용할지도 모른다. 이것은 독자들이 개인적인 반응이 자료를 연구하고 해석하는 데 어떻게 영향을 미칠 수 있는지 판단할 수 있게 해준다. 연구과정에서 반사적으로 메모하는 것은 연구자가 연구의 끝에 짧은 설명을 넣을 수 있게 보장하는 한 가지 방법이다(Rodgers & Cowles, 1993).

근거이론 연구에 평가기준 적용

한 평론가가 베트남 연구에 대해 평가기준을 적용하여 연구를 계속하는 것이 가치가 있다고 제안했다. 이는 상당히 좋은 생각으로 들렸다. 그러나 이 부분을 읽을 때, 명심해야 할 것은 연구는 어떻게 분석하는지 보여주기 위함이 아니며 베트남 연구는 완전히 진전된 연구과제가 아니라는 것이다. 그러므로 일부 기준은 프로젝트가 완성되어 목적을 달성했을 때 평가가 가능하다. 또한 기준은 대개 학술논문, 학위논문 혹은 단행본에 적용된다. 이는 실제 사례연구였기 때문에 연구결과는 출판을 위해 작성되지 않았다. 하지만 베트남 연구를 적용해 보는 것은 가치 있는 시도이며 작업이 더 필요한 부분을 알려 줄 것이다. 단지 나열된 각각의 기준은 되풀이되어 베트남 연구에 적용될 것이다.

방법론적 일관성과 관련된 점검사항들

1. **누가 표집 대상인가? 어떻게 초기 표본을 선정했는가?**

   표집 대상은 베트남전 참전 미군이었다. 초기 인터뷰는 다른 목적으로 진행되었고 연구를 자극 받은 연구자들이 흥미로운 점들을 발견했다.

2. **표본추출은 어떻게 진행되었는가? 어떤 종류의 자료가 수집되었는가? 다수의 자료 출처와 비교집단은 있는가?**

   초기 인터뷰를 분석한 후에 설문이 베트남전쟁 참가 군인을 위한 각종 인터넷 사이트에 설문을 내보내고 자발적 참여를 요청하였다. 인터뷰와 기억이라는 다른 종류의 자료가 수집되었다. 육군, 해군, 해병대 같은 참전 집단과 간호사, 기자, 기술자들의 비참전 집단으로 나뉘어 비교되었다. 이들 각각의 집단 내부 혹은 집단 간의 비교가 이루어졌다.

3. **자료 수집은 분석과 번갈아 수행되었는가?**

   각각의 인터뷰 후에 분석을 하였고 이어지는 자료 수집 시에 질문을 만드는 근거가 되었다.

4. **자료 수집과 분석에서 윤리적인 측면이 고려되었는가?**

   그렇다. 참여자들은 자발적이었다. 인터뷰에 응한 사람에게 동의서를 받았다. 심지어 인터넷에서 참여하고자 한 지원자와 단행본 출판사로부터도 동의서를 받았다. 연구자들은 인터뷰 내용이 처음에 사용하기로 한 목적과 달리 사용되었기 때문에 처음 인터뷰 때 받았던 동의서에 대해 다시 동의를 구했다. 인터뷰 참여자들에 대한 익명성은 유지되었다. 인터넷에서 참전 군인이 연구에 대한 참여를 동의하지 않아도 연구자들은 더 거론하지 않았다. 회고록이 사용되자 저자들에게 신뢰가 생겼다.

5. **(이론적 표본추출에 따라) 분석을 통해 자료 수집 개념이 도출되었는가? 아니면 (실제 이론적 표본추출방식이 아닌) 자료 수집 전에 문헌고찰을 통한 개념이 도출되었는가?**

   첫 번째 인터뷰는 비구조적인 인터뷰였다. 인터뷰를 이끄는 준비된 질문이 존재하지 않았다. 참여자들이 주제와 속도를 조절하였다. 후속 인터뷰와 논문 분석이 도출된 내용의 기초가 되었다.

6. **이론적 표본추출이 적용되었고 그 과정에 대한 설명이 있었는가?**

   첫 번째 인터뷰는 전투에 참가하지 않은 참전용사와 이루어졌다. 이것이 연구자들로 하여금 '베트남전쟁에 대한 경험이 전투요원과 다른가?'라는 질문을 갖게 했다. 그러므로 다음 인터뷰는 전투요원을 대상으로 하였다. '화', '노련해짐', '출몰한 유령', 그리고 '적에 대한 태도'와 같은 개념이 인터뷰에 대한 분석에서 도출되었다. 그리고 회고록들은 자료 수집의 길잡이였다. 회고록들은 인터뷰 개념이 분석되어 새로운 개념을 생성했던 것과 같은 방식으로 분석되었다. 연구의 후반부에서, 자료는 핵심 개념이 다른 생존 상황에 따라 어떻게 적용될지 결정하는 표본이 되었다. 위험한 상황과 관련된 분석을 통해 도출된 질문들이 연구자들로 하여금 맥락적 요인에 맞는 자료를 수집하게 했다. 사실, 분석 과정을 통해 연구자들은 어떻게 이론적 표본추출이 추가 자료 수집의 기초를 제공했는지를 기술했다.

7. 연구자는 참여자와 자료에 대한 민감성을 나타냈는가?

연구자들은 참여자와 자료에 대해 민감성을 보였다. 그들은 참여자들의 이야기를 듣고 그들의 입장이 되려고 노력하고 참전요원들의 시각에서 전쟁을 이해하려고 했다. 그리고 참여자들이 원하지 않는 인터뷰는 강요하지 않았다.

8. 메모의 증거나 예가 있는가?

연구를 진행하는 동안 많은 메모가 쓰였다. 이런 메모는 연구 진행에 맞춰 깊이와 길이가 다양하다.

9. 자료 수집 또는 자료의 포화에 대한 논의는 어느 시점에 끝났는가?

이 연구는 책의 한 파트로 완성되지 않아 포화에 도달하지 못했다. 연구자들은 이 전쟁 혹은 이어진 전쟁들의 참여자들과 더 많은 인터뷰를 진행하고 싶어 했다. 그러나 베트남 전쟁에 대한 연구 논문이 아닌 방법론 저서에서는 가능하지 않았다.

10. 이론적 표본추출, 개념, 분류, 관계 진술의 예와 함께 코딩 과정에 대한 기술은 있는가? 주요 주제 분류를 나타내는 사건, 사고, 혹은 행동(지표)은 무엇인가?

코딩은 범주의 형태로 개념을 그룹화하기 위해 개방 코딩과 개념 생성으로 진행되었다. 사람들이 전쟁에 나가기 전에 어떤 사람이었는지 이야기를 나누었을 때, 처음에는 '자아 위치잡기(locating the self)'로 코드 되었다가 이후에 '참전 시 자아 위치', '전쟁 중의 자아 위치', 그리고 '귀향 후의 자아 위치'로 코드 되었다. 이들 개념은 '자아에 대한 변화(changes in self)'라는 범주로 연결되었다. 한 젊은이가 전쟁 전에 순진한 민간인의 삶에서, 전쟁 속에서 적을 마주하게 되고 이후 다시 떠도는 유령들과 귀향하여 민간인이 되는 내용과 연결되었다. 또 다른 범주는 전쟁에 대한 이미지였다. 이 이미지는 참전 이전 '전쟁에 대한 낭만적 이미지', '죽거나 죽여야 하는 전투', 그리고 전쟁 후 '환멸'과 '화'로 변화되었다.

11. **핵심범주가 있으며, 핵심범주에 어떻게 도달하였는지에 대한 기술되어 있나?**
그렇다, 핵심범주가 있다. '생존: 다양한 현실과 조율하기'. 이 범주는 각각의 전쟁 이야기가 생존, 그리고 생존하기 위한 이야기이기 때문에 젊은이들이 민간인에서 전투요원과 비전투요원으로 변화하는 것, 그리고 그 후에 전쟁 시 역할에서 벗어나 귀향 후 민간인이 되는 것이었다.

12. **연구결과에 근거하여 연구 설계의 변화가 있었는가?**
더 많은 인터뷰를 하기 어렵다는 것이 명확할 때 연구 설계가 변경되었다. 더 많은 인터뷰를 진행하기 위해 필수적인 관계를 발전시키는 것은 많은 시간이 걸리고 책의 출판을 지연시킨다. 이는 발표하는 프로젝트였기 때문에 자료 수집을 위한 대안을 찾아야 했다. 자료 수집을 위해 회고록을 활용하였다. 회고록은 인터뷰와 같은 방식으로 분석되었다.

13. **연구자들은 연구를 하는 중에 문제에 봉착했는가? 반대 사례가 있었는가? 그 자료는 어떻게 다루어졌는가?**
주요 문제는 인터뷰를 하기 위한 참여자들을 구하는 것이었다. 참전한 사람들은 참전하지 않은 사람들과 이야기하는 것을 꺼려한다는 의미에서 침묵의 벽이 있었고 여전히 존재한다. 반대 사례는 발생하지 않았다. 심지어 비참전 참여자들도 위험에 처했고 살기 위해 노력했다. 그들 역시 자신이 직면한 상황에서 인지된 현실에 맞추기 위해 전쟁의 모습과 이미지를 조화시켜 전투요원과 같은 전략을 사용해야 했다.

14. **방법론적 결정은 명확해서 독자들이 자료 수집(이론적 표본추출)과 분석이 적합한지 판단할 수 있는가?**
그렇다. 각각의 방법론적 결정들은 '방법론적 노트'라는 주제로 설명되었다.

15. **다른 전문가들이나 참여자들로부터 연구결과에 대한 피드백이 있었는가? 피드백에 기반하여 이론을 수정했는가?**
분석결과는 소수의 인터뷰 대상자들에게 보내 의견을 받고자 했다. 그러나 추가되는 사안은 없었다. 연구결과가 방법론적 청중들에게 제시되었을 때, 개정의견이나 제안은 없었다.

16. **연구자는 연구저널이나 노트북에 보관했는가?**
그렇다. 연구저널은 보관되었다.

질적 측면과 적용 가능성과 관련된 점검

1. **핵심범주는 무엇이고 주요한 범주들은 어떻게 연결되었는가? 이들 관계를 나타내는 도식이 있는가?**

그렇다. 자료에 맞는 핵심범주가 있다. 핵심범주는 '생존: 다양한 현실과 조율하기' 이다. '변화하는 자아', '전쟁이미지', '생존전략', '전쟁문화', '귀향', 그리고 '침묵의 벽'과 같은 다른 범주와 관련 조건, 작용–상호작용, 혹은 연속적인 측면에서 핵심범주와 연관되었다. 도형이 있다.

2. **핵심범주는 다른 집단 연구와 유사한 상황연구에 사용될 만큼 충분히 광범위한가?**
그렇다. 위협 속의 생존을 요구하는 다양한 삶의 변화 상황이 있었다. 위험 속의 생존은 물리적 위협과 도덕적, 심리적, 혹은 사회적 위험을 지칭한다. 이러한 차원에서 발생하는 위험을 극복하기 위해서는 상황에 포함된 여러 현실을 조율하고 다양한 전략을 세우며 잠재적 결과를 가져 올 수 있는 능력이 필요하다.

3. **각각의 범주들은 속성과 차원의 관점에서 개발되어 깊이, 넓이, 변형을 보여줄 수 있는가?**
대부분의 주요 범주는 잘 개발되었다. 그러나 심도 있는 문제에 대해, 다양한 전투요원과 실제 인터뷰를 하고 의사결정자, 부상자, 전쟁반대시위자, 그리고 귀향에 대한 더 많은 자료에 대한 인터뷰가 도움이 되었다.

4. **각각의 범주에는 이해를 제공하고 다양한 상황에서 적용될 수 있도록 이론에 생명을 불어넣는 기술된 자료가 있는가?**
그렇다. 9장에서 풍부하고 깊음이 더해지고 변이를 보여주는 묘사적인 세부사항들이 있다. 그래서 평범한 영역에서 연구결과를 찾는다. 그것은 얕고 흥미롭지 않은 연구결과와 유용한 연구결과 간의 차이를 만든다.
메모에는 회고록에서 인용된 것과 맥락에서 추출된 인터뷰 자료가 있다. 인용되는 부분은 참여자들이 베트남에서 전쟁 중에 어떤 경험을 했는지 보여준다.

5. **맥락이 규명되고 이론으로 통합되었는가?**
그렇다. 14장을 참고하시오. 조건과 과정은 단순히 별도의 부분으로써 단순한 배경정보로 나열되어서는 안 되며 실제 분석에 포함되어 있다. 글의 맥락은 개입방식, 환경, 적에 대한 판단, 견학, 문화적 차이 등을 통해 상부에서 내려진 결정이 생존을 위해 위험을 극복해야 하는 전투요원들에게 일련의 위험을 초래하는 조건을 어떻게 만들어 냈는지를 보여준다.

6. **과정은 맥락에 따른 변화인 관계에서의 작용-상호작용의 형태로 이론으로 통합되었는가? 작용-상호작용은 다른 상황에 적용가능한가? 다른 조건에서 어떻게 이론을 적용하는지 설명되어 다른 상황에 적용시킬 수 있는가?**
과정과 변이가 이론에 내포되었다. 생존은 생존을 위협하는 전쟁의 다양한 상황 하에서 설명된다. 그 장에서 묘사된 상황의 각각은 전투원들이 전쟁 이전의 민간인으로서 자아의 낭만적 이미지를 전쟁 경험에서 비롯된 새로운 자아 이미지들과 조화시킬 수 있었을 때만 효력을 발휘할 수 있는 다른 생존 전략의 사용을 요구하였다. 초보자들은 노련한 병사가 되는 방향으로, 이후에는 다시 전투요원이 아닌 민간인의 삶으로 돌아가야 했다.

7. **포화는 어떻게 설명되었고, 언제, 어떻게 범주가 포화되었다고 결정되었는가?**

연구자들이 연구를 완성할 수 없어서 포화는 이루어질 수 없었다. 이것은 연구의 제한점 중 하나이다.

8. **연구결과는 연구를 완료한 전문가와 연구 참여자들 모두의 경험에 울림을 주고 적절하였는가? 모든 세부사항이 나열되지 않아도 참여자들은 이야기 속에서 자신을 볼 수 있는가? 그들은 결과를 진실로 받아들이는가(Lomberg & Kirkevold, 2003)? 전문가와 참여자들은 연구결과에 대해 전문적일 뿐만 아니라 감정적으로 반응하는가?**

참여자들의 이야기는 매우 감동적이었고 연구자들은 매우 감명을 받았고 연구에 대해 듣는 청중들도 경험에 감동을 받았다.

9. **이론상 공백이 있거나 연결이 누락되어 독자가 혼란스럽고 뭔가 결여된 느낌을 갖게 되는가?**

3번 질문에 대한 답변 속에 나열된 형태로 추가된 자료는 연구를 더욱 강화시켰다. 그러나 이론이 논리적으로 보이고 설명은 의미가 있다. 복잡한 현실을 해결할 수 있는 능력은 사람들이 민간인에서 전투요원으로 그리고 이후에는 다시 민간인으로 이동함에 따라 왜 어떻게 많은 사람들이 직면한 위험에서 생존할 수 있었는지 설명해주는 일련의 조건과 조건 사이에서 설명된다.

10. **극단적이거나 반대 사례에 대한 설명이 있는가?**

연구의 다른 제한점이지만 수집된 자료에서 반대 사례는 없었다.

11. **이론에 변이가 내포되어 있었는가?**

변이는 적용가능성을 증가시키기 위해서 범위를 넘어 개발하고 다양한 조건 아래서 개념이 검증됨을 상징하기 때문에 중요하다.

12. **연구결과는 창의적이고 새로운 방식으로 소개되었는가? 연구자들은 새로운 것에 대해 논하거나 혹은 오래된 생각을 새로운 방식으로 소개하는가?**

연구는 전쟁과 관련된 위험요인들을 설명한다. 그리고 젊은이들이 민간인에서 전투요원으로 그리고 다시 민간인으로 이동하는 것이 얼마나 어려운지 설명한다. 최상의 환경에서조차 신체적 부상을 입지 않으면 전쟁에 나가야 했다.

13. **연구결과는 상황에 대한 통찰력을 주고 정책을 개발하고 현실을 변화시키며 전문가들**

에게 새로운 지식을 부여할 수 있도록 지식을 제공하는가?

이 연구는 전투요원들이 경험한 전쟁, 필요한 조정, 생존에 필요한 전략에 대한 통찰력을 준다. 이 모든 것들은 전쟁 전, 후 상담프로그램을 계획하는 데 활용될 수 있다.

14. 이론적 연구결과는 의미가 있는가? 어느 범위에서 그러한가? 이론개발 연구나 연구 조사를 수행할 수는 있지만, 연구결과에 의미가 없을 수 있다.

의미 있는 연구결과 없이도 전체적으로 이론 생성연구 혹은 어떤 조사 연구를 완성하는 것이 가능하다. 만약 연구자들이 단순히 창의성 혹은 자료에 반영된 통찰력을 도출함 없이 연구를 진행한다면 연구자들은 의미 없는 연구결과를 얻을 가능성이 높다. 전쟁을 경험한 사람의 위험과 그에 관련된 트라우마에 대해 알고 있는 사람은 거의 없다. 이 연구는 그런 점에 통찰력을 준다. 그리고 조국을 위해 싸운 사람을 인정하고 공감할 수 있는 데 기여할 수 있다.

15. 연구결과는 사회적 그리고 전문가 집단 사이에서 논의되고 아이디어를 교환하도록 할 잠재력이 있는가?

만약 적당한 인원이 적용하려 한다면 그렇다. 불행하게도 연구가 불완전하기 때문에 연구결과를 출판하지 않을 것이다. 그러나 기회가 된다면 연구를 완성하고 싶다.

16. 연구의 제한점은 명확히 제시되었는가?

그렇다. 대부분의 자료가 회고록에서 도출되었다. 더 많은 인터뷰 자료가 도움이 될 것이다. 또한 전쟁에 참여하거나 기여한 다른 집단으로부터 더 많은 자료를 수집할 필요가 있다.

17. 실무, 교육, 연구의 적용을 위한 제안이 있는가?

이 연구는 완성되지 않았기 때문에, 실무, 교육, 연구적용에 대한 제안을 하지 못했다.

적용 가능한 근거이론 만들기

Glaser와 Strauss (1967)는 근거이론은 신뢰할 수 있고 적용 가능해야 한다고 주장했다. 믿을 수 있다는 것은 그 이론이 믿을 수 있든 아니든, 그리고 표현하고자 하는 요지에 맞든 아니든 다소 자가설명적(self-explanatory)이다. 적용가능하다는 말은 보다 개방적이며 어떻게? 라는 질문을 불러일으킨다. 이 장의 다음 절에서 적용가능성이란 개념에 대해 내가 개발한 이론을 적용하겠다. 근거이론 방법과 절차는 기초 연구에 관심 있는 연구자들뿐만 아니라 실무에서 생기는 질문들에 대한 현실적 대답을 찾고자 하는 실무전문가들에게 활용될 수 있다. 이 방법에서 도출된 이론의 적용은 무엇을 의미하는가?

이론은 반영적 상호작용을 위해 기본 틀 혹은 지침을 준다. 그리고 다음의 질문을 야기한다. 어떤 이론이, 어떤 영역에서, 어떤 목적으로 적용되는가? 이 질문에 대한 답은 몇 가지 적용 분야로 간략히 나열될 수 있다. 이들 분야는 교육, 컨설팅, 그리고 정책들이다. 또한 이론 연구에서 파생된 이론을 사용하여 이론적 실천을 위한 개념적 틀을 개발하는 방법을 설명할 것이다. 끝으로 시간, 에너지, 또는 비용이 부족한데 개념화를 적용하거나 임시 이론이 사용될 때, 빠르게 완전한 이론을 만드는 경험에 대해 적었다.

다음에 대해 논할 것이다.

- 이론이란?
- 교육과 상담 적용 이론
- 정책 적용 이론
- 실무 적용 이론
- 만성질환 궤도 틀

이론이란?

첫 번째 질문으로 논의를 시작하고자 한다. '이론이란?' 각 학제 내에 혹은 학제 간에 선택할 수 있는 많은 이론들이 있기 때문에 이 질문은 관련이 있다. 나의 조언은 근거이론에 대한 것이다. 근거이론은 방법론적으로 사용하기 위해 도출된 것이 아니다. 그러나 실제로 이론을 적용하기 위해, 어떤 조건을 충족시켜야만 한다. Glaser와 Strauss (1967, pp.237~250)의 기준을 언급하고자 한다. 어떤 이론에 적용할 수 있는 적절한 근거이론을 개발하기 위해 글쓰기에 4가지 특징이 강조된다.

1. 이론은 사용될 실제적인 영역에 거의 맞아야 한다.
2. 해당 분야에 관심을 가진 비전문가부터 두루 손쉽게 이해할 수 있어야 한다.
3. 특별한 상황이 아니라 실제적인 영역의 범위 내에서 다양한 일상의 상황에 적용 가능할 수 있게 충분히 일반적이어야만 한다.
4. 이론은 사용자에게 상황이 바뀌는 것에 대한 충분한 조작을 제공할 수 있어야 한다.

모든 이론이 이들 기준에 딱 들어맞는다 해도 근거이론은 자료 수집, 자료 검증, 그리고 전체 분석 간의 적절한 상호작용으로부터 도출되었기 때문에 분명한 이점이 있다. 근거이론은 연구되고 있는 실제적인 영역('현실 세계')에 적합하다. 왜냐하면 그 속의 상호작용에 근거하여 실제적인 자료인 '응답자들의 언어'를 이용하기 때문이다. 실무에서 일하는 사람들과 연구자가 만나는 사람들에게 익숙하고 사용하고 있는 용어들로 이루어져 있다. 지속적인 비교 분석과 이론적 표본추출을 통해 개념의 다양성을 이끌어 내기 때문에, 이론적 교정이나 확대를 통해 더 넓은 범위의 상황에 적용할 수 있다. 따라서 근거이론은 변화하는 조건과 그 밖에 통제되지 않은 결과를 통제하는 방법을 적용하거나 유도해야만 한다(이 점에 대한 상세한 논의는 Glaser와 Strauss, 1967, pp.237-250 참조).

두 번째 질문은 이론을 적용할 수 있는 분야에 관한 것이다. 이미 언급했듯이, 이론은 교육, 상담, 그리고 일반적 또는 특별한 정책을 제안할 때 적용될 수 있다.

교육과 상담 적용 이론

우리는 근거이론과 개념이 교육 연구와 상담에 매우 유용할 수 있다고 배웠다. 개인들이 다른 사람을 가르치거나 상담을 할 때 특정 방법에 근거한 철학이나 이론에 대해 말하는 경우가 아니라면 이론을 적용한다고 생각하지 않는다. 그러나 이론은 질적 분석을 가르칠 때 매우 유용하다. 초보 연구자들이 분석에 어려움을 겪을 때, 다른 근거이론에서 도출한 개념으로 도움을 줄 수 있다. 그리고 그렇게 하는 것은 자료에 대한 관련성이나 통찰력을 갖게 할 것이다. 다른 사람의 개념을 활용하는 것은 이론을 증명하고, 확대하고, 그리고 개발시킬 수 있는 훌륭한 방법이다. 물론 개념을 '빌려 온' 경우, 그 개념은 세워진 기준을 충족시켜야 한다. 다시 말해 적절해야 하고, 어느 정도는 일반화되고, 이에 더해 속성과 차원의 측면이 명확히 정의되어야 한다. 그래야 주어진 자료를 비교할 때까지 조건부로 사용할 수 있다. 즉, 빌려온 개념은 반드시 연구자들에게 '그렇다고 느껴져야', 연구자 앞에 놓여진 자료를 관통하여 설명하는 데 기준을 제공할 수 있게 된다. 때로는 단순히 관련된 개념을 제시하는 것으로도 충분하다. 그래서 학생들은 매우 독창적으로 적용시킬 수 있다. 속성과 차원을 확대하고, 변수들을 추가하며, 어떻게 개념들이 다른 실질적인 영역에 적용할 수 있는지에 대해 설명함으로써, 학생들은 이론 확대를 통해 학문적 지식을 추가할 수 있게 된다. 누군가의 이론을 부분 혹은 전체적으로 사용하려는 경향이 있지만 개념의 사용을 결코 강요해서는 안 된다. 그럼에도 불구하고 개념은 종종 목표에 도달하는 데 유용하다.

실무 영역에서의 교육과 상담

여러 가지 실무 영역에 대해 가르치고 상담을 할 때, 예컨대, '사회적 조직의 작용' 혹은 '협상과정'과 같은 것 말이다. 전통적인 연구방법에서는 얻을 수 있는 정보가 적기 때문에 근거이론이 주어진 주제에 대한 대화와 행동에 대한 통찰, 이해를 얻기에 적절하다. 예를 들면, 만성질환에 대한 연구가 교육과 임상간호에 직접 적용되었다. 적어도 한 가지 이상의 만성질환을 가진 노인들과 함께 일하는 고학년 학생들을 가르쳤다. 간호교육은 전인적인 관점에서 사람을 보도록 가르치지만 대개의 경우 학생들은 의학적인 측면을 벗어나 배움을 얻기 힘들다는 것을 알게 되었다. 그들은 왜 사람(환자)들이 처방을 따르지 않는지, 장애는 어떻게 다루어야 하는지, 삶의 질에 차이가 발생하는 이유는 무엇인지에 대해 이해하기 힘들어 했다. 다시 말하면, 만성질환의 상황과 만성질환의 장기적 특성으로 기인한 신체적, 심리적, 사회적 문제가 무엇인지, 그리고 그 문제를 가지고 살아야 한다는 것이 어떤 의미인지를 알지 못했다. 연구가 진행되는 동안, 나는 만성질환을 가진 사람의 집에서 그들의 이야기를 들으며 시간을 보냈다. 연구결과가 나왔을 때 만성질환을 가진 사람들이 직면하게 되는 문제와 그 범위에 대해 민감해지고 인식하게 되었다. 그들은 시간이 들고 비싼 치료를 해야만 하거나 가족들의 일상과 씨름하거나 장애나 낮은 소득으로 인한 어려움에 직면해야만 했다. 연구에서 얻게 된 이러한 이해와 통찰은 각각의 환자 개인에 대한 간호중재를 하거나 학생들에게 새로운 지식과 경험을 제공하는 데 활용할 수 있었다(Corbin & Cherry, 1997).

정책 적용 이론

정책 결정에 적용하기 위해서, 근거이론은 하나 혹은 여러 가지 방법을 혼합한 근거이론이 제안될 수 있다. 정책에 관심이 있는 누군가가 특정 문제나 이슈에 대해 하나 이상의 견해와 관점을 가진다면 우위를 선점할 수 있다. 결과적으로 이론가의 '근거' 등이 그런 제안을 만들고 정책 제안을 가능하게 한다. 연구자들은 중립적 위치에서 혹은 특정 이론을 기반으로 한 입장에서 정책 이슈에 대한 새로운 관점을 제시할 수 있다. Strauss의 연구와 나의 연구와 관련한 예가 있다. 만성질환에 대한 연구가 끝났을 때, 의료전달체계에 많은 차이가 있음을 알게 되었다. 많은 논의에도 불구하고 의료전달체계는 급성, 고도의 기술치료에 초점을 두고 제공되고 있었다. 개혁에 대한 노력을 강조하기 위해, 정책에 초점을 두고 책이 출판되었다(Strauss & Corbin, 1988). 책에 대해 바꾸어 말하면, 이러한 형태로 정책적 함의를 이끌어 낼 필요가 있다. 의료전달체계에 대한 초점, 조직, 그리고 자원에 대한 급격한 변화를 희망하는 누군가에게 제안한다. 가장 중요한 점은 다음과 같다.

- 만성질환은 일생 지속된다.
- 중증도가 높을 경우, 여러 단계가 있을 수 있다.
- 병원은 주로 급성단계(혹은 종종 죽음의 단계)에서 병에 대한 치료를 한다.
- 주기적인 클리닉이나 의원의 방문은 병의 진행을 늦추고 안정시킨다.
- 급성기를 제외하고 만성질환에 대한 주 관리는 가정에서 가족을 중심으로 이루어진다.
- 그러므로 가정이 질병 관리의 중심이 되어야 한다. 다른 시설이나 서비스는 가정에서 이루

어지는 관리를 보완하고 촉진하도록 지향되어야 한다.

- 이렇게 변화된 업무 속에서, 현장 전문가들은 핵심적이고 중요한 역할을 할 수 있다. 그래서 두 분야로 나눠진 부분들은 열린 대화를 통해 단단히 연결되어야 한다. 두 분야는 똑같이 중요하다. 종합하면 가정과 의료기관이 모두 포함된 정책을 의미한다(p.150).

이런 점이 기술되었을 때, 보다 이전에 제시된 관점들은 제안을 실행할 수 있는 특정한 사회적 혹은 재정적 전략을 내놓지 않고 새로운 제안과 약간의 일반적인 제안을 내놓았다. 이러한 관점을 실행하는 데 필요한 전략은 정치적, 경제적 전문가들이 수행하도록 남겨졌다.

실무 적용 이론

이론의 실무 적용에 관해 논의해 본다. 이전에 Strauss가 실행한 적이 있지만 나는 보다 일반적인 이론에 근거해서 연구를 했다. 관심이 없진 않았으나 기회가 없었다. 가능하다는 것을 보여주기 위해서, 독자들에게 경험의 일부를 공유하고 단계를 제시하겠다.

Strauss에 의해 수년간 진행된 보다 확대된 만성질환 관리에 대한 연구가 완성되었을 때(Corbin & Strauss, 1988), 그 연구에 의해 얻어진 보다 일반적 이론을 적용하는 것이 그 다음의 단계가 되었다. 그러나 (유용하게도) 다양한 연구로부터 얻어진 추상적인 이론적 개념들이 간호학의 용어와 행동을 바꾸어야 했다. 따라서 간호 모델은 만성질환 궤도(trajectory) 형태에 근거하여 개발되었다(Corbin & Strauss, 1991b).

만성질환 궤도 틀

틀은 적용될 영역에 대한 적절한 설명과 함께, 초기 이론이 어떻게 개발되었는지 설명함으로써 시작된다. 이 서문은 개념이 근거가 되어 적용될 모집단에 적절함을 보여주는 데 필요하다. 이 모델의 제목은 궤도가 핵심범주인 '만성질환 관리를 위한 치료의 궤도 모델(trajectory model)'이다. 서문에 뒤이어 주요 범주에 대한 정의를 나열하고 덧붙여 범주들이 어떻게 연결되었는지를 전체적으로 보여준다. 주요 범주들은 궤도 단계와 하위 표현들, 궤도 반영, 궤도 계획, 관리에 영향을 미치는 조건들, 궤도 단계, 궤도 관리, 전기(biography)와 일상활동, 그리고 상호작용이다. 다음 단계는 학문으로써 실무영역과 얼마나 잘 맞는지 보여주는 방식으로 용어들을 정의하는 것이다. Strauss와 내가 그 모델에 관해 적은 문장이 있다(Corbin & Strauss, 1991b).

모델은 철학 위에 있고, 그 철학은 '만성'이라 명명될 수 있는 궤도 틀(trajectory framework) 쪽으로 방향을 제시한다. 이 용어는 간호의 4가지 관심 영역인 인간, 건강, 환경 그리고 간호에 미치는 영향을 논의할 때 가장 효과적으로 설명될 것이다.

그런 후에 이 4 영역들 각각이 어떻게 모델에 부합하는지에 대한 논의가 뒤따른다. 예를 들면, '사람'이라는 주제는 다음과 같이 서술된다.

개인이 입원하지 않는 한, 일상의 예방과 관리 행위는 그 사람과 주변의 가족들이 담당한다. 그러므로 그 사람과 그의 가족이 예방하고 관리하는 과정에 일차적 책임 있는 능동적 참여자들이다.

'건강'의 범주는 다음과 같이 서술된다.

만성질환에 대한 치료의 초점은 예방이 첫째다. 그러나 만성질환에 걸린 사람에 대해서는 증상과 장애를 관리하고 일상에서 자신의 상태로 생활하며 일할 수 있는 방법을 찾는 데 목표를 두어야 한다.

이론적 개념들 간의 관계에 대한 도표 18.2를 참조한다. 특히, 궤도 반영, 계획, 관리, 이런 개념들의 목적성과 방향성, 질병관리와 행동에 대한 학문적 영역에서의 상호작용의 측면을 보여준다. 비슷한 행동 관련 설명이 환경과 간호의 영역에도 있다.

다음으로, 간호중재를 위한 지침으로 간호사들이 환자 돌봄 수행을 통하여 문제를 해결하는

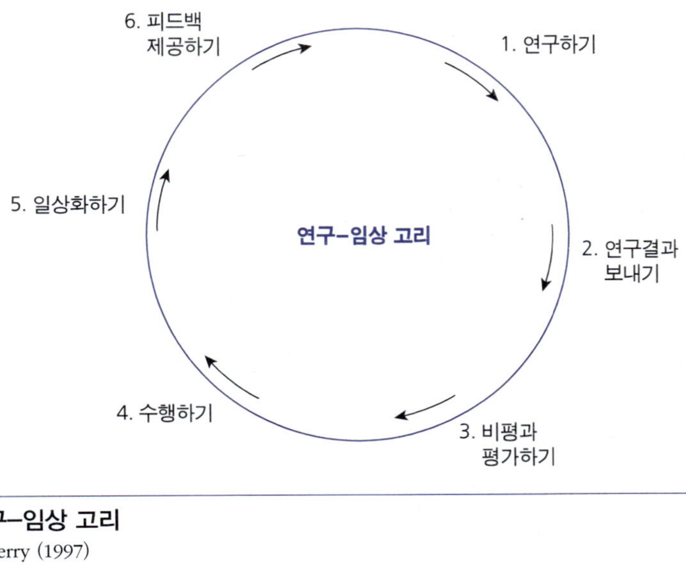

도표 18.2 연구–임상 고리
출처: Corbin & Cherry (1997)

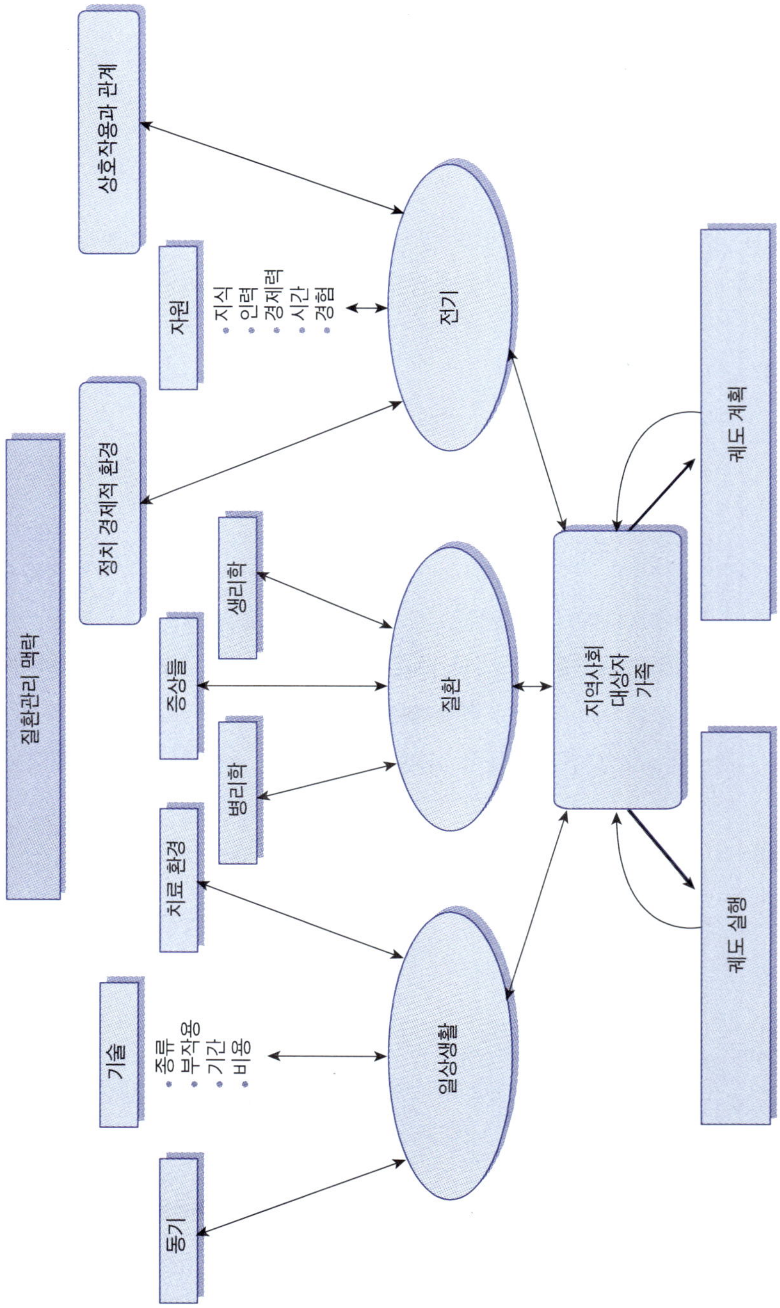

도표 18.3 협상에 의한 관리 과정

출처: Corbin & Cherry (1997)

수단인 간호과정에 따라 개발되었다. 지침에는 간호과정의 각각의 단계에 따른 주요 개념이 사용되는 방식이 포함되었다. 예를 들면, 환자 사정, 목표설정, 환자 혹은 간호사의 행동에 촉진 혹은 제한을 줄 수 있는 맥락적 조건에 대한 자료수집, 간호수행의 초점과 방법 수립, 간호수행의 효과 평가에 대해 개념들이 어떻게 지침을 제공하는지 보여준다(Corbin & Strauss, 1991, pp.155-174). 다음의 표는 그 모델이 실무에서 가능한 틀로 바뀐 것이다(도표 18.3과 18.4).

추상적인 이론에서 실제 실천할 수 있는 실무로 옮기는 것은 매우 신나는 과정이다. 왜냐하면 근거이론을 일상 업무에 직접 적용할 수 있고, 적용된 분야에 적합하다는 것이 근거가 되었기 때문이다. 가르치면서, 지속적으로 간호학생들에게 모델을 적용하고 가르쳤다. Corbin과 Cherry에 의해 개발된 ≪만성질환 사정을 위한 실무 지침(미출판)≫이 그 예이다. 만성질환 궤도의 각 단계마다 환자의 욕구를 사정하는 지침이다. 만성질환 단계에 따른 다른 지침도 개발되었다. 이 지침은 배우자 연구를 하는 동안 수집된 자료들로부터 구체적 내용이 개발되었다(Corbin & Strauss, 1988).

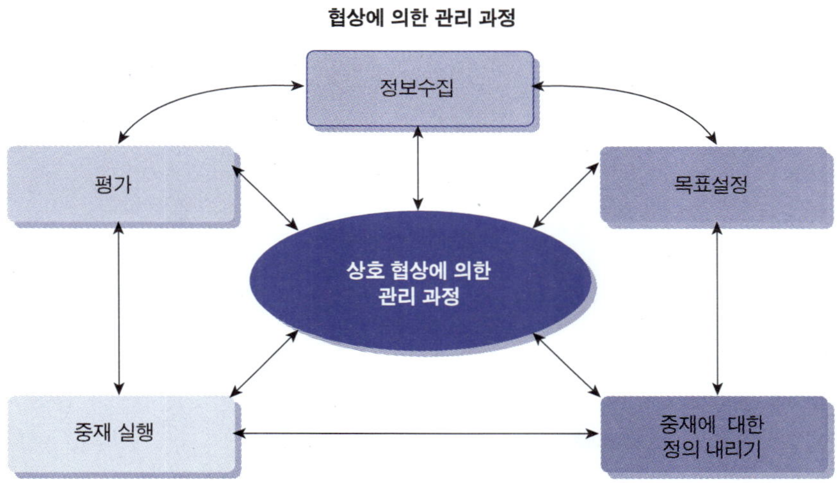

도표 18.4 만성질환 사정을 위한 실무 지침
출처: Corbin & Cherry, 미출판

조기 발견을 통한 위기 예방 또는 안정성 유지

대상자의 문제

의료인과 대상자가 감지하는 어려움의 정도: 해당 사항에 ○표 하세요

1~5점의 범위: 1=매우 낮음, 2=낮음, 3=보통, 4=높음, 5=매우 높음

1. 대상자의 정상적 생리학적 상태로부터 의학적 평가를 요하는 상태로의 일탈	1	2	3	4	5
2. 지지적 자원에 대한 요구	1	2	3	4	5
3. 대상자의 신체적, 사회적, 정신적 상태 변화 설명에 대한 요구	1	2	3	4	5
4. 식이요법 관리 안됨	1	2	3	4	5
5. 대체요법에 대한 정보 요구	1	2	3	4	5
6. 사례 관리에 대한 필요	1	2	3	4	5
7. 응급처치 혹은 상처치료에 대한 필요	1	2	3	4	5
8. 발관리 필요	1	2	3	4	5

의료인의 행위	해당 사항에 ○표 하세요
1. 직접 돌봄 제공	예 / 아니오
2. 교육과 시연	예 / 아니오
3. 상담과 조언	예 / 아니오
4. 대상자 옹호	예 / 아니오
5. 사례관리	예 / 아니오
6. 주선하기	예 / 아니오
7. 위탁하기	예 / 아니오

실행한 총 횟수 __________

대상자의 반응

대상자의 보고 혹은 관리 정도에 대한 설명: 해당 사항에 ○표 하세요

1~5점의 범위: 1=항상 관리, 2=자주, 3=대개, 4=가끔, 5=전혀 관리하지 않음

1. 대상자의 정상적 생리학적 상태로부터 의학적 평가를 요하는 상태로의 일탈	1	2	3	4	5
2. 지지적 자원에 대한 요구	1	2	3	4	5
3. 대상자의 신체적, 사회적, 정신적 상태 변화 설명에 대한 요구	1	2	3	4	5
4. 식이요법 관리 안됨	1	2	3	4	5
5. 대체요법에 대한 정보 요구	1	2	3	4	5
6. 사례 관리에 대한 필요	1	2	3	4	5
7. 응급처치 혹은 상처치료에 대한 요구	1	2	3	4	5

(계속)

8. 발관리 필요	1	2	3	4	5
전반적 결론	성공여부에 대한 배점은 1=높음에서 5=낮음임				
대상자가 조기 발견을 통해 합병증을 예방하고 관리하는 데 성공했다고 보고함	1	2	3	4	5

도표 18.5 대상자의 문제 조기 발견을 통한 위기 예방 또는 안정성 유지

핵심 요약

질적 연구에 있어서 질이 종종 간과되는 경우가 있다. 이런 일은 보통 연구자들이 제대로 훈련 받지 못했을 때 발생하는데, 너무 서두르거나 그들 또는 다른 사람의 연구의 질을 어떻게 판단할지 확실하게 알지 못하는 경우가 이에 해당한다. 이 장에서는 성취와 관련한 그것의 특징과 상황들에 비추어 검사함으로써 '질'의 개념에 대해 탐구해 보고자 한다. 여기서 '신빙성' 또는 결과의 '그럴듯함'을 판단할 몇 가지 기준을 제안하겠다. 비록 나는 질적 연구에 적용되는 '질'의 개념이 심도 있게 다뤄져야 한다고 강하게 믿고 있지만, 여기에 제시된 기준들은 단지 지침서의 의미만을 가진다. 나는 아직도 결과물이 신빙성을 '나타낸다'고 생각하고 우리가 질을 보면 그것의 본질을 알 수 있다고 생각한다. 또한 나는 연구하고 기준을 판단하는 데 다른 방식의 접근을 요구하는 특별한 연구 상황이 있다는 것을 알게 되었다. 이런 상황에서는 독자들이 그 결과를 판단할 수 있게 여지를 남겨둠으로써 왜 그리고 무엇이 끝났는지 연구자들에게 구체적으로 설명해주는 것이 중요하다.

근거이론의 가치와 효율성을 평가하는 두 가지의 기준은 가르치고, 연구하고, 실행하는 데 적합한가(fit)와 적용가능한가(applicability)이다. 이 장에서는 어떻게 나는 Strauss와 Cherry와 만성질환에 대한 근거이론 결과를 적용하여 연구결과를 얻었고 이를 간호실무와 교육에 적용하였는지를 다루었다.

이론은 연구자가 자신의 경력을 발전시키기 위해 개발하는 추상적인 개념이 아니다. 교육, 컨설팅, 정책, 그리고 실무를 통해 현실세계에 직접 적용할 수 있어야 한다. 기억해야 할 중요한 점은 이론은 변수와 우발적 상황 때문에 적용하는 모든 상황을 결코 완벽하게 설명할 수는 없을지라도 설명하고 이해시킨다는 점이다. 이론의 매력은 연구 행위라는 연습을 통해서 수정되고, 확대되고, 다듬어지고, 발전될 수 있다는 것이다.

사고, 글쓰기, 그룹 토의를 위한 활동

1. 지금까지 읽어왔던 연구들에 대해 생각해본다. '질'이 괜찮다고 여겨지는 것 중에 하나를 고른 후 그렇게 생각했던 그 연구의 특징은 무엇인지 말해본다.
2. 위에서 '신빙성 있고' '그럴듯하고' '믿을 만하다'고 여겨지는 연구에 대해 설명한다. 신빙성 있거나 또는 그렇지 않은 이유는 무엇인가?
3. 개인 또는 그룹의 입장에서 이 장에서 제시되었던 질과 신빙성에 대한 기준을 정하고 그것을 이 책에서 제시된 베트남 사례에 적용한다.
4. 연구의 강점과 한계, 그리고 더 높은 질과 신빙성을 제공하기 위해서 무엇이 더 필요한지 논의해본다.

추천도서

Locke, L. F., Silverman, S. J., & Spirduso, W. W. (2011). *Reading and understanding research* (3rd ed.). Thousand Oaks, CA: Sage.

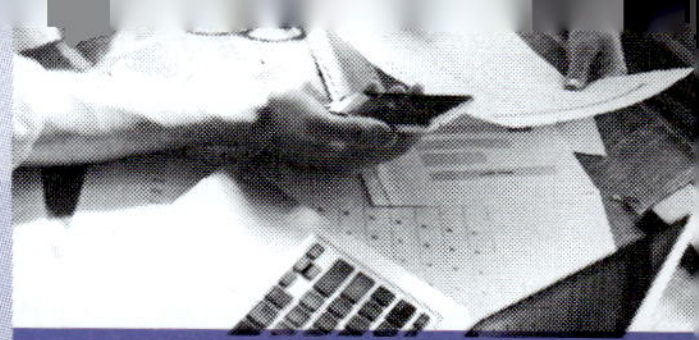

CHAPTER 19

학생 질의응답

Student Questions and Answers

그러나 예술가와 작가는 과학적 문헌(대중적으로 알려진 문헌임에도 불구하고)을 무시하고 단일 사례만 발표하며, '진실'이나 '현실'에 대해서는 진지하게 고려하지 않는 것처럼 보인다. 연구자들은 그러한 자유를 가져서는 안 된다. 연구 참여자들은 연구자가 진지하게 연구를 '수행하고 있다'고 기대하고 있으며 연구자들은 이에 대한 책임을 피할 수 없다. 다시 말하지만 지름길은 없다(Morse, 2004, p.888).

본 장은 본래 수업시간에 학생들이 상담 중에, 발표에서 제기한 질문에 대한 대답을 기술한 것이다. 이러한 문제들은 다양한 우려에서 기인한 것이다. 어떤 학생은 특정한 절차나 기술이 명확하지 않고 중의적이며 또는 반대로 더 관습적인 연구방법에 반하여 사용되기 때문에 혼란스러워 한다. 또 다른 학생들은 지도교수, 논문심사위원 및 동료들의 비평에 어떻게 대응해야 하는지 알기를 원한다. 이 장을 책의 앞부분이 아니라 맨 뒷부분에 배치한 이유는 이 장이 책 전반에 걸쳐 다룬 주요한 쟁점들을 요약하고 있기 때문이다. 몇 개의 질문은 오늘날에도 유용하게 사용될 수 있기 때문에 지난 개정판을 활용하였다. 나머지는 새로운 질문과 답변들이다. 그러나 모든 답변들은 개정하였다.

질문과 답변들

질문 1 우리가 만났을 때 당신이 내 연구에서 한 명이 말했든, 여러 명이 말했든 중요하지 않다고 한 것을 나는 기억합니다. 만약에 그것이 중요한 것이라면, 그것은 포함되어야 하지만, 연구 결과에 퍼센트와 숫자로 제시하는 것은 아니라고 하였습니다. 예를 들어, 5명이 이것에 대해서 생각을 하였고, 10명이 말을 했습니다. 내가 읽어본 당신의 업적에서, '일부는' 혹은 '다수는'과 같은 용어가 사용되는 것을 보았습니다. 그러나 저의 지도교수 중 한 분은 저에게 질적 연구는 숫자에 관한 것이 아니라고 말하면서 '일부는' 혹은 '다수는' 이라는 용어를 정의하지 않고 사용하는 것에 대해서 지적하였습니다. 그 분은 빈도 혹은 내용분석에 익숙하여, 이 부분이 그분에게 계속 의문인 것 같습니다. 이 질문에 대해서 어디에 기술하신 적이 있는지, 아니면 이 문제에 대응할 수 있도록 조언을 해줄 수 있습니까?

답변 당신의 질문에는 몇 가지 이슈가 거론되었습니다. 먼저, 제가 당신이 연구자로서 중요하다고 생각하는 어떤 것에 대해 한 명이라도 말하였거나 행하였다면 그것을 당신의 연구에 포함하여야 한다고 말했다고 하였습니다. 이것에 대한 저의 반응은 당신이 무엇을 의미하냐에 따라 다르다고 할 수 있습니다. 우리는 사람 혹은 사례의 숫자가 아닌 개념에 주목하고 있다는 것을 기억하십시오. 만약 당신의 연구 참여자가 10명인데 그 중 한 명만 이 이슈에 대해서 이야기했다면 당신은 왜 이 이슈를 이야기했는지 의문을 품어야 합니다. 두 번째로, 당신은 다른 참여자에게 이 이슈가 문제인지 확인을 하였습니까? 그렇지 않다면, 이 개념이 중요하다고 당신이 생각하거나 말하는 이유가 무엇입니까? 아마도 당신은 이 개념에 대한 암시가 다른 참여자의 자료로부터 직접적으로 언급되지는 않았지만 은연중에 나타나는 것을 보았을 것입니다. 개념은 비록 개념적인 레벨에서는 같은 의미를 포함할지라도 인터뷰마다 다른 형태로 나타납니다. 4장에서 새, 연, 비행기, 그리고 이들이 가지고 있는 공통적인 속성이 비행이라는 예시를 기억하십시오. 세 번째, 만약 당신의 자료에 새로운 개념이 나타난다면, 당신은 이론적 표본추출이 필요합니다. 예민한 감각으로 자료로 다시 돌아가서 개념이 다른 형태로 이미 있었는지 확인하십시오. 같은 혹은 다른 참여자에게 되돌아가서 당신이 중요한 개념이라고 나타낸 사건이 그들의 상황에 적용되는지 물어보십시오. 네 번째, 저는 제 자신에게 이렇게 물을 것입니다. 내가 도출한 이론에서 이 개념은 어떠한 역할을 하는가? 나는 이것을 범주로 규정하는가? 범주의 수준에 도달하는 개념은 모든 인터뷰에서 나타나야 합니다. 만약, 당신이 개념이라고 지정한 사건이 이론적 표본추출을 통한 자료에서 나오지 않고 도출하는 이론에서의 역할을 설명할 수 없다면, 이 개념을 버려야 합니다. 하위수준의 개념들은 다른 문제이며, 다음에 설명하겠습니다.

각 범주를 설명하는 데 숫자를 사용하는 것에 대해서, 근거이론자들은 일반적으로 이 방법을 사용하지 않는데 이는 우리의 목적에 맞지 않기 때문입니다. 그러나 만약 위원회 구성원이 단호하다면, 우리가 숫자나 퍼센트를 사용하지 않을 이유는 없습니다. 여기서 가장 큰 문제는 이것이 이야기를 산만하게 한다는 것이고, 우리는 이러한 이유로 수학모델이나 혼합방법 연구가 아닌 근거이론 혹은 다른 이론에서 숫자를 본 적이 없습니다. 이 역시, 당신이 어떤 수준의 개념에 대해서 이야기하는지에 달려있습니다. 핵심범주 혹은 주요범주는 비록 형태는 다양할지라도 어떤 형태로든지 모든 참여자에게 적용되고 발견할 수 있어야 합니다. 범주의 속성에 다양한 차원이 있어서 하위 수준의 개념의 빈도가 덜할 수 있습니다. 우리가 사용하기 싫어하는 용어이지만, 만약 정규 곡선을 받아들인다면, 곡선의 중앙에 위치해 있는 많은 비율의 사람들과 다르게 생각하고 행동하고 반응하는 아웃라이어는 항상 있습니다. 근거이론에서, 우리의 목적은 개념의 발견이며 이러한 개념들이 어떻게 상호 연관되어 있는지를 보여주는 것입니다. 우리의 설명을 확장하기 위해서, 우리는 최대한 많은 변이를 기술하려고 합니다. 즉, 제가 하나의 사건이 중요할 수 있다고 말하면서 전달하고자 한 것은 그것이 전달하는 변이가 중요하다는 의미였습니다. 근거이론에서 우리는 사람이 아닌 개념을 추출한다는 것을 기억하세요. 우리는 범주 내에 표현된 변이의 범위를 확인하고 우리가 찾을 수 있는 변이를 모두 포함하여 우리 이론의 깊이와 넓이 혹은 설명력을 강화시키고자 합니다. 우리는 범주 혹은 속성의 중요도 정도를 평가하는 것이 아니며, 이는 양적연구의 영역입니다. 개념이 자료 내에서 범주에 몇 번 연관되어 나타나는지 숫자를 제시하는 것은 이론에 기여하는 바가 없기 때문에 무의미합니다.

질문 2 박사학위 논문의 결과, 논의 및 제언을 작성할 때, 결과는 박사학위 논문에서 도출된 근거이론의 이야기를 하면서 결과를 제시하는 것인지 아니면 초기의 연구질문이 어떻게 답해졌는지 설명하면서 제시해야 하는지요? 이 부분이 확실하지 않습니다. 저는 논문심사위원들에게 근거이론이 꼭 초기의 연구질문에 대한 답이 아니라 과정에 대한 연구라는 것을 설명할 계획입니다.

답변 근거이론 연구의 결과로 도출된 당신의 이론은 근거이론으로서 제시되어야 합니다. 이론은 이야기가 아닙니다. 이야기는 기술적인 것이지 이론이 아닙니다. 과정은 상황의 변화에 적응하기 위해서 주요 행동과 상호작용이 시간의 변화에 따라 어떻게 변화하는지를 보여준다는 면에서 이론의 일부입니다. 첫 질문으로 돌아가서, 이것은 또 다른 이슈입니다. 우리는 근거이론을 시작하면서 마음속에 대략적인 연구 질문을 가지고 있습니다. 이것으로 연구의 범위가 결정되고 누구로부터 자료를 수집할 것인지 결정됩니다. 그러나 근거이론자들이 연구를 시작할 때, 그들은 자료가 그들을 어디로 인도할지 모르는 경우가 종종 있습니다. 초기의 연구 질문은 자료에 따라 변경되기도 합니다. 초기의 연구 질문이 결과를 좌지우지해서는 절대 안 됩니다. 연구자에 의해 해석된 자료가 결과를 좌지우지합니다. 가끔 연구가 진행되는 중에 초기의 연구 질문을 형성하게 했던 가정이 완전히 무시될 수도 있습니다. 결국에는, 근거이론의 목적은 새로운 통찰력과 이해를 쌓기 위해서이며, 새로운 통찰력을 바탕으로 설명적 이론을 수립하는 것입니다.

질문 3 자료를 분석할 때, 분석하는 과정에서 결과와 문헌을 비교하며 진행합니까? 아니면 자료 분석이 끝나기를 기다렸다가 뒤로 돌아가서 발견한 결과를 현재의 문헌과 비교합니까? 문헌을 이용하는 방법에 다양성이 존재하는 것 같아서 선생님께 여쭤보기로 하였습니다. 책을 보면, 문헌 고찰을 초기의 연구 질문을 형성하는 데 이용하고, 결과와 비교하는 것에 대해 논의가 되었지만, 선생님께서 어떻게 하시는지 조금 더 구체적으로 알고 싶습니다. 저는 문헌고찰을 초기의 연구 질문과 인터뷰의 길잡이로 활용하였고, 이후에 자료 분석이 종료되었을 때는 결과를 초기에 수행한 문헌고찰과 비교하였습니다. 지금 저는 제가 자료 분석을 하는 동안에 문헌과 비교를 했어야 하는지 궁금합니다.

답변 문헌을 적절하게 이용한 것 같습니다. 대부분의 문헌 고찰은 연구가 수행된 후에 일어납니다. 문헌 고찰은 결과를 인증하기 위하여 사용되며 당신의 이론이 같은 현상에 대한 다른 이론들을 지지하는지, 부연 설명하는지, 수정하는지를 보여주기 위함입니다. 어떤 개념이 범주가 될지 혹은 중요한 개념이 될지 연구의 마지막까지 연구자는 확신할 수 없으며, 개발 중인 이론은 항상 진화하기 때문에 중간에 문헌으로 돌아가는 것은 시간낭비입니다. 이론이 형성된 후에 문헌 고찰을 철저하게 하여 결과에서 개념을 지지하기 위해 사용되거나 논의에서 적절하게 사용되는 것이 낫습니다. 이러한 방법이 당신의 이론에 신빙성을 더하고 보다 광범위한 학문지식체에 기여하게 됩니다.

질문 4 저는 다음 주 제 박사학위 논문을 제 대학에서 정년심사 면접의 일환으로 발표하게 되었습니다. 35분 발표이고 15분의 질의 시간을 배정받았습니다. 파워포인트를 이용한 발표 시 시간을 어떻게 배분하면 좋을지에 대한 충고를 해주실 수 있으신가요? 오늘 아침에 박사학위 논문심사를 지켜보았는데, 학생이 자신의 논문 발표 시 결과부분에 집중하여 시간을 할애하는 것이 마음에 들었습니다. 추천할 만한 방법이 있으십니까? 지원자가 발표할 때 어떤 것을 기대하시는지에 대해서 듣고 싶습니다. 감사합니다.

답변 당신이 말한대로 결과부분에 발표를 집중하려는 의향이 가장 좋은 방법인 것 같습니다. 연구방법은 간단하게 발표할 수 있으며, 연구방법에 대한 논의부터 시작하는 것은 청중을 혼란스럽게 할 수 있습니다. 특히, 근거이론에 익숙하지 않은 사람들이라면 더욱 그렇습니다. 당신은 논문심사 위원들을 감탄시키고 싶을 것이며, 이를 위한 최고의 방법은 당신의 연구결과를 제시하는 것입니다. 당신의 이론에 대한 개괄을 제시하되, 그들이 공감할 수 있는 기술적인 자료를 풍부하게 사용하여 개념을 설명하세요. 당신의 이론이 어떻게 전문분야의 지식체에 기여하는지, 임상현장과 정책결정을 위한 연구에서 연구 결과가 어떻게 사용될 수 있는지 논의하세요. 질의 시간에 방법론에 대한 질문이 들어온다면 이에 대한 답을 하기 위해 파워포인트를 몇 장 준비하여 결과를 어떻게 도출하였는지 간단하게 설명하세요.

질문 5 저는 박사학위 논문을 작성중이며 선생님에게 도움을 받고 싶습니다. 논문을 쓰다가 막혔습니다. 저는 근거이론을 사용하고 있으며 선생님 책을 가이드로 이용하고 있습니다. 먼저 저는 이 책이 제가 느끼는 부족함이 정상이라고 계속 말해주어서 다행이라고 생각합니다! 저는 핵심범주를 명명하려고 하는데, 저의 선택에 계속 의구심이 생깁니다. 핵심범주를 명명하였지만, 계속 제 선택에 의문이 듭니다. 저는 계속 이것이 아마도 다른 범주의 일부일 수 있다고 생각합니다. 모든 개념들이 이 범주에 딱 들어맞아 저는 제 선택이 최선인 것 같습니다. 또한 변이를 허용할 정도로 일반적이어서 이 선택이 가장 적절한 것 같습니다. 제 질문은 다음과 같습니다. 선생님은 제가 핵심 개념을 적절하게 선택했다고 생각하시나요? 어떤 조언이라도 해주시면 저에게 도움이 되겠습니다.

답변 자신을 의심하는 것은 멈추세요. 당신은 이미 자신의 질문에 답을 하였습니다. 당신은 연구와 함께 몇 달을 살았습니다. 무엇이 중요한 이슈인지 이 연구에서 당신보다 더 잘 아는 사람은 없습니다. 당신의 직감이 바로 이것이라고 당신에게 말한다면 따르세요. 게다가, 당신은 다른 모든 범주가 그 개념과 적절하게 들어맞는다고 하였습니다. 그것은 당신이 올바른 방향으로 나아가고 있다는 증거입니다. 계속하세요. 잘 하고 있습니다!

질문 6 저는 근거이론으로 연구를 할 계획이고 선생님과 Strauss 선생님이 쓰신 책을 참고문헌으로 활용하려고 합니다. 제 논문심사위원 중 한 분께서 초기 인터뷰의 가이드를 위한 예비연구를 수행할 것을 제안하셨습니다. 선생님의 세미나를 듣고 책을 읽은 결과, 근거이론과 맞지 않다고 생각하였습니다. 저는 각각의 인터뷰는 바로 전의 인터뷰 혹은 그 이전의 인터뷰의 결과 위에 축적되는 것이라고 이해하였습니다. 이 부분에서 제가 옳게 이해하였습니까? 예비연구를 수행하지 않는 근거는 이론적 표본추출을 위해 모든 인터뷰 자료를 활용하고 싶고, 각각의 인터뷰 후 자료 분석에서 새롭게 저를 이끄는 내용이 도출될 때 이를 탐구해야 하기 때문입니다. 인터뷰에 대한 가이드를 가지는 것은 자료 수집을 너무 융통성 없게 만드는 것 같습니다. 초기 인터뷰 후, 새로운 질문을 할 필요성이 생길 수 있고, 새로운 내용을 탐구하기 위하여 초기 질문을 약간 변형해야 할 수도 있습니다. 맞습니까? 시간 내주셔서 감사합니다.

답변 근거이론에 대한 당신의 해석은 완전히 옳고, 당신의 논문심사위원은 틀렸습니다. 당신에게 필요한 것은 윤리위원회를 통과하기 위한 질문목록이고 초기 인터뷰 수행 시 참여자가 잘 대답하지 못하면 인터뷰를 진행하는 데 사용하기 위함입니다. 어떤 경우에는 몇 개의 질문으로 인터뷰에 시동이 걸립니다. 당신의 논문심사위원에게 확신을 주기 위해서 다음의 내용을 덧붙여 말씀드리겠습니다. 인터뷰를 수행하거나 관찰한 각각의 사람은 개념에 새로운 무엇인가를 더하거나 이미 확인된 개념을 더 개발시켜 줄 수 있습니다. 이러한 과정을 완수하고 새로운 개념이 도출될 수 있도록 융통성을 가지는 것이 중요합니다. 당신이 자료 수집을 할 때면 개념 수준에서 자료 수집을 하는 것입니다. 각각의 상황은 약간씩 다를 수 있습니다. 다름은 변이를 도출하며 이론적 표본추출로 당신의 이론을 더 개발할 수 있는 종류의 자료를 수집할 수 있을 정도로 융통성이 있어야 합니다.

질문 7 심리학자들과 함께 연구하는 인류학자인 Stephan 선생님은 "심리학자들은 계속해서 '숫자는 어디에 있습니까?'라고 질문을 합니다."라고 말합니다. 이것은 또한 논문심사위원들과 양적 연구자들이 자주 묻는 질문이기도 합니다.

답변 어떤 질적 연구자들은 자신의 자료의 양을 명시하기도 하지만, 질적 연구자들은 마치 하나의 규칙인 것처럼 과정의 증명과 사회의 메커니즘에서 숫자를 그다지 고려하지는 않습니다. 질적 연구자들은 중요한 개념을 증명하거나 그 개념들의 관계에 대해서 탐구합니다. 그들은 가설검증보다 설명하고 이해하는 것에 더 흥미가 있습니다. 만약 위원회가 수를 주장한다면, 학생들은 관련된 측정도구를 포함함으로써 연구에 양적 구성요소를 추가할 수 있습니다. 이는 위원회를 만족시킴과 더불어 추가적인 연구결과를 제공합니다.

질문 8 작년에 근거이론방법론 워크숍에 참석하였습니다. 강사는 개방코딩, 축코딩, 선택코딩으로 명명되는 코딩의 3가지 다른 단계에 대해 우리에게 설명하였습니다. 또한 저는 작년에 출판된 최신 근거이론 출판물을 읽었습니다. 이 모든 내용을 저의 자료(문제중심의 인터뷰)에 적용하려고 하였는데요, 너무 많은 종류의 근거이론방법론들이 있어서 어떻게 시작해야 할지 매우 혼란스럽습니다. 오늘, 2007년 출판된 선생님의 책인 ≪Basics of qualitative research≫를 보았으며, 1990년 인쇄본과 약간 다르다는 것을 확인하였습니다. 독일 논문에서는 마지막 것이 가장 많이 인용되고 있습니다. 어느 근거이론방법론을 사용할지에 대해서 조언을 해주실 수 있으십니까?

답변 이 질문에는 몇 개의 이슈에 대해서 말씀드릴 수 있습니다. 첫 번째는, 다른 종류의 근거이론방법론에 관한 것입니다. 이 질문에 대한 답변은 하나의 혹은 확정적인 근거이론방법론은 없다는 것입니다. 근거이론의 다양한 해석에 적용되는 표준화된 절차가 있으며, 각각의 근거이론의 목적은 이론을 구축하는 데 있습니다. 각각 다른 이론적 토대에 기반한 것 같습니다. 어떤 형태의 근거이론을 사용할 것인지는 어느 형태에 연구자, 선생님, 멘토가 가장 강하게 끌리는지, 어느 형태에 가장 익숙한지에 달려있습니다. 근거이론의 질은 어느 형태의 근거이론을 사용하느냐보다는 연구자의 훈련, 경험, 동기와 역량에 좌우됩니다.

같은 책에 다르게 기술된 것에 대한 부분은, 예측될 수 있는 상황입니다. 방법론은 진화하고 사람도 진화합니다. 책은 최신 정보를 반영하기 위해서도 개정되지만, 또한 독자의 검토가 반영되어 개정되기도 합니다. 책의 검토자와 독자의 평에 근거하여, 혼란스럽거나 미개발된 부분이 명확해지거나 확장됩니다. ≪Basics of qualitative research≫의 근본내용은 매 개정마다 같습니다. 연구자는 개념을 확인하고, 발전시키고, 통합하기 위한 시도를 합니다. 이 절차에는 지속적 비교분석과 이론적 표본추출과 이론의 포화상태를 이루게 하는 질문을 하는 것이 포함됩니다. 질 높은 이론을 구축하기 위해서, 연구자는 자료 분석에 맥락과 절차를 가져와야 합니다. 종종 목적을 명확하게 하기 위해서 다른 형태의 방법론에는 다른 단어들이 사용되기도 합니다. 새로운 개정판에서는 이전 인쇄본보다 자료 분석의 한 부분에 강조를 하고 예시를 더 넣기도 합니다. 책이 더 활용될 수 있게 하기 위해서 내용을 명백하게 하고 내용을 확장하기 위해 노력할 때 이러한 일이 발생한다. 결국에는, 우리의 조언은 당신에게 통하는 형태의 방법론 혹은 책의 개정판을 이용하라는 것입니다.

질문 9 분석의 핵심이 숫자가 아니라면, 중점이 되는 것은 무엇입니까?

답변 이 질문은 "숫자가 어디에 명시되어 있습니까?"의 또 다른 형태의 질문입니다. 회의론자들은 당신이 통계적 표본추출과 분석을 사용하지 않는다면 결론에 도달할 수 없을 것이라고 생각할 것입니다. 우리에게 분석의 단위는 개념을 의미합니다. 근거이론에서, 표본추출 과정은 개념의 차원에 따른 사람의 분포를 측정하는 것이라기보다는 차원 범위에 따라 개념이 어떻게 변하는지를 보도록 디자인되었습니다. 그러므로 연구자들은 장소나 사람으로부터 자료를 수집하거나 그 변이를 발견할 수 있는 기회를 극대화 시켜줄 것이라고 여겨지는 것에서 자료를 수집합니다. 예를 들어, 이 책의 2부에 나와 있는 베트남에 대한 연구에서 베트남 참전 경험이 '그리 나쁘지 않다'라고 기술한 참여자 1의 인터뷰 분석을 끝낸 후에, 저는 '그리 나쁘지 않다' 라는 경험의 차원적 기술에 대해 추적하였고 그들이 베트남 참전에 대한 그들의 경험을 어떻게 기술하는지 확인하기 위해 참전용사를 표본으로 추출하고 심지어 같은 전쟁에서의 비참전용사인 다른 간호사들을 표본으로 추출하였습니다. 저는 사람들이 그들의 경험을 기술하는 방법의 다양성의 범위를 찾고 있었고 참전용사와 비참전용사는 그러한 자료의 출처가 됩니다. 개념에 기초하여 표본을 추출하는 능력은 매우 중요한데, 그러한 능력은 연구자들이 분석적인 방향성을 따라갈 수 있도록 하는 융통성을 기르게 함으로써 그들의 발견 과정에서 편차와 밀도의 기초를 세우도록 돕기 때문입니다.

이후에 연구자들이 집단 분석이나 상관관계, 혹은 다른 통계적 분석을 함으로써 그들이 발견한 몇몇 양상들을 시험해보고자 한다면, 그들은 그들이 원하는 대로 연구를 시험해 볼 수도 있습니다. 그러나 질적 연구의 주된 목적은 가설 검증이 아니라 발견에 있다는 것을 기억하십시오. 연구의 초반부에 분석가들은 어떤 변수가 중요한지, 그들의 특성이 무엇인지, 혹은 차원적으로 어떻게 달라지는지에 대해 알 수 없습니다. 그러므로 표본추출은 현상을 수치화하는 숫자보다는 개념과 개념에 의해서 알려지는 현상에 의해서 안내됩니다.

질문 10 이미 수집된 자료를 사용할 수 있습니까? 모든 자료들을 코드화해야 합니까? 표본추출은 무작위로 실행해야 합니까? 표본추출을 하는 또 다른 방법들이 있습니까?

답변 이러한 질문들은 학생들이(혹은 연구자들이) 세미나에 참석하기 이전, 혹은 분석을 시작하기 이전에 자료를 수집했기 때문에 자주 제기됩니다. 때때로 그들의 관심사는 "이론적 표본추출을 수행하기 위해 전체 자료 수집을 다시 시작해야 합니까?"입니다. 어떤 때의 그들의 관심사는 "나에게는 제한된 시간이 있는데 그렇게 많은 자료들을 어떻게 관리해야 합니까?" 입니다. 첫 번째 물음에 관한 답변은 다음과 같습니다. 본래, 이미 수집된 자료로 연구하는 것은 과거에 수집한 자신의 자료나 다른 사람의 자료를 2차 분석하는 것과 다르지 않습니다. 연구자들은 이미 수집된 자료들, 부차적 자료, 문서자료, 혹은 연구 논문들에 대하여 논할 때 자신들의 자료처럼 접근해야 합니다. 이러한 자료들을 처리할 때 연구자는 평소처럼 최근의 인터뷰, 현장에서의 중요한 사건에 대한 기록문이나 자료를 검토해야 합니다. 처음에는 자료들을 훑어보고 재미있는 부분을 발견한 다음, 신중하게 초기 부호화에 들어가야 합니다. 마찬가지로 표본추출이 기본개념에서 끝났다면 연구자는 관련된 개념들을 검토하고 분석하기 위해서 인터뷰, 실험, 비디오 자료를 분류한 기존 자료를 이론적으로 추출할 수 있습니다. 이미 수집된 자료를 사용하거나 이차적인 자료를 사용하는 것에 대한 분석적인 문제가 일어나기도 합니다. 연구자가 범주를 포화시키거나 특성 및 차원의 변형을 발견하려고 할 때 분석적인 문제가 일어나고 결국 불완전하거나 불충분한 자료에 대해 실망하게 됩니다. 이러한 상황이 일어나면, 연구자는 추가적인 자료를 모으기 위해 현장으로 돌아가거나 이론과의 차이를 감수해야 합니다.

두 번째 질문에 대한 답은 모든 자료들을 세세한 부분까지 하나하나 검토할 필요는 없다는 것입니다. 그러나 이 책의 처음에서도 밝혔듯이 연구과정의 초기단계 동안 자료에 대한 구체적인 정밀검사는 연구자가 자료에 익숙해지는 것을 돕고 차후 자료수집의 기초가 되는 초기 개념을 확인하는 것에 도움이 됩니다. 보통 미시분석은 분석 초반에 이루어지고 이후에 더 많은 자료모음과 분석을 채우고 연결하고 확장시키고 확인하기 위해 보다 정교한 분석이 필수적일 때 다시 사용됩니다. 연구의 초기단계에서 집중적인 코딩을 대체할 수 있는 것은 없습니다. 일단, 분석 내용의 토대가 확립이 되면 연구자들은 자신들의 접근방식에 좀 더 편안해 질 수 있습니다.

위에 설명된 모든 이유로 무작위 추출법은 질적 연구보다 양적 연구에 더 적합합니다. 앞에서 설명했듯이, 질적 연구자들은 변수를 검증하려고 하지 않고 발견하고자 합니다. 질적 연구자들은 그 특성에 따라 개념이 어떻게, 왜 차원적으로 다양해지는지를 확인하고 정의하고 설명하고 싶어 합니다. 그래서 무작위 표본추출법이 가능하더라도 이는 분석적 연결을 따르고 그들이 추구하는 답을 찾는 것을 막기 때문에 불리하게 작용할 수 있습니다. 대부분의 질적 연구에서 다른 표본추출 유형을 말하자면, 첫 자료는 운 좋은 관찰을 통해 이익 얻기, '눈덩이 표집' 사용, 개인적 정보망의 형성 등 다양한 절차를 통해 추출됩니다. 운 좋은 연구자들은 현장에 제한 없이 접근할 수 있는 사람들이고 언제 어디에서 그들의 개념을 확장하고 정교하게 할 수 있는 유사한 상황을 발견할지 모릅니다. 때때로 연구자들은 어떻게 개념들이 다양해지는가에 대한 예를 찾으려면 어떤 사람과 어떤 장소에 접근해야 할지를 모르는 경우가 있습니다. 그 대신, 그들은 변수에 가깝게 다가가기를 바라면서 '논리' 또는 '편리성'을 토대로 표본을 추출합니다. 변수는 일정하게 존재합니다. 왜냐하면 다른 두 개의 분야, 상황, 사건들이 거의 같지 않기 때문입니다. 각각의 상황들은 현상의 다른 특징을 나타낼 가능성이 있습니다. 연구자들이 더 많은 인터뷰와 관찰연구를 수행할수록 더 많은 개념적 변수들을 자료에서 찾을 수 있을 것입니다.

질문 11 심리학자들은 미니이론(mini-theory)이 적용되는지 머릿속으로 구상하도록 교육받았습니다. 이것은 선생님이 연구하는 방식과 반대입니다.

답변 미니이론들은 가설에 필수이며, 아마도 심리연구자들은 그들의 경험과 배운 내용에서 미니이론들을 구상할 것입니다. 그러나 이 가설들은 연구절차에서 자료를 체계적으로 분석하여 도출되고 입증된 것이 아닙니다. 현실적인 관점에서 미시이론은 장점이 있으며, 문제 상황을 해결하는 데 지식이 필요한 실무자에게 특히 그렇습니다. 물론, 이러한 미니이론들이 어떻게 도출되었느냐에 따라 다릅니다. 자료에 기반하지 않는다면, 잘못된 방향으로 갈 수 있습니다.

질문 12 질적 연구자들은 그들의 연구 일지와 인터뷰에서 묘사와 서술적 인용을 더 많이 합니까? 어떤 연구 보고서에는 분석보다 인용이 더 많이 나타납니다.

답변 몇몇 연구자들은 독자가 해석해야 할 부분으로 남겨둔 채 분석을 적게 하고 인용을 많이 하려는 경향이 있습니다. 이는 모두 인용이 사용되는 방법과 연구자의 철학적 성향에 달려 있습니다. 이 책의 입장은 인용이 매혹적인 읽을거리를 만드는 반면에 이론으로 이어지지 않거나 독자가 그러한 읽을거리의 뜻을 이해할 수 있는 틀을 제공하지 않는다는 것입니다. 왜 다른 인용구보다 특정한 인용구를 선택했는지를 설명하지 않고 연구가 가지고 있는 개념적인 메시지를 설명하지 않습니다. 즉, 인용문은 회의론자들에게 흥미를 주고, 증거를 제공합니다. 따라서 연구 보고서를 통틀어서 그 인용문 중 좋은 소수의 것(sprinkling)은 중요하다고 말했습니다. 예를 들면, ≪정신적인 이데올로기와 제도≫(1964, pp.228~261)라는 책에서 Strauss, Schatzman, Bucher, Ehrlich와 Sabshin은 정신병원에서 일하는 정신과 조수의 믿음에 대한 요소들을 발표했습니다. 그 요소들이 만들어낸 핵심 중 하나는 그 조수들입니다. 그들은 정신과의 지침에 대해 교육을 받지 않았음에도 불구하고, 스스로 환자들에게 '잘 한다'고 생각하고 있었습니다. 그 조수들은 간호사와 의사의 전문적인 일에 대해 인정했지만, 가끔은 그들이 모든 정신적인 이데올로기를 가지고 전문가들이 했던 것보다 자신들이 특별한 환자들에게 더 잘했다고 생각했습니다. 잠재적으로 회의적인 독자들을 확신시키기 위해 조수들과의 면접에서 나온 긴 인용문들이 주어집니다. 하지만 인용을 하는 작가들에게 좀 더 평범한 연습은 개념 설명에 서술과 인용의 균형을 맞추도록 하는 것입니다. 개개의 질적인 연구자들은 인용문의 문제를 서로 다르게 처리하고, 학생들이 변화에 대한 생각을 얻도록 단행본과 논문들을 많이 읽을 것을 권장합니다.

질문 13 저는 일본에 있는 한 공장에 대한 기관연구를 하였습니다. 제 동료가 "공장 한 곳에 대한 연구로 어떻게 일본 전체 공장에 대해 일반화를 할 수 있나요?"라고 질문하였습니다.

답변 이 질문에 대한 답은 다소 복잡합니다. 맞습니다, 하나의 공장으로부터 모든 공장 혹은 다른 국가의 공장에 대해서 일반화를 할 수 없습니다. 그러나 일반화는 질적 연구의 목적이 아닙니다. 질적 연구의 목적은 특정 현상에 대한 이해를 얻기 위함이고, 연구자는 하나의 공장 혹은 조직으로부터 현상에 대한 풍부한 이해를 하게 됩니다. 연구자로서 우리는 개념과 개념의 관계를 분석한다는 것을 기억하세요. 하나의 사례로부터 개념 표명이 10회 이상 나타날 수 있습니다. 예를 들어, 병원에 대한 연구에서, 저와 Strauss 선생님은 업무의 흐름에 대한 개념이 주제와 밀접하게 관련이 있다고 확인하였습니다. 그들은 "일을 할 때 업무가 '흘러가게' 하는 것 혹은 업무가 매일 지속되게 하는 것은 무엇입니까? 그리고 업무의 흐름에 지장이 생긴다면 어떤 일이 일어납니까? 그 이유는 무엇입니까?"라고 질문하였습니다. 하나의 조직에 대한 연구를 통하여 업무의 흐름에 대해서 많은 것을 배웠습니다. 그러나 하나의 사례(개인, 가족, 공장, 조직, 지역사회 및 국가)로부터 업무의 흐름에 대하여 모든 것을 배우는 것은 불가능합니다. 하나의 사례에 근거한 설명은 다소 제한적이며 개념을 정련화하기 위해서는 다른 조직에서의 추가 연구가 필요합니다. 맥락[특정 현상(개념)이 놓여있는 상황세트]을 구체적으로 명시함으로써 우리가 할 수 있는 것은 이 장소와 이 시간에 업무의 흐름은 어떻게, 왜 진행되었는지 말하는 것입니다. 당신의 조직에 비슷한 상황이 존재한다면, 당신의 조직에서 진행되는 업무의 흐름에 대한 이해를 하는 데 우리가 배운 것들이 아마도 도움이 될 것입니다. 아니라면 최소한 당신이 연구하는 조직과 관련된 업무의 흐름이라는 개념에 대해서 생각해보게 할 것입니다.

그러므로, 개인이 연구자에게 "이 하나의 사례가 다른 모든 사례들을 대표합니까?"라고 질문을 한다면, 대표한다는 단어의 전통적인 의미를 고려할 때 대답은 아마도 아니라는 것입니다. 그러나 같은 사람이 다음과 같이 질문한다면, "연구에서 하나의 조직으로부터 다른 조직에 적용될 수 있는 무엇인가를 얻을 수 있습니까?", 대답은 그렇다가 될 수 있습니다. 그 이유는 연구에서 도출된 핵심 개념은, 세부사항은 다를 수 있지만, 그 개념이 도출된 상황을 넘어설 만큼 충분히 광범위하기 때문입니다.

질문 14 제가 외국에 있는 자료를 수집하고 있다면, 저의 인터뷰들을 코드화하기 위해 영어로 번역해야 하는 건가요? 아니면 그것들을 원래의 언어로 코드화해야 하나요(물론 내가 그 언어로 말한다면)?

답변 번역은 '너무 많은' 시간을 필요로 합니다. 이 질문은 논문심사위원으로부터 인터뷰를 영어로 번역하도록 압박을 받는 외국의 박사과정 학생들이 자주 묻는 질문입니다. 최소한으로 번역을 하는 데에는 몇 가지 이유가 있습니다. 주된 이유는 영어권 독자들이 피면담자가 말하고 생각하는 것에 대한 느낌/통찰력, 부호화가 어떤 것인지에 대한 감각을 적어도 어느 정도 얻을 수 있다는 것입니다. 반면에, 번역에서는 의미의 미묘한 차이를 포착하는 것에 상당한 어려움이 있습니다. 우리 중에는 특히 광범위한 문단에서 그러한 어려움들을 극복하기 위해 특별하게 훈련했거나 타고난 기술이 좋은 사람이 거의 없습니다. 외국 학생들은 영어로 부호화하는 것에 부가적인 어려움을 호소합니다. 그런 어려움은 원래의 언어에 있는 단어의 미묘한 차이를 표현해낼 만한 능력이 있는 동등한 단어가 종종 영어에는 없다는 것입니다. Eva Hoffman (1989)의 말을 인용하면, '의미'는 "번역을 할 때 사라집니다". 자료를 수집한 지역(언어가 다르다면)이 아닌 다른 지역에서 발표를 하거나 출판을 하기 위해서는 핵심 문단과 그것들의 코드가 가능한 한 원문에 가깝게 번역될 수 있습니다. 하지만 대체로 연구 자료를 번역할 때, 귀중한 시간과 의미가 너무 많이 사라질 수 있습니다. 또한, 원문의 미묘한 의미들이 번역을 하면서 사라질 수 있습니다.

외국에 있는 학생들과 연구를 할 때, 우리는 그들에게 몇몇 문단을 번역해달라고 합니다. 그렇지 않으면 우리가 그들의 분석을 비평하거나 도와줄 수 없기 때문입니다. 그러나 학생들은 번역된 단어나 구가 정말로 피면담자가 의도한 바에 가까운지 아닌지를 묻습니다. 보통, 얼마간의 토론 후에 단어가 의미하는 것에 대한 이해가 이루어집니다. 세미나 혹은 공동연구 기간에 자료에서 번역된 의미를 조사할 수 있는 기회가 있고, 자료에 대한 외부의 해석을 강요하는 것을 피할 수 있는 기회가 있습니다. 물론 연구를 기술할 때 인용문의 몇 부분은 그 출판물의 언어로 번역되어야 할 것입니다. 그 예로 Saiki-Craighill (2001a, 2001b)을 보기를 권장합니다.

질문 15 비산업화 국가나 산업화된 비유럽의 문화 속에서 질적 연구를 하는 것은 특별한 문제가 없나요? 결국엔 질적 연구에서 정밀한 언어적 분석이 너무 많이 강조되고 있습니다.

답변 이 질문은 어려운 논쟁점이며, 분명히 심각하게 고려할만한 문제입니다. 일반적인 의미에서 질적 분석가들은 본질적으로 아주 심오하게 '문화적인' 행동, 사건, 문제의 의미를 이해하려고 할 때 정확하게 같은 어려움에 직면합니다. 서양에 사는 사람들이 그들의 행동과 단어들을 미국인들과 비교할 때, 부분적으로만 동화된 사람이나 외국인으로 오해하기는 아주 쉽습니다. 인류학자들이 우리에게 가르쳐준 것처럼 이러한 오해를 피하기 위해 연구자들은 외국에서 적정한 시간(어떤 이들은 긴 시간이라고 말하는)을 보내고, 많은 관찰과 대화(비공식적인 인터뷰)에 참여해야 합니다. 또한 그들 자신의 문화에 근거한 가정들을 종종 검토해야 합니다. 이러한 조언이 있다고 해도 인류학자들은 오해(때로는 심한 오해)가 발생하지 않을 것이라고 보장할 수 없습니다.

하지만 만약 외국인 학생이 이곳에서 연구를 하는데 자국에서 자료를 모으고 싶어 한다면, 그 학생은 대부분의 경우 틀림없이 이런 방법이나 다른 질적인 방법을 사용할 수 있습니다. 다른 문화에서 나온 이론을 '빌리지' 않고, 사회의 시간과 공간을 반영하는 이론의 특성을 발전시키는 것은 중요합니다. 자주 나타나는 실수는 한 사회에서 개발된 이론을 다른 사회로 덧붙이는 것입니다. 문화적인 차이가 아주 미묘할지라도, 그것들은 분명 존재합니다. 강요된 이론들은 좋을지도 모르지만, 부주의하게 평가된다면 그 이론들은 잘못 인식될 수 있습니다.

절차의 사용에 관해서 이 책에서 묘사된 절차가 왜 어느 나라에서나 수집된 자료를 분석하는 데 사용될 수 없는지에 대한 이유는 없습니다. 결국 그 절차는 미국의 민족이나 문화적인 의미와 행동들이 종종 보통의 문화와 다른 '펑크족'이나 '정키족'들과 같은 다른 하위문화 그룹들을 공부할 때 작용합니다. 실례로, 미국 학생 중 한 명이 Sioux족 인디언들과 살며 의료 전문가로 몇 년 동안 일하면서 그들 사이에 쓰이는 건강의 개념에 대해 연구했습니다. 그녀는 이들을 연구한 인류학자들이 Sioux족 철학이 인디언들의 건강과 약에 관한 개념—보통의 서부와는 매우 다른 생각—에 어떻게 영향을 미치는지에 대해 정확하게 이해하지 못했다고 결론지었습니다.

질문 16 어떻게 연구자가 이 많은 자료를 다룹니까?

답변 이 질문에 대한 답변은 위에서 나타난 사전에 수집된 자료에 관한 대답과 유사합니다. 한 학생이 불경기임에도 불구하고 번창하고 있는 한 기업체에 대해 연구를 하고 있다고 가정해 봅시다. 그리고 그 학생은 이 기업체가 어떻게 이러한 공적을 운영해나가는지에 대해 알고 싶어 합니다. 즉 그들이 만들어 낸 결정의 근거, 경영진의 활동을 지도하는 미래상, 그들이 주는 장려금 등입니다. 그 자료들은 조직적인 서류로만 구성될 것이지만 분량이 어마어마하게 많습니다. 시작을 위해 분석가들은 몇몇 문서들을 선택하고, 그것들이 마치 인터뷰인 듯이 그 내용에 익숙해질 것입니다. 그리고 나서 문서가 포함하고 있는 정보의 종류에 대하여 분석가가 분별력을 가지게 되면, 분석가는 집중적인 코드화를 시작할 수 있습니다. 분석가는 개념에 대한 초기 목록으로 마치 그것이 처음의 자료인 것처럼 각각 분석을 하면서, 성공적인 문서를 만드는 일을 시작할 수 있습니다. 자료의 모든 부분이 분석되어야 하는 것은 아닙니다. 범주가 포화되면, 연구자는 연구 결과에 기여할 새로운 개념들을 찾기 위해 남아있는 소재들을 대략적으로 읽어볼 수 있습니다.

질문 17 분석과정을 서두르거나 단축할 수 있나요? 많은 전문직 종사자와 전문가들은 이론 개발을 위해 필요한 만큼 시간이 충분하지 않지만, 훌륭한 연구를 하고 싶어 합니다. 무엇을 해야 할까요?

답변 이 장의 시작부분에 Morse의 말을 인용해서 말한 바와 같이, 질적 분석을 하기 위한 지름길은 어디에도 없습니다. 연구자가 풍부한 묘사를 하려고 하거나 잘 통합된 이론을 개발하길 원한다면, 연구자는 과정(연구자가 하는 선택의 방법에 관련되어 있는)을 반드시 겪어야 합니다. 연구자는 범주를 포화시키거나 문맥을 찾는 일을 하지 않도록 선택할 수 있습니다. 연구자는 메모나 그 밖의 일들을 하지 않도록 선택할 수 있습니다. 이것은 모두 시간, 돈 그리고 훈련의 문제입니다. 하지만 연구 결과는 이것들을 반영할 것이고 연구자는 자료 수집과 분석을 서두름에 따라 수반되는 제한점을 받아들일 준비를 해야 합니다.

많은 연구자들이 근거이론과 같은 방법을 사용하자고 주장을 함에도 불구하고, 사실 몇몇 연구자들은 그들의 목적에 가장 잘 맞는 것들을 고르고 선택합니다. 그들은 끊임없는 비교를 할 수는 있지만 이론적 표본추출을 채택하지는 않습니다. 때로 그들은 어떤 분석적인 절차를 사용하기도 하지만 그것들을 다른 질적인 방법과 결합하는 데 이용합니다. 이 문제는 제18장에서 다뤄졌기 때문에, 독자에게 18장으로 돌아가서 무엇이 질적 연구를 구성하는지에 대해 좀 더 상세하게 읽어 보도록 권고합니다. 만약 연구자가 범주(주제)를 확인하지만, 특성, 크기, 변화, 관계와 관련된 범주를 발전시키는 데 시간이 걸리는 것을 원하지 않는다면 그 연구 결과는 '설득력이 없고' 정보를 제공하지도 못할 것입니다. 그리고 전문직에 있는 사람들에게도 새로운 지식을 많이 알려주지 못할 것입니다. 만약 연구자가 방법의 일부분을 사용하는 것을 선택한다면, 뒤에 계속해서 나타날 방법이 제공하는 신뢰성을 잃어버리게 될 것입니다.

질문 18 질적 분석을 할 때, 그 양이나 종류 등에 대해 얘기할 수 있습니까?

답변 먼저, 자료를 수집하는 작업이 이루어집니다. 자료는 초기 연구자 또는 연구 동료나 자료 수집 담당자가 수집할 것입니다. 분석 작업을 부정적인 의미로 생각하긴 싫지만, 다음에는 분석 작업이 이루어집니다. 분석은 노력과 시간을 필요로 하지만, 동시에 매우 흥미롭고 가치 있는 작업입니다. 이 방법을 사용하는 연구자는 특히 자료 수집을 할 때뿐만 아니라 인터뷰자료를 필사할 때 자신의 시간을 상당히 많이 할애해야 합니다. 만약 다른 사람이 인터뷰자료를 필사한다면, 작업량은 다소 줄어들 수 있을 것입니다. 연구자가 자료 수집이나 분석에 어려움이 있다면, 당연히 더 많은 작업이 필요할 것입니다.

작업의 양과 종류에서 가장 중요한 문제는 연구자의 궁극적인 목적인 것은 분명합니다. 연구자가 심층적으로 개념화된 이론을 목적으로 한다면, 기술을 목적으로 연구할 때보다 더 많은 분석 작업이 필요합니다. 그러나 풍부한 기술을 위한 연구 역시 복잡하고 시간이 많이 걸릴 수 있습니다.

이 책을 주의 깊게 읽었다면, 연구자는 자료 수집과 분석 작업의 다양한 형태를 알 것입니다.

자료 수집 작업(모든 잠재적 어려움이 있는)이 있고, 또한 녹음과 필사(번역까지)와 코드화가 있습니다. 이 모든 것이 완료됐을 때도 여전히 논문이나 저서를 작성하고, 발표를 준비하는 작업이 있습니다. 연구를 시작하기 전에는 집필을 위한 승인과 생명윤리위원회의 동의를 받는 작업 등이 있습니다. 요컨대, 이론을 정립하는 연구와 질적 연구의 여러 가지 형식, 또는 다른 연구 형식 간의 한 가지 중요한 차이점은 코드화 과정으로 들어가는 작업의 양입니다. 컴퓨터는 이 작업을 도와줄 수 있지만, 분석하는 부분에는 여전히 많은 노력이 요구됩니다.

이런 종류의 작업에 필수적인 기술과 더불어 어떠한 자원이 필요한지에 대한 문제도 있습니다. 메모장, 전화기, 녹음기와 컴퓨터 같은 질적 연구의 일반적 도구 외에는 정말 아무 것도 필요하지 않습니다. 가끔 이동 시에 교통비가 필요하거나 피면담자에게 사례비를 제공해야 할 경우가 있습니다. 좋은 연구 자료실은 유용하고 필수적이지만 컴퓨터가 있다면 그다지 중요하지는 않습니다. 한 명이나 그 이상의 상담자 또는 도움이 될 만한 친구 또한 중요합니다. 운이 좋은 경우, 당신의 자원 풀에 포함된 것은 당신에게 가장 필수적이고 도움이 되는 배우자나 중요한 사람이 될 수도 있습니다.

질문 19 일상적 설명과 이론적 설명과의 관계는 무엇입니까?

답변 다른 곳에서 언급했듯이, 참여자들의 말을 주의 깊게 들어야만 합니다. 그들이 사용한 단어나 표현은 그 안에서 개념을 규정하고, 의미를 부여하며, 설명을 해줍니다. 또한, 일상적인 설명은 보통 참여자들의 인식과 이데올로기 그리고 의식하지 못하는 가정을 밝혀줍니다. 따라서 그들을 존중해야 하고 그들의 설명을 자신의 해석과 통합해야 합니다. 참여자들이 우리에게 주는 설명은 분석의 기초가 됩니다. 그들은 설명할 때, 우리를 위해 맥락화합니다. 이러한 설명과 맥락을 분석에 활용하는 것이 근거이론이 됩니다.

질문 20 정신분석학 이론이나 다른 학문적 접근에 대해 훈련을 받았다면, 이것을 질적 분석과 어떻게 통합시켜야 합니까?

답변 질적 연구의 실제 기법과 과정은 서로 다른 학문과 이론적 접근에서 훈련을 받은 사람들이 할 수 있고, 또 그렇게 행해져 왔습니다. 각각의 학문적 이론은 특정한 문제를 분석하는 데 초점이 맞춰지는 경향이 있고, 동시에 자료를 해석하는 관점을 제공합니다. 예를 들어, 프로이트 학설의 관점을 가진 사람은 사회의 조직 과정과 구조에 더 흥미를 가지는 사회학자들에 비해 잠재된 동기와 깊은 심리적 의미에 더 관심을 가질 것입니다. 중요한 것은 그런 관점이

해석에 영향을 미친다는 것입니다. 질적 방법을 사용하는 연구자는 새로운 이해와 설명을 창출하는 데 관심이 있습니다. 연구자가 '기존의 관점을 버리지' 못한다면, 새로운 이해에 도달하는 것이 어려울 수 있습니다. 이 책에 소개된 과정들은 연구자가 자료를 다르게 생각하는 것을 돕기 위해 쓰였지만, 그것을 보장하지는 못합니다. 이는 연구자가 자료를 현명하게 사용하는 것에 달려있습니다. 분석이 완료되면 그 결과물은 문헌과 관련될 수 있고, 연구자는 결과물과 논문의 어느 부분이 같고 어느 부분이 다른지 설명할 수 있게 됩니다.

좀 더 엄밀히 말하면, 이 질문과 관련된 기본적 방법론이 있습니다. 전에 존재했던 이론의 모든 가정은 잠재적 회의론에 기반을 둡니다. 따라서 그러한 가정은 자신의 자료의 관점으로 철저히 연구해야 합니다. 그렇게 하는 것이 수용한 이론에 찬성할 뿐만 아니라 질문하고 자격을 갖출 수 있게 해줍니다. 개념은 연구에서 '독립되어야' 하고, 맹목적으로 수용되어서는 안 됩니다('수용된' 이론은 몇몇 자료에서 뛰어난 성과를 보이겠지만, 당신의 연구에서도 뛰어난 성과를 보일지는 알 수 없습니다). 요컨대, 정신분석학적 이론이나 다른 이론도 '기초' 테스트를 통과해야 합니다.

질문 21 어느 정도의 인터뷰나 관찰이 충분합니까? 언제 자료 수집을 멈춰야 합니까?

답변 이것은 질적 방법을 사용하는 모든 연구자가 끊임없이 하는 질문입니다. 대부분의 이론정립 연구자들과 풍부한 기술을 하려는 연구자들은 '이론적 포화가 일어날 때까지' 계속해서 자료를 수집하고 분석하는 것이 안전합니다. 즉, 모든 범주가 잘 포화되어 있고 변화가 내재되어 있다는 것을 의미합니다.

그러나 언제나 시간, 에너지, 주제의 유효성, 자료 수집에 영향을 미치는 다른 조건들의 제약이 있습니다. 이것들은 수집되는 자료의 양과 종류를 제한합니다. 연구자는 이론적 포화가 일어나기 전에 자료 수집을 멈춘다면, 결과물의 깊이는 없을 것이고 줄거리는 잘 전개되지 않을 것이라는 점을 명심해야 합니다. 때때로 연구자는 선택의 여지가 없지만, 기대에 못 미치는 이론적 계획을 정립해야 합니다.

질문 22 이 방법론이 사례분석과 어떻게 비슷하고 어떻게 다릅니까?

답변 이 질문에 대한 답변은 부분적으로 '사례'와 그 분석이 무엇을 의미하느냐에 달려있기 때문에 이 질문 역시 복잡합니다. ≪사례란 무엇인가?≫(Ragin & Becker, 1992)라는 책은 이 문제를 잘 반영해줍니다. 두 명의 사회학자는 많은 훌륭한 동료들에게 그들의 연구에 사례를 사용하는 방법을 검토해달라고 부탁했습니다. 사례의 특성과 그것을 분석하는 방법에는 큰 불균형이 존재했습니다. 종종 사례에 대해 말할 때 사람들은 한 사람 혹은 집단의 심층적인 연구를 생각합니다. 이는 인생사, 경력 또는 개인적 위기 극복의 형태를 취합니다. 그러나 이러한 순간의 반영은 사례가 사업 조직, 아프리카 마을 또는 대중적인 기념행사가 연구가 될 수도 있다는 것을 말해줍니다. 연구자가 하나 또는 여러 개의 조직을 분석하든 그렇지 않든, 이 방법론을 사용한다면 분석의 과정은 여전히 같습니다. 연구자는 범주가 포화될 때까지 이론적으로 표본을 조사하고 계속해서 표본추출을 할 것입니다.

질문 23 '기본적인 사회적 또는 심리적 과정'을 사용하는 것이 연구를 통합하는 유일한 방법입니까? 어떤 연구자들은 이렇게 가정하고 있는 것 같습니다.

답변 대개 사람들이 이것에 대해 말할 때, 그들은 결과물이 개념 주위로 통합되고 개념이 어떻게 한 단계 혹은 어떤 면으로 발전했는지에 관해 설명된다고 생각합니다. 그러나 기본적인 사회적 또는 심리적 과정의 사용이 이론을 정립하기 위해 자료를 통합하는 유일한 방법은 아닙니다. 이 가정은[확실히 Barney Glaser (1978)의 기본적인 사회적 과정의 논의에서 만들어진 것은 아닙니다] 기존의 연구에서도 있을 수 있는 현상의 복잡함에 대한 과소평가입니다. 또한 분석을 통합하는 방법들을 제한함으로써 이 방법론의 잠재적 융통성을 감소시킵니다. 모든 연구에서 과정을 찾을 수 있지만 과정에 대한 기술은 단계와 시기에 제한되어서는 안 됩니다. 또한 '사회적 과정'이라는 용어가 가족, 조직적, 활동무대, 정치적, 교육적, 법적, 공동체 과정 그리고 연구와 관련될만한 것이면 무엇이든 포함하고 있지 않다면, 기본적인 사회적, 심리적 과정 역시 제한되면 안 됩니다. 요컨대, 기본적인 사회적, 심리적 과정을 유용하게 코드화할 수 있지만, 단계나 시기 또는 사회적/심리적 과정의 개념 주위의 모든 연구를 조직화하는 것은 이 방법이 행해지는 것을 제한합니다.

질문 24 당신의 방법론이 귀납적이면서 연역적이라는 점을 강조하는데, 논문에서는 전적으로 혹은 주로 귀납적으로 언급되는 것을 종종 봤습니다. 그런 언급은 감탄하기도 하지만 때로는 비판적이기도 합니다. 이 부분에 대해 설명해주시겠습니까?

답변 이것 또한 오해입니다. 부분적으로 이러한 오해는 ≪근거이론의 발견≫(Glaser & Strauss, 1967)을 잘못 해석함으로써 발생하는 것입니다. Glaser & Strauss는 '근거 없는' 또는 확실치 않은 이론들을 비판하기 때문에 귀납법을 강조했습니다. 그들은 자료의 체계적인 분석에 있어 독자들이 기초 이론의 헤아릴 수 없는 가치에 관심을 갖길 바랐습니다. 그러나 그 책은 자료와 연구자의 상호작용도 강조했습니다. 완전히 아무 생각 없이 과정으로 들어가는 연구자는 없기 때문에, 자료에 있는 개념은 연구자가 자료에 내포된 의미가 무엇인지를 추상화한 것입니다. 그러므로 자료를 나타내는 개념은 연구자와 연구 참여자를 포함합니다. 물론, 양심적인 분석가들은 자료의 한 부분을 다른 부분과 비교하여 해석을 검증하려고 시도하고, 항상 해석의 타당성뿐만 아니라 모순을 찾습니다.

질문 25 인터뷰가 엄청나게 쇄도하고 있지만 불행하게도 이를 막을 수 없었습니다. 이 상황을 막을 수 있다는 꿈도 꾸지 않았고, 계속되는 인터뷰를 막을 수 없습니다. 인터뷰와 정보 때문에 넌더리가 나서 더 이상 새로운 인터뷰 질문조차 생각할 수 없습니다. 더 심각한 것은 인터뷰할 때 규칙을 따르거나 분석을 해오지 않았다는 것입니다. 어떻게 해야 할까요?

답변 당신은 거의 모든 자료가 수집될 때까지 자료 분석을 미루는 대부분의 인터뷰 진행자와 같은 어려움에 처해 있습니다. 바로 이런 상황이 왜 자료 수집이 분석과 함께 행해져야 하는지 정확히 말해줍니다. 그러나 우리는 이것이 항상 가능하지 않다는 것을 이해합니다. 그리고 연구자들은 종종 자료 수집에 빠져 자료에 압도당합니다. 따라서 이 시점에서 가능하다면, 할 수 있는 최선은 인터뷰를 중단하고 분석을 시작하는 것입니다. 또한 응답자의 전화번호를 받고, 다음 인터뷰 날짜를 정해야 합니다. 응답자들은 범주를 채우고, 전개되는 이론을 명확하게 하기 위해 나중에 필요할 것입니다.

질문 26 이 책에 소개된 연구 방법과 예를 들어 자기문화기술지의 차이점에 대해 설명해주시겠습니까?

답변 저는 이 방법에 있어서는 전문가가 아니기 때문에 자기문화기술지에 대해서는 많은 것을 설명할 수 없습니다. 질적 연구의 초보자가 알아야 할 가장 중요한 것은 각각의 방법에는 자료를 수집하고 분석할 때 고유의 이론적 기반과 목적과 절차가 있다는 것입니다. 훌륭한 질적 연구는 다양한 방법을 사용함으로써 이루어집니다. 저의 제안은 질적 연구를 하고 싶어 하는 초보 연구자들이 연구에 착수하기 전에 사용가능한 다른 모든 방법을 경험해 보라는 것입니다. 방법에 따라 다른 연구자에게 더 적합하거나 다른 유형의 정보를 얻는 데 더 적절하기도 합니다. 아마도 저는 두 가지 이유로 인해 자기문화기술지가 편하지 않을 것입니다. 첫째, 제 자신에 대한 자료를 분석하는 데 편견을 배제할 수 없을 것입니다. 둘째로, 제 자신에 대해 많은 것을 밝히는 것 또한 불편할 것입니다. 익명의 인터뷰에서는 저에 대해 얘기할 수 있지만, 단행본에서는 저를 드러내지 않습니다. 저는 매우 의식적입니다. 이는 그저 저의 개인적인 선입견입니다. 연구자는 그들에게 편한 방법이 무엇인지 결정해야 합니다.

핵심 요약

이번 장은 질문과 답변으로 마무리된다. 물론 책에서 다 다루지 못한 질문사항들이 더 많이 있을 것이다. 이번 장은 이 책의 결론 부분이기에 독자에게 몇 가지 조언을 담았다. 독자들은 분석할 때, 작은 단면들에 대해 지나치게 걱정하지 않기를 바란다. 연구자는 때로 일반적인 상식을 사용해야 하고, 무엇이 옳고 그른 방법인지에 대한 걱정에 사로잡히지 않아야 한다. 중요한 것은 자신과 연구과정을 믿는 것이다. 책에서 밝힌 전체적인 지침 내에서 벗어나지 않는 한 자신의 능력과 연구의 현실성에 따라 융통성 있게 대처해야 한다.

사고, 글쓰기, 그룹 토의를 위한 활동

1. 이 책에서 답변되지 않은 근거이론에 대한 질문을 생각해본다.
2. 그 질문들을 적어보고 그룹과 함께 토의한다.
3. 조원들과 질문에 대한 답을 생각해본다. 정답은 여러 가지가 될 수 있으므로 서로 다른 의견들이 있다 해도 문제될 게 없다. 창조적이고 탄력적으로 생각한다. 당신의 생각을 기꺼이 밖으로 꺼내어 다른 사람들이 그것에 반응할 수 있도록 한다.

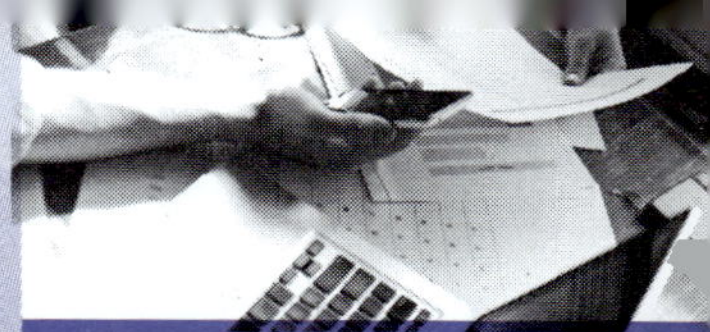

부록 A

Appendix A

현장노트: 전기 연구

5장과 6장

이 인터뷰 노트들은 매우 긴 인터뷰 중 일부만을 나타내고 있으며, 제5장과 제6장의 끝에서 제시한 활동들을 함께 하려고 한다. 이 연구주제는 '생명을 위협하는 심장발작에 대한 전기적인 영향(biographical impact)'이다.

이 사람은 팔로 방사되는 흉통 때문에 응급실로 갔다.

그 '사건'은 그녀가 밖에서 장미를 가지치기 할 때 일어났다.

R = 연구자

P = 참여자

연구자: J. C.

R: 지금 돌이켜보면, 당신이 이 처치(두 개의 막힌 혈관에 스텐트 삽입)를 받았을 때, 언제라도 죽을 것 같다거나 잘못될 것 같다는 위협감을 느꼈습니까? 아니면 건강관리체계 내에서 돌봐질 것이라고 믿었습니까?

P: 처치가 끝날 때 나는 수술대에서 죽을 것 같아 두려웠어요. 나는 그 당시를 기억하고 있어요. 도저히 거기서 죽고 싶지 않았어요. 그러나 어떤 이유로든 나는 내가 죽을 것이라는 생각을 전혀 하지 못했지요. 나는 그것을 내면화해야만 했습니다. 나는 두려움을 느꼈지만 매우 흥미로웠어요. 절제는 놀라웠습니다. 나는 진실을 인정하지 않았죠. 내 여동생도 비슷했습니다. 그녀는 심장발작 경험에 대해서는 전혀 생각하지 않았어요. 그녀는 아직도 뜻밖의 사건이었다고 생각합니다. 그녀는 자신이 심장발작을 경험했다고 말하지 않아요. 그리고 나는 내게 일어났던 일이 사실은 심장발작이 아니라 단지 혈관이 약간 좁아진 것이었고, 심장발작이 일어나기 전에 혈관이 확장되었다고 생각했습니다. 지금 문제의 진상은 모든 사람이 죽는다는 것입니다. 내가 처음에 병원에 갔었던 이유

는, 내가 기억하기로는 어머니께서 세 번의 무증후성 심근경색증이 발생했었고, 여동생은 팔꿈치에만 통증이 있었으며, 고모도—가족 모두가— 이런 통증을 가지고 있었지만 병을 가지고 있다는 것조차 모르고 있었습니다. 그래서 나는 그렇게 되고 싶지 않았어요. 몸에 약간의 변화가 있다면, 최소한 나는 어떤 일이 일어나고 있는지는 알고 싶었습니다. 그래서 나는 위협을 느꼈지만, 내가 죽을 것 같은 느낌은 아니었어요. 나는 이 생각을 주관화하고 내면화 하면서 나를 위해 성공하려고 노력했습니다. 왜냐하면 성공하지 않으면 나는 죽을 것이기 때문이지요. 그렇게 될 것이기 때문입니다.

그녀는 의사 X처럼 말했어요. 만일 당신이 아무것도 바꾸지 않으면, 같은 일이 다시 일어날 거예요. 이렇게 간단합니다. 그리고 그녀가 옳아요. 옳았을 거예요. 내 다른 혈관은 점점 좁아지고 있고, 그 혈관들 중 한 혈관에서 약간의 플라크가 떨어질 수 있는 상태입니다. 나는 일찍 죽을 것이며, 조기에 사망하는 가족 중의 한 명이 될 것입니다. 나는 일찍 죽는 것을 막으려고 노력하고 있습니다. 비록 그것을 내면화하지 않더라도 전과 같지는 않습니다. 왜냐하면 나는 다른 방도를 강구하지 않으면 죽는다는 것을 알기 때문이지요.

R: 심장질환의 흥미로운 점 중의 하나는 '당신은 아무것도 볼 수 없다'는 것입니다. 그리고 당신의 내면으로 들어가는 것은 매우 어렵습니다. 외부에서 보이는 것은 아무것도 없습니다.

P: 아무것도 다르게 보이지 않습니다. 당신은 이것이 흥미롭다는 것을 압니다. 지금 나는 그 악몽들이 무엇이었는지 알고 있어요. 그곳에는 철사망으로 된 작은 스텐트가 있었지요. 그리고 나는 생각이 있는지 없는지, 꿈인지 생시인지 알지 못했고, 그것은 점점 느슨해졌어요. 그러나 나는 그것이 느슨해졌거나 아니면 옆으로 이동해서 동맥을 차단해버릴 것 같은 두려운 생각이 들었습니다. '아무것도 볼 수 없다'고 한 당신이 옳았습니다. 과거력이 있었어요. 더욱이 병원에서 심장통증(경험)에 대한 내 호소는 그리 나쁘지 않았어요. 집으로 돌아갔을 때 나는 당신이 '이것이 무엇이지? 이것이 무엇일까? 무엇인가 있다'는 생각을 계속하고 있음을 알았습니다. 그리고 나는 그것이 통증일 수도 있고, 스텐트일 수도 있다고 생각했어요. 내가 니트로글리세린을 찾으러 갈 때까지 통증은 계속되었습니다. 그리고 집에 도착했을 때 나는 천식 때문에 아프다고 생각했어요. 지금 나는 내가 생각했던 것처럼 천식이었는지 아니면 불안 증상이었는지 모릅니다. 왜냐하면 나는 천식을 앓아본 적이 없기 때문이지요. 나는 기침 때문에 알부테롤(albuterol)을 처방받았습니다. 집에 왔을 때 나는 기침을 해서 알부테롤을 복용했고, 조기심실수축이 있었습니다. 왜냐하면 극도의 신경과민으로 안절부절못했기 때문입니다. 그래서 나는

의사에게 말했고, 그들은 알부테롤을 중단하고 심박수를 감소시키고 민감도를 줄이는 cardizam을 주었습니다. 나는 코티손 종류의 Flovent를 중단하다가 계속 복용하기도 했습니다. 그들은 내가 다시 알부테롤을 복용하는 것을 바라지 않았습니다. 그러다가 나는 그 바보 같은 행동을 그만뒀어요. 나는 1주일 정도 Flovent를 복용한 후 더 이상 복용하고 싶지 않았습니다. 나는 매우 적은 양을 복용했고, 정말 그 양이 국소적으로 작용하여 신체에 전혀 영향을 미치지 않는다고 믿었습니다. 그러나 내 머릿속 어디에선가는 '코티손(cortisone)으로는 잘 치료되는 않는다.'고 생각하고 있었습니다. 그리고 나는 한 달 동안 혈액희석제만을 투여 받았기 때문에 스텐트를 사용해 확실히 치료되기를 원했습니다.

어쨌든 나는 코티손을 피하려고 했지만 복용해야만 했고 숨쉬기가 힘들어졌어요. 계속 기침을 했고, 하루에 2퍼프씩 1주일 동안 복용하자 기침이 멈췄어요. 나는 하루에 1퍼프씩 줄여가면서 약물 복용을 중단했습니다. 그 후로 기침은 더 이상 발생하지 않았어요. 그러나 내가 집에 갔을 때 기침이 더욱 심해졌기 때문에 나는 그것이 천식인지 불안증상인지 몰랐습니다. 나는 정원에 앉았고 기침이 시작되면서 숨쉬기가 힘들어졌습니다. 내가 마치 고양이처럼 느껴졌지요. 일주일 동안 병실에 앉아 있는 내 모습을 보고 당신은 내가 정원에서 대부분의 시간을 보낸다고 생각했겠지요? 나는 자유시간에 정원 주위를 소란스럽게 돌아다녔어요. 그러나 나는 혼자였고 두려웠기 때문에 울타리 장미를 정리하는 것도 마무리하지 않았습니다. 나는 다른 약물 대신 Flovent로 처방해 주기를 의사에게 요청했어요. 그 의사는 흉통이 어떻게 있었는지 물었고, 나는 뭐라고 말할 수 없는 쿡쿡 쑤시는 통증을 느꼈다고 말했습니다. 니트로글리세린을 찾을 때까지 그는 잠시만 기다리라고 말했어요. 나는 분명히 그 의사가 다른 사람이 무엇을 하든 상관하지 않는 부류의 사람이라고 생각했어요. 그는 매우 심각했습니다. 그는 니트로글리세린을 복용하더라도 응급실에 가야 한다고 말했지요. 그래서 나는 여기 무엇인가 처방이 더 남아있는 것이라 생각했습니다. 나는 의사가 스텐트를 삽입한 것으로 우리의 거래가 끝났다고 생각했기 때문에 그의 처방을 무시했습니다.

나는 스텐트를 삽입한 그 주에 많은 것을 하지 않았습니다. 실제로 재치료를 할 것 같았지요. 책을 읽고 창밖을 보기도 했습니다. 또 뒷마당을 조금씩 돌아다녔지요. 나는 혼자 있는 것을 좋아합니다. 아내와 아들이 외출해 있는 동안 평소에 나는 주로 이런 저런 그림을 그리고, 몇 가지 큰 계획을 세워 일을 했지만 이번에는 하지 않았어요. 그들이 외출에서 돌아온 후 우리는 바로 X에게 갔습니다. 나는 그가 나를 연약한 사람인 것처럼 대하고 있음을 알았습니다. 나는 입원해 있는 동안 독감에 걸렸었고 아직 회복되지 않앉습니다. 모든 사람들이 나를 기다리면서 내 잠자리를 준비하고 진저에일(생강으로 만든 탄산음료)을 가져왔습니다. 그리고 당신도 알다시피 나는 환자 역할을 하고 있습니다. 나는 내가 왜 이러고 있는지 생각했어요. 보통 나는 이런 모습을 싫어합니다. 그러나 나는 그 장소에 가지 않았습니다. 우리는 대개 같은 장소로 갔으나 이번에 나는 가지 않았습니다. 나는 언덕 아래로 내려가지 않았고 혼자 해변을 걷지도 않았어요. 정상에 머물면서 그들이 하는 행동을 지켜봤습니다. 나는 이렇게 약한 모습을 가지고 있기 때문에 무리한 행동을 멈춰야 한다고 생각했습니다. 그들의 이야기를 듣는 것이 겁이 났는지 아니면 다른 이유가 있었는지는 모릅니다.

그것은 모든 사람이 지켜보고 있었기 때문이라고 생각해요. 나는 언덕 아래로 내려가는 것을 원하지 않았고 다시 돌아갈 수 없었습니다. 나는 심장질환을 극복하기 위해 심장 재활 훈련에 등록했어요. 나는 내 보험이 재활 훈련을 보장해 줄 것이라고 확신합니다. 의사는 내가 재활 훈련에 참가하기를 원했어요. 그녀는 사람에게는 재활 훈련이 좋다고 말했습니다. 나는 아직 자전거를 탈 수 없는 상태이며, 앞으로 더 좋아질 것이라고 생각합니다. 나는 전화가 있지만 다른 사람 없이 혼자서 외출하는 것은 아직도 두렵습니다. 지금 상태로 얼마나 멀리 갈 수 있는지 아직 모릅니다. 내 반응의 일부분이 무의식 수준에 있다고 생각하는 것이 매우 흥미롭습니다.

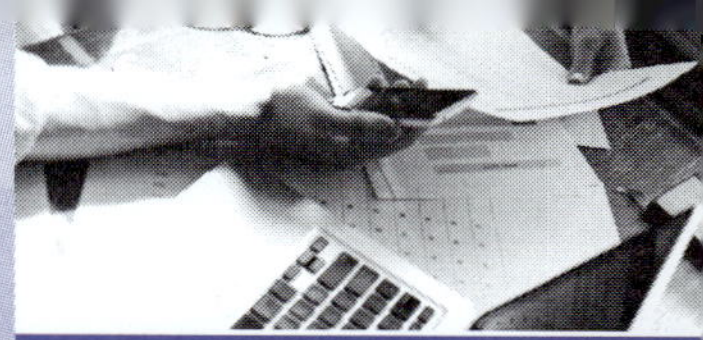

부록 B

Appendix B

참여자 #1: 퇴역군인 연구

12장

일대일 인터뷰

R = 연구자

P = 참여자 #1

연구자: A. S.

P: 나는 매우 애국적이고 신을 경외하며 신앙심 깊은 중산층 가정에서 태어났어요. 우리 가족은 언제나 화목했죠. 나는 남자 형제 3명과 여자 형제 1명이 있어요. 5월에 아버지께서 돌아가셨고 어머니는 80대에 돌아가셨어요. 우리는 적어도 1년에 한 번 가족 모임을 한답니다.

나는 16세에 집을 떠나 몇 년간 시시한 일을 했어요. 꼭 시시한 일이라고는 할 수 없지만 소득은 적었지요. 병원에서 조무사로 일하며 간호업무에 대해 알게 되었고 간호직에 종사하기로 마음먹었어요. 21살에 간호사 면허증을 취득했고 50살이 되는 올해까지 오랫동안 간호를 해오고 있지요. 나의 이야기는 60년대로 거슬러 올라갑니다. 나는 X시의 퇴역군인 병원에서 1년간 일하며 처음으로 전쟁에 참전했던 퇴역군인에 대해 알게 되었어요. 그곳에는 1차 세계대전 세대인 노년층, 2차 세계대전 세대인 장년층과 한국퇴역군인이 있었지요. 1966년 정부가 최종적으로 개입하기로 결정해 많은 사람과 물자를 보냈고 내가 자원하기도 했던 베트남전에 대한 그들의 경험을 매우 흥미롭게 들었어요. 나는 자원입대 했지요. 나는 징병되기 일보 직전이었기 때문에 입대를 지원했어요. 나는 텍사스 Fort Sam Houston에서 기본 훈련을 받았는데, 6주간의 놀라운 사건이었지요. 나는 소위로 진급했고 베트남으로 즉시 보내졌어요.

나는 대부분의 시간을 이동 병원과 후송 병원에서 일하며 지냈어요. 우리는 헬리콥터에서 내려 부관실에서 많은 사람들을 후송했답니다. 뚜렷한 방침이 없었기 때문에 어려운 일이었어요. 방침은 하루에도 두세 번씩 변경되었지만 부관실은 전쟁지역에 있었지요. 우리는 가장 심각한 부상병을 75마일 정도 떨어진 사이공으로 옮겼고, 심각하지 않은 부상병은 25~35마일 떨어진 후송병원으로 옮겼어요. 나는 22세로 너무 어렸어요. 그러나 매우 애국적이었고 열정적이었으며 그렇게 해야 한다고 생각했지요.

대부분의 군인들이 항상 적에게 적대적인 것처럼 나도 강한 베트남 반대론자였답니다. 그곳에 있는 동안 나는 양심의 가책과 모순을 느끼기 시작한 것 같아요. 하지만 크게 신경 쓰지 않았어요. 한창 전쟁이 진행 중이었기 때문에 많이 생각할 수 없었어요. 무엇을 하고 어떤 것을 평가하는지 확인하는 일련의 무의식적 과정이라고 생각했지요. 나는 원하지 않았기 때문인지 선택하지 않았기 때문인지 모르겠어요. 확실하지 않아요. 어떤 일을 하면서 평가를 내리기란 참으로 어려운 것 같아요. 사실 경험 전부가 나빴다고 할 순 없거든요. 나는 어렸고 그 경험을 즐겼어요. 그건 일생에서 내가 한 일 중 가장 신중한 행동이었지만 사람들이 나를 죽이고 싶어 할 수도 있다는 것을 깨달았어요. 나는 당시 무기를 가지고 있었지만 아무도 죽이지 않았지요. 누구도 쏘지 않았어요. 어떤 목적이 있었던 것은 아니거든요. 그것은 일생에서 '낯선 시간'이었어요.

북베트남이 반격하여 대승을 거두었던 66~67년 사이의 구정 대공세(Tet Offensive)에서 내가 가지고 있던 신성한 것들에 대한 생각이 인생의 가치관과 같이 없어졌어요. 남베트남 'Cu chi' 마을에는 베트콩들이 행군하면서 죽인 시체가 길을 따라 장작더미처럼 쌓여 있었고, 나는 그것을 보고 어떤 감정도 느끼지 않았던 것이 기억나요. 단지 "이봐, 이건 전쟁이야!" 하는 것 같았지요. 일상적인 일이었거든요. 나는 혼란스러웠어요. 이전까지는 누군가 죽으면 슬픔에 달려가곤 했기 때문이지요. 병원에서 근무할 때 누군가 죽어가고 있으면 매우 걱정되었고 언짢았어요. 하지만 난 실제로 아무것도 느끼지 않았어요. 모든 것이 잘되고 좋은 것처럼 전쟁에서는 당연한 것이라고 생각했어요. 묘한 기분이었죠. 내 기억이 맞다면, 내 주위 대부분 사람들 역시 어떤 감정변화도 보이지 않았어요. 사실 많은 농담들이 있었지요. "우리가 신경 써야 하는 동남아시아인(gooks)이 하나 줄었군." '동남아시아인'이란 베트남 국민을 이르는 속칭이에요.

당시 잠깐 동안 후송병원에서 근무했었어요. 병동처럼 세팅된 퀀셋이라는 곳이었는데, 이상한 것은 우리가 한 번에 세 종류의 환자를 다룬다는 것이었어요. 부상당한 미군, 북베트남 병사, 베트콩이나 남베트남 병사들이 같이 있었어요. 우리는 이 사람들의 주체성을 배제했지요. 근무교대 보고할 때 우리는 그들의 이름이나 특성을 우리 병사들로 바꾸어 말했던 것이 기억나요. 남베트남이나 북베트남에 대해 보고할 때 방에 있는 '12

번 침대' 또는 '동남아시아인'이 이러이러하다고 말했었어요. 이런 식으로 주체성을 배제하면 그들을 동정할 필요가 없어지지요. 그들의 언어를 모르기 때문에 의사소통을 할 수가 없었어요. 번역가나 통역사도 없었지요. 이들이 얼마나 잘 참았는지 분명히 기억하고 있어요. 지금 생각하면 그들은 틀림없이 아팠을 텐데도 당시에 통증 완화를 위한 어떤 것도 요청하지 않았어요. 안타깝게도 그 당시에는 나를 포함한 간호사, 의사 어느 누구도 그들이 불편할 것이라고 생각하지 않았어요.

전쟁의 상처는 끔찍할 수 있어요. 당시에는 그것을 생각해본 적이 없어요. 내 기억에 베트남인이 아플 때 어떤 것도 주지 않았었어요. 그들은 인내심이 매우 강했지요. 어떤 베트남인에게 미안한 감정을 느꼈었는데, 그가 적군 베트남인이었는지 우방 베트남인이었는지는 기억이 나지 않아요. 그가 수술 후 깨어나 담요 아래를 보더니 자신의 다리가 없어진 것을 보고 울었어요. 나를 포함한 어느 누구도 어떤 방법으로든 그 사람을 위로할 수 없었지요. 그렇게 하는 것은 전쟁지역 밖에 있는 의료인에게는 비정상적인 행동이었어요. 우리는 그 사람들이 고통을 겪었던 것처럼 정신적 · 육체적 고통을 받지 않도록 했지요. 세 그룹의 사람들과 함께 있었기 때문에 가끔씩 병동에 마찰이 있었어요. 일부 미군, 북베트남인, 베트콩과 남베트남인 사이에 마찰이 있었지요. 우리는 항상 그들을 적으로부터 보호했어요. 절대 우리 병사들이 그들에게 신체적 상해를 입히지 않도록 했답니다. 분명 언어폭력과 위협은 있었지만 어떤 신체적 폭력도 보지 못했지요.

누가 간호를 받는지 또는 누가 필요한 물품을 공급받는지에 대해서는 의문의 여지가 없었지요. 항상 미국인과 호주인이 먼저 왔어요. 우리 옆에 호주 지부가 있었고 그들은 우리 병원에 입원했어요. 그들은 언제나 간호와 공급의 우선권을 가졌어요. 일반적으로 모두에게 돌아갈 수 있을 만큼 충분했지요. 그래서 내가 원한 것은 아니지만 남베트남인이 하고 있던 호흡기를 벗겨서 미군에게 주었던 사건이 기억나요. 왜냐하면 내 기억에 의사를 결정한 유일한 시간이었기 때문이지요. 만약 그들이 진정으로 어떤 것을 원하거나 필요로 한다면 대부분 무시했어요. 북베트남 심문단체가 병원에 와서 베트콩들을 심문하기 위해 병원 밖으로 데리고 나갔던 기억이 납니다. 난 그들에게 어떤 일이 일어날지 상상할 수밖에 없었지요. 그들을 밖으로 데리고 나가 다른 병원으로 옮긴다고 했지만 그들을 심문하거나 죽일 것이 확실했거든요. 하지만 당시에 나는 괴로워하지 않았어요. 그것은 전쟁이었고 그들은 단지 정체불명의 사람들일 뿐이었으니까요. 그들은 단지 또 다른 남베트남인일 뿐이었지요.

내 의식을 비난할 때가 있다고 말한 것처럼 나는 일관성이 없는 것에 대해 생각했어요. 나를 귀찮게 하는 것은 베트남인을 치료하는 것뿐 아니라 미군의 관료적 체계도 있었어요. 나는 장교였기 때문에 일반 병사보다 혜택을 누릴 수 있었지요. 일반 병사들은 12~18시간 교대로 계속 일했지만 장교들은 그렇게 하지 않았거든요. 그들은 '보병(grunts)'이지만 육군이기도 했어요. 이것은 전 세계 군인의 일관된 법칙이지요. 나는 동료들을 생각해보려고 애썼고 우리가 진행하는 일에 대해 한번이라도 토론해봤는지 돌이켜 봤어요. 아무것도 떠오르지 않았지요. 다른 사람들에게 어떤 문제가 있었다면 그곳에서 어떻게 느꼈는지 모르겠어요. 나를 놀라게 한 것은 당신이 그 상황에 얼마나 편안하게 몰입할 수 있었는지예요. 일어나서 일하러 가는 것은 크게 힘든 일이 아닐 거예요. 나는 그것이 모든 인간이 적응하며 살아가는 삶의 일부라고 생각해요. 상황에 금방 적응해 평상시 감정을 갖게 되지요. 부대에 근무했을 때 가장 큰 관심은 맥주를 실컷 마실 수 있는 곳이 어디인지, 약간의 페니실린을 위스키나 다른 것으로 교환할 수 있는지와 같은 것들이었지요. 우리는 다른 사람들이 이런 약을 필요로 할 수 있다고 생각해 본 적이 없었어요.

R: 공격을 받아 본 적이 있습니까? 그 곳에 있을 때 위험을 느꼈었나요?

P: 구내를 말하는 것입니까? 아니면 병원을 말하는 것입니까? 병원은 자주 공격을 받아 사람들이 많이 죽었습니다. 공격을 받았을 때 우리는 환자 침대 매트리스만 빼서 바닥으로 옮겨야 했지요. 주석으로 만들어진 퀀셋에 포탄이 터졌을 때는 파편이 날아다녔습니다. 그러나 우리는 남베트남인들을 옮기지 않았어요. 그들은 자기 침상에 있었고, 미군들은 불길을 피해 바닥에 있는 매트리스로 피했습니다. (중략) 또 다른 몇 가지 모순점은 낮에는 베트남 병사가 작업하고 청소하기 위해 야영지에 들어오는 것을 허용했다는 것입니다. 밤에 그들이 나가서 검은 바지를 입고 베트콩이 될지도 모르는데요. 낮에는 괜찮았습니다. 밤이 되면 우리는 상대방이 누구인지 어느 편인지 모릅니다.

난 그곳에 1년을 머물렀습니다. 돌이켜 보면 그렇게 끔찍한 해는 아니었어요. 시간이 아주 빨리 갔고 나를 아주 많이 성장하게 했던 시기였습니다. 나는 67년에 돌아왔는데 그때 평화 운동이 시작됐습니다. 사이공 다음으로 간 내 첫 도착지는 샌프란시스코 공항이었지요. 그들은 우리에게 유니폼을 벗고 평상복으로 갈아입도록 했습니다. 왜냐하면 공항에 있는 사람들이 베트남에서 돌아온 군인들에게 이것저것 던지며 살인자라고 불렀기 때문입니다. 그곳에서 좋은 일을 하고 왔다고 생각했는데, 어떻게 우리를 이런 식으로 취급할 수가 있는지 정말 화가 났습니다. 몇 년이 흐른 후 내 생각은 변했지요. 우리가 그곳에 있었던 것은 무의미했었습니다. 애국심을 잊고 포기하는 것은 어려운 것입니다. 경험은 무엇인가를 하는 데 동기부여가 된다고 생각합니다. 나는 당시 22~23살이었습니다. 제대 후 하고 싶은 일을 계획해 놨었지만 기억나지 않는군요. 군에서의 경험을 완성하기 위해 X로 돌아왔지요. 나는 대학에 지원하여 간호학 학사와 석사 학위를 수여 받았습니다. 나는 매우 바빴어요. 파트타임 일을 하며 학교에 다녔지요. 너무 바빠서 과거 일에 대해 생각할 수 없을 정도였습니다. 나는 과거를 뒤로 미루고 살아갔지요. 이 점에서 전쟁이 내 인생에 부정적 영향을 미치지 않았다고 말할 수 있습니다. 시간이 흐르면서 전쟁과 살인에 대한 내 생각이 어떻게 변해 갔는지 말하기 어렵습니다. 무엇이 변화를 일으켰는지, 성숙하는 과정이었거나 온갖 모순을 알게 되었기 때문인지, 전쟁의 무익함을 느꼈기 때문인지 잘 모르겠습니다. 나는 보통 이것을 의식하게 하는 상황을 피했어요. 베트남에 관한 영화는 절대 보지 않았지요. 그것들에 전혀 관심이 없었습니다. 내가 왜 관심을 갖지 않았는지 모르겠어요. 나는 베트남에서 알았던 사람들과 전혀 연락하지 않았습니다. 제대하고 그들과 더 이상 만남을 원하지 않았어요. 나는 군 전역 이후 완전하게 관계를 끊었어요. 거의 생각하지 않았어요. 그것은 사라진 경험의 일부와 같았지요. 거의 생각하지 않고 말하지 않았거든요.

전쟁의 효과는 긍정적이었지요. 전쟁이 긍정적 효과가 있다고 하는 것은 이상할 수도 있습니다. 베트남에서 나와 동료들이 학교에 가도록 동기를 부여해 준 사람들을 만났었습니다. (중략) 나는 부정적이기 보다 긍정적으로 지내야만 했지요. 이것이 성숙해가는 과정이었던 것 같아요. 내가 성숙했는지 모르겠지만 그 순간에는 성숙했던 것 같아요. 군에서 전역했을 때는 여전히 화가 난 상태였습니다. 1967년 평화운동이 활발했을 때 대학생이었던 나는 학생 행렬이나 단체 같은 것에 화가 났었습니다. 베트남에는 아직 군인들이 있었는데, 나는 행렬과 뉴스, 그 모든 것들이 그들에겐 상처가 될 것임을 알았거든요. 전에도 말했듯이 돌이켜보면 나는 행렬에 감탄했었어요. 당시 내 관점으로는 그들(군인)이 애국자로 보였는데, 그들(행렬)은 자신의 관점에서 전쟁을 "모든 것이 잘못되었다"고 했지요. 돌이켜 보면 당시 나보다 상황을 잘 간파하고 있던 그 사람들이 대단한 것 같아요. 전쟁은 잘못된 것이었습니다.

R: 그것에 대해 조금 더 말해보도록 하지요. 두 가지 내용이 흥미롭습니다. 하나는 확실히 이해할 수 없지만 전쟁이 당신을 성숙하게 하는 경험이었다는 것입니다. 이것에 대해서 더 할 말이 있습니까? 나머지 하나는 그때 발생한 전쟁에 관해 되돌아보고, 시간이 지나면서 전쟁에 대한 생각이 어떻게 변화되었는지 알고 싶습니다.

P: 나는 우선순위를 선정하는 방법을 익히면서 성숙하게 되었다고 생각합니다. 나는 나를 대변하는 법을 배우면서 매우 자립심이 강해졌습니다. (중략) 그것은 성숙한 경험이었고 나를 견고하게 만드는 경험이었습니다. 나는 사람들이 힘들어하는 상황에 대해 너무 민감해지지 않는 법을 배웠다고 생각합니다. 왜냐하면 그런 상황에서 힘들어하도록 내

버려두면 스스로 이겨낼 수 없다고 생각하기 때문입니다. 아마도 나는 통증, 고통, 죽음을 겪는 사람들 때문에 감수성이 둔감해진 듯합니다.

R: 당신은 내 친구들처럼 미국 정부의 배경과 모든 지원을 받고 전문 군인으로 군대에 갔었습니다. 이곳에서 무슨 일이 일어났습니까?

P: 되돌아보면, 나는 전쟁에 대한 정부의 강요에서 미국인인 나 자신을 떼어놓을 수 있었어요. 미국인으로서 나를 변화시켰습니다. 첫 시작은 이랬습니다. 그 시절 나는 정부가 옳은 일을 한다고 생각했지요. 정부 지도자들은 나라를 위해 항상 최선을 다했고 그 당시 이들은 세계에서도 최고였던 것 같아요. 우리는 성공을 거두고 있었습니다. 나는 순수함을 잃어버렸던 것 같습니다. 워싱턴이 항상 정당하도록 정부를 위해 자신의 모든 것을 헌신해야 했습니다. 성숙하는 과정이었지요. 내 두 형도 모두 베트남에 있었습니다. 형제 중 한 명과 같은 시기에 베트남에 있었지요. 하지만 오랜 시간 동안 토론의 화제가 아니었던 것은 흥미롭습니다. 그들은 그들만의 삶을 살았고 성공했습니다. 베트남전은 우리가 회상하는 전부가 아닙니다. 다시 말하면, 그 전쟁이 무엇을 의미하는지 확실하지 않습니다. 베트남전이 우리가 자랑할 만한 것이 아닌지 아니면 과거일 뿐이거나 말할만한 가치가 없는지는 나도 잘 모르겠습니다.

R: 당신은 일관된 생각을 유지하며 인생을 살고 있습니까?

P: '삶을 지속하라.'는 내가 좋아하는 문구입니다. 나는 한 단계씩 전진하며 계속 살아갑니다. 이 문구가 내 인생에 얼마나 많은 영향을 미쳤는지 일일이 다 말하는 것은 어렵습니다. 거의 30년을 함께 해 왔지요. 그리고 지금의 나를 있게 한 인생의 모든 경험을 직접적으로 연결시켜 말하는 것도 어렵습니다. 정말 어려워요.

R: 그것에 대해 더 말해보도록 하겠습니다. 나는 당신의 전쟁에 대한 충격을 억제하려고 하는 것이 아닙니다. 당신이 말하는 것처럼 그것은 단지 일련의 사건일 뿐이지요. 그러나 당신이 회상하는 것처럼 당신이 경험한 이후의 일들은 어디에 적합한 것입니까?

P: 나는 베트남 전쟁이 인생을 최대로 충만하게 하는 동기부여가 되어 나를 발전시켰다고 생각합니다. 나는 삶이 제공해 줄 수 있는 무가치함을 보았습니다. 확실하지는 않지만 그 경험을 인생의 도약대라고 생각합니다.

R: 당신은 대학을 가지 않았을 수도 있었습니까?

P: 내가 그렇게 하지 않았을 것이라는 것을 당신은 알고 있습니다.

R: 왜 그렇습니까?

P: 잘 모르겠어요. 나는 내 교육 수준에 아주 만족했었지요. 내가 거기서 중단했을지는 잘 모르겠습니다. 나는 계속 나아가야만 했지요. 나는 내가 군에서 만났던 사람들의 일부

였다고 생각합니다.

R: 간호사들을 말하는 것입니까?

P: 그렇습니다. 나는 그들을 높이 평가합니다. 나는 그들이 매우 유능하다고 생각했습니다. 계급이 높으면 높을수록 간호장교 군단에서 나보다 훨씬 오래 근무한 나이든 사람이었지요. 동시에 나는 그들과 경쟁하는 것을 원하지 않았습니다. 나에게 말하지 않는 직업 군인에 관한 무언가가 있었습니다. 나는 그들의 태도를 통해 그들이 삶을 살아가는 방법에 대한 것임을 알았지요.

R: 그것은 무엇입니까?

P: 나는 그들이 '다른 사람들의 인생을 위해 의사결정을 한다'고 생각합니다. "군대에서 나를 다음에 어디로 보낼지 모른다."고 말하는 그들의 이야기를 항상 들었습니다. 그리고 나는 '내가 어디로 갈지, 어디에서 살지를 스스로 결정할 것이기 때문에 군은 나를 다음에 어디로 보내지 않을 것이다.'라고 생각했습니다. 그들은 정이 없었어요. 절대적인 것은 아닙니다. 정말 좋은 사람도 있었지만 대부분은 베트남에서의 경험이 자신의 경력에 무엇을 의미하는지에 더 많은 관심을 가졌었습니다. 그것은 승진의 큰 기회였지요. 평상시에는 소위에서 대위까지 10년이 소요되지만 나는 2년만에 진급했었습니다. 지금은 아마 어디에서든지 15년이 걸릴 것입니다. 그리고 한국전쟁 이후 소령, 연대장이었던 직업 군인들에게 이것은 그들이 오랫동안 기다린 진급을 위한 기회였습니다. 그들은 여러 가지 일을 했습니다. 나는 두 남성을 기억합니다. 그들은 의사였지요. 남자들은 모두 텐트에서 잠을 잤고 우리는 어느 날 밤 토론을 하고 있었습니다. 한 남자가 어떻게 해서든지 발을 절단하고 명예 전상장(戰傷章)을 받는 것에 대해 궁금해 했습니다. 왜냐하면 모든 사람들이 할 수 있는 한 많은 메달과 편의를 얻으려 했기 때문입니다. 또한 다리 절단과 시력 상실로 명예 전상장을 받는 사람들도 있었습니다. 당신은 명예 전상장이 부주의로 다리가 절단되어 받은 것이라 생각하겠지만, 그들은 출세를 위해 전쟁을 이용할 방법을 찾고 있었던 것입니다.

R: 군대에 있는 동안 당신을 혼란스럽게 했던 것은 무엇이었습니까?

P: 음... 흑인 마케팅과 특히 의약품 매매에 대한 것이었습니다. 그것은 나를 괴롭히곤 했습니다. 내가 말했던 것처럼 항생제 등의 의약품과 맥주 등의 물품이 매매되었습니다.

R: 그래서 그들이 좋은 간호활동 이외에도 다른 일들을 하고 있었다는 것이군요.

P: 좋은 간호, 그것은 또한 상대적인 것입니다. 나는 의사와 간호사가 너무 술에 취해서 그들이 무엇을 하고 있는지 스스로 인식하지 못했던 일을 기억하고 있습니다. 그러나 그것은 일상적인 것이 아니라 드문 일이었지요.

R: 그러면 당신은 전역 후 왜 간호사를 했습니까?

P: 나는 그 전에 이미 간호사였습니다.

R: 하지만 학교에 돌아왔을 때 당신은 다른 과로 변경할 수 있었습니다.

P: 그렇게 할 수 있었지요. 하지만 나는 그것을 문제로 삼지 않았습니다. 하고 싶은 분야는 간호 영역이었고, 베트남전쟁 경험은 내 신념을 흔들지 않았습니다. 왜냐하면 베트남에서의 간호 경험이 유일한 경험이었기 때문입니다. 베트남은 내 인생에서 1년의 경험이었습니다. 이것은 내 전문적 관심을 바꾸지 않았습니다.

R: 베트남 간호사들을 연구했던 J씨가 그녀의 학생 중 한 명에 관해 말했던 것은 사람들이 그들의 직업적 마인드에 화가 났다는 것이었습니다. 왜냐하면 그들은 전투로 되돌아가기 위해 사람을 구했기 때문입니다. 심한 부상, 깊은 상처, 죽음을 처음보다 더 악화시키는 것으로 일반적 의료 행위와는 반대되는 것이었습니다.

P: 그것은 군사적 방법입니다. 군사 의학의 목적은 보병이든, 조종사든 그들이 왔던 위치로 다시 되돌려 보내는 것입니다. 한 차례의 전투와 공격 후에는 150, 250, 300명의 사람들이 병원에 밀려들어왔습니다. 그리고 다른 치료 지역으로 보낼 부상자 선별 작업을 실시합니다. 부상자들은 통증을 완화시키는 마약을 투여해 안정시킵니다. 6개의 수술실이 있고 100여 명의 사람이 밀려 있었던 것으로 기억합니다. 그리고 심각한 부상을 입은 사람은 수술실에 들어갈 수 없었습니다. 그들은 죽게 내버려 두었지요. 나는 부상자를 선별하지 않았습니다. 나는 어떻게 반응했었는지 생각해내려 애쓰고 있습니다. 왜냐하면 그것이 '군대에서의 방법'이었기 때문입니다.

R: 계속 해보겠습니다. 당신은 제대 후, 교육을 받기 위해 간호학과로 돌아왔습니다. 67~69년에 대학교에서 했던 일을 조금이라도 기억할 수 있습니까?

P: 나는 꽤 바빴습니다. 하루 종일 학교에 있었고 파트타임으로 일을 했습니다. 나는 시위운동에는 전혀 참가하지 않았습니다. 그 당시 무슨 생각을 했었는지 기억나지 않습니다. 그때 이후 나는 그들이 정말로 옳았다고 생각하기 시작했지요. 나는 시위운동을 지지하지 않았지만, 그 당시 나는 시위에 대해서는 결코 부정적이지 않았지요.

R: 왜 당신은 그들이 옳았다고 생각하십니까?

P: 음... 60년대 후반과 70년대 초반에 평화를 얻으려고 했던 것은 분명히 내가 아니라 전국민이었습니다. 모든 잘못된 것을 중단하고, 다시 시작하고, 치료하며, 발사를 멈추고 움직이게 했습니다. 워싱턴의 정치적 상황 때문에 우리는 10억 달러를 투입했지만 미국의 사회적 시스템은 붕괴되고 있었지요. 나는 죽어가는 사람들에 대한 부당함과 싸우면서 잘못된 것에 대해 생각했습니다. 전쟁이 미국에서 사회적 불안과 대변동의 충격을

일으키고 있다고 생각했지요. 그리고 나도 그 당시 우리가 잘못된 행동을 했다는 것을 알고 있습니다. 왜냐하면 아직도 나는 베트남 사람들을 인격체로서 대하지 않기 때문이지요.

R: 당신이 그렇게 생각하도록 한 특별한 계기가 있었습니까?

P: 나는 특별한 사건들을 기억할 수는 없습니다. 하지만 경제적으로 지원해 주는 것에 대해 생각하는 중입니다. 나는 이곳에 필요한 사회적 개혁이 진행되지 않았다고 생각합니다. 내 기억에 학생들의 연령대는 줄어들고 인플레이션이 오고 있었습니다. 내가 벌고 있었던 돈으로도 생활하는 데 곤란을 겪기 시작했던 것을 기억합니다. 어떤 특별한 일을 기억할 수 없습니다. 대부분 나는 격리된 삶을 보냈었지요. 나는 일상적인 삶을 살고 있었고 전반적인 큰 흐름에 대해서는 전혀 알지 못했었습니다.

R: 당신은 왜 사회 조직이 붕괴되고 있다고 말했습니까?

P: 폭동이 일어나고 있었기 때문입니다. 그 당시 나는 아직 단과대학에 다니고 있었기 때문에 1970년대와 Kent State를 기억하고 있습니다. 학교에서 발생했던 수많은 시위운동을 보면서 어떻게 스스로 총을 쏠 수 있는지 생각했지요. 그 상황에 얽매여 있었던 사람들에게 약간의 동정심을 가졌습니다. 그것은 내 태도를 변화시키는 전환점 중의 하나였던 것 같아요. 확실하지는 않지만 나는 점점 더 정부에 대한 신뢰가 사라졌던 것 같습니다.

R: 다른 퇴역군인들과의 접촉이 있었습니까?

P: 아니요, 나는 실제로 접촉이 없었습니다. 나는 캠퍼스에 퇴역군인 기관이 있었던 것으로 기억합니다. 그러나 나는 조직원이 되기 위한 욕망이나 시간도 없었습니다. 그 당시만 해도 베트남전에 참여했던 것에 냉정하지는 않았습니다. 베트남이 주제인 몇몇 수업과 사회단체가 있었지만 나는 어떤 봉사도 하지 않았고 말도 하지 않았습니다. 내가 베트남 퇴역군인이라는 사실이 어떤 경로를 통해서도 확인되는 것을 원하지 않았지요. 나는 다른 사람들보다 조금 더 나이가 들었었고 모임을 맡고 있었습니다. 18세 101명 아이들, 징병, 불공평에 대해 걱정했습니다. 나는 어떤 모임에서도 나 자신을 공개하지 않았어요.

R: 정부에 대한 당신의 태도는 바뀌고 있었군요.

P: 그것은 점진적인 변화였습니다. 나는 정부에 대한 신뢰를 잃기 시작했지요. (중략) 어떤 정부정책도 내 삶에 큰 영향을 미쳤다고 생각하지 않습니다. 왜냐하면 나는 내가 무엇을 하는지, 그것이 잘 되어가고 있는지에만 관심이 있었기 때문입니다. 그러나 충분한 돈을 조달할 수 없었기 때문에 Head Start 프로그램이 중단되었습니다. 많은 사람들이

전쟁을 위해 모든 돈이 사용되고 있다고 말했고, 물건들이 집에서 처리되지 않고 있었습니다. 정부에 반대하는 것 같았던 한 학급이 있었습니다. 사람들은 정부에 대해 부정적이었습니다. 그것은 나에게도 영향을 미치기 시작했지요. 나는 아직 신뢰를 잃어버리지 않고 있었습니다. 당신은 그것이 천천히 사라지고 있었다고 말할 수도 있습니다. 하지만 내가 살던 집이 대표 의장 중 한 명의 집이라면 말하기 어려워집니다. 또한 이 사람들을 존경하고 있다면 부정적인 마음이 되기 힘들지요. 존경하는 마음을 버린다는 것은 어렵습니다.

R: 전쟁은 계속되었고 당신의 삶도 계속되었군요.

P: 예, 전쟁은 1975년까지 계속됐습니다. 하지만 삶의 일부를 가릴 수 있습니다. 나는 그것을 생각하는 데 시간을 많이 쓰지 않았지요. 나는 그들이 휴전했다고 했을 때 얼마나 흥분했었는지 아직도 기억납니다. 전쟁은 멈춰가고 있었지만, 다음날 그것은 처음부터 다시 시작될 수도 있었습니다. 이 당시 나는 정부를 신뢰하지 않았기 때문에 베트남인들에 대한 나쁜 감정도 생각해내지 못했습니다. 나는 그들이 했던 만큼의 많은 비난을 우리도 한 것뿐이라고 생각했지요. 그리고 우리가 나와야 한다고 생각하기 시작했습니다.

R: 그것은 초기였습니까? 아니면 후기였습니까?

P: 후기였습니다. 내가 기억나는 한 가지는 그들이 죽은 군인들의 이름을 신문으로 발표한 것입니다. 나는 항상 내가 알고 있는 누군가가 목록에 있는지 보기 위해 이름을 확인했습니다. (중략) 그러나 매일 했던 일을 가능한 유지하려는 노력을 계속했고, 내가 참여하지 않았던 전쟁도 계속되었습니다. 파리 평화회담은 계속되었지만 나는 흥미를 느끼지 않았던 것 같습니다. 나는 우리가 기죽어서 겁먹고 도망간다는 느낌이 들었습니다. 그리고 전쟁은 쓸데없고 누구도 승리하지 못한다고 진심으로 확신하게 되었지요. 정부가 전쟁에 전념하지 않았기 때문에 몇몇은 정부를 비난했었습니다. 나는 정부가 베트남 전쟁을 전쟁이라고 결코 부르지 않았던 것을 기억하고 있습니다. 그것은 베트남 분쟁이었습니다. 국회가 전쟁을 선언하지 않았기 때문에 전쟁이라고 부르지 않았지요. 그래서 전쟁 대 분쟁이 되었습니다.

R: 캄보디아는 어떻습니까?

P: 내가 배치되었던 Cu Chi는 캄보디아 경계선에서 75마일 정도 떨어져 있었기 때문에 계속 가야 했습니다. 그 나라들은 분명한 경계선이 없기 때문에 캄보디아에 들어가는 것은 이상하지 않았지요. 캄보디아가 이 나무 뒤편 같기도 하고, 저 나무 뒤편 같기도 했기 때문입니다. 우리는 캄보디아에 그들이 있었다는 것을 듣지 못했습니다.

R: 제대 이후의 시간에 대해 더 이야기해 보세요.

P: 나는 70년대 초에 석사학위로 졸업했고, 간호학교에서 교직을 이수했습니다. 나는 그 후 20년 동안 강단에 섰지요. 계속 직업을 유지했기 때문에 그 당시 현명한 결정을 했다고 생각합니다. 나는 대학교에 머물렀고 재임을 위해 필요한 박사학위를 받았습니다. 그리고 나서 나는 그 도시를 떠나 여기에 왔지요.

R: 당신은 베트남 장벽에 간 적이 있었습니까? 당신에게 어떤 충격을 주었는지요?

P: 장벽은 그 자체입니다. 나는 그것을 보기 위해 워싱턴에 갔고 감정의 벽을 이겨냈습니다. 죽은 것으로 알고 있는 사람의 이름을 찾으러 갔고, 그 이름을 발견했을 때 나는 감정이 북받쳐 올랐습니다. 동시에 나는 잊어버리고 있었던 경험을 생각했지요. 나는 그곳을 보고 감정을 표현하고 끝을 냈습니다. 나는 조금의 문제도 남아있지 않았습니다.

R: 당신이 찾고 있었던 사람을 중심으로 전체적인 장벽에 대한 느낌을 말해 줄 수 있겠습니까?

P: 그냥 길처럼 보였습니다. 만일 내가 전쟁과 전체 상황을 개념화한 그 벽을 한마디로 이야기한다면 벽화입니다. 벽에서 그 이름을 찾고 있었지요.

R: 그 날을 설명해주시겠습니까?

P: 그날 아침 워싱턴은 추운 날씨였습니다. 아침 일찍부터 비가 내리고 있었지요. 나는 알링톤 주변에서 돌아다니고 있었습니다. 나는 바로 벽을 발견할 수 없어서 누군가에게 물어야만 했지요. 내가 물어봤던 사람은 그 벽이 어디에 있는지 전혀 몰랐기 때문에 이상했습니다. 마침내 벽을 발견했지만 그것은 매우 황폐화되어 있었습니다. 사람들이 주위에 무리지어 있었으나 그 벽 주위에는 사람이 없었습니다. 나는 특별한 시간에 벽에 있는 단 한사람이었지요. 나는 벽을 보고 어떤 의미를 가지려고 했습니다. 그곳에 쓰여진 것들을 읽었지만 지금은 잊어버려 기억이 나지 않습니다. 나는 그 벽을 다른 각도에서도 바라보았고, 거기에 앉아있기도 했습니다. 역사서와 긴 의자, 탁자가 있었는데, 그것은 내가 찾는 그 이름을 발견하는 데 도움을 주었습니다. 나는 그 순간에 조금의 특별한 감정도 느끼지 못했습니다. 나는 사람의 이름이 있었던 곳을 발견했지요. 나는 벽에 다가갔습니다. 더 가까이 갔을 때 사람들의 흔적이 있었지요. 추억의 물건들과 꽃들도 있었습니다. 그것은 작은 위로가 되었지요. 왜냐하면 여러 가지 기념비와 물품이 있는 공동묘지는 사람이 없고 비탄의 분위기도 아니었기 때문에 실망스러웠습니다. 나는 그것이 '기념비'여야 한다고 생각했지요. 되돌아보면 그것은 세계대전으로 죽었던 사람들의 기념비보다 더 중요하지는 않았습니다. 그러나 내 생각에 그것은 눈에 띄어야 했습니다. 활동하는 무리가 있고 좀 더 많은 물건이 있어야 한다고 생각했지요. 하지만 없었습니다. 그곳은 고독했습니다. 그곳을 떠난 후, 나는 어떤 특별한 감정도 느끼지 못했습

니다. 벽에 간 것은 내가 하고 싶었던 것 중에 하나였습니다.

R: 베트남이 지금 얻고 있는 것은 무엇입니까?

P: 나는 베트남이 관광업을 실시한다는 것이 매우 흥미롭습니다. 그들은 우리가 그곳에 오기를 바랍니다. 그리고 사람들은 그들이 있었던 곳을 다시 보러가고 있는 중입니다. 당신과 싸울 수 없다면 함께 하겠다는 것과 같습니다. 솔직히 돌아가 보고 싶지요. 대부분 호기심입니다. 나는 내가 특정한 무엇을 찾고 있거나 나머지 문제들을 해결하려 하고 있다고 생각하지 않습니다. 나는 그것을 나를 격분시키는 호기심으로 생각합니다. 정말로 아무것도 바뀌지 않았기 때문에 얼마나 헛된 모습인지를 내게 보여주는 것이라 생각합니다. 그들은 아직 그곳에 있고 우리는 아직 여기에 있기 때문입니다. 아무것도 바뀌지 않았기 때문입니다. 음... 나는 이제 어떤 일이 있어도 베트남 사람에게 미움을 갖지 않습니다. 나는 전쟁이 사람들을 강요했다고 생각합니다. 그리고 그들이 싸울 때는 선택의 여지가 없었지요. 물론 그들은 긴 세월 동안 직업에 대한 과거를 가지고 있었습니다. 그리고 정권을 쥐고 있는 사람은 누구에게라도 힘이 있습니다. 그것은 그들이 적응하고 살아남는 방법입니다. 나는 그것이 문제되지 않았습니다.

R: 당신은 베트남인들의 삶에 어떤 생각을 가지고 있습니까?

P: 크게 생각해 보지 않았습니다. 나는 많은 베트남 학생들을 가르쳤습니다. 1년 전에 그들의 Tet 축제에 갔지요. 나는 여기에서 태어난 베트남 아이들에게 큰 관심을 가졌습니다. 이민자 아이들의 키는 6피트 그리고 부모의 키는 컸기 때문입니다. 우리는 보통 키가 매우 작은 베트남 사람을 생각합니다. 그들이 작은 이유가 한 가지 있습니다. 그것은 식이요법입니다. 나는 걷고 있는 키가 큰 베트남 아이들을 보면 재미있습니다. 여기에 오는 성공한 베트남 사람들에게 탄복합니다. 그들은 그들의 인생을 계속해 온 것입니다.

R: 당신에게는 전쟁에서 죽었던 친구가 있었습니까? 그리고 당신은 이 전쟁에 대해 쓴 다른 책이나 소설들을 읽었습니까?

P: 내가 돌아온 후에 거기에서 죽었던 사람은 있었습니다. 그리고 그는 친구의 형제였습니다. 이것이 나의 가장 가까운 죽음입니다. 나는 재미있고 즐거운 책 두 권을 읽었습니다. 하나는 ≪쿠치의 터널(The Tunnels of Cu Chi)≫입니다. 베트남이 터널을 파헤쳤던 방법에 대한 이야기입니다. 그것은 우리가 그들을 밖으로 나오게 할 수 없었던 이유를 보여줍니다. 그들은 이 터널에 살았습니다. 내가 Cu Chi에 있었기 때문에 그것은 읽기에 재미있었습니다. 다른 책 한 권은 베트남에 대한 광대극이었습니다. ≪탄환을 집어든 책(The Book That Picks Up Bullets))≫이라고 불렀지요. 기본적으로 전기문이었

습니다. 전쟁의 불합리함이 꽤 재미있었습니다. 나는 책이 많이 있다는 것을 압니다. 그러나 나는 읽고 싶은 마음이 없었지요. 그 전쟁에는 영웅이 없기 때문입니다.

R: 전쟁이 시작됐을 때 당신은 어떤 상상을 했습니까?

P: 내가 어떤 살상을 했었는지 안했었는지 모르겠습니다. 내 가족은 군사적 배경을 갖지 않았지요. 애국심이 강하긴 하지만 군인은 아니었습니다. 그리고 형은 내가 군에 간 이후에 입대했습니다. 그래서 나는 군대에서의 삶에 대해 어떤 예상도 하지 못했습니다.

R: 지금까지 내용을 정리해 보면, 20대 초에 전쟁이 시작됐고 어린 나이에 성숙한 경험을 했습니다. 당신이 이후 좋은 직업을 가졌기 때문에 신체장애자처럼 보이지 않았지요. 반면에 당신은 어떤 것을 차단하게 되었습니다.

P: 내가 그것들을 차단했지요. 나는 개인적으로 전쟁이 내 인생에 부정적이었다고 생각하지 않습니다.

R: 후송병원에서의 삶으로 잠시 되돌아가 보겠습니다. 당신의 마음에서 혹은 구조적으로 북베트남 사람과 남베트남 사람을 어떻게 다루었습니까?

P: 그들을 다르게 취급하였습니다. 내가 병원에 가면 남베트남군 파견단이 항상 있었고 그들과 이야기도 하고 작은 선물도 가지고 왔습니다. 북베트남 사람을 심문하는 자들을 제외하고는 베트콩을 방문하는 이는 아무도 없었지요. 우리는 친절한 베트남 사람이라고 불렀던 남베트남인에게 더 많은 관심을 가졌습니다. 그들의 언어를 말할 수 없었기 때문에 양쪽 모두와 의사소통이 어려웠지요. 그래서 가끔씩 봤던 것을 무시했습니다. 나는 그것이 단지 우리가 원하는 만큼 많은 것을 할 수 없었던 스스로의 마음이라고 생각합니다. 그러나 그곳은 병원이었고 우리가 할 수 있는 한 최선을 다해 간호를 했습니다. 총이 그곳에 없었기 때문에 군대라는 느낌은 크게 없었습니다.

R: 당신이 벽에 갔을 때 왜 그 사람을 찾았습니까?

P: 그는 나와 가까웠던 사람의 형제였습니다. 나는 필연적인 결과를 생각했지요. 전에 당신에게 말했다시피, AIDS 침대 덮개가 그곳에서 전시될 예정이므로 나는 10월에 워싱턴에 갈 것입니다. 그리고 나는 침대 덮개와 기념비의 의미를 알고 있습니다. 또한 내 연인은 작년에 AIDS로 죽었고, 그는 내가 벽에 갔을 때 찾았던 퀼트 패널을 가지고 있었습니다. 이러한 이유 때문에 저는 워싱턴을 방문하려 합니다.

R: 전쟁 동안 병원에서 당신은 무엇인가를 하면서도 개인적 시간을 갖기 시작했고 무엇을 해왔었는지에 대해 생각했습니다. 21~22세에 당신 스스로 차이를 인정한 것입니다. 어떻게 그리 할 수 있었습니까?

P: 여가시간의 대부분을 베트남을 떠나면 가고 싶은 곳, 살고 싶은 곳, 가고자 했던 학교

등등 내가 하고 싶은 것들을 생각하며 지냈습니다. 나는 그것이 현실 상황과 분리시키는 데 도움을 주는 미래의 오리엔테이션과 같다고 생각했습니다. 나는 현재보다 미래에 대해 더 생각했지요.

R: 비록 그것이 다소 방어적이라 해도 당신을 성숙하게 만들었습니까?

P: 그렇게 생각합니다. 나는 시간을 넘어 어느 누구도 다루지 않았던 것을 생각했습니다. 나는 단지 그들이 그것을 다루는 데 더 많은 어려움을 겪을 것이라고 생각합니다. 그리고 잠재의식에서 미래의 계획을 공식화하는 것은 내가 살아있다는 것이고 나아갈 미래를 가지는 것입니다.

R: 당신 인생을 변화시키는 데 중요한 역할을 하거나 당신의 내적 과정을 성숙하게 한 어떤 사람이 있었습니까?

P: 인격적이고 전문적인 사람들이 있었습니다. 내가 돌아왔을 때 대학교에서 나는 재미있는 사람들과 교육을 접했습니다. 언급하고자 하는 한 가지를 남겨 두었습니다. 나는 그것이 중요한지는 모르겠습니다. 베트남에 있었을 때 나는 쾌활했습니다. 그곳에서 나는 흥미를 일으키는 누군가를 만났습니다. 즐거운 시간이었지요. 나는 내가 누구인지 찾으려고 했었습니다. 나와 함께 베트남에 있었던 사람은 X로 같이 이동했고 함께 6년을 보냈습니다. 나를 도왔던 개인적이고 전문적인 수준의 것들이 그곳에 있습니다. 나는 왜 그곳에서 발생했었는지 궁금하기도 합니다. 아마도 그것은 자유가 있었고 내일이 없었기 때문일 것입니다. 당신은 오늘을 더 잘 살아갑니다. 내 연인은 군에 징병되었지만 나는 지원했습니다. 군이 그를 불러들일 때까지 밖에 있었지요. 선택의 여지가 없었던 것입니다. 그러나 그는 더 전문적으로 되었습니다. 그는 나보다 더 병원에서의 상황을 걱정했습니다. 그는 사람들이 어떻게 행동하는지, 더 잘할 수 있는 것이 무엇인지 살폈습니다. 나는 그가 내 역할 모델이었다고 생각합니다.

R: 그와 비밀을 공유했습니까?

P: 당신은 6년 동안 함께 경험하고 살면서 두 사람이 이야기한 것들을 생각할 수 있지요. 그러나 나는 우리 삶의 부분적인 대화를 기억하지 못합니다. 우리는 단지 조금 전진했을 뿐이지요.

R: 또 다른 질문이 있습니다. AIDS를 알고 모든 일이 발생했을 때 당신은 AIDS와 전쟁이 관련되었다고 보았습니까? 아니면 분리된 사건으로 보았습니까?

P: 아니요, 내가 생각하기에... 나는 AIDS와의 싸움을 전쟁이라고 생각합니다. AIDS의 영향을 가장 많이 받은 사람들은 대부분 청년들입니다. 당신은 교전 지대와 전 세계에서 AIDS로 죽는 사람의 결과를 알 수 있습니다. 우리는 병에 대항하여 이 전쟁에서 이기

려는 사람들을 매우 심하게 이분법으로 구분 지었습니다. 그곳에 들어가 정당한 방법을 원하는 사람과 간호 받지 않은 사람을 데리고 있었습니다. 나는 AIDS와 전쟁은 사회적으로 많은 관계와 유사성이 있다고 생각합니다. 그리고 나는 베트남 전쟁에서 이긴다는 약속보다 더 정부를 신뢰하지 않습니다. 나는 치료할 수 없는 AIDS에 감염되었습니다. 나는 지금까지 있었던 어떤 일보다도 AIDS 때문에 반정부적이 되었습니다.

R: 그들 자신의 노력이 도외시되었기 때문에 베트남에서 돌아왔던 많은 재향 군인들이 시위로 결국 바뀌게 되었고 아직도 화가 나있고 못마땅해 합니다.

P: 당신은 내가 많은 변화를 가져오지 않았기 때문에 어떤 군인이라도 전쟁에 대해 말할 수 있다고 생각합니다. 그것은 죽은 사람(사망자)을 셀 수 없는 전쟁이었고, 모든 사람이 죽었습니다. 그들의 죽음이 세계를 더 좋게 했습니까? 나는 그렇게 생각하지 않습니다. 지금 계속되고 있는 것들을 보십시오. 나는 죽거나 무엇인가 단념했던 노력을 한 모든 사람이 변화되었다고 생각하고 싶습니다. 나는 더 이상 어떤 것이 가치 있다고 말할 수 없습니다. 나는 사회의 어떤 가치도 지속되지 않는다고 생각합니다. 분명한 것은 우리가 그들에게 배우지 않는다는 것입니다.

C 부록

Appendix C

참여자 2

13장

13장에 기술되어 있는 것처럼, 부록 C와 D에는 인터넷 웹사이트를 통하여 퇴역군인들과 연락하여 진행한 인터뷰이다. 이 인터뷰에는 12장의 인터뷰 분석 시 추가적으로 떠오른 질문들이 기술되어 있다. 질문들은 이론적 표본추출의 일부로 던져졌다. 13장에는 인터뷰의 일부만 이용되었다. 인터뷰 전체는 아래의 부록에서 찾을 수 있다.

1부: 전자서신을 이용한 질문과 답변

친애하는 참여자 2에게,

나는 당신의 답장을 받아 너무 행복했고, 당신이 그 혼잡한 상황에 있었던 그 많은 날들을 볼 수 있었습니다.

우리가 일대일 인터뷰를 했다면 나는 베트남에 대한 당신의 이야기를 말해달라고 하며 등을 기대고 앉아서 들었을 것입니다. 그러나 우리는 일대일 인터뷰가 아니기 때문에 나는 당신에게 몇 가지 주제를 줄 것이고, 당신이 좋다고 생각하면 거기에서 추가하거나 삭제할 수 있습니다. 나는 당신이 대답한 것에 따라(만일 당신이 그렇게 하는 것을 선택한다면) 내용을 분명히 하기 위해 답변을 토대로 몇 가지 추후질문을 요구할 수도 있습니다.

첫째, 당신이 베트남에 갔을 때의 나이, 가족 관계에 대한 것과 같은 많은 배경정보를 얻는 것은 유익할 것입니다. 만일 당신이 형제가 있고 그들이 군복무했다면 그들은 애국적이고 지지적이었습니까?

감사합니다.

J. C.

R = 연구자

P = 참여자

연구자: J. C.

P: 베트남에 갔을 때 나는 21세였습니다. 나는 남부지방의 평범한 집안 출신이었습니다. 아버지는 교사이면서 코치, 체육지도자였습니다. 어머니는 주부였으며 나보다 19개월 어린 동생이 있었습니다. 나는 결혼이나 약혼도 하지 않았습니다. 아버지는 2차 세계대전에 참전한 퇴역군인으로 이탈리아의 Toretta에서 떨어진 B24에서 50차례의 고공 전투미션을 수행했었지요. 나의 가족은 베트남 전쟁의 불가피성이 아닌 나의 선택을 지지해 주었습니다.

R: 당신은 지원했습니까 아니면 징병되었습니까?

P: 내가 1964년 입대했을 때, 모든 해병대원들이 그러하듯이 나 역시 해병대 지원자였습니다. 베트남에서 징병군과 함께 복무하지 않았습니다.

R: 당신의 역할은 무엇이었습니까? 전투원이었습니까, 비전투원이었습니까?

P: 나는 3.5인치 로켓 발사포를 담당하는 전투해병대 라이플 총병이었습니다.

R: 당신이 거기에 있었을 때, 전투에 임했을 때(만약 참전했다면), 싸울 때, 무슨 일이 있었는지, 그리고 적군이 어떠했었는지 얘기해주세요(이것이 핵심입니다).

P: 베트콩은 마을에 발판을 구축하였고 테러, 살인 그리고 고문에 매우 잘 훈련되고 단련된 군사력이 있었습니다. 나와 같은 해병대는 이유나 상황의 정치에 이의 없이 명령에 따라 대규모 훈련을 받았습니다. 나는 그것이 내 임무였기 때문에 주저 없이 죽일 수 있었고, 또 그렇게 하라고 훈련 받았습니다. 동료가 부상당하거나 죽임을 당하는 것을 보는 것이 틀에 박힌 일상이 되는 것은 그리 오래 걸리지 않았지요. 살인은 시간이 지나면서 내가 살아 남기 위한 하나의 습관이 되었으며 자기방어가 되었습니다. 해병대는 다른 해병대나 군인을 위해 싸웠으며 필연적인 이유는 없었습니다.

R: 당신이 거기에 있는 동안 원조를 받고 있다는 느낌이 들었습니까? 그리고 반전운동으로 집에 가는 것을 어떻게 느꼈습니까?

P: 내가 복무했을 때 항상 견뎌내야 했습니다. 우리들 중 일부는 그곳에 있는 것을 원치 않았습니다. 그러나 그들에게 선택권이 있었다면 어느 누구도 전투현장에서 살거나 죽기를 원치 않았을 것입니다.

실제로 반전운동은 병사가 싸우는 이유 중 하나였습니다. 누구나 자유롭게 말할 권리, 이의를 제기할 권리, 자유롭게 살 권리가 있습니다. 그러나 반전운동 때문에 복무를 선택한 이들은 언제나 'baby killer'라고 불렸습니다. 그들은 전혀 알지 못하고 알 수도 없겠지만 나는 지금도 그렇고 죽을 때까지 이렇게 불리는 것이 싫습니다. 우리가 아는 바와 같이 이러한 집단들은 미국을 몰락시키게 될 것입니다. 반전운동은 어떤 것도 행하지 않았지만 불명예스러운 평화를 얻고 시민의 권리를 위하여 상당한 대가를 지불한 58,000명의 미국인을 경멸한 것입니다. 베트남 전쟁의 병사들은 그 시대의 학생과 반전운동 활동가 때문에 반역자처럼 취급당했습니다. 그것은 미국 병사들에게 결코 반복해서 일어나서는 안 됩니다.

R: 당신은 그 경험이 성숙한 경험인지, 나쁜 경험인지를 기술해 보겠습니까?

P: 성숙한 경험? 나는 그것을 생존 경험이라고 생각합니다.

R: 전쟁에 참여했던 것이 어떤 식으로든 당신의 나머지 인생에 영향을 주었습니까?

P: 전투에 노련한 사람과 그렇지 않은 몇몇 사람들은 살해, 대학살, 친구와 가족의 상실 때문에 삶에 큰 영향을 받았습니다. 어떤 사람은 다른 사람들보다 더 쉽게 부담을 느낍니다. 외견상으로는...

R: 앞에서 언급했듯이 나는 현재에서 과거를 되돌아보는 당신의 이야기를 원합니다.

P: 끝으로, 나는 주립대학에서 해병대를 선택해 들어갔습니다. 그 당시 베트남에서 보좌관이었습니다. 나는 베트남 전쟁 때문에 군단에 입대하지 않았습니다. John Kennedy가 "당신의 나라가 당신을 위해서 할 수 있는 것을 요구하지 마라, 당신의 나라를 위해 당신이 할 수 있는 것을 요구해라."라고 말했기 때문에 입대했습니다. 나는 내가 사랑하는 이들과 나라에 무엇인가 되돌려주고 싶었습니다. 나와 수만 명의 사람들은 우리가 선출했던 이 나라의 지도자들이 우리를 베트남 전쟁으로 데려갔을 때 같은 배 안에 있었습니다. 나는 진정한 미국 애국자입니다. 군복무를 선택하거나 징병된 사람들은 단지 그것을 해야만 한다고 믿습니다. 우리의 군복무 때문에 우리들을 공격하기로 선택한 사람들, 다른 나라로 이동했던 이들은 이 나라를 세웠던 기초가 아닙니다. 이런 태도는 오늘날까지 이르렀고 미국 사람들은 결코 용인하거나 용서하지 않았음이 틀림없습니다. 베트남 전쟁은 2차 세계대전 또는 1차 세계대전과 비교됩니다. 우리는 외세에 공격받지 않았습니다. 그 시대의 모든 병사들은 미국을 위해 복무하는 그들과 다를 게 없습니다.

R: 소중한 시간을 할애해주셔서 매우 감사합니다. 당신이 원한다면 이 자료로 내가 무엇을 하는지 당신이 볼 수 있게 하겠습니다. 또한, 책이 마무리되었을 때, 당신에게 사본을 보낼 수 있습니다. 앞에서 언급했듯이 이것은 방법론 책입니다. 하지만 나는 질적 자료로 작업하는 방법을 학생들에게 보여주기 위해 자료가 필요합니다.

2부: 전자서신을 이용한 질문과 답변

친애하는 참여자 2에게

내 동료와 함께 했던 첫 인터뷰에서 몇 가지 주제가 나왔고, 나는 당신이 그것들에 대해 답할 수 있는지 궁금했습니다. 나는 어떤 식으로든 당신이 알고 있다고 생각하지만, 당신이 좀 더 말할 수 있는지가 궁금합니다. 하나는 '전쟁 문화'에 대한 것으로, 그것이 표준행위와 어떻게 갈등하는지에 대한 것입니다. 그 갈등으로 내 친구는 그가 보고 행한 것 때문에 양심적 고통을 가졌던 때가 여러 번 있었습니다. 그러나 생존하기 위한 유일한 방법은 이런 생각들을 제쳐두고 적을 '적군'으로 보는 것입니다. 기회가 된다면 당신을 죽이려는 사람들과 거리를 두기 위해 '동남아시아인'이라고 불렀던 것입니다. 사실, 그는 인터뷰 때까지 전쟁 동안이나 전쟁이 끝난 후 누구와도 전쟁에 대한 이야기를 하지 않았습니다. 돌아왔을 때 그는 캠퍼스의 모든 반전활동과 토론을 피해가면서 단지 대학 생활에 몰두할 뿐이었습니다.

감사합니다.

J. C.

R = 연구자

P = 참여자

연구자: J. C.

R: 그때 당시 혹은 그 이후에 어떤 것이 당신을 괴롭혔습니까? 당신은 그것에 어떻게 대처했습니까?

P: 베트남 전쟁은 일생 동안 매일 나를 괴롭혔습니다. 그 시대에 관한 것을 기억하지 않고 지나가는 날은 하루도 없었습니다. 나는 90년대 후반까지 37세인 내 아내를 포함해 누구에게도 베트남에 대해서 전혀 언급하거나 말한 적이 없습니다.

R: 내가 알고자 하는 것은 당신이 하나의 생존경험으로서 생각했던 것을 말하는 것입니다. 당신을 생존할 수 있게 했던 전략들은 무엇이었습니까?

P: 전쟁에서 살아남는 것은 순전히 운에 달린 문제입니다. 당신이 바로 그 당시에 잘못된 장소에 있게 되는 것은 흔한 일이 아닙니다. 그것은 순전히 운입니다. 당신이 조심하고 비겁하게 갑옷을 입고 후방에 머무르려고 노력해도 전쟁에서 살아남지 못할 수 있습니다. 나는 전투근무 전 기간 동안 심지어 조그만 상처 하나 없이 복무한 사람을 알고 있으며 반면, 30일도 안되어 죽은 사람과 거의 몸 절반을 날려버린 사람들을 알고 있습니다.

R: 당신은 당신 주변에서 일어났던 죽음에 어떻게 대처했습니까?

P: 죽음과 불구는 전쟁 중 주변에서 항상 도사리고 있으며, 그것은 수용과 습관의 문제가 됩니다. 정신적으로 스스로를 대량학살에서 멀어지도록 노력해야 하며, 우리의 정신을 다른 장소, 다른 시간에 두어야 합니다. 우리의 마음은 가족 및 사랑하는 사람과 함께 따뜻하고, 건조하며, 깨끗하고 안전한 침대가 있는 집에서 많은 시간을 보냅니다. 나는 해병대가 대량학살을 다루는 데는 다른 군인들보다 더 나은 훈련을 받았다고 생각합니다. 병사들은 더 나을 것이 없으며 단지 더 잘 훈련되고 서로서로 훨씬 더 가깝습니다.

R: 당신은 어떻게 그곳에서 벗어났습니까?

P: 나는 정신적으로 나 자신을 대량학살에서 벗어나게 할 수 있었습니다. 나는 항상 내가 그 다음에 부딪히게 될 것에 대해 깊이 생각했습니다.

R: 그렇다면 지금은 어떻습니까?

P: 베트남 참전 이후, 나는 친구, 가족 그리고 사랑하는 사람에게서 완전히 벗어났습니다. 술은 광분, 분노, 우울의 생생한 정신적 공격을 유발하기 때문에 전혀 마시지 않았습니다. 신병 훈련소나 베트남에서 나와 가장 친했던 동료가 40년 후에 우연히 나를 찾아와 모든 기억들이 마음속에 밀려들지 않는 한 지금 그것에 관하여 언급하지 않겠습니다. 당신이 함께 복무한 동료와 대화를 하는 것은 쉽지만 대개 보편적인 것은 아닙니다. 이 사람은 병기소대의 기계 사수였으며 지금은 정기적으로 서로 만나는데, 이는 서로의 기억들을 모두 없애버리도록 하기 위해서이며 약을 먹는 것과 같습니다. 내 인생에서 한 여자를 만난 것은 매우 행운이었습니다. 그녀는 그 문제에 몰아세우거나 전혀 물어보지 않았고, 악몽을 꿨을 때 나를 조용히 안아주었으며 변함없는 지지를 보내주었습니다.

R: 당신 웹 사이트의 'n. g. a'란 이름은 내 호기심을 자극합니다.

P: 당신이 추측한 바와 같이, 'n. g. a.'는 전쟁과 베트남의 망령입니다. 그 이름은 베트남 전쟁 후 31년인 1996년에 내 머릿속에 별안간 떠올랐습니다. 어떤 식으로든 퇴역군인이나 베트남과 전혀 관련이 없는 어떤 여성과 베트남 퇴역군인 후원자들이 운영하는 웹사이트에서 수십 명의 베트남 퇴역군인들이 모이곤 했습니다. 수년 동안 그녀가 관리하기에는 그 수가 너무 많아졌습니다. 그래서 나는 내가 수년 동안 만나왔던 많은 베트남 퇴역군인들과 계속 접촉하고 부대의 영광을 위한 채팅방과 사이트를 게시했습니다. 대부분이 해병대 전투 퇴역군인이었지만, 공군, 육군, 주일마다 모이는 해군을 포함한 소수의 다른 사람들도 있었습니다. 우리는 매우 친밀한 그룹이었으며 대부분 자신을 위해 지속하고 있었습니다. 온라인상에서 모이는 동안, 우리는 베트남의 망령을 피하려고 했습니다. 그래서 그 이름은 n. g. a.입니다.

R: 그들이 누구인지, 사람들은 그들을 어떻게 생각하는지, '적군'으로 해야 하는지, 당신은

죄수와 같은 적군과 직접적인 접촉을 해 본 경험이 있는지, 그렇다면 어떠했는지 답변해 주시겠습니까?

P: 내가 접촉했던 적군은 죽은 사람이거나 죽어가는 사람이었습니다. 나는 적군이 죽어가는 것을 여러 번 지켜보았으며 내가 그 당시에 그랬던 것처럼 현재도 볼 수 있습니다. 우리는 ARVN(South Vietnamese Army: 베트남 공화국 군대)과 친밀한 접촉을 가졌으며, 어떤 경우에는 베트콩(VC)인 적군이 있었다는 것을 확신하기도 했습니다. 사람에 관한 한 베트남인 친구와 적군은 별다른 차이가 없었습니다. 그들은 다른 문화와 종교를 가지고 있었지만 같은 인간이었습니다. 나는 비인간적이거나 나쁜 사람인 동료 혹은 적군은 본 적이 없습니다.

R: 내 친구는 위생병이었습니다. 그래서 가끔 적을 치료해야 했습니다. 그리고 그들이 '적군'이었기 때문에 아마 더 어려웠던 것 같습니다. 또한, 낮 동안에는 베트남 사람이 기지에서 일을 하도록 허락되었습니다. 그리고 그동안 이런 사람들이 밤에 잠옷을 입고 총을 발사할지도 모른다고 불안해했을 것입니다. 그래서 베트남 사람을 다룰 때 항상 내적 갈등과 불신감이 있었습니다.

P: 당신의 위생병 친구처럼 나는 아군이든 적군이든 모든 베트남인을 신뢰하지 않았습니다. 당신은 그들이 오늘도 내일도 있었던 것을 전혀 몰랐습니다. 살해되거나 고문당하는 것이 정당한 압력인 상황에서 월요일에 당신의 친구가, 화요일에는 당신의 적군이 되기도 합니다. 그들은 적군이지만 여전히 인간이었습니다. 당신은 당신과 같은 국가 출신의 병사에 의존했습니다.

R: 전쟁이 당신을 단련시키고, 보다 민감하게 하고, 전쟁에 환멸을 느끼게 했다고 말할 수 있습니까?

P: 불행하게도 전쟁은 우리 각자 그리고 모두를 살인자로 만드는 문화가 있기 때문에 세상의 필요악이 되었습니다. 나는 확실히 나를 평화주의자로 만들지 않았기 때문에 정당한 상황과 베트남 전쟁 하에서 전쟁에 반대하지 않았습니다. 나는 베트남에 가기 전에는 내 자신을 냉철한 사람이라고 생각했습니다. 나는 7살 때 처음 총을 소유했고 9살이 되기 전에 나 혼자 사냥을 했었습니다. 지금 같으면 이것으로 내 부모님이 투옥되겠지만 그때 당시는 아니었습니다. 베트남은 나에게 얼마나 많은 미국인들이 신과 국가에 대한 그들의 태도에 빠져 있는지를 보여주었습니다. 나는 그들이 그들만의 방법으로 혹은 그들의 생각을 사회에 강요하기 위해 미국인을 죽일 것이라는 것을 알았습니다. 그들이 요구하고 싶은 것이 무엇이든지 간에 이 늙은 병사에게 충분한 삶의 터전을 줄 필요가 있습니다. 이 국가에서 선발된 지도자들이 단지 마지막 방책으로 병사를 위험한 곳에

보냈다는 것이 내 생각입니다. 2차 세계대전은 마지막 방책이었습니다. 나는 베트남, 한국 또는 이라크에 대해 알지 못합니다. 보통 미국인들은 우리가 선발한 지도자들이 전쟁에 대한 결정을 해야 하기 때문에 가까이에는 그 정보가 없는 것입니다. 역사는 이런 여러 전쟁들이 세계의 차이나 미국의 안녕을 만들어 냈는지를 입증할 것입니다. 나는 이것에 대한 답변이 여기 있기를 바랍니다. 나는 지금도 그렇고 베트남전에서도 그랬고 인간을 혹사하고, 고문하고, 죽이는 것을 싫어합니다. 나는 다른 모든 사람들을 도우려는 마음가짐을 가지고 있다는 것이 사람으로서 축복받았다고 생각합니다. 전쟁이 정당화될 수 있습니까? 나는 잘 모르겠습니다. 그리고 그 해답도 가지고 있지 않습니다.

R: 전쟁기념관에 가본 적 있습니까? 그것이 당신에게 어떤 영향을 주었습니까?

P: 네, 나는 딱 한 번 가봤습니다. 그곳에는 내 고등학교와 대학교 친구들뿐만 아니라 함께 복무했던 많은 병사들을 포함한 5만 8천여 명의 이름들이 있었는데, 이들이 나에게 어떤 영향을 주었는지 설명할 방법이 없습니다. 나는 그 감정을 절대로 다시 느끼고 싶지 않습니다.

R: 다시 한 번 고맙습니다. 나는 나와 그 경험의 일부를 공유하려는 당신의 의지에 감사드립니다.

P: Corbin씨, 끝으로 당신이 알지 못한다면 당신에게 경고를 하고 싶습니다. 어떤 베트남 퇴역군인에 대한 이런 질문은 내 웹사이트를 보호하려는 사람들의 공격적인 반응과 때로는 언어적 비난을 야기할 수 있습니다. 나는 그것들의 대부분이 사실이라고 말할 것입니다. 내가 이야기 게시판을 선택하고 편집하지 않는다는 것을 그 사람들 또한 알고 있습니다. 우리는 발언의 자유와 복무했던 병사들을 위해 헌신했습니다. 내가 뭐라고 자유발언을 검열하겠습니까? 나는 퇴역군인의 관점을 포함해 그들에게 힘을 실어주기 위해 몇 년 동안 기초적인 정보를 당신과 같은 선생과 학생들에게 제공했습니다. 누군가 당신에게 썩 꺼지라고 말한다면, 그것을 단지 개인적인 것으로 받아들이지 마십시오.

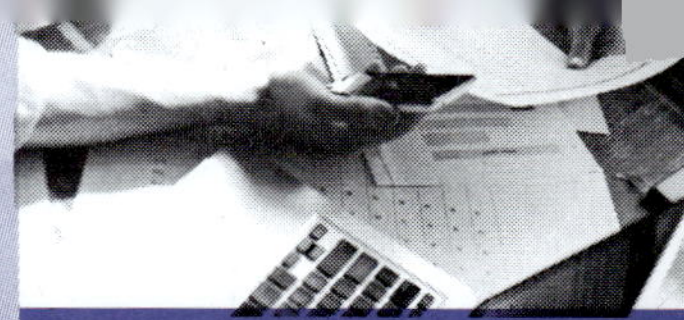

부록 D

Appendix D

참여자 3

1부: 전자서신

부록 C에 있는 인터뷰를 보고한 며칠 후에, 다른 퇴역군인으로부터 연락을 받았다. 이 퇴역군인은 베트남전에 참가하지 않았으며 보스니아에 있었다. 나는 퇴역군인들이 참전 중과 후에 어떻게 느끼는지 알기 위해 이 인터뷰를 이용하였다.

안녕하세요, J. C.

> *나는 N.G에서 당신의 편지를 읽었어요. 나는 파나마, 사우디, 보스니아의 군인입니다. 나는 미국 해군으로 근무했습니다. 무엇을 도와 드릴까요?*

친애하는 참여자 3에게,

당신의 답장에 감사드립니다. 나는 당신의 전쟁 경험에 관심이 있습니다. 내가 쓰고 있는 질적 연구 교과서를 학생들에게 보여주기 위해 집에서 가져온 자료들을 보면서 이 주제에 대한 나의 관심이 시작되었습니다. 나는 베트남 전쟁 퇴역군인과의 인터뷰를 바탕으로 연구하고 있습니다. 나는 연구 자료들을 가지고 있었지만, 실제로는 그것을 전혀 읽지 않았었습니다. 당신은 당신이 무엇인가를 읽었지만 실제로 그것을 읽지 않았다는 것을 압니다. 그것을 읽고 난 후 나는 전쟁터에서 복무해야 하는 사람인 최전선의 군인으로 근무했던 사람들의 관점에서 전쟁 경험에 매우 흥미를 가지게 되었습니다. 나는 그것이 충분히 말할 수 없는 이야기라고 생각하기 때문에 그 주제는 지금 책의 범위를 벗어난 것입니다. 나는 몇 권의 베트남 회고록을 읽었습니다. 그리고 솔직히 군인이 직면하는 것이 무엇인지 그리고 그들이 겪은 것을 우리가 얼마나 알지 못하고 이해하지 못하는지 깜짝 놀랐습니다. 그래서 기본적으로 나는 당신의 전쟁 이야기, 배경, 그리고 징병에 응했던 이유, 군에서 한 일, 전투에서 봤던 것, 거기서 일어났던 것 그리고 어떻게 그것을 겪고 살았으며 지금 그 기억들과 함께 어떻게 생활하는지 등 당신이 하고픈 이야기나 다른 사람이 알고 싶어 하는 것에 대해 나에게 말해줄 해군을 찾고 있습니다. 나는 내 데이터베이스에는 없는 새로운 정보를 원합니다. 만일 아직도 흥미를 가진다면 내게 알려 주세요.

감사합니다.

J. C.

R = 연구자

P = 참여자

연구자: J. C.

2부: 전자서신과 저널링

P: 여기에 쓴 것은 내 개인적인 집필에서 발췌한 것입니다. 그들을 위한 계획이 아니라 사실상 치료입니다. 치유를 시작하기 위한 방법 중 한 가지였습니다. 나는 아직도 그곳에서 일하고 있습니다. 그것은 혁명과 더 비슷합니다. 나는 할 수 있는 한 더 쓸 것이고 그것을 보내드릴 것입니다. 최종 기한이 있습니까? 필요한 것은 뭐든지 물어보십시오. 그러면 나는 내가 할 수 있는 한 최대한 정직하게 그 질문들에 답할 것입니다.

나에게 도움이 되는 한 가지 관점은 만일 당신이 누리는 자유의 요구를 당연시한다면, 당신의 그것 때문에 잠 못 이루거나 다른 나라 사람들처럼 계속해서 그 문제에 대해 생각하지 않도록 우리가 자유를 잘 지켜냈다는 것입니다. 그것은 그 자체로 충분한 가치가 있습니다. 무엇이든 물어보세요. 치유의 일부는 우리가 거기에 있었을 때 그럴 시간이 없었기 때문에 이것들을 기억하여 처리해야 하는 것입니다. 나를 보호하려고 하거나 아이처럼 취급하지 말아주세요. 만일 내가 M-16으로 한 지위에 있다면, 나는 당신이 알고 있고 싶은 것을 취급할 수 있습니다. 나는 세 번 결혼했으며, 지금 소방대원/구급의료사로 근무하고 있습니다. 그리고 나는 인생을 즐기기 시작했습니다. 심지어 이웃 사람들은 내가 연못과 폭포를 만들기 위해 앞쪽의 잔디를 파면 베트남 전쟁을 잊으려고 한다고 생각합니다. 어느 누구도 이제까지 내 이야기를 듣고 싶다는 요구를 전혀 하지 않았기 때문에 나는 기대가 큽니다. 관심을 가져줘서 고맙습니다. 이유 없는 관심을 원하지 않기 때문에 내 이름과 다른 것들을 제발 언급하지 마십시오. 나는 이것을 했던 수백만의 남성들 중의 단지 한 사람일 뿐입니다. 우리 모두는 팀으로서 그것을 했고, 우리 모두는 그것을 우리들만의 방식으로 다뤘습니다.

나는 내 오른쪽 겨드랑이를 지나서 폐를 뭉개지게 한 작은 수류탄을 던졌지만 실제로 총을 쏘지는 않았습니다. 그것은 나에게 상처를 입혔습니다. 놀라운 것 중 하나는 그것이 매우 뜨겁다고 느꼈던 것입니다. 나는 회복된 후 임신한 아내가 있는 집으로 돌아갔고, 술을 마시기 시작했습니다. 1990년 3월에 아내는 자동차 사고를 당했고, 우리는 아들을 잃었습니다.

1990년 8월에 나는 사우디아라비아에 갔습니다. 나는 선전했습니다. 그리고 이번에 나는 기병중대의 아버지 역할을 했습니다. 노련함은 그것을 표현하는 좋은 단어입니다. 나는 두렵지 않았습니다. 지금 그것은 하나의 일입니다. 나는 망설임 없이 나쁜 사람들을 골라낼 수 있었습니다. "사기를 북돋우고, 내 병사들과 함께 해라." 당신은 그것을 사용하지 않았고, 모든 것이 되돌려진 뒤에 행동했고 어느 누구도 그것을 하고자 하지 않은 이유를 궁금해 하지 않았습니다. 당신은 중요한 상황이지만 당신과 다르지 않은 사람과 면대면에 있는 것을 이해합니다. 가족을 돌보면서 비용을 지불합니다. 당신이 하는 것처럼 그들은 그들의 지갑에 가족사진이 있습니다. 당신은 공중비행에서 명중되지 않은 많은 양의 탄환을 보고 깜짝 놀라게 됩니다. 당신이 인생에서 그들이 당신과 같이 낯설지 않거나 혹은 무서운 사태를 경험하듯이 부상은 실제로 나를 덜 공격받게 했습니다. 이해가 되셨는지 모르겠네요.

내가 처음에 80세까지 살 수 있다고 믿었을 때 내가 생각했던 것보다 그 삶은 빨리 지나간다는 것을 깨달았습니다. 내 생각에 그것은 나에게 살고자 하는 동기를 더 많이 주었습니다. 그러나 나는 과다한 음주 때문에 약 10년을 잃어버렸는데, 내가 실제로 꽤 부끄럽게 여기고 있는 것은 그것이 내 본심이 아니었다는 것입니다. 나는 공격적이고 호전적이었습니다. 정말로 그렇게 말하는 것이 실제로 내 본성이 아니었습니다. 보스니아, 나는 아직도 우리가 왜 거기에 있었는지를 알지 못합니다. 거기에는 정말 뚜렷한 임무도 전혀 없었습니다. 나는 집에 돌아가지 못한 친구뿐 아니라 집으로 돌아간 친구들도 그리워합니다. 그것은 NG(국가보안) 문제입니다. 퇴역군인들은 퇴역군인들과 이야기하고 있습니다. 집에 돌아가지 않았던 내 친구들과 9/11에 집으로 가지 않았던 343명의 소방대원들에 대한 기억은 밀물처럼 밀려옵니다. 내 정신은 집에 돌아가는 데 오랜 시간이 걸렸고 물리적으로 나는 24시간 내에 집에 돌아갔으며 정서적으로 그리고 정신적으로 나의 대부분은 여기에 있었습니다. 그것은 내 아내에게 빚지는 것입니다. 위대한 소녀는 나에게 다시 살게 하는 방법, 그것은 내가 지금까지 했던 것보다 더 힘들다는 것을 가르치고 있었습니다. 임종하는 것은 쉬운 부분입니다.

3부: 전자서신 답변-추적

친애하는 참여자 #3에게,

왜 술을 마셨습니까? 그것이 당신을 위해 무엇을 했습니까? 당신은 그렇게 아파하면서 함께 무엇을 회상했습니까? 만일 당신이 해병대에 있지 않고 참전하지 않았더라면, 그런 식으로 음주를 했겠습니까?

J.C.

P: 왜 술을 마셨나면, 그것은 사회적으로 받아들여질 수 있었기 때문입니다. 소대와 관련된 일은 잊어버리고 긴장을 풀기 위해 약간의 '맥주'를 함께 마셨습니다. 그리고 나서 빨리 잊고자 위스키(Jack Daniels)를 마시기 시작했습니다. 그것은 쉬웠습니다. 나중에 생각해보니 술은 나에게 아무 도움도 주지 않았으며, 단지 더 나쁘게 만들었습니다. 노력했음에도 불구하고 행위 문제들이나 악몽들을 잊을 만큼 충분히 마실 수 없었습니다. 모든 것은 고통이었습니다. 그동안 했던 것, 봤던 것은 내 머릿속에서 사라졌습니다. 돌아오지 못하는 동료 때문에 계속 슬퍼했으며 화가 났습니다. 극도의 화로 인해 나는 세상을 미워했고 그것을 죽이고 싶었습니다. 그러나 그것을 분출할 수 없었기 때문에, 내적 스트레스는 막 폭발하려는 증기 보일러 같았습니다. 나는 내가 한 일을 보지 않았다면, 또한 만일 그것이 이론적으로 고통을 경감시키는 유일한 '사회적으로 받아들일 수 있는' 형태가 아니었다면 나는 술을 마시지도 않았을 것입니다. 나는 고등학교 때 술을 마시지 않았으며 그것에 전혀 관심이 없었습니다. 21살에 나는 2번의 전쟁을 겪었고 이혼을 했으며, 아들이 죽었고 집에서 수백 마일 떨어진 곳에 있었습니다. 나는 너무 젊어서 친구나 가족 같은 네크워크가 없었고 그리고 이것을 정서적으로 어떻게 다루는지를 알지 못했습니다. 물리적으로 나는 미국에 있었지만, 정신적으로 나는 결코 집에 돌아가지 못했습니다. 비록 나의 몸은 정신적으로 21세였지만 삶의 경험에 관해서는 약 50~60세였습니다. 만일 당신이 어려서 아무것도 믿지 못한다면, 이 사회에서 내 주변의 모든 사람들은 단지 21세로 볼 뿐이었습니다. 나는 2002년까지 집에 돌아가지 않았습니다.

4부: 전자서신 답변-추적

R: 더 말씀해 주십시오.

P: 내가 알게 된 사실은 퇴역군인이 슬픔 과정, 부정, 단체교섭, 분노와 수용을 경험한다는 것입니다. '공포의 흔적' 후, 비디오는 군인의 기억에 깊이 새기게 됩니다. 그 비디오는 흔히 복사기술이 사용될 때까지 계속 재생되고 흔적은 줄어들게 합니다. 분노는 일차 정서로 남아있게 됩니다. 왜냐하면 일차 정서는 삶의 상실에 대한 분노, 무죄의 상실,

'재미있는 해'의 상실, 힘의 상실, 많은 것의 상실에 대해 참게 된 곳이기 때문입니다. 군인의 평균 나이는 18~25세입니다. 그 해에 당신이 기억하는 것은 무엇이고, 왜 그것을 기억하고 있습니까? 대학, 중퇴, 친구들, 철야 영업소 등은 퇴역군인이 전쟁과 대조하면 좋은 것들입니다. 그 비밀 때문에 퇴역군인들은 그들이 가지고 있는 것을 알지 못한 대처기술을 사용할 수 있게 됩니다. 왜냐하면 그들은 대학에서 '비판적 사고'를 했던 것처럼 그것을 사용하는 것을 배우지 않았기 때문입니다. 정서적으로 퇴역군인이 대처기술을 사용할 때까지 그들의 정서적 혹은 인지적 나이는 진보할 수 없습니다. 그들은 사고, 호르몬 불균형 등으로 애를 먹게 됩니다. 어떤 면에서는 심리학적 항상성을 유지하기 위해서 상담뿐만 아니라 약물 투여가 필요합니다. 나는 약물, 상담, 다른 퇴역군인들과의 지지체계 그리고 아내와 함께 대처기술을 사용하는 방법을 배웠습니다. 그것은 내가 일반적인 연령을 지나서 결국 대학에 다시 들어가는 이유가 되었습니다. 후회는 또 다른 고민입니다. 당신이 실제로 행하고 싶었지만 그것을 이루지 못해 후회한 경험이 있습니까? 후회는 정서적으로 혼란으로 바뀌고, 다음에는 그것이 분노로 나타납니다. 이것은 당신이 후회를 없앨 때까지 계속되는 하나의 주기가 됩니다.

5부: 전자서신 답변-추적

R: 왜 그렇게 화가 납니까?

P: 분노는 여러 방면에서 발생하며 그 시작은 해병대의 신병 훈련소입니다. 신병 훈련소는 우리를 보호하고, 방어하며, 죽도록 훈련시킵니다. 미친 사람이 아니고서야 그들이 한 것을 우리가 하도록 내버려두지 않기 때문에 그들은 우리를 좌절시키고, 위협하고 자극합니다. 그러고 나서 만일 전쟁터로 가서 그것을 경험한다면, 우리의 분노는 분자가 분열하여 열을 만들어 내는 것같이 분열합니다. 분노는 폭발하기 쉽습니다. 우리는 우리의 생활방식을 방어하고 국가와 여성, 어린이들, 그리고 존재하는 신성한 권리를 보호하기 위해 어떤 장소로 보내졌습니다. 우리는 미국인이기 때문에 다른 사람들(적군)이 왜 우리를 미워하는지 이해가 되지 않아 미치게 됩니다. 우리가 보호해야 하는 어린이들과 같이 많은 것 때문에 분노가 증가합니다. 우리는 우리가 보호해야 할 것들이 사라져 버릴까봐 걱정합니다. 이것은 분노를 가중시킵니다. 우리는 우리의 일을 합니다. 우리는 승리하고 귀향하여 모두를 지켜냈습니다. 내가 그들을 지키는 동안 어느 누구도 우리를 걱정하지 않습니다.

우리는 귀향하지만 어느 누구도 우리가 그들을 위해 싸웠던 것에는 관심 없습니다. 그들은 고통이나 이리저리 날아다니는 탄환, 총알, 죽음의 냄새, 디젤 연료와 네이팜탄의 냄새, 총의 파우더, 군인의 뇌가 타들어가는 냄새를 느끼지 못합니다. 왜냐하면 그들은 경험이 없을 뿐만 아니라 실제로 그들의 자유가 위험에 처했다는 것을 느끼지 못했기 때문에 우리가 그들을 위해 한 것이 없다고 생각합니다. 때문에 그들의 자유는 그들의 시각에서 정말로 전혀 문제되지 않았습니다. 그래서 당신이 나를 위해서 무언가를 했다는 감정표현을 하지 않는 것입니다. 감사를 모르는 사람의 이러한 반응은 분노를 가중시키고, 이것은 계속적으로 증가합니다. 지금 우리는 여전히 젊지만 대처기술을 가지고 있지 않다는 것을 기억하십시오. 왜냐하면 우리에게 일어난 너무 많은 일들이 너무도 빨라서 대처기술이 그 과정을 순회하기에 짧기 때문입니다.

이제 우리가 했던 일들이 쓸모없는 것이 되었고, 동료가 아무것도 아닌 것을 위해 죽었다고 생각해보십시오. 우리는 무엇을 위해 총을 겨눴습니까? 더욱 분노하여 우리는 원소가 흩어지는 원자폭탄과 같습니다. 이러한 반응은 계속됩니다.

이미 폭발하기 쉬운 혼합액에 술을 붓는 격입니다. 우리는 지옥에 있으며 누구도 우릴 이해하지 못합니다. 당신이 옳았습니다. 우리는 해병대였으며 미국을 지켰습니다. 우리는 제안받은 것을 했습니다. 왜 삶이 그렇게 심하게 상처를 받고, 왜 더 이상 이곳에 있고 싶지 않는 것입니까? 우리는 이것을 종합하도록 도와줄 논리적 사고의 패턴이 없기 때문에 그것을 생각할 수 없습니다. 지금 호르몬, 도파민, 에피네프린이 증가하고 있습니다. 왜냐하면 우리는 지속적인 흥분상태에 있으며 정서적 안정을 유지하기 위해 뇌에서 분비되는 호르몬은 망가져 모두 엉망이 되고 증가하기 때문입니다. 우리가 원한다고 지금 그것을 진행할 수는 없습니다.

분노는 사실 사건의 연속입니다. 그러므로 이것은 뇌의 화학적 반응으로 나타나며, 여기에 위스키를 더하면 분노는 이것의 연결고리가 끊어지기 전까지 사라지지 않습니다. 그것이 바로 '귀향'하는 데 많은 시간이 걸린 이유입니다.

나는 이것이 당신의 질문에 대한 답이기를 바랍니다. 이 정보를 가지고 '귀향'할 수 있는 더 많은 사람들을 도와주십시오. 당신은 우리 모두를 집으로 데려다 줌으로써 나를 도와 줄 것입니다.

찾아보기

한 글

영 문